Interkulturelle Kommunikation in der Medizin

Anton Gillessen
Solmaz Golsabahi-Broclawski
André Biakowski
Artur Broclawski
(Hrsg.)

Interkulturelle Kommunikation in der Medizin

Mit einem Geleitwort von Elisabeth Borg

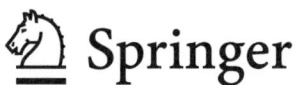

Hrsg.
Anton Gillessen
Klinik für Innere Medizin
Herz-Jesu-Krankenhaus
Münster, Deutschland

Solmaz Golsabahi-Broclawski
MITK Medizinisches Institut für
transkulturelle Kompetenz
Bielefeld, Deutschland

André Biakowski
Tübingen, Deutschland

Artur Broclawski
Klinik am Rosengarten
Bad Oeynhausen, Deutschland

ISBN 978-3-662-59011-9   ISBN 978-3-662-59012-6   (eBook)
https://doi.org/10.1007/978-3-662-59012-6

Die Deutsche Nationalbibliothek verzeichnet diese Publikation in der Deutschen Nationalbibliografie; detaillierte bibliografische Daten sind im Internet über http://dnb.d-nb.de abrufbar.

© Springer-Verlag GmbH Deutschland, ein Teil von Springer Nature 2020
Das Werk einschließlich aller seiner Teile ist urheberrechtlich geschützt. Jede Verwertung, die nicht ausdrücklich vom Urheberrechtsgesetz zugelassen ist, bedarf der vorherigen Zustimmung des Verlags. Das gilt insbesondere für Vervielfältigungen, Bearbeitungen, Übersetzungen, Mikroverfilmungen und die Einspeicherung und Verarbeitung in elektronischen Systemen.
Die Wiedergabe von allgemein beschreibenden Bezeichnungen, Marken, Unternehmensnamen etc. in diesem Werk bedeutet nicht, dass diese frei durch jedermann benutzt werden dürfen. Die Berechtigung zur Benutzung unterliegt, auch ohne gesonderten Hinweis hierzu, den Regeln des Markenrechts. Die Rechte des jeweiligen Zeicheninhabers sind zu beachten.
Der Verlag, die Autoren und die Herausgeber gehen davon aus, dass die Angaben und Informationen in diesem Werk zum Zeitpunkt der Veröffentlichung vollständig und korrekt sind. Weder der Verlag, noch die Autoren oder die Herausgeber übernehmen, ausdrücklich oder implizit, Gewähr für den Inhalt des Werkes, etwaige Fehler oder Äußerungen. Der Verlag bleibt im Hinblick auf geografische Zuordnungen und Gebietsbezeichnungen in veröffentlichten Karten und Institutionsadressen neutral.

Fotonachweis Umschlag: © iStock.com/Sam Edwards (Symbolbild mit Fotomodellen)
Umschlaggestaltung: deblik Berlin

Springer ist ein Imprint der eingetragenen Gesellschaft Springer-Verlag GmbH, DE und ist ein Teil von Springer Nature.
Die Anschrift der Gesellschaft ist: Heidelberger Platz 3, 14197 Berlin, Germany

Geleitwort „Kultursensibilität"

Deutschland ist spätestens seit 1945 als Zuwanderungsland zu bezeichnen. Über 14 Mio. Menschen flohen u. a. vor der Winteroffensive der Roten Armee oder wurden aus den ehemaligen deutschen Gebieten vertrieben. Aufgrund der wiedergewonnenen wirtschaftlichen Stabilität in den 1950er und 1960er Jahren – dem sogenannten Wirtschaftswunder – kamen ebenfalls viele Menschen nach Deutschland. Im neuen internationalen Selbstbewusstsein warb die Bundesrepublik zwischen den 1960er und Anfang der 1970er Jahren ausländische Arbeitskräfte an. Mit den Anwerbeabkommen zwischen 1955 und 1968 löste Deutschland die erste Welle der Arbeitsmigration europäischer Gastarbeiter nach Deutschland aus. Nach einer Umfrage des Allensbacher Instituts 1956 äußerten sich 55 % der befragten Bundesbürger dagegen, dass italienische Arbeiter geholt werden. Dafür waren gerade einmal 20 % (Noelle et al. 1957). In den Jahren 1952 bis 1960 stieg u. a. durch das Anwerben qualifizierter Gastarbeiter das Bruttosozialprodukt in Deutschland um 80 % (Räth 2009).

Infolge der Ölkrise erfolgte 1973 ein Anwerbestopp. Bis zu diesem Zeitpunkt kamen weitere ca. 14 Mio. Menschen sog. Gastarbeiter nach Deutschland. Ca. 11 Mio. von diesen kehrten jedoch wieder in ihre Heimatländer zurück (Bertelsmann Stiftung 2016). Zu Beginn der 1990er Jahre erlebte Deutschland eine weitere Migrationswelle. Im soziodemografischen Fokus standen Asylsuchende aus Kriegs- und Konfliktgebieten, vor allem aus dem zerfallenden Jugoslawien. Nicht zuletzt der Fall des Eisernen Vorhangs, die „ethnischen Säuberungen" im ehemaligen Jugoslawien und die politischen Unruhen im kurdisch besiedelten Teil der Türkei verursachten diese Entwicklung mit (Münz et al. 1999). Ab 2010 ist eine dritte Zuwanderungs- oder Migrationswelle in Deutschland mit zwei groben Ausprägungen zu beobachten: eine verstärkt wirtschaftlich motivierte Zuwanderung von Menschen aus Ost- und Südeuropa sowie eine stark ansteigende Zahl an Schutzsuchenden, insbesondere Flüchtlingen aus Afghanistan, Irak und Syrien. Einen historischen Peak erreichte die Migration 2015 mit 2,1 Mio. Zuzügen. Wurden 2010 41.332 Asylanträge beim Bundesamt für Migration und Flüchtlinge gestellt, so waren es 2015 bereits 441.889 und erreichten 2016 mit 745.545 Anträgen einen Höhepunkt.

Gemäß den erhobenen Zahlen des Bundesinstitutes für Bevölkerungsforschung lebten 2017 19,3 Mio. Menschen mit Migrationshintergrund in Deutschland. Das entspricht 23,6 % der in Deutschland lebenden Gesamtbevölkerung. Die beschriebenen Migrationswellen verdeutlichen, dass Migration kein neues Phänomen ist. In der Geschichte der Bundesrepublik verlief sie stets zyklisch und abhängig von der politischen und wirtschaftlichen Lage in den jeweiligen Herkunftsländern der nach Deutschland Fliehenden. Weiter warfen Migrationswellen immer die Frage auf, wie ein gesellschaftliches Miteinander und nicht ein Nebenherleben zwischen Menschen mit und ohne Flucht- sowie Migrationshintergrund aussehen kann. Viel zu schnell wird die Forderung nach Integration postuliert; diese Leistung vom „Fremden" in der Fremde gefordert und das auf der Basis teils mangelhafter Strukturen.

Bei über 19 Mio. Menschen mit Migrations- und Fluchthintergrund in Deutschland stellt sich die Frage nach der interkulturellen Kommunikation nicht nur im alltäglichen Miteinander, sondern auch in anderen Bereichen, wie der Medizin. Interkulturelle Kompetenz ist eine zentrale Schlüsselkompetenz, die im Rahmen von Interaktionen in ethnisch heterogenen Bevölkerungsgruppen dringend erforderlich ist. Ein Rahmen dieser Interaktion ist z. B. das Arzt-Patient-Verhältnis. In diesem sollte die kulturelle Vielfalt verstärkt als ein Prozess verstanden werden, der die individuelle Reflexion fördert und Handlungsoptionen erhöht, mit dem Ziel der Öffnung für das Fremde und den Fremden. Vielfältige und vor allem dynamische gesellschaftliche Entwicklungen, die sich aus einer zunehmenden Diversität im Zusammenleben der Menschen in unserem Land ergeben, stellen die im Gesundheitswesen Tätigen vor große und immer neue Herausforderungen.

Neben religions- und sozialanthropologischen Aspekten sind es vor allem die Aspekte Sprache, Zeit, Personal- sowie Patientendichte, die im Praxis- und Klinikalltag eine gute interkulturelle Kommunikation als vertrauensstiftende und als eine zu Entscheidungen befähigende Maßnahme unmöglich machen können. In der ärztlichen Aus-, Weiter- und Fortbildung haben die angesichts der Migrations- und Flüchtlingsströme notwendigen Kenntnisse und Kompetenzen in der transkulturellen Medizin bis heute keinen hinreichenden Eingang gefunden. Jedoch wird bereits an verschiedenen Stellen daran gearbeitet, Kultursensibilität im ärztlichen Bereich zu fördern und tiefer zu verankern. Dies geschieht über entsprechende Ansätze, die die Gesellschaft für Medizinische Ausbildung (GMA) im Nationalen Kompetenzbasierten Lernzielkatalog Medizin (NKLM) für Deutschland dazu vorgibt, über Fort- und Weiterbildungsangebote der Ärztekammern, der wissenschaftlich-medizinischen Fachgesellschaften und anderer Bildungsanbieter im Gesundheitswesen.

Die Ärztekammer Westfalen-Lippe hat gemeinsam mit dem Medizinischen Institut für Transkulturelle Kompetenz eine curriculare Fortbildung „Transkulturelle Medizin" entwickelt. In einem interdisziplinären modularen Konzept wird transkulturelles Wissen für den medizinischen Alltag vermittelt. Im Vordergrund stehen hierbei nicht die jeweiligen Kulturen. Das Curriculum zielt vielmehr auf positiven Beziehungsaufbau und auf interkulturelle diagnostische und therapeutische Settings, auf die Reflexion des eigenen kulturellen Hintergrundes sowie auf die Beschäftigung mit juristischen und wirtschaftlichen Rahmenbedingungen. Anliegen der beteiligten Autoren ist es, die transkulturelle Medizin aus der Peripherie herauszuholen, um der Vielfalt der Gesellschaft und damit den Patientinnen und Patienten gerecht werden zu können.

Interkulturelle Kompetenz sei als ein Schlüssel zur „therapeutischen Chancengleichheit" für Patienten mit Migrationshintergrund zu verstehen, sagte der internistisch tätige Arzt Dr. med. Ibrahim Güngor. Erforderlich sei ein hohes Maß an Ambiguitätstoleranz, d. h. die Fähigkeit zu besitzen, mehrdeutige Situationen und widersprüchliche Handlungsweisen ertragen zu können, um sich als Arzt ohne negative und positive Vorurteile in die Lebens- und Gefühlswelten der Patienten hineinversetzen zu können (Dercks 2012).

Und letztlich beschreibt Dr. Güngor damit die Intention des vorliegenden Buches „Interkulturelle Kommunikation in der Medizin", mit unterschiedlichen Beiträgen aus den verschiedenen medizinischen Fachdisziplinen.

Elisabeth Borg
Ärztekammer Westfalen-Lippe
Münster, Deutschland

Literatur

Bertelsmann Stiftung (2016) Religionsmonitor Einwanderung und Vielfalt, Einwanderungsland Deutschland

Dercks K (2012) Sensibel für Kulturfallen im ärztlichen Alltag, In: Westfälisches Ärzteblatt 03/12

Münz R, Seifert W, Ulrich R (1999) Zuwanderung nach Deutschland: Strukturen, Wirkungen, Perspektiven, Campus Verlag, Auflage: 2 (27. Oktober 1999)

Noelle E, Neumann EP (Hrsg) (1957) Jahrbuch der öffentlichen Meinung 1957. Allensbach am Bodensee

Räth N (2009) Rezessionen in historischer Betrachtung. In: Statistisches Bundesamt (Hrsg) Wirtschaft und Statistik 03/09

Vorwort der Herausgeber

» „Nur in der Begegnung mit dem Anderen kann das Ich wachsen!" (Martin Buber)

Deutschland ist ein Einwanderungsland mit Geschichte. In der Zeit des Wirtschaftswunders in den 1950er Jahren entstand ein hoher Bedarf an Arbeitskräften, welche durch die hiesige Bevölkerung nicht gedeckt werden konnte, und so erfolgte unter Konrad Adenauer am 20. Dezember 1955 mit Italien das erste Anwerbeabkommen. Bis 1968 folgten weitere mit Griechenland und Spanien (1960), der Türkei (1961), Marokko und Südkorea (1963), Portugal (1964), Tunesien (1965) und dem ehemaligen Jugoslawien (1968) (Richter 2015). In den Jahren 1961 und 1973 bewarben sich mehr als 2,5 Mio. Türkinnen und Türken als Arbeitsmigranten um eine Arbeitserlaubnis in Deutschland. 25 % von ihnen wurden aufgenommen (Huneke-Nollmann 2011).

Die Abwanderung von Fachkräften aus der ehemaligen DDR in die BRD bis zum Mauerbau hatte auch in diesem Teil Deutschlands ein Arbeitskräftemangel zur Folge, welcher hauptsächlich in den Volkseigenen Betrieben (VEB) mit Arbeitern u. a. aus Vietnam, Polen oder Mosambik[1] versucht wurde auszugleichen. Nach der Wiedervereinigung folgte eine bis heute andauernde Phase der Binnen-Arbeitsmigration zwischen den ehemaligen Teilen der Republik. Mit der Öffnung des Ostblocks durch Michail Gorbatschow veränderte sich auch der Zuzug von Spätaussiedlern nach Deutschland drastisch und erreichte 1990 mit 397.073 Aussiedlern bzw. Spätaussiedlern seinen historischen Höhepunkt.

Wird im bisherigen Abschnitt von Migration gesprochen, muss spätestens ab 2015 mit dem Inkrafttreten des Asylpaketes I (im Verlauf des Asylpaketes II) und mit der damit politisch formulierten Frage nach sicheren Herkunftstaaten das Thema Flucht in den Fokus der Diskurse gerückt werden.

Hat sich auch ab 2015 im Sprachgebrauch der Begriff „Willkommenskultur" etabliert, so formten sich schnell parallel dazu Anti-Haltungen, zwischen beiden Lagern der Fremde in der Fremde selbst, als Migrant, als Flüchtling. Leider ist diese Einordnung in einigen Debatten zu einem „Prädikat" avanciert, welches viele Asylsuchende stigmatisiert und den Menschen hinter den individuellen Schicksalen als selbstbestimmendes Individuum versachlicht.

Bei allen Debatten und Diskursen zur Flüchtlingspolitik und bei allen Integrationsstrategien dürfen wir nicht vergessen, dass der Fremde dem Fremden fremd ist. Dieser Situation kann entweder mit Angst und Abgrenzung (Destruktion) oder mit Neugier (Potenzial) begegnet werden. Die Basis zu letzterem ist der sensible Dialog mit dem kulturell fremden Gegenüber: die interkulturelle Kommunikation. Innerhalb der

---

1 Genannt sind hier die drei stärksten vertretenen Nationalitäten auf Basis der Ausländerzahlen in der DDR 1989 (Quelle: Normalfall Migration, bpd 2004).

Medizin ist diese ein elementarer wechselseitiger Beitrag zur gesellschaftlichen Integration von Menschen mit Flucht- und Migrationshintergrund. Aber wie weit darf eine Kultursensibilität gehen, damit sie nicht das Gegenüber stigmatisiert? Gerade im Arzt-Patienten-Verhältnis darf diese nicht dazu dienen, den Fremden als Kuriosum zu verstehen, sondern ihn als Mitmenschen auf Augenhöhe zu begegnen. Die Kultursensibilität muss dazu dienen, nicht die Unterschiede zu betonen, sondern sie im Dialog zu kommunizieren und auf Basis von Gemeinsamkeiten Hilfestellungen und kulturell mittragbare Lösungen für den Hilfesuchenden im Klinik- und Praxisalltag zu erarbeiten. Die kultursensible Aufnahme in das Versorgungssystem hat dabei das Ziel der gesundheitlichen Genesung und Stabilisierung.

Die QM-Richtlinien und Handbücher bemühen sich um die Annäherung der Thematik, ohne ein klares Konzept zu haben: Nach welchen Kriterien soll Integration vorangetrieben werden? Wer übernimmt die Kosten für Sprach- und Kulturvermittler? Wer haftet bei stattgefundener Dyskommunikation und sogenannten Kunstfehlern auf dem Boden von Kommunikationsdefiziten? Wie kann Kommunikation auf Augenhöhe trotz vorherrschender Sprachbarrieren kultursensibel im Rahmen der Arzt-Patienten-Beziehung gestaltet werden? Ist Kommunikation nur der Austausch und die Übertragung von Information oder beinhaltet diese in Bezug auf die Interkulturalität in der Medizin noch weitere Ebenen? Welches Verständnis von Krankheit und der Person des Arztes bringen Menschen mit Flucht- und Migrationshintergrund in die Kommunikation mit ein? Wie verorten sich psychische Erkrankung, wie z. B. Traumata oder (religiöser) Wahn, in den unterschiedlichen kulturellen Kontexten? Und welchen Einfluss hat letztendlich das kulturelle Verständnis des Gegenübers auf die Differenzialdiagnostik sowie die Entwicklung von Therapieformen sowie auf dolmetschergestützte Gesprächssettings unter Berücksichtigung von kultur- und religionsanthropologischen Aspekten? Diese Fragestellungen waren die Leitfragen der vier Herausgeber der vorliegenden Publikation „Interkulturelle Kommunikation in der Medizin".

Diese Publikation entstand auf die Initiative des Kommunikationsmanagers und Publizisten André Biakowski nach seiner gemeinsamen Veranstaltung mit dem Institut für Transkulturelle Kompetenz, ÖGD und der ÄKWL in Münster 2017 zum Thema: Zwischen Kommen und Bleiben. Hierbei wurde deutlich, dass die Kommunikation innerhalb der Disziplinen und der Kulturen die zukunftsweisende Herausforderung in den QM-Richtlinien des medizinischen Alltags sein wird. Im Rahmen der Projektentwicklung durch Herrn Biakowski als Gesamtleiter des Projektes mit zwei Psychiatern sowie einem Internisten spiegelten sich die Erschütterungen eigener bis dahin ungeprüft als universal hingenommener Selbstverständlichkeiten wie der Ich-Vorstellungen, Normvorstellungen und Erfahrungen mit dem Fremden im eigenen Ich. Die mit der Zeit wachsende und sich formende Zahl der Autoren und deren Diversität sowohl in genderspezifischen wie auch in fachspezifischen Disziplinen einerseits und die Zuwanderungsgeschichte der jeweiligen Autoren andererseits führte zu einem Prozess der Thementwicklung und Schwerpunktformulierungen dieser Publikation. Sie ist in ihrer Art ein Spiegel für die Herausforderungen im klinischen Alltag: ein Balance zwischen Faszination für das Fremde, Angst vor dem Fremden und Ermöglichung der Begegnung auf Augenhöhe.

Dieses Buch ist eine Publikation aus der Alltagspraxis für den Klinik- und Praxisalltag. Die verschiedenen Fachautoren haben diese nicht nur aufgrund ihrer Professionen bereichert, sondern sind über dies hinaus selbst Entscheidungsträger bei führenden Institutionen wie z. B. *Deutsche Gesellschaft für Positive und Trankulturelle Psychotherapie DGPP, Deutsche Gesellschaft für Psychiatrie und Psychotherapie, Psychosomatik und Nervenheilkunde DGPNN; World Psychiatric Association* und *European Psychiatric Association, Kassenärztliche Vereinigung, Berufsgenossenschaft für Gesundheitsdienst und Wohlfahrtspflege,* medizinische Fakultäten, *Akademie für Öffentliches Gesundheitswesen, Akademie der ärztliche Fortbildungen* sowie dem *mibeg-Institut Medizin.* Den Autoren ist es gelungen, anschaulich und nachvollziehbar die Aktualität und die Bedeutung des interkulturellen Austausches in der Medizin vielschichtig und facettenreich darzustellen.

Neben dieser Autorenschaft lag es den vier Herausgebern am Herzen, auch Menschen mit Flucht- und Migrationshintergrund und ihren Perspektiven zu Wort kommen zu lassen; unkommentiert als O-Ton. So schildert die Sozialpädagogin Mehrnousch Zaeri-Esfahani ihre eigene Flucht aus Isfahan nach Deutschland. „Wie eine Larve im Kokon" beschreibt die aus Damaskus stammende Autorin Hiba Nasab ihre Flucht als auch ihre Erfahrungen mit deutschen Ärzten.

Neben verschiedenen Autoren mit und ohne Migrationshintergrund bereicherten auch verschiedene Personen beratend und unterstützend diese Publikation. Besonderer Dank der Herausgeber gilt der Klinischen Psychologin und Psychoonkologin, Susanne Kappler Klinikum am Steinenberg Reutlingen für die inhaltliche und kritische Beleuchtung der Fachbeiträge. Nicht zuletzt ist es ihr wie auch den im Folgenden genannten Unterstützern zu verdanken, dass dieses Buch als multiperspektivische Publikation vorliegt. Die verschiedenen Perspektiven wurden des Weiteren ermöglicht durch den Religionswissenschaftler und Judaisten Prof. Dr. Matthias Morgenstern von der Eberhard Karls Universität Tübingen sowie Dr. Dr. Rahim Schmidt. Eine weitere Bereicherung dieser Publikation ist die Übersetzung des Beitrages der Syrerin Hiba Nasab aus dem Arabischen von Samet Er. Seine Übersetzung ermöglicht einen Einblick darin, wie Flüchtlinge aus ihrer Sicht die interkulturelle Kommunikation in der Medizin sowie das Arzt-Patienten-Verhältnis in Deutschland wahrnehmen.

Prozessuale Unterstützung erfuhr die vorliegende Publikation neben der *Ärztekammer Westfalen-Lippe* auch durch das *Staatsministerium des Landes Baden-Württemberg,* dem *mibeg-Institut Medizin Köln* sowie durch das *Goethe Institut Berlin.*

Diese vorliegende Publikation erhebt weder den Anspruch, das Thema „interkulturelle Kommunikation" vollständig in allen medizinischen Disziplinen darzustellen, noch Patentrezepte für die kultursensible Arzt-Patienten-Kommunikation zur Verfügung zu stellen. Vielmehr findet der Leser in diesem Handbuch auf über 300 Seiten eine breite klinische Vorstellung von Fallbeispielen aus den Behandlungskonferenzen. Der gespannte Bogen reicht dabei von anthrophilosophischen Erwägungen über pragmatische medizinische Stellungnahmen gemäß internationaler Leitlinien bis hin zu

Beschreibungen der Migrationsströme und ihren Begegnungen mit der hiesigen autochthonen Bevölkerung. So entsteht ein anschauliches ganzheitliches Modell der transkulturellen Medizin im Umgang mit Patienten mit Flucht- und Migrationshintergrund.

Aus Gründen der besseren Lesbarkeit wird innerhalb der Beiträge bei der Benennung von Personen – wo immer möglich – eine „geschlechtsneutrale" Formulierung verwendet (z. B. Beschäftigte, Mitarbeitende). Ist dies nicht möglich, wird ggf. die männliche Schreibweise verwendet. Wir möchten darauf hinweisen, dass auch diese Verwendung explizit als geschlechtsunabhängig verstanden werden soll und selbstverständlich jeweils alle Geschlechter gemeint sind.

Priv.-Doz. Dr. med. Anton Gillessen
Dr. Solmaz Golsabahi-Broclawski
André Biakowski
Artur Broclawski

Literatur

Huneke-Nollmann D (2011) Von der Fremde zur Heimat. 50 Jahre deutsch-türkisches Anwerbeabkommen. In: Bundeszentrale für politische Bildung (Hrsg)

Richter H (2015) Die Komplexität von Integration. Arbeitsmigration in die Bundesrepublik Deutschland von den fünfziger bis in die siebziger Jahre

Inhaltsverzeichnis

I Migrationsforschung und Grundlagen der interkulturellen Kommunikation in der Medizin

1 Hintergründe, Bedingungen und Formen räumlicher Mobilität 3
Jochen Oltmer

2 Interkulturalität als Grundlage der Kommunikation in der Medizin 17
Mehrnousch Zaeri-Esfahani und André Biakowski

3 Wenn das Ich das Fremde trifft 27
Georg Driesch

4 Exkurs: Migration und Krankheit im Spiegel des Judentums 39
Wolfgang Straßer

5 Exkurs: Autonomie und Heimat im Praxis- und Klinikalltag 47
Stephan M. Probst und André Biakowski

II Sprachbarrieren und Dolmetscher im Praxis- und Klinikalltag

6 Übersetzungsprozesse in der Arzt-Patienten-Kommunikation 61
Stefanie Merse

7 Die Sicht einer Geflüchteten: „Wie eine Larve im Kokon" 73
Hiba Nasab

8 Integration durch Qualifizierung und Anerkennung im Gesundheitswesen 77
Barbara Rosenthal

9 Interkulturelle Kommunikation bei der Untersuchung der Gesundheitsämter 83
Ute Teichert und Solmaz Golsabahi-Broclawski

III Interkulturelle Öffnung im Versorgungssystem

10 Standards in der Betreuung von Menschen mit Flucht- und Migrationshintergrund 97
Thomas Wenzel, Adel-Naim Reyhani, Reem Alksiry, Elif Gül, Tatiana Urbaneta Wittek und Maria Kletecka-Pulker

11	**Exkurs: Jesidinnen in Baden-Württemberg** 109
	Michael Blume, Lukas Harbig und Hes Sedik

12	**Notärztliche Einsätze** 119
	Mimoun Azizi und Solmaz Golsabahi-Broclawski

IV Interkulturelle Kommunikation im Klinik- und Praxisalltag

13	**Krankheitsverständnis und kultursensible Kommunikation** 135
	Solmaz Golsabahi-Broclawski, Artur Broclawski und Alma Drekovic

14	**Innere Medizin: Krankheitsbilder** 147
	Anton Gillessen

15	**Innere Medizin: Diabetes mellitus** 159
	Alexander Risse und Solmaz Golsabahi-Broclawski

16	**Innere Medizin: Infektions- und Tropenkrankheiten** 167
	Luise Prüfer-Krämer und Alexander Krämer

17	**Chirurgie: Divergierende Krankheitsbilder** 179
	Morris Beshay

18	**Chirurgie: Diagnostik und Therapie** 187
	Pia Jäger und Metin Senkal

19	**Gynäkologie: Diagnostik** 201
	Bernd Hanswille

20	**Onkologie: Maligne Erkrankungen bei Frauen** 209
	Ute Kelkenberg

21	**Neurologie: Infektionskrankheiten** 215
	Mimoun Azizi und Solmaz Golsabahi-Broclawski

22	**Neurologie: Rehabilitation** 227
	Erwin Wehking

23	**HNO: Diagnostik und Therapie** 237
	Sybille Ellies-Kramme und Solmaz Golsabahi-Broclawski

24	**Beratung bei ungewollter Kinderlosigkeit** 245
	Judith Zimmermann und André Biakowski

25	**Psychiatrie und Psychotherapie**	261
	Hamid Peseschkian	
26	**Psychiatrie: Notfälle und Suizidalität**......................................	275
	Meryam Schouler-Ocak und Andreas Heinz	
27	**Psychiatrie: Wahnhafte Störungen und kultursensible Therapieformen**	287
	Mimoun Azizi und Solmaz Golsabahi-Broclawski	

V Abhängigkeits- und Suchterkrankungen im interkulturellen Fokus

28	**Psychologie: Psychische Folgen von Entwurzelung**......................	305
	Thomas W. Heinz	
29	**Soziologie: Gewalt als Inszenierungs- und Konstruktionsmotiv bei Jugendlichen**	313
	Ahmet Toprak und André Biakowski	
30	**Psychosomatik: Abhängigkeitserkrankungen**............................	321
	Martin Reker, Thomas W. Heinz und André Biakowski	
31	**Psychosomatik: Abhängigkeitserkrankungen – Legale Drogen**	331
	Martin Reker	
32	**Psychosomatik: Abhängigkeitserkrankungen – Illegale Drogen**........	337
	Thomas W. Heinz	
	Serviceteil	
	Stichwortverzeichnis..	347

Autorenverzeichnis

Reem Alksiry
Wien, Österreich

MA. theol. Dr. Dr. med. Mimoun Azizi
Rheinland Klinikum – Lukaskrankenhaus
Neuss, Deutschland

Dr. med. Morris Beshay
Klinik für Thoraxchirurgie, Lungenzentrum
im Ev. Klinikum Bethel (EvKB)
Bielefeld, Deutschland

André Biakowski
Tübingen, Deutschland

Dr. theol. Michael Blume
Nichtchristliche Religionen, Werte,
Minderheiten, Projekte Nordirak
Staatsministerium Baden-Württemberg
Stuttgart, Deutschland

Oberarzt Artur Broclawski
Psychatrie & Psychotherapie
Klinik Rosengarten Bad Oeynhausen
Bad Oeynhausen, Deutschland

M. A. Alma Drekovic
Alma Coaching
Düsseldorf, Deutschland

Dr. med. Georg Driesch
Piusallee Praxisgemeinschaft
Münster, Deutschland

Dr. med. Sybille Ellies-Kramme
Überörtliche Praxisgemeinschaft
Bielefeld, Deutschland

Priv.-Doz. Dr. med. Anton Gillessen
Klinik für Innere Medizin
Herz-Jesu-Krankenhaus
Münster, Deutschland

Dr. med. Solmaz Golsabahi-Broclawski
(MITK) Medizinisches Institut für transkulturelle
Kompetenz
Bielefeld, Deutschland

Elif Gül
Wien, Österreich

Dr. med. Bernd Hanswille
Klinik für Gynäkologie und
Geburtsheilkunde Klinikzentrum Mitte
Dortmund, Deutschland

Dipl. theol. Lukas Harbig
Nichtchristliche Religionen, Werte,
Minderheiten, Projekte Nordirak
Staatsministerium Baden-Württemberg
Stuttgart, Deutschland

Prof. Dr. med. Andreas Heinz
Klinik für Psychiatrie und Psychotherapie
des Universitätsklinikums Charité
Berlin, Deutschland

Prof. Dr. med. Thomas W. Heinz
Fachkliniken St. Marien – St. Vitus GmbH
Neuenkirchen-Vörden, Deutschland

Dr. Dr. med. Pia Jäger
Katholische Kliniken Rhein-Ruhr
St. Elisabeth Gruppe GmbH
Herne, Deutschland

Dr. med. Dr. med. vet. Ute Kelkenberg
Zentrum für Frauenheilkunde
Klinikum Bielefeld gem. GmbH
Bielefeld, Deutschland

M. Ag. Dr. jur. Maria Kletecka-Pulker
Institut für Ethik und Recht in der Medizin
Medizinische Universität Wien
Wien, Österreich

Autorenverzeichnis

Prof. Dr. med. Alexander Krämer
Fakultät für Gesundheitswissenschaften,
Universität Bielefeld
Praxis Dr. med. Prüfer-Krämer
Bielefeld, Deutschland

Dr. med. Stefanie Merse, MME
Abteilungsleitung EI-M-K Empathische-
Interkulturelle-Medizinische-Kommunikation
Universitätsmedizin Essen, Universität
Duisburg-Essen
Essen, Deutschland

Hiba Nasab
Kassel-Fuldabrück, Deutschland

Apl. Prof. Dr. phil. habil. M.A. Jochen Oltmer
Institut für Migrationsforschung und
Interkulturelle Studien (IMIS)
Universität Osnabrück
Osnabrück, Deutschland

Dr. med. habil. Hamid Peseschkian
Wiesbadener Akademie für Psychotherapie
Wiesbaden, Deutschland

Dr. med. Stephan M. Probst
Klinik für Hämatologie
Onkologie und Palliativmedizin
Bielefeld, Deutschland

Dr. med. Luise Prüfer-Krämer
Praxis Dr. med. Prüfer-Krämer
Bielefeld, Deutschland

Dr. med. Martin Reker
Evangelisches Klinikum Bethel (EvKB)
Bielefeld, Deutschland

Mag. Adel-Naim Reyhani
Ludwig Boltzmann Institut für Menschenrechte
Wien, Österreich

Dr. med. Alexander Risse
Diabeteszentrum Medizinische Klinik Nord
Dortmund, Deutschland

Dipl.-Päd. Barbara Rosenthal
mibeg-Institut Medizin
Köln, Deutschland

Prof. Dr. med. Meryam Schouler-Ocak
Psychiatrische Universitätsklinik der
Charité im St. Hedwig-Krankenhaus
Berlin, Deutschland

Hes Sedik
Nichtchristliche Religionen,
Werte, Minderheiten, Projekte Nordirak
Staatsministerium Baden-Württemberg
Stuttgart, Deutschland

Prof. Dr. med. Metin Senkal
Katholische Kliniken Rhein-Ruhr
St. Elisabeth Gruppe GmbH
Herne, Deutschland

Wolfgang Straßer
Theologe, Beauftragter des Hochbegabtenzuges
am Uhland-Gymnasium
Tübingen, Deutschland

Dr. med. Dr. med. vet. Ute Teichert
Akademie für Öffentliches Gesundheitswesen
Düsseldorf, Deutschland

Prof. Dr. phil. Ahmet Toprak
FB Angewandte Sozialwissenschaften
Fachhochschule Dortmund
Dortmund, Deutschland

Dr. med. Dr. phil. M.A. Erwin Wehking
Klinik am Rosengarten
Bad Oeynhausen, Deutschland

Ao. Univ. Prof. Dr. med. Thomas Wenzel
Institut für Ethik und Recht in der Medizin
Medizinische Universität Wien
Wien, Österreich

Tatiana Urbaneta Wittek
Wien, Österreich

Mehrnousch Zaeri-Esfahani
Karlsruhe, Deutschland

Dr. med. Judith Zimmermann
Gemeinschaftspraxis David, Hass, Zimmermann
Praxis für Innere und Allgemeinmedizin
Mainz, Deutschland

Migrationsforschung und Grundlagen der interkulturellen Kommunikation in der Medizin

Inhaltsverzeichnis

Kapitel 1 Hintergründe, Bedingungen und Formen räumlicher Mobilität – 3
Jochen Oltmer

Kapitel 2 Interkulturalität als Grundlage der Kommunikation in der Medizin – 17
Mehrnousch Zaeri-Esfahani und André Biakowski

Kapitel 3 Wenn das Ich das Fremde trifft – 27
Georg Driesch

Kapitel 4 Exkurs: Migration und Krankheit im Spiegel des Judentums – 39
Wolfgang Straßer

Kapitel 5 Exkurs: Autonomie und Heimat im Praxis- und Klinikalltag – 47
Stephan M. Probst und André Biakowski

Hintergründe, Bedingungen und Formen räumlicher Mobilität

Jochen Oltmer

1.1	Gegenstand der Migrationsforschung	– 4
1.2	Begriffsbestimmung Migration	– 5
1.3	Motive und Bedingungen	– 6
1.3.1	Netzwerke – 9	
1.3.2	Pionier-Migranten – 10	
1.4	Arbeits-, Bildungs-, Wohlstandsmigration, Entsendung, Nomadismus	– 11
1.4.1	Arbeits-, Bildungs-, Wohlstandsmigration – 11	
1.4.2	Entsendungen – 11	
1.4.3	Nomadismus – 11	
1.5	Gewalt induzierte Migration	– 12
1.5.1	Flucht – 12	
	Literatur	– 15

© Springer-Verlag GmbH Deutschland, ein Teil von Springer Nature 2020
A. Gillessen, S. Golsabahi-Broclawski, A. Biakowski, A. Broclawski (Hrsg.), *Interkulturelle Kommunikation in der Medizin*, https://doi.org/10.1007/978-3-662-59012-6_1

1.1 Gegenstand der Migrationsforschung

Der Begriff Migration verweist auf räumliche Bewegungen von Menschen. Nicht jede Ortsveränderung aber gilt als Migration. Welche Phänomene und Prozesse regionaler Mobilität in wissenschaftlichen, politischen, medialen oder öffentlichen Debatten als Migration verstanden werden, ist umkämpft und unterliegt einem steten Wandel. Für die besonders in den 1970er Jahren intensivierte und seit den 1990er Jahren stark angestiegene wissenschaftliche Produktion von Wissen über die Wanderungsverhältnisse lässt sich festhalten, dass die Beschreibungsformel Migration immer häufiger verwendet worden ist und zunehmend mehr Prozesse räumlicher Bewegung darunter subsumiert wurden. Begriff und Konzept Migration hatten zweifelsohne in den vergangenen zwei, drei Jahrzehnten wissenschaftliche Konjunktur (Oltmer 2016, S. 9–30).

Als Migration ordneten wissenschaftliche Beiträge anfänglich vornehmlich die grenzüberschreitende Mobilität von lohnabhängigen Arbeitskräften ein. Bewegungen von Menschen mit höheren und hohen Qualifikationen, von Wohlhabenden sowie Selbstständigen und Eliten traten besonders seit der Wende zum 21. Jahrhundert vermehrt hinzu (Hoffmann 2018). Bis in die 1980er Jahre waren Fluchtbewegungen, Vertreibungen und Deportationen beinahe ausschließlich Themen von ‚Flüchtlingsforschung', ‚Refugee Studies' oder ‚Exilforschung'. Dann aber führten in den englischsprachigen ‚Refugee Studies' intensive Debatten um das eigene Selbstverständnis zur Herausbildung der ‚Forced Migration Studies' (oder auch ‚Forced Migration and Refugee Studies'). Sie setzten sich fortan mit Ansätzen und Perspektiven der Migrationsforschung auseinander, zugleich nahmen mit dem Konzept Migration arbeitende Wissenschaftlerinnen und Wissenschaftler vermehrt als politisch definierte Verfolgungen bzw. Kriegsereignisse als Hintergrund für die Mobilisierung von Menschen wahr und konzeptualisierten sie als ‚Zwangsmigration'/‚Forced Migration' (Bakewell 2008; Neumann 2017; Crawley und Skleparis 2018).

Als jüngste Erweiterung in der Beschreibung des Gegenstands der eigenen Forschung können erste Ergebnisse der Debatte um ‚Immobilität' und ‚Immobilisierung' gewertet werden: Ist Migrationsforschung nicht erst dann in der Lage, Ansätze zu entwickeln, die der Komplexität ihres Gegenstandes entsprechen, wenn sie auch erklären kann, warum sich Menschen nicht bewegen? Schließlich kennzeichnet bereits seit langem ein Paradoxon den wissenschaftlichen Umgang mit dem Begriff Migration: Ein Großteil der Arbeiten, die sich als Beiträge zu einer Erforschung von Migrationsphänomenen verstehen, gelten explizit nicht der Bewegung selbst, ihren Hintergründen und Bedingungen, sondern ausschließlich ihren Folgen. Sie zielen auf die (dauerhafte) Niederlassung und die über Generationen beobachtete Anwesenheit im Zielland der räumlichen Mobilität der Vorfahren, beschreiben Migration mithin als Erfahrung, die dahin tendiert, unabgeschlossen zu bleiben (Treibel 2011; Dahinden 2016).

Eine kritische Perspektive auf die (an-)dauernde Erweiterung der wissenschaftlichen Verwendungszusammenhänge des Begriffs Migration, die Konzeptualisierung von zunehmend mehr Formen von Bewegung als Migration und die Expansion eines Forschungsfeldes, das sich explizit der Untersuchung von räumlicher Mobilität als Migration widmet, sieht Gefahren einer Überdehnung: Sind die für das Forschungsfeld verfügbaren Theorienangebote nicht allein schon deshalb als lückenhaft und beschränkt zu beschreiben, weil von ihnen erwartet wird, dass sie Formen der Bewegung berücksichtigen, die im Kontext der Entwicklung dieser Ansätze noch gar nicht als Migration verstanden wurden? Produziert also nicht allein die Expansion der Begriffsverwendung beständig Bedarf an Grundlagenforschung? Zugleich aber lässt sich davon sprechen, dass erst die Einbeziehung von zunehmend mehr

Prozessen und Formen räumlicher Bewegung (und auch die Berücksichtigung der Nicht-Bewegung) einen Beitrag dazu zu leisten vermag, die Komplexität des Gegenstandes sowie ihn bedingende und beeinflussende Faktoren zu erkennen. Nur durch das Überschreiten der Grenze der eigenen Beobachtungsperspektive kann die Migrationsforschung zu neuen und weiterführenden Sichtweisen räumlicher Bewegungen gelangen.

Zu berücksichtigen gilt dabei auch, dass Migrationsforschung in den vergangenen Jahren vor allem deshalb einen erheblichen Zuwachs an Aufmerksamkeit erlebte, weil ihre Ergebnisse für unterschiedliche Anwendungskontexte belangvoll zu sein schienen und die politische, mediale und öffentliche Debatte um einzelne Erscheinungsformen und Effekte regionaler Mobilität stark angewachsen ist (Castles 2010, S. 1571–1572). Dem raschen Wachstum angesichts ausgeprägter Anwendungsorientierung und hoher außerwissenschaftlicher Aufmerksamkeit vermochte das Ausmaß an Reflexion über die Bedingungen und Ergebnisse des eigenen wissenschaftlichen Handelns, die reflexive Begriffsbildung und die Theorieproduktion nicht zu folgen (Nieswand und Drotbohm 2014). Zu häufig übernimmt die Migrationsforschung politische und rechtliche Begriffe ebenso unkritisch (so in der deutschen Debatte etwa den Begriff des ‚Migrationshintergrundes' oder die rechtliche Kategorie des ‚Flüchtlings') wie die Ergebnisse amtlicher Datenproduktion (Van Hear 2012; Elrick und Schwartzman 2015).

1.2 Begriffsbestimmung Migration

Geläufige Definitionen des Begriffes Migration, wie sie die UN oder das Statistische Bundesamt verwenden und die Migrationsforschung aufgreift, wollen eindeutige Unterscheidungen vornehmen, um Daten erheben zu können. Anders als vielfach angenommen, wird dabei allerdings in der Regel keineswegs Bewegung (Mobilität) von Nicht-Bewegung (Sesshaftigkeit) unterschieden. Vielmehr bildet das zentrale Kriterium die Veränderung der rechtlichen Position eines Menschen, die sich aus dem Übertritt in einen anderen Rechtsverband und dessen Geltungsbereich (meist verstanden als ein Überschreiten einer politisch-territorialen Grenze) ergibt. Hinzutreten kann eine Messung der Dauer des Aufenthalts andernorts. Bewegungen innerhalb von Rechtsräumen oder kürzere Aufenthalte gelten demgegenüber häufig nicht als Migration.[1]

Unter den verschiedensten Formen räumlicher Mobilität menschlicher Körper sollen hier jene als Migrationen verstanden werden, bei denen die Bewegung weitreichende Konsequenzen für die Lebensverläufe der Wandernden hat und aus denen Wandel in verschiedenen gesellschaftlichen Teilbereichen im Herkunfts-, Transit- und/oder Zielkontext resultiert (Oltmer 2017a, S. 19–40).

Migration kann unidirektional eine Bewegung von einem Ort zu einem anderen meinen, umfasst aber nicht selten auch Zwischenziele, die häufig dem Erwerb von Mitteln zur Weiterreise dienen oder erzwungen wurden, weil eine Bewegung aufgehalten worden war.

> Migration ist meist nicht als eine einzelne Handlung zu verstehen, sondern als eine Folge von Handlungen, die eine stete Auseinandersetzung mit der Ermöglichung von Bewegung und mit Blockaden bildet.

Fluktuation, beispielsweise zirkuläre Bewegung oder Rückwanderung, bildete immer schon ein zentrales Element von Migration. Die dauerhafte Ansiedlung andernorts stellt also nur eines der möglichen Ergebnisse von

---

1 Übersehen wird dabei, dass auch Menschen, die keine Grenzen überschritten haben, sich mit wirtschaftlichen Gegebenheiten und Ordnungen, kulturellen Mustern sowie gesellschaftlichen Normen und Strukturen auseinanderzusetzen haben, die sich zum Teil erheblich von denen des Herkunftsortes unterscheiden (King und Skeldon 2010).

Wanderungsbewegungen dar. Um nur ein Beispiel zu nennen: In die Bundesrepublik Deutschland kamen vom Ende der 1950er Jahre bis 1973 rund 14 Mio. Arbeitskräfte aus anderen Staaten (‚Gastarbeiter'), mehr als elf Millionen, also 80 %, kehrten wieder in ihre Herkunftsländer zurück (Münz et al. 1997, S. 35–42). Der Prozess der Migration bleibt grundsätzlich ergebnisoffen, denn das Wanderungsergebnis entspricht bei weitem nicht immer der Wanderungsintention: Eine geplante Rückkehr wird aufgeschoben oder räumliche Bewegungen werden abgebrochen, weil bereits ein zunächst nur als Zwischenstation gedachter Ort (unverhofft) neue Chancen bietet. Umgekehrt kann sich das geplante Ziel als ungeeignet oder wenig attraktiv erweisen, woraus eine Weiterwanderung resultiert.

Migration kann eine Verlagerung des Lebensmittelpunktes bedeuten (▶ Abschn. 2.1 Prägung: Der eigene Rucksack, Zaehri-Esfahani), ist aber häufig durch zeitlich begrenzte Aufenthalte andernorts gekennzeichnet, die nicht explizit den Lebensmittelpunkt versetzen: Saisonwanderungen, die mehr oder minder regelmäßig zu wochen- oder monatelangen Aufenthalten andernorts führen, sind beispielsweise darauf ausgerichtet, Geld zu verdienen, um die Existenz der Familie am Ort des Lebensmittelpunktes aufrechterhalten zu können. Zahlreiche Beispiele für solche mitunter über längere Zeit hinweg strukturstabilen Formen zirkulärer Migration finden sich in agrarisch geprägten Herkunftsgesellschaften bzw. Herkunftsregionen, aber auch im Kontext der seit dem 19. Jahrhundert weltweit beschleunigten Urbanisierung: Eine lineare Wanderung vom Land in die Stadt als ‚Einbahnstraße' bietet nur eines unter vielen Mustern jener Migrationen, die das massive Wachstum der städtischen Agglomerationen in aller Welt wesentlich tragen. Ein weiteres Mobilitätsmuster ist der Kreisverkehr von temporären Land-Stadt-Land-Wanderungen, die nach Jahren in dauerhaften Niederlassungen in den Städten enden können, aber nicht notwendigerweise müssen (Lenger 2014, Kap II und III; Schmidt-Kallert 2016).

> Migration wird in der Forschung sehr unterschiedlich definiert, häufig orientieren sich die verwendeten Definitionen an staatlichen oder rechtlichen Kategorisierungen, deren Verwendung insofern problematisch ist, als damit auch dahinterstehende politische und weltanschauliche Vorstellungen übernommen werden. In diesem Beitrag werden jene räumlichen Bewegungen von Menschen als Migrationen verstanden werden, bei denen die Bewegung weitreichende Konsequenzen für die Lebensverläufe der Wandernden hat und aus denen Wandel in verschiedenen gesellschaftlichen Teilbereichen im Herkunfts-, Transit- und/oder Zielkontext resultiert.

1.3 Motive und Bedingungen

Theoretische Beiträge, die das Phänomen Migration zu erklären suchen, verweisen vor allem auf zwei Ebenen: Ein erster, breit rezipierter Theoriestrang hebt die Bedeutung der Makroebene für die Ingangsetzung und Aufrechterhaltung von räumlichen Bewegungen hervor. So nimmt beispielsweise der bis in die Gegenwart häufig diskutierte Push-Pull-Ansatz räumliche Disparitäten in den Blick und benennt ökonomische, politische und soziale Faktoren, die Menschen ‚abstoßen' bzw. ‚anziehen'. Ein zweiter, ebenfalls sehr prominenter Theoriestrang betont demgegenüber vornehmlich das Gewicht der Mikroebene und setzt sich deshalb mit Aspirationen, Entscheidungen und Handlungen einzelner Individuen oder Familien bzw. Haushalte auseinander (Überblick: Düvell 2006, ▶ Kap. 5 und 6; Haug 2000: ▶ Kap. 2, 3, 5 und 6; Brettell und Hollifield (Hrsg.). 2015; Schwenken 2018: ▶ Kap. 3).

Die Debatte um das Für und Wider von Makro und Mikro ruft die klassische sozialwissenschaftliche Frage nach dem Verhältnis von (gesellschaftlichen) Strukturen und (individuellen) Handlungen bzw. den Grenzen und Spielräumen der Selbstbestimmung des Einzelnen im Kontext gesellschaftlicher Begrenzungen und Beschränkungen auf. Diese sollte und kann für die Auseinandersetzung mit Hintergründen und Bedingungen von räumlichen Bewegungen genutzt werden (Bakewell 2010, S. 1689–1690). So vermag der integrative Ansatz Mustafa Emirbayers, nach der ‚Handlungsmacht' (‚Agency') von Individuen zu fragen, die häufig voneinander getrennt verstandenen Ebenen von Struktur und Handlung miteinander zu verbinden: Handlungsmacht sei keine unverrückbare Eigenschaft von Einzelnen oder Kollektiven (Emirbayer und Mische 1998). Sie werde vielmehr sozial hervorgebracht, sei ein Ergebnis und ein Element sozialer Prozesse und sozialer Beziehungen, der Interpretation der je spezifischen Situation vor dem Hintergrund vergangener Erfahrungen und Zukunftserwartungen. Emirbayer hebt hervor, dass sich Individuen als relationale Wesen stets im Dialog befinden, immer Teil von Netzwerken sind und sich dauernd mit einer Umgebung (Personen, Handlungen, Praktiken, Strukturen) auseinandersetzen müssen, die individuelle Handlungsmacht beschränken, aber auch erweitern kann. Geklärt werden müsse, auf welche Weise es Akteuren gelinge, Handlungsfähigkeit zu produzieren, obgleich sie sozial eingebettet seien und mächtigen sozialen Strukturen unterlägen. Individuen können mithin weder schlichtweg als Opfer der Verhältnisse noch als autonome Subjekte verstanden werden. Sie sind vielmehr, wie Albert Scherr in Anlehnung an Emirbayer hervorhebt, „je besondere Akteure mit je kontextabhängigen Identitäten, Interessen und Motiven und mit einer je kontextabhängigen Handlungsfähigkeit" (Scherr 2013, S. 236).

Was folgt nun aus dem Agency-Ansatz für die Frage nach den Hintergründen und Bedingungen der räumlichen Bewegung von Menschen? Migration ist zwar ein Normalfall menschlicher Existenz, in dem Sinne, dass es immer räumliche Bewegungen gab und gibt (Bade und Oltmer 2004). Migration ist damit aber noch kein individueller Normalfall, bildet vielmehr eine voraussetzungsvolle soziale Praxis. Nur für wenige Individuen trifft die im Kontext jener Theorienansätze, die die Mikroebene betonen, geläufige Vorstellung zu, Migration sei das Ergebnis einer rationalen Entscheidung eines autonomen Menschen, der eigensinnig, eigenverantwortlich und selbstständig Ziele für die Zukunft im Kontext eines spezifischen ‚Lebensentwurfs' zu formulieren vermag.

Sozialer Zwang, Regeln und Normen können derart hemmend wirken, dass Migration keine Handlungsoption bietet, Menschen vielmehr immobilisiert werden. Migration kann aber auch Ergebnis sozialen Zwangs sein; denn andere Akteure, Institutionen, Organisationen und Strukturen sind in der Lage, Menschen zu nötigen, mobil zu werden. Menschen können in Handlungsroutinen eingebunden sein, die Bewegung fordern, etwa im Falle von Nomaden oder im Kontext traditionsreicher saisonaler Arbeitswanderungen. Migrationsforschung muss folglich ergründen, ob Migration die Handlungsmacht von Menschen und Kollektiven erhöht oder vermindert, ob Migration als Ausdruck individueller oder kollektiver Handlungsmacht zu verstehen ist, ob Migration ein Ergebnis routinisierten Handelns bildet oder ob Strukturen und Systeme Bewegung fordern bzw. fördern oder verhindern bzw. beschränken.

> **Migration ist nie Selbstzweck oder gar Ziel des Handelns von Menschen: Angenommen werden kann vielmehr, dass in vielen Fällen der dauerhafte oder zeitweilige Aufenthalt andernorts für die, die eine räumliche Bewegung unternehmen, einen Beitrag dazu leisten soll, selbstbestimmt(er) agieren zu können.**

Sieht man von den gewaltinduzierten Migrationen (Flucht, Vertreibung, Deportation etc.) ab, auf die in der Folge noch eingegangen werden soll, streben Individuen, Familien oder Kollektive meist danach, mithilfe einer Bewegung die Lebenssituation zu verbessern durch das Erschließen von Erwerbs-, Konsum- oder Siedlungsmöglichkeiten, Arbeitsmarkt-, Bildungs-, Ausbildungs- oder Heiratschancen (Tilly 1978, S. 72). Abhängig ist die Perspektive, eine Bewegung als Chance zu verstehen, von einer Vielzahl von Faktoren und Elementen: Erfahrungen in der Vergangenheit mit eigenem Gehen oder Bleiben, durch Interaktionen gewonnenes Wissen über räumliche Bewegungen im unmittelbaren Umfeld bzw. im sozialen Kontext, eine Interpretation der Gegenwart, die für die Zukunft Bewegung als Chance erscheinen lässt, weil finanzielle, mentale und soziale Kosten als nicht übermäßig hinderlich wirken.

Überwiegend handelt es sich bei Migranten um Jugendliche und junge Erwachsene, wie ein Blick in die Ergebnisse des Mikrozensus deutlich macht: Das durchschnittliche Alter bei der Einreise der 2017 in Deutschland lebenden Migranten erreichte 23,5 Jahre, während das Durchschnittsalter der Bevölkerung in Deutschland insgesamt mit 45,9 Jahren doppelt so hoch lag (Statistisches Bundesamt 2018, S. 46): Durch das Streben nach vermehrter Handlungsmacht motivierte Migrationsbewegungen verbinden sich oft mit biografischen Wendepunkten und Grundsatzentscheidungen wie Aufnahme von Arbeit, Ausbildung oder Studium, Wahl oder Zuweisung von (Heirats-)Partnerinnen und -Partnern oder Familiengründung. Nicht zuletzt vor dem Hintergrund der finanziellen, sozialen und emotionalen Kosten von Migration sind Migranten motiviert, ihre Kompetenzen und Kenntnisse, ihre Arbeitskraft und ihre Kreativität dort einzusetzen, wohin sie sich bewegt haben. Dafür nehmen sie nicht selten Lebens-, Erwerbs- oder Wohnbedingungen in Kauf, die Einheimische ablehnen – und finden sich häufig in prekären Beschäftigungsverhältnissen (arbeitsintensiv, geringere Qualifikationsanforderungen, hohe Fluktuation, ungünstige Arbeits- und Lohnverhältnisse), die sie vor dem Hintergrund von Diskriminierungen und Dequalifizierung aufsuchen müssen oder weil sie sich damit angesichts von Rückkehrerwägungen und -erwartungen zufrieden geben (Piore 1979).

> **Die Chancenwahrnehmung mithilfe einer Migration bedingen spezifische sozial relevante Merkmale, Attribute und Ressourcen, darunter vor allem Geschlecht, Alter und Position im Familienzyklus sowie die Zuweisung zu 'Ethnien', 'Kasten', 'Rassen' oder 'Nationalitäten'.**

Viele Migrationstheorien verstehen räumliche Bewegungen als Ergebnis einer rationalen Entscheidung, einer Kosten-Nutzen-Abwägung. Sie lassen unbeachtet, dass der Bezug auf zukünftige Chancen in hohem Maße auf Emotionen verweist. Leitend sind subjektive Vorstellungen über räumliche und soziale Ziele und damit über das Veränderungspotenzial, das eine Migration mit sich zu bringen vermag. Mit (Ziel-)Orten verbinden sich Imaginationen, spezifische Lebensziele werden vor dem Hintergrund je eigener Selbstkonzepte als attraktiv oder unattraktiv wahrgenommen, Bewegung als zu hohes Risiko eingeschätzt oder als zu bewältigende Belastung, gar als erwünschte Herausforderung (Carling und Collins 2018, S. 909–913). Weil solche Vorstellungen sozial situiert und sozial sanktioniert sind, können sie auch in spezifische 'Kulturen der Migration' eingebettet sein: Vorausgewanderte bilden ein Rollenmodell, Handlungen von Peers sind bedeutend für individuelle Vorstellungen über Chancen und Risiken der Migration (Carling und Schewel 2018, S. 953–954). Auch andere individuelle oder institutionelle Akteure suchen die Bereitschaft zur Bewegung zu beeinflussen: Studierende oder akademisch Gebildete werden mit der Einschätzung konfrontiert, Mobilität sei in höchstem Maße karrierefördernd, weshalb spezifische Programme ihre Mobilität zu unterstützen suchen.

Familien oder andere Herkunftskollektive senden häufig Angehörige aus, um mit den aus der Ferne eintreffenden 'Rücküberweisungen' oder anderen Formen des Transfers von Geld die ökonomische und soziale Situation des zurückbleibenden Kollektivs zu konsolidieren oder zu verbessern. Solche mehr oder

Hintergründe, Bedingungen und Formen räumlicher Mobilität

minder regelmäßigen Geldüberweisungen durch Migranten haben eine ausgesprochen hohe Bedeutung für einzelne Haushalte, für regionale Ökonomien oder selbst für ganze Volkswirtschaften, 2016 lagen die Geldüberweisungen, die Migranten an ihre Verwandten allein in den ‚Entwicklungsländern' schickten, nach Schätzungen der Weltbank bei mindestens 440 Mrd. US-$ (hinzu kamen große Summen, die auf undokumentierten Wegen transferiert wurden) und übertrafen damit den Umfang der staatlichen Zahlungen im Rahmen der Entwicklungszusammenarbeit um fast das Dreifache.[2]

Eine zentrale Bedingung für das Funktionieren solcher translokaler ökonomischer Strategien bildet die Aufrechterhaltung sozialer Bindungen – Netzwerke – über zum Teil lange Dauer und große Distanzen. Die Abwandernden senden häufig nicht nur Geld in die Herkunftsregion, sondern fungieren auch innerhalb ihrer Netzwerke als Mittler anderer Weltsichten, neuer technischer oder technologischer, ökonomischer oder kultureller Kenntnisse und Kompetenzen. Damit verschaffen sich Migranten, aber auch jene, die in den Herkunftsgesellschaften Geld und Wissen empfangen, ein Mehr an Einfluss und Entscheidungskompetenz.

> Menschen streben meist danach (sieht man von den gewaltinduzierten Migrationen ab), mithilfe einer Bewegung die Lebenssituation zu verbessern durch das Erschließen von Erwerbs-, Konsum- oder Siedlungsmöglichkeiten, Arbeitsmarkt-, Bildungs-, Ausbildungs- oder Heiratschancen. Falsch wäre es allerdings, Migration als eine autonome individuelle Entscheidung unter rationaler Abwägung von Kosten und Nutzen zu verstehen: Viele Faktoren sowie individuelle und institutionelle Akteure nehmen Einfluss auf die Entscheidungsfindung, außerdem sind Emotionen von hohem Belang im Hinsicht auf die Frage der Aufnahme einer Bewegung.

1.3.1 Netzwerke

Während die migrationstheoretischen Debatten lange durch die Betonung entweder der Makro- oder der Mikroebene geprägt waren, bildete das Hauptinteressensfeld der in den 1980er Jahren ausgeprägten Ansätze aus der Transnationalismusforschung die Meso-Ebene (Faist 1997) des ‚Dazwischen', die sich vom Herkunfts- und Zielkontext löst (Glick Schiller 1992; Pries 1997; Levitt und Jaworsky 2007; Faist et al. 2014). Sie problematisierte vornehmlich die Produktion einer Vorstellung von der Bewegung aus einem Nationalstaat in einen anderen, von einem Normen- und Identitätscontainer in den nächsten, die wissenschaftliche Bipolarität der Orientierung an der ökonomischen und politischen Situation im Herkunftsland und im Zielland, das ‚Entweder-Oder' (Wimmer und Glick Schiller 2003). Die Transnationalismus-Forschung rückte die Nicht-Entscheidung für einen längerfristigen oder gar dauerhaften Aufenthalt in einer Zielregion, die Orientierung sowohl an den ökonomischen, politischen und sozio-kulturellen Verhältnissen des Herkunfts- wie des Zielkontextes, die Entwicklung von komplexen Selbstkonzepten des Transits und von Mehrfachloyalitäten in den Mittelpunkt ihrer Forschungsaktivitäten. Die Untersuchung solcher ‚transnationaler sozialer Räume' hat vielfältige Ergebnisse hervorgebracht, die sich insbesondere auf die je spezifische transnationale Infrastruktur (z. B. Vereine, Unternehmen) und die grenzüberschreitenden Aktivitäten von Migranten (z. B. Geldüberweisungen, ‚social remittances', Medienkonsum, Spendensammlungen für politische Bewegungen und Parteien)

---

2 In Tadschikistan machten Rücküberweisungen 52 % des Bruttosozialprodukts, in Kirgisistan 31 % sowie in Nepal und Moldawien jeweils 25 % aus.

bezogen. Netzwerke und ihre Funktionen bilden einen zentralen Gegenstand der Transnationalismus-Forschung.

Ob und inwieweit eine temporäre, zirkuläre oder auf einen längerfristigen Aufenthalt andernorts ausgerichtete Migration als individuelle oder kollektive Handlungsoption verstanden wird, hängt entscheidend von der interaktiven Produktion von Wissen über Migrationsziele und -pfade ab. Solcherlei Wissen vermitteln mündliche und schriftliche Auskünfte staatlicher, religiöser oder privater Organisationen bzw. Beratungsstellen. Auch die staatliche oder private Anwerbung von Arbeitskräften (z. B. durch Unternehmen oder Arbeitsverwaltungen) kann als eine Form des Transfers von Wissen über Chancen der Migration verstanden werden.

1.3.2 Pionier-Migranten

Wesentlich bedeutsamer für die Vermittlung von Informationen über Chancen und Gefahren der Ab- oder Zuwanderung, über räumliche Ziele, Verkehrswege sowie psychische, physische und finanzielle Belastungen sind allerdings vorausgewanderte (Pionier-)Migranten, deren Nachrichten aufgrund von verwandtschaftlichen oder bekanntschaftlichen Verbindungen ein hoher Informationswert beigemessen wird. Sie etablieren Kettenwanderungen, bei denen Migranten bereits abgewanderten Verwandten und Bekannten folgen. Loyalität und Vertrauen bilden zentrale Bindungskräfte solcher Netzwerke. Herkunftsräume und Zielgebiete sind mithin in der Regel über Netzwerke miteinander verbunden (Bommes 2011) – Netzwerke, die von einzelnen Akteuren geformt sind, zugleich aber auch Akteure formen (Emirbayer und Goodwind 1994, S. 1445–1446).

> Je umfangreicher ein Netzwerk am Zielort ist und je intensiver soziale Beziehungen innerhalb des Netzwerkes gepflegt werden, desto mehr ökonomische und soziale Chancen bietet es.

An der Intensität und Größe des Netzwerkes bemisst sich immer auch die Attraktivität eines Migrationszieles. Vor diesem Hintergrund erhöht ein Netzwerk von Migranten nicht nur die Wahrscheinlichkeit, dass weitere Bewegung stattfindet. Vielmehr konstituiert es auch Wanderungstraditionen und beeinflusst damit die Dauerhaftigkeit einer Migrationsbewegung zwischen Herkunftsraum und Zielort, die zum Teil über Generationen existiert.

Am Zielort garantierten Netzwerke Schutz und Orientierung im andersartigen sozialen Raum, vermitteln Arbeits- und Unterkunftsmöglichkeiten, helfen bei Kontakten mit Obrigkeiten, staatlichen, kommunalen oder religiösen Institutionen. Die Netzwerke der Migranten werden nicht nur durch Kommunikation und durch den Austausch von Leistungen auf Gegenseitigkeit aufrechterhalten, sondern reproduzieren sich durch (nicht selten translokal und transkontinental ausgehandelte) Eheschließungen, die Etablierung von Vereinen und Verbänden, eine spezifische Geselligkeitskultur, aber auch gemeinsame ökonomische Aktivitäten.

Netzwerke von Migranten bedeuten für die Einzelne und den Einzelnen aber immer auch soziale Zwänge und Verpflichtungen. Die Aufrechterhaltung des Netzwerks, das im Kontext der Migration existenzielle Bedeutung haben kann, fordert Loyalität und die mit Leistung und Gegenleistung verbundene Akzeptanz kollektiver Verantwortung. Mitglieder der Netzwerke unterliegen wegen der Geschlossenheit der verwandtschaftlich-bekanntschaftlichen Verbindungen enger sozialer Kontrolle, selbst über Tausende von Kilometern Entfernung hinweg. Vertrauen wird erzwungen, Sanktionsmöglichkeiten mit zahlreichen Abstufungen gibt es viele: Verlust von Reputation aufgrund des Schwundes von Vertrauenswürdigkeit, Entzug von Leistungen, soziale Isolation und Exklusion (Portes und Sensenbrenner 1993, S. 1332).

Angesichts der immens hohen Bedeutung von Netzwerken für die Ausrichtung von Migrationen auf bestimmte Ziele, für die Dynamik und für die Dauerhaftigkeit von Bewegungen stellt sich die Frage, auf welche Weise Pionier-Migranten einen Ort erreichen, also Ausgangspunkt für Netzwerkbildung werden können: Die Migrationsforschung verweist hier, jenseits von Zufällen, deren Hintergründe sich naturgemäß nicht klären lassen, vornehmlich auf drei Aspekte: Zum einen sind Werbung und Anwerbung von Migranten insbesondere durch Unternehmen, Agenturen und (Arbeits-)Behörden belangvoll (Piore 1979), weil sie Migranten an Orte führen, an denen sich keine Mitglieder des Netzwerkes finden. Das gilt zum andern auch für die Unterstützung durch Hilfsorganisationen oder Kirchen, die Reisekosten zur Verfügung stellen, neue Zugänge zu einem Zielland oder Zielorte ermöglichen und dort Hilfe für die Etablierung leisten. Nicht selten geschieht derlei im Kontext der Suche nach Schutz von Menschen auf der Flucht. Zum dritten sind Migrationsbewegungen auch Begleiterscheinungen anderer Bindungen: Vor allem die Forschung zu ‚Migrationssystemen' (Mabogunje 1972; Kritz und Zlotnik 1992) hat deutlich gemacht: Migration ist Element und Folge langwährender ökonomischer, politischer und kultureller Beziehungen zwischen Räumen in spezifischen Korridoren. Bewegung von Menschen folgen und begleiten Bewegungen von Waren (und damit auch entsprechend ausgeprägten Transportwegen) im Rahmen etablierter Handelsbeziehungen, (ungleiche) politische und ökonomische Beziehungen (insbesondere im Kontext des Kolonialismus) bahnen räumliche Bewegungen an und halten sie zum Teil über lange Zeiträume aufrecht. Migrationsbeziehungen wiederum stärken politische und ökonomische Bezüge, ein eng geschlossenes System unterschiedlicher Faktoren, Institutionen und Akteure garantiert Stabilität.

1.4 Arbeits-, Bildungs-, Wohlstandsmigration, Entsendung, Nomadismus

1.4.1 Arbeits-, Bildungs-, Wohlstandsmigration

Ein Großteil der Migrationsbewegungen ist als Arbeitswanderung auf die Verbesserung von Erwerbsmöglichkeiten (oder als Bildungswanderung auf die Erschließung von zukünftigen Erwerbsmöglichkeiten durch Bildung oder Ausbildung) ausgerichtet. Nicht auf den Erwerb, sondern auf den Konsum zielen demgegenüber Formen der Lebensstil-Migration (‚lifestyle migration') (Benson und Osbaldiston 2014). Als kennzeichnend erweist sich der relative Wohlstand der Migranten.

1.4.2 Entsendungen

Entsendungen bilden eine weitere spezifische Migrationsform. Eine Organisation (Handelsfiliale, multinationales Unternehmen, diplomatischer Dienst, Militär) initiiert und ermöglicht die räumliche Bewegung, in der Regel für einen begrenzten Zeitraum, und erleichtert die Teilhabe am Zielort (Cohen 1976, ▶ Abschn. 31.2 Kasuistik: Britischer Patient, Reker).

1.4.3 Nomadismus

Nomadismus bildet eine weitere, traditionsreiche Migrationsform (Scholz 1995; Gertel und Calkins 2012). Die Lebens- und Wirtschaftsweise der Nomaden ist ganz auf die Bewegung im Raum ausgerichtet; dauerhafte/strukturelle Mobilität erschließt natürliche, ökonomische und soziale Ressourcen, die die Sicherung der Subsistenz ermöglichen. Von anderen Wanderungsformen unterscheidet sich Nomadismus insofern, als Nomaden zwar den geografischen, nicht aber unmittelbar zugleich den sozialen Raum wechseln; vielmehr sind größere Kollektive mit festen Sozialstrukturen, also ganze Gesellschaften, mobil – anders als bei den meisten anderen Wanderungsformen, bei denen Einzelne oder kleinere Gruppen aus einer Gesellschaft in eine andere wechseln.

Die räumliche Bewegung der Nomaden erfolgt häufig in mehr oder minder langen Zyklen und ist geprägt durch zum Teil sehr alte Wanderungstraditionen. Der Wechsel der Wanderungspfade bildet eine der zentralen Strategien der Anpassung an wirtschaftliche, politische, gesellschaftliche oder umweltbedingte Veränderungen, der Übergang zur Sesshaftigkeit eine andere.[3] Auch wenn nomadische Lebensweisen aufgrund von Industrialisierung, Urbanisierung, Agrarmodernisierung, der Verkehrsrevolution und der zunehmenden Verdichtung staatlicher Herrschaft an Bedeutung verloren haben, sind Nomaden dennoch nicht zuletzt aufgrund traditionell sehr flexibler Anpassungsstrategien bis in die Gegenwart ein selbstverständlicher Teil regionaler Ökonomien und Gesellschaften geblieben.

1.5 Gewalt induzierte Migration

Eine äußerst gewichtige Migrationsform bilden weltweit Gewaltmigrationen. Formen von durch Gewalt induzierten räumlichen Bewegungen zeigen sich dann, wenn staatliche, halb-, quasi- und zum Teil auch nichtstaatliche Akteure das Leben von Einzelnen oder Kollektiven weitreichend beschränken. Da deren (Über-)Lebensmöglichkeiten und körperliche Unversehrtheit, Rechte und Freiheit, Chancen der politischen Partizipation, Souveränität und Sicherheit bedroht werden, sehen sie sich zum Verlassen ihrer Herkunftsorte gezwungen, um Handlungsmacht sichern zu können. Gewaltmigration kann in solchen Konstellationen als eine Nötigung zur räumlichen Bewegung verstanden werden, die keine realistische Handlungsalternative zuzulassen scheint (Oltmer 2017b).

1.5.1 Flucht

Der Begriff verweist auf das Ausweichen vor (Makro-)Gewalt, die meist aus politischen, weltanschaulichen, rassistischen, genderspezifischen oder religiösen Gründen ausgeübt oder angedroht wird. Im Falle von Vertreibungen, Umsiedlungen oder Deportationen organisieren und legitimieren (staatliche) Organisationen unter Androhung und Anwendung von Gewalt räumliche Bewegungen. Ziel ist es hierbei meist, (Teile von) Bevölkerungen zur Durchsetzung von Homogenitätsvorstellungen und zur Sicherung bzw. Stabilisierung von Herrschaft zu entfernen, nicht selten aus eroberten oder durch Gewalt erworbenen Territorien.[4] Die Zahl der Flüchtlinge, Vertriebenen und Deportierten allein im Europa des Zweiten Weltkriegs wird auf 60 Mio. geschätzt – also auf mehr als 10 % der Bevölkerung des Kontinents. Die Nachkriegszeit beider Weltkriege war zudem durch millionenfache Folgewanderungen gekennzeichnet (Kulischer 1948, S. 264). Aber auch der langwährende und weitreichende Prozess der Dekolonisation brachte insbesondere von den späten 1940er bis zu den frühen 1970er Jahren weltweit umfangreiche Fluchtbewegungen und

---

3 Im Europa der Neuzeit verloren die ohnehin nur in den Peripherien in größerem Maßstab verbreiteten Formen extensiver Weidewirtschaft fortschreitend an Bedeutung und bildeten seit dem späten 19. Jahrhundert nur noch ein marginales Phänomen.

4 Fluchtbewegungen, Vertreibungen und Deportationen finden sich in allen Epochen, meist im Rahmen von Krieg oder Staatszerfall oder als Ergebnis von Maßnahmen autoritärer politischer Systeme. Vor allem die beiden Weltkriege des 20. Jahrhunderts sowie der folgende ‚Kalte Krieg' bildeten elementare Katalysatoren in der Geschichte der Gewaltmigration in der Neuzeit.

Hintergründe, Bedingungen und Formen räumlicher Mobilität

Vertreibungen mit sich. Sie verloren auch im späten 20. und frühen 21. Jahrhundert nicht an Bedeutung – in Europa (Jugoslawien), im Nahen Osten (Libanon, Iran, Irak, Syrien, Jemen), in Ostafrika (Äthiopien, Somalia, Sudan/Südsudan), in Westafrika (Kongo, Elfenbeinküste, Mali, Nigeria), in Zentral- und Südasien (Afghanistan, Sri Lanka) oder auch in Lateinamerika (Kolumbien).

‚Flüchtlinge' sind laut der im Jahr 1951 verabschiedeten Genfer Flüchtlingskonvention jene Migranten, die vor Gewalt über Staatsgrenzen ausweichen, weil ihr Leben, ihre körperliche Unversehrtheit, Freiheit und Rechte direkt oder sicher erwartbar bedroht sind. Die Konvention wurde entwickelt, um einen Rechtsrahmen für den Umgang mit vor Gewalt ausgewichenen und durch Gewalt verschleppten Europäerinnen und Europäern im und nach dem Zweiten Weltkrieg zu finden. Sie war deshalb zunächst weder auf globale Fluchtbewegungen ausgerichtet noch auf die Zukunft. Eine Erweiterung der Konvention über europäische Flüchtlinge und über Fluchtbewegungen nach dem Jahr 1949 hinaus erfolgte erst im Jahr 1967 im Kontext der weitreichenden Kämpfe um die Ablösung der europäischen Kolonialherrschaft. Das heißt: Europa bildete im 20. Jahrhundert lange das Hauptproblem der globalen Flüchtlingsfrage – Europa als Kriegsschauplatz und Europa als Träger eines weltumspannenden Kolonialismus.

Trotz der Regelungen der Genfer Flüchtlingskonvention und der Etablierung regionaler Schutzregimes, wie sie beispielsweise auch in der Europäischen Union entwickelt wurden, entscheiden weiterhin Staaten mit weiten Ermessensspielräumen über die Aufnahme von Migranten und den Status jener, die als Schutzberechtigte anerkannt werden. Die Bereitschaft, Schutz zu gewähren, ist dabei immer ein Ergebnis vielschichtiger Prozesse des Aushandelns durch Individuen, Kollektive und (staatliche) Institutionen, deren Beziehungen, Interessen, Kategorisierungen und Praktiken sich stets verändern. Mit der permanenten Transformation der politischen, publizistischen, wissenschaftlichen und öffentlichen Wahrnehmung von Migration verbindet sich ein Wandel im Blick auf die Frage, wem in welchem Ausmaß und mit welcher Dauer Schutz oder Asyl zugebilligt wird.

Flucht ist selten ein linearer Prozess, vielmehr bewegen sich Schutzsuchende meist in Etappen: Sie brechen häufig überstürzt auf und weichen in einen anderen, als sicher erscheinenden Zufluchtsort in der unmittelbaren Nähe aus. Oft wandern sie dann weiter zu Verwandten und Bekannten in einer benachbarten Region bzw. einem Nachbarstaat oder sie suchen ein informelles oder reguläres Lager auf. Muster von (mehrfacher) Rückkehr und erneuter Flucht finden sich ebenfalls oft. Hintergründe können dabei nicht nur die Dynamik der sich stets verändernden und verschiebenden Konfliktlinien sein, sondern auch die Schwierigkeit, an einem Fluchtort Sicherheit oder Erwerbs- bzw. Versorgungsmöglichkeiten zu finden.

Aufgrund der nicht selten extrem beschränkten Handlungsmacht der Betroffenen ist Flucht oft durch Immobilisierung gekennzeichnet: Menschen sind vor Grenzen oder unüberwindlichen natürlichen Hindernissen gefangen (,trapped') (Black und Collyer 2014) – infolge des Mangels an (finanziellen) Ressourcen, aufgrund von migrationspolitischen Maßnahmen oder wegen fehlender Netzwerke. Ein Großteil der Schutzsuchenden weltweit ist immobilisiert, unterliegt in sogenannten ,protracted refugee situations' einem – nicht selten prekären – Schutz, hat aber zum Teil durch die Unterbindung von Bewegung Handlungsmacht eingebüßt und ist sozial extrem verletzlich, das heißt konkret: prekärer rechtlicher Status, Provisorien als Unterkünfte, kaum Zugang zu legalen Arbeitsmöglichkeiten, eingeschränkte Bildungschancen für die Kinder. Größere Fluchtdistanzen sind relativ selten, weil finanzielle Mittel dafür fehlen und Transit- oder Zielländer die Migration behindern. Weil vor Gewalt ausgewichene Migranten zudem nach einer Rückkehr streben, suchen sie ohnehin meist Sicherheit in der Nähe der überwiegend im Globalen Süden liegenden Herkunftsregionen. Deshalb überrascht es nicht, dass ärmere und arme Gesellschaften im

Jahr 2017 nicht weniger als 85 % aller weltweit registrierten Flüchtlinge und 99 % aller Binnenvertriebenen beherbergten – mit seit Jahren steigender Tendenz. Denn im Vergleich zum Anteil des Globalen Nordens lag der Anteil der ärmeren Länder an der Aufnahme von Schutzsuchenden weltweit im Jahr 2003 lediglich bei 70 %. Vorwiegend der Globale Süden ist also betroffen von der Zunahme der weltweiten Zahl der Flüchtlinge und Binnenvertriebenen seit Anfang der 2010er Jahre.

Fazit

Bewegungen über größere und große Distanzen können als relativ unwahrscheinliche soziale Phänomene gelten (Faist 2007). Deshalb auch bleibt die Zahl der Menschen, die über große Distanzen und über Staatsgrenzen migrieren, relativ klein: Die UN zählt aktuell weltweit 277 Mio. Migranten, die Staatsgrenzen überschritten haben. Das mag als viel erscheinen, entspricht aber nur etwas mehr als 3 % der Weltbevölkerung. Vornehmlich drei Aspekte sind dafür verantwortlich: geringe finanzielle Ausstattung vieler Menschen, lokale Bindung ihrer Ressourcen sowie migrationspolitisch motivierte Restriktionen. In vielen Gesellschaften der Gegenwart verfügt ein Großteil der Menschen nur über ein Existenzminimum, weshalb nur wenige die Mittel für weiträumige Bewegungen aufzubringen vermögen. Auch amtliche Genehmigungen und Dokumente für die Ausreise bzw. die Einreise können teuer sein oder sind schwer zu erlangen. Schließlich ist die Ankunft in einer Zielregion meist nicht sofort mit der Aufnahme einer bezahlten Tätigkeit verbunden. Für unvermeidliche Anfangsinvestitionen wird Sparkapital verbraucht, Geld muss geliehen werden. Für einen Großteil der Bewohner der Welt ist die Umsetzung eines Migrationsprojekts über größere und große Distanzen hinweg mithin ohne finanzielle oder organisatorische Unterstützung illusorisch. Armut schränkt ihre Handlungsmacht und ihre Bewegungsfähigkeit massiv ein (Haas 2008).

Elementare Ressourcen vieler Menschen bleiben außerdem lokal, also an den Ort ihres Lebensmittelpunkts, gebunden. Das gilt für Sprachkenntnisse und Orientierungswissen, aber auch für die Nutzung bzw. den Besitz von Boden als einer Erwerbsquelle, die sich nicht über Distanzen transferieren lässt. Als lokal bzw. regional gebunden erweisen sich viele Rechte (von der Staatsangehörigkeit bis hin zu wohlfahrtsstaatlichen Leistungen) sowie formale berufliche Qualifikationen oder solche Bildungsabschlüsse, die nur im Herkunftskontext anerkannt werden, weshalb eine Migration zu einer De-Qualifizierung führen kann, die das Erschließen individueller oder kollektiver Handlungsmacht behindert.

Wie bereits berichtet, sind Dynamik, Zielrichtung und Umfang von Migrationsbewegungen meist durch verwandtschaftlich-bekanntschaftliche Netzwerke bestimmt. Bei einem Großteil der Menschen aber bleiben die sozialen Bindungen lokal verankert. Folglich gibt es nur selten translokale Netzwerke, die zu ‚Kettenwanderungen' führen können, länger währende Wanderungstraditionen zwischen begrenzten Räumen etablieren und auf diese Weise Teile der Welt eng miteinander verbinden. Schließlich bietet moderne Staatlichkeit zunehmend weiter ausgebaute und verdichtete Infrastrukturen und Instrumente, um räumliche Bewegungen effektiv und effizient verwalten und steuern zu können. Staatliches Steuerungsinteresse und staatlicher Kontrollanspruch gegenüber Migrationsbewegungen sind insbesondere seit dem späten 19. Jahrhundert erheblich gewachsen (Oltmer 2018) und finden ihren Ausdruck vornehmlich in einer weitreichenden Differenzierung im Blick auf Mobilitätschancen unterschiedlicher Kollektive, die das Wahrnehmen der Chancen durch Migration in hohem Maße beeinflussen. So lässt sich denn von einer globalen migratorischen Klassengesellschaft sprechen, die für einen kleinen Teil der weltweiten Bevölkerung weitreichende und (beinahe) unbeschränkte Möglichkeiten der grenzüberschreitenden Migration bietet, die als legitim und vorteilhaft verstanden wird. Ein Großteil der Weltbevölkerung kann hingegen andere Staaten legal nicht aufsuchen, ist auf Umwege oder beschränkte Kanäle der Migration verwiesen, ihre Bewegung gilt als Gefahr für Sicherheit und Wohlstand und deshalb als illegitim und irregulär.

Literatur

Bade KJ, Oltmer J (2004) Normalfall Migration. Bundeszentrale für politische Bildung, Bonn

Bakewell O (2008) Research beyond the categories. The importance of policy irrelevant research into forced migration. J Refugee Stud 21:432–453

Bakewell O (2010) Some reflections on structure and agency in migration theory. J Ethn Migr Stud 36:1689–1708

Benson M, Osbaldiston N (Hrsg) (2014) Understanding lifestyle migration. Theoretical approaches to migration and the quest for a better way of life. Palgrave MacMillan, Basingstoke

Black R, Collyer M (2014) ‚Trapped' populations: Limits on mobility at times of crisis. In: Martin SF, Weerasinghe S, Taylor A (Hrsg) Humanitarian crises and migration: causes, consequences and responses. Routledge, London, S 287–305

Bommes M (2011) Migrantennetzwerke in der funktional differenzierten Gesellschaft. In: Bommes M, Tacke V (Hrsg) Netzwerke in der funktional differenzierten Gesellschaft. Springer VS, Wiesbaden, S 241–259

Brettell CB, Hollifield JF (Hrsg) (2015) Migration theory. Talking across disciplines, 3. Aufl. Routledge, London

Carling J, Collins F (2018) Aspiration, desire and drivers of migration. J Ethn Migr Stud 44:909–926

Carling J, Schewel K (2018) Revisiting aspiration and ability in international migration. J Ethn Migr Stud 44:945–963

Castles S (2010) Understanding global migration: a social transformation perspective. J Ethn Migr Stud 36:1565–1586

Crawley H, Skleparis D (2018) Refugees, migrants, neither, both: categorical fetishism and the politics of bounding in Europe's ›Migration Crisis‹. J Ethn Migr Stud 44:48–64

Cohen E (1976) Expatriate communities. Curr Sociol 24:95–129

Dahinden J (2016) A plea for the ›De-Migranticization‹ of research on migration and integration. Ethn Racial Stud 39:2207–2225

De Haas H (2008) The myth of invasion. The inconvenient realities of African migration to Europe. Third World Quarterly 29:1305–1322

Düvell F (2006) Europäische und internationale Migration. Einführung in historische, soziologische und politische Analysen. Lit, Hamburg

Elrick J, Schwartzman LF (2015) From statistical category to social category. Organized politics and official categorizations of ›Persons with a Migration Background‹ in Germany. Ethn Racial Stud 38:1539–1556

Emirbayer M, Goodwind J (1994) Network analysis, culture and the problem of agency. Am J Sociol 99:1411–1453

Emirbayer M, Mische A (1998) What is agency? Am J Sociol 104:962–1023

Faist T (1997) The crucial meso-level. International migration, immobility and development. In: T Hammar, G Brochmann, K Tamas, T Faist (Hrsg) Multidisciplinary perspectives. Oxford, Berg, S 187–217

Faist T (2007) Transnationale Migration als relative Immobilität in einer globalisierten Welt. Berl J Soziol 17:365–385

Faist T et al (2014) Das Transnationale in der Migration. Juventa, Basel

Gertel J, Calkins S (Hrsg) (2002) Nomaden in unserer Welt. Die Vorreiter der Globalisierung. Transcript, Bielefeld

Glick Schiller N (Hrsg) (1992) Towards a transnational perspective on migration. Race, class, ethnicity, and nationalism reconsidered. New York Academy of Science, New York

Haug S (2000) Soziales Kapital und Kettenmigration. Italienische Migranten in Deutschland. Leske + Budrich, Opladen

Hoffmann C (2018) Class vs. ethnicity: concepts of migrant historiography in Britain and (West-)Germany 1970s–1990s. In: Craig-Norton J, Hoffmann C, und Kushner T (Hrsg) Migrant Britain. Histories and historiographies. Routledge, London, S 44–54

King R, Skeldon R (2010) ›Mind the Gap!‹. Integrating approaches to internal and international migration. New Commun 36:1619–1647

Kritz M, Zlotnik H (1992) Global interactions. Migration systems, processes and policies. In: Kritz M, Lean Lim L, Zlotnik H (Hrsg) International migration systems. A global approach. Clarendon Press, Oxford, S 1–16

Kulischer EM (1948) Europe on the move. War and population changes, 1917–47. Columbia University Press, New York

Lenger F (2014) Metropolen der Moderne. Eine europäische Stadtgeschichte seit 1850, 2. Aufl. Beck, München

Levitt P, Jaworsky BN (2007) Transnational migration studies: past developments and future trends. Ann Rev Sociol 33:129–156

Mabogunje AL (1972) Systems approach to a theory of rural-urban migration. In: English PW, Mayfield RC (Hrsg) Man, space and environment. Concepts in contemporary human geography, Bd 2. Oxford University Press, Oxford, S 183–206

Münz R et al (1997) Zuwanderung nach Deutschland. Campus, Frankfurt a. M.

Neumann K (2017) Das Journal of Refugee Studies. Ein Beitrag zur Geschichte eines Forschungsfeldes. Zeitschrift für Flüchtlingsforschung 1:140–157

Nieswand B, Drotbohm H (2014) Einleitung: Die reflexive Wende in der Migrationsforschung. In: Nieswand B , Drotbohm H (Hrsg) Kultur, Gesellschaft, Migration. Die reflexive Wende in der Migrationsforschung. Transcript, Bielefeld, S 1–27

Oltmer J (2016) Globale Migration. Geschichte und Gegenwart, 3. Aufl. Beck, München

Oltmer J (2017a) Migration. Geschichte und Zukunft der Gegenwart. Wissenschaftliche Buchgesellschaft, Darmstadt

Oltmer J (2017b) Das lange 20. Jahrhundert der Gewaltmigration. Österreichische Zeitschrift für Geschichtswissenschaften 28:24–48

Oltmer J (2018) Migration. In: Voigt R (Hrsg) Handbuch Staat. Springer VS, Wiesbaden, S 1535–1545

Piore M (1979) Birds of passage. Migrant labour in industrial societies. Cambridge University Press, Cambridge

Portes A, Sensenbrenner J (1993) Embeddedness and immigration: notes on the social determinants of economic action. Am J Sociol 98:1320–1350

Pries L (Hrsg) (1997) Transnationale migration. Nomos, Baden-Baden

Scherr A (2013) Agency – ein Theorie- und Forschungsprogramm für die Soziale Arbeit. In: Graßhoff G (Hrsg) Adressaten, Nutzer, Agency. Akteursbezogene Forschungsperspektiven in der Sozialen Arbeit. Springer VS, Wiesbaden, S 229–242

Schmidt-Kallert E (2016) Magnet Stadt. Urbanisierung im globalen Süden. Hammer, Wuppertal

Scholz F (1995) Nomadismus. Theorie und Wandel einer sozio-ökologischen Kulturweise. Steiner, Stuttgart

Schwenken H (2018) Globale Migration zur Einführung. Junius, Hamburg

Statistisches Bundesamt (2018) Statistisches Jahrbuch 2018: Bevölkerung, Familien, Lebensformen. Statistisches Bundesamt, Wiesbaden

Tilly C (1978) Migration in modern european history. In Human migration. Patterns and policies In: McNeill WH, Adams RS, Indiana University Press, Bloomington, S 48–72

Treibel A (2011) Migration in modernen Gesellschaften. Soziale Folgen von Einwanderung, Gastarbeit und Flucht, 5. Aufl. Juventa, Weinheim

van Hear N (2012) Forcing the issue: migration crises and the uneasy dialogue between refugee research and policy. J Refugee Stud 25:2–24

Wimmer A, Glick-Schiller N (2003) Methodological nationalism, the social sciences, and the study of migration. An essay in historical epistemology. Int Migr Rev 37:576–610

Interkulturalität als Grundlage der Kommunikation in der Medizin

Mehrnousch Zaeri-Esfahani und André Biakowski

2.1 Prägung: Der eigene Rucksack – 18
2.1.1 Palavern – Zeit nehmen, um Zeit zu sparen – 19
2.1.2 Die Migrations-Phasen nach C. Sluzki (2010) – 20

2.2 Kompetenzgrundlagen im Arzt-Patientenverhältnis – 20
2.2.1 Die Perspektive Hilfsbedürftigkeit in kollektivistischen Gesellschaften – 24
2.2.2 Scham und Schuldkultur – 24

2.3 Zusammenfassung: kultursensibles Handeln – 24

Literatur – 25

© Springer-Verlag GmbH Deutschland, ein Teil von Springer Nature 2020
A. Gillessen, S. Golsabahi-Broclawski, A. Biakowski, A. Broclawski (Hrsg.), *Interkulturelle Kommunikation in der Medizin*, https://doi.org/10.1007/978-3-662-59012-6_2

2.1 Prägung: Der eigene Rucksack

In einem Herzen können viele verschiedene Heimaten schlagen. In meinem sind es die iranische, wo ich, Mehrnousch, heute Autorin und Sozialpädagogin, geboren wurde, und die deutsche, wo ich seit 1986 lebe. Meine Familie, meine Eltern, meine zwei älteren Brüder, meine jüngere Schwester und ich, verließ im Jahre 1985 unser Land, Iran, und unsere Heimatstadt, Isfahan, da ein neues Gesetz besagte, dass junge Männer ab Vollendung des fünfzehnten Lebensjahres ein unbefristetes Ausreiseverbot bekämen, da sie als Reservisten für den Iran-Irak-Krieg gebraucht würden. Da mein ältester Bruder damals fast 15 Jahre alt war, mussten meine Eltern schnell handeln, um zu verhindern, dass auch er wie so viele Gleichaltrige – fast noch Kinder – eingezogen wurde. Mein Vater war ein angesehener Chirurg. Uns Kindern schärfte man ein, wir sollten allen sagen, wir führen in den Urlaub (▶ Abschn. 1.5.1). Ohne Abschied ließ ich in einem Bus all das Vertraute hinter mir und fuhr dem Fremden und Neuem entgegen. Ohne zu wissen, wo das Ziel war. Mein und der Weg meiner Familie führte über die Türkei in die ehemalige DDR nach Ostberlin und von dort mit der S-Bahn nach Westberlin (◘ Abb. 2.1).

Nach mehreren Aufenthalten in verschiedenen Flüchtlingswohnheimen erlebte ich im April 1986 die *erste* Normalität in der Fremde in Heidelberg – in einer Sozialwohnung, in unserem neuen Zuhause. In dieser warteten wir schon bald auf unsere Abschiebung, da unsere Asylgesuche zunächst abgelehnt wurden. Doch wir wurden geduldet. Und eines Tages erlaubte uns ein Stempel, in Deutschland zu bleiben. Wir begannen unsere *Rucksäcke* mit all dem Mitgebrachten aus unserem alten Leben, all den Erinnerungen, den Gewohnheiten, dem Geläufigen langsam auszupacken und zu schauen, was wir damit in der neuen Umgebung anfangen konnten. Vieles war

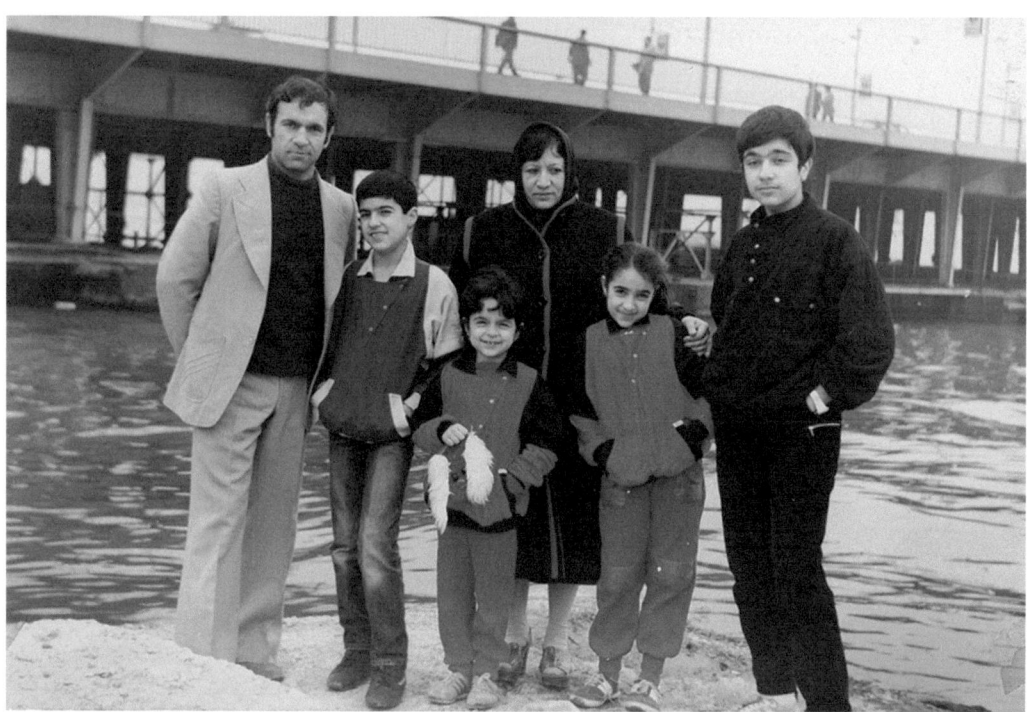

◘ Abb. 2.1   Foto: privat (Familie Zaeri-Esfahani in Istanbul März 1985)

anders. Selbst die alltäglichsten Dinge, wie etwa das Fahren mit dem Bus (▶ Abschn. 5.2).

Wie würden Sie zum Beispiel in einem Land, wo es keinen öffentlichen Personennahverkehr gibt, fragen, ob und wann ein Bus fährt? *„Wann kommt der Bus?"* – sehr deutsch gedacht und sicher als unhöflich empfunden. *„Wie geht es Ihnen heute?"* – schon deutlich besser! Der Beginn eines guten Palavergesprächs. Das Palavern, was in Deutschland oft als Zeitverschwendung in der Kommunikation angesehen wird, ist in den meisten Ländern der Welt selbstverständlich und alles andere als oberflächlich. So erfährt man mehr vom Gegenüber als nur die direkte Antwort auf eine ebenso direkt gestellte Frage. Man kann noch vor dem eigentlichen Gespräch in Erfahrung bringen, ob man dem Gegenüber vertrauen kann. Das Fragen nach dem Bus würde daher wohl eher wie folgt ablaufen:

A - Schönen Tag! Wie geht es Ihnen?
B - Danke, gut!
A - Wie geht es der Familie?
B - Danke auch sehr gut. Wie geht es Ihnen?
A - Alhamdullah, Gott sei es gedankt. Alles ist gut. So Gott will, werde ich heute im Behördenzentrum einige wichtige Dinge erledigen. Wissen Sie, ob heute ein Bus in die Richtung fährt?
B - Ach ja. Die Tochter des Busfahrers heiratet nächste Woche, möge Gott sie und ihre Familie schützen. Die Frau des Busfahrers hat ihm aufgetragen, heute die Melonen zu besorgen.
A - Ich danke Ihnen. Dann gehe ich zum Markt.
B - Morgen fährt er wieder hier vorbei. So um die Mittagszeit. Inshallah, so Gott will.
A - Gott schütze Sie und Ihre Familie.

2.1.1 Palavern – Zeit nehmen, um Zeit zu sparen

Aber was hat das Fragen nach dem Bus mit der heutigen interkulturellen Kommunikation in der Medizin zu tun? Sehr viel. Viele Ärzte können Zeit gewinnen, wenn sie sich im Gespräch mehr Zeit nehmen würden. Oft wird ein Gespräch nur als Informationsweitergabe der Vermittlung einer Diagnose, das Abstimmen einer Therapie betrachtet. Und für den Menschen hinter der Krankheit bleibt schlicht keine Zeit übrig. Doch das Palavern spart Zeit, da Menschen aus eher kollektivistisch geprägten Gesellschaften durch das Palavern Orientierung und Raum bekommen, um sich auf das Gegenüber einzustellen. Auch der Arzt, als Mitglied der individualistischen Mehrheitsgesellschaft in Deutschland, kann in diesem geschaffenen Raum Vertrauen aufbauen. Zudem überlassen es viele Menschen mit Migrationshintergrund, aufgrund ihres kulturellen Verständnisses (kollektivistisch und nicht auf das Individuum bezogen, wie in Mitteleuropa), dem Arzt, Entscheidungen zu fällen. Aber auf welcher Basis sollen sie dies tun, wenn sie keine Gelegenheit hatten, sich zu orientieren und wenn zusätzlich noch Sprach- und Kulturbarrieren die Kommunikation einschränken? Jene Kommunikation, die zudem kaum weich und zugänglich ist, sondern sehr fakten- und sachorientiert, also hart. Es bleibt nur das Vertrauen. In Mitteleuropa wird das Schaffen von Vertrauen oft mit Argumentation gleichgesetzt; mit der Vermittlung von Fakten und deren Kausalität zueinander. Doch beim *Palavern* entsteht das beidseitige Vertrauen nicht durch Fakten, sondern durch das Orientieren. Das bedeutet, der Patient kann einschätzen, wo in der Struktur der Arzt und er selbst steht. So kann er sich getrost den Ausführungen des Arztes hingeben, wenn dieser ihm zuvor beim Palavern gezeigt hat, dass er eine gebildete und kompetente Person ist, die zurecht einen Titel besitzt und dennoch auch eine wertschätzende Haltung gegenüber dem Patienten einnimmt.

Wünschen sich doch Ärzte, ihre Patienten mögen verstehen, dass sie es gut mit ihnen meinen, aufgrund ihres Fachwissens ihnen eine optimale Versorgung gewährleisten möchten, ist dies genau das Ergebnis vom *Palavern*. Nonargumentativ wird verstanden: Der oder die meint es gut mit mir! Ein Ansatz, warum Patienten mit Migrationshintergrund die Annahmen äußern, sie würden nicht die gleiche Behandlung bekommen, wie *normale* Patienten, liegt genau in diesem Vertrauen; und in der Tatsache, dass sie schlichtweg auch manchmal Fakten sprachlich nicht verstehen können. Ergo lässt das durch das Palavern gewonnene Vertrauen auch Sprachbarrieren überwinden und spart Zeit u. a. für unnötige nachträgliche (Auf-)Klärungsgespräche.

Das Deutschland der 1990er Jahre erlebte ich schnell als eine andere Welt, eine Welt, die vor allem verwirrend und spannend war: Wir begannen den Inhalt unserer Rucksäcke zu überprüfen und Unnötiges gegen Notwendiges – neuen Erfahrungen – auszutauschen und kamen ganz langsam im Hier an. In einem neuen Zuhause. Mit einer neuen Sprache. Und einer gründlichen Genauigkeit, die uns jubeln und aufatmen ließ. Endlich hatte die Welt um uns herum eine Ordnung.

2.1.2 Die Migrations-Phasen nach C. Sluzki (2010)

Schaue ich auf die Migration meiner eigenen Familie, so will ich folgend versuchen, diese in die Phasen nach C. Sluzki einzuordnen. Nicht zuletzt deswegen, damit Migration in diesem Band konkret wird und nicht nur auf dem wissenschaftlichen Teppich analysiert wird (► Kap. 28; ◘ Tab. 2.1).

2.2 Kompetenzgrundlagen im Arzt-Patientenverhältnis

Mediziner, Pflegekräfte und Psychiater/Psychologen, welche Patienten mit Migrationshintergrund betreuen, müssen wissen, dass interkulturelle Kompetenz sich nicht ausschließlich im Äußerlichen zeigt, also in erlernbaren Verhaltensregeln, wie etwa der Feststellung, dass eine deutsche Frau einem muslimischen Mann nicht die Hand geben solle. Oder z. B. die Feststellung der Verhaltensweise eines Pakistani, der zwar zu verstehen gibt, dass er morgen zum Arzttermin komme, man aber davon ausgehen könne, dass er nicht kommen werde. Diese Feststellungen und Verhaltensregeln sind äußerst pauschalisierend, führen oft zu Missverständnissen und zudem zu Unsicherheiten im eigenen Verhalten dem Patienten und seinen Angehörigen (Kollektiv) gegenüber. Es ist unmöglich, alle äußerlichen Verhaltens- und Benimmregeln aller Herkunftsländer zu kennen und sich in jeweiligen Situationen spontan korrekt zu verhalten. Wenn wir also unsere interkulturelle Kompetenz im Äußerlichen festmachen, werden wir scheitern. Vielmehr ist die interkulturelle Kompetenz eine innere Haltung.

Nach Definition der Entwicklungspsychologin Dr. Heidi Keller besteht der Prozess des Erlangens von interkultureller Kompetenz für den Umgang mit Menschen mit Flucht- und Migrationshintergrund aus den drei Schritten: 1. Kenntnis/Wissen, 2. Haltung/Achtsamkeit und 3. Diversität leben.

> „Als erster Schritt für die Entwicklung von interkultureller Kompetenz ist der Wissensbestand über unterschiedliche kulturelle Sozialisations- und Erziehungsstile zu betrachten (…) [Doch Wissen und Kenntnis allein reichen nicht aus. Die Dimension Haltung und Achtsamkeit ist] vermutlich die arbeitsintensivste und forderndste in der pädagogischen Trias (…) [Hierfür sind die Auseinandersetzung mit der eigenen Biographie und die Neugier auf Anderes notwendig.] Zur Auseinandersetzung mit der eigenen Biographie gehört das Überdenken des eigenen Lebenslaufes auch in Bezug auf Kontakt mit Anderem und Fremdheit. (…) [Hinzu kommt die] Neugier auf Anderes (…). Leben von Diversität [schließlich] bedeutet, unterschiedlichen Handlungsstrategien Raum zu geben – als Bereicherung der alltäglichen Praxis – und damit eine Ressource zu erkennen anstatt (…) ein Defizit zu identifizieren." (Keller 2013).

Tab. 2.1 Migrations-Phasen nach C. Sluzki am Beispiel von Mehrnousch Zaeri-Esfahani

Phase	Allgemeine Inhalte	Migration meiner Familie
Vorbereitungsphase	**Fragestellungen:** 1. Konnte die Migration vorbereitet werden oder geschah sie plötzlich? 2. Wer trägt die „Schuld" an der Migration, d. h., wer hat die Migration am stärksten befürwortet? 3. Konnte das Zielland eigenständig ausgesucht werden? 4. Konnte Abschied genommen werden? Lag vor der Ausreise eine Gewalterfahrung, eine lebensbedrohliche Situation oder eine Traumatisierung vor?	1. Die Ausreise wurde in der Familie offen besprochen. Viel Zeit für Vorbereitung blieb nicht übrig. 2. Die Entscheidung lag mehr oder weniger beim Familienvorstand, unserem Vater. 3. Unser Ziel war England, weil unser Vater die englische Sprache beherrschte. 4. Es gab keinen Abschied. Gewalterfahrungen lagen nicht vor.
Migrationsakt	**Fragestellungen:** 1. Verlief der Übergang mit Ritualen, wie Abschied beim Verlassen des Heimatlandes? 2. Erlebte die geflüchtete Person beim Grenzübertritt Abwehr oder gar Gewalt durch offizielle Stellen oder Bevölkerung? 3. Geschah die Migration legal oder illegal? 4. Hatte Lebensgefahr bestanden? 5. Liegt eine Traumatisierung vor? 6. Wird die Migration als vorübergehend betrachtet oder will die geflüchtete Person nicht wieder zurückkehren?	1. Ein paar enge Familienmitglieder begleiteten uns zum Busbahnhof und winkten uns solange zu, bis wir sie nicht mehr sehen konnten. 2. Nein 3. Legal 4. Nein 5. Nein 6. Von Anfang an wurde klar kommuniziert, dass wir nie wieder zurückkehren würden.
Überkompensierung	Diese kurze Phase direkt nach Ankunft ist oft geprägt von einer überhöhten Leistungsfähigkeit. Die Heftigkeit der Ereignisse in den zwei vorherigen Phasen wird kaum wahrgenommen, da man zunächst die Basisbedürfnisse erfüllen muss, wie etwa, sich in der Umgebung zurecht zu finden, erste Sprachkenntnisse zu gewinnen, sich an das neue Klima und die neue Ernährung zu gewöhnen, die neuen Regeln zu verstehen, Arbeit zu suchen und Kinder in Schule und Kita anzumelden. Die Neuankömmlinge fragen sich immer öfter, ob ihre Wertvorstellungen und ihre Wahrnehmungsmuster noch verlässlich sind, da sie das Neue und Andersartige sehr intensiv wahrnehmen.	Wir fingen sofort an, uns anzustrengen. Mit Widerwillen aßen wir, was es zu essen gab. Wir lernten bis spät abends für die Schule. Die deutsche Sprache brachten uns einige Lehrer und Lehrerinnen in ihrer Freizeit bei. Unser Vater übte mit uns täglich Grammatik und Vokabeln nach Hause kamen, hatte unsere Mutter zu Hause ein geborgenes Heim mit persischen Gerüchen geschaffen. Weder Satelliten noch Internet gab es damals. So konnten wir uns Iran weder durch Kommunikation mit den Daheimgebliebenen noch durch Fernsehen ins Haus holen.

(Fortsetzung)

Tab. 2.1 (Fortsetzung)

Phase	Allgemeine Inhalte	Migration meiner Familie
Dekompensation und generationsübergreifende Anpassungsprozesse	Diese Phase kann als Phase der Entspannung oder Erschöpfung angesehen werden, die dann einsetzt, wenn „*die Träume und Sehnsüchte unter dem Druck der Realität zusammenbrechen*" (Sluzki 2010, S. 115). Langsam erkennen Migranten eine eventuelle Unmöglichkeit einer Rückkehr und nehmen nun die realen kulturellen Unterschiede wahr. Durch Anpassung an die neue Lebensweise kann ein Werteverlust entstehen, welcher zu Krisen in der individuellen Identität/zu Konflikten innerhalb der eigenen Familie führt. Diese Phase birgt große Chancen für eine geistige Öffnung gegenüber dem Aufnahmeland mit all seinen neuen und unbekannten Facetten. Es kann eine heilsame oder eine destruktive Trauer über den Verlust des alten Lebens – **der Heimat** – einsetzen.	Erschöpfung! Enttäuschung! Depression! Hoffnungslosigkeit! Ungewissheit! Insbesondere als klar wurde, dass unser Vater als Asylbewerber fünf Jahre lang einem Arbeitsverbot unterliegt und dass er danach die Approbation verlieren und nie wieder als Arzt arbeiten würde. Als Anfang der 1990er Jahre die Flüchtlingswohnheime brannten, der Asylartikel im Grundgesetz geändert wurde und unser Asylverfahren alles andere als zuversichtlich war. Als wir Kinder anfingen, uns von unseren Eltern zu entfremden, weil wir uns den neuen Lebensbedingungen viel schneller anpassen konnten. Wir wussten nicht, dass dies zu einer späteren Identitätskrise führen würde.

Da ich den ersten Schritt „Kenntnis/Wissen" mit Fokus auf die interkulturelle Kommunikation in der Medizin für sehr grundlegend erachte, möchte ich als Grundlage dazu folgend die beiden Prototypen aller heute vorhandenen kulturellen Modelle beleuchten. Diese zwei Ur-Modelle sind zum einen das kulturelle Modell der „*psychologischen Autonomie*" (Keller 2013, S. 13) basierend auf einer individualistischen Gesellschaftsstruktur, welche das in Deutschland mehrheitlich gelebte kulturelle Modell darstellt. Dieses Modell wird im Folgenden als ‚Individualismus' bezeichnet. Zum anderen möchte ich diesem das kulturelle Modell der „*Handlungsautonomie*" (Keller 2013, S. 15) gegenüberstellen, welches die Mehrheit der Menschen mit Flucht- und Migrationshintergrund mitbringt und welches auf einer kollektivistischen Gesellschaftsstruktur basiert. Dieses wird im Folgenden ‚Kollektivismus' genannt. Auf den ersten Blick mag die folgende Darstellung dieser beiden kulturellen Modelle und die Vereinfachung der Vielfalt der weltweiten Kulturen auf zwei Modelle als pauschalisierend erscheinen; gibt es in der Realität doch nur Mischformen. Für in medizinischen Berufen tätige Personen ist jedoch die Kenntnis dieser beiden Ur-Modelle eine Notwendigkeit im Klinik- und Praxisalltag. Welchen Einfluss diese beiden Ur-Modelle auf die Psychiatrie und Psychotherapie haben, erläutert differenziert Dr. med. habil. Hamid Peseschkian in seinem Beitrag „*Psychiatrie und Psychotherapie aus transkultureller Sicht*" in diesem Band (▶ Abschn. 25.2.1).

Individualistische Gesellschaften sind weltweit sehr selten vertreten. Keller spricht von etwas weniger als fünf Prozent der Erdbevölkerung. In diesem Modell, welches auf Individualismus und Humanismus basiert, sollen alle Mitglieder der Gesellschaft idealerweise selbst*bewusst* und selbst*ständig* die Möglichkeit bekommen, sich selbst zu verwirklichen. Gleichheit und Freiheit sind Grundrechte des Menschen. Dafür sind die zwei tragenden Säulen Wahlfreiheit und Wahlmöglichkeit notwendig. Neben der *Wahlfreiheit* braucht das Individuum aber

Interkulturalität als Grundlage der Kommunikation in der Medizin

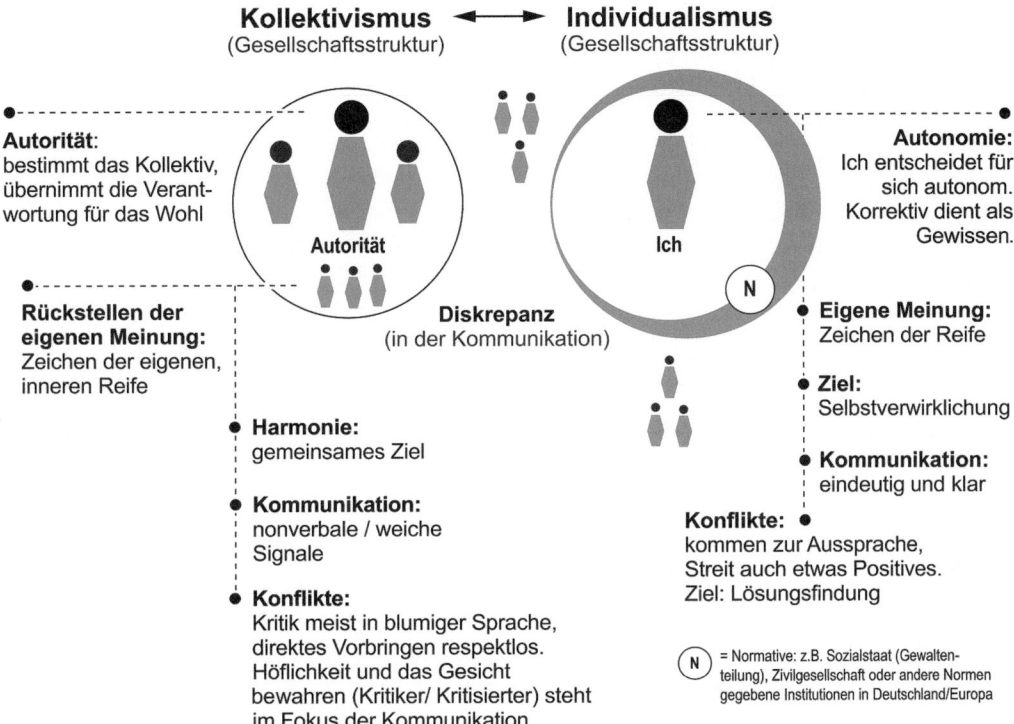

◘ Abb. 2.2　Gesellschaftliche Ausprägungen

auch *Wahlmöglichkeiten,* um sein Ziel der Selbstverwirklichung zu erlangen. Diese bietet die individualistische Gesellschaft durch die Installierung eines Sozialstaates, einer solidarischen Gesellschaft mit Gewaltenteilung und durch die Zurverfügungstellung von Infrastruktur. In einer solchen Gesellschaft verliert die Macht eher an Bedeutung. Die Menschen sind weniger einer hierarchischen, klassischen Clanstruktur in Familie, Gesellschaft, Beruf und Staatsform unterworfen.

In der kollektivistischen Gesellschaft hingegen sind Machtsymbole akzeptiert und eher erwünscht, sodass die Mitglieder eines Kollektivs sich orientieren können und wissen, wie sie sich verhalten müssen, damit sie Wohlgefallen finden. Das Individuum wird als Teil des Kollektivs angesehen, das sich diesem gegenüber loyal zu verhalten hat, um die gemeinsame Harmonie aufrechterhalten zu können. Jedes Individuum bekommt eine bestimmte Funktion bzw. Rolle zugewiesen, ähnlich einem Rädchen in einem Uhrwerk. Das Individuum hat kaum Wahlfreiheit. Allein das Kollektiv, und nicht der Staat, stellt die Wahlmöglichkeiten, also die Infrastruktur zum Überleben zur Verfügung. Somit haben die Patriarchen des Kollektivs die alleinige Macht und Kontrolle.

> Patienten aus Kollektivgesellschaften betrachten den behandelnden Arzt als Entscheider (Patriarch). Die Zurücknahme der eigenen Person wird im Kollektiv (Familie) als Zeichen der Reife gewertet[1] und Autoritäten (Arzt) sowie Hierarchien (Familienvorstand) als orientierungsstiftend betrachtet (◘ Abb. 2.2).

1　In Deutschland und Mitteleuropa (individualistisch geprägte Gesellschaften) wird verstärkt das Selbstbewusstsein (psychologische Autonomie) als Zeichen der Reife angesehen. Diese Unterschiede im Arzt-Patientenverhältnis können zu Irritationen bezüglich des Rollenverständnis des Arztes führen.

2.2.1 Die Perspektive Hilfsbedürftigkeit in kollektivistischen Gesellschaften

Ein hilfsbedürftiges Individuum erfährt in einer solchen Gesellschaft Hilfe aus Mildtätigkeit. Auch hier erfolgt die Hilfe in der Regel nicht aus innerem Rechtsempfinden des Einzelnen heraus. Eine bestimmte äußere Instanz überwacht die Erfüllung dieser Pflicht und fordert sie ein. Diese Instanz kann beispielsweise ein Ältestenrat in einem Dorf sein. In islamischen Gesellschaften etwa ist die Pflicht zur Hilfe durch den Koran geregelt, wie z. B. das Spenden eines bestimmten Anteils des Vermögens an Arme und Bedürftige. Sozialarbeit und Mildtätigkeit werden häufig in Moscheen geleistet. Soziale Berufe sind in den meisten kollektivistisch geprägten Ländern selten. In manchen Ländern gibt es diese Berufsbilder noch gar nicht. Hilfe zu benötigen bedeutet für das Individuum einzugestehen, dass sein Kollektiv versagt hat. Hilfsbedürftigkeit wird in diesem kulturellen Modell mit großen Schamgefühlen verbunden. Oft wird von der ‚Schande für die ganze Familie' gesprochen.

2.2.2 Scham und Schuldkultur

„Das erste Wort, das ich lernte, war ‚ayep' (arabisch), was so viel bedeutet wie: ‚es bringt keine Ehre, sondern Schande'. Es geht also nicht darum, zwischen richtig und falsch zu unterscheiden, sondern zwischen dem, was die Ehre verletzt und was nicht." (Eric 2016), beschreibt Yassir Eric, Leiter des Europäischen Instituts für Migration, Integration und Islamthemen, über seine Erziehung im Sudan. In der medizinischen Versorgung und Pflege spielt Scham eine besondere Rolle. In manchen Fällen ist sie sogar ein Tabu. Pflegebedürftige Personen erleben häufig Hilfsbedürftigkeit, Ohnmacht und Abhängigkeit. Die zu pflegende Person muss ihrerseits lernen, mit ihren eigenen Schamgefühlen umzugehen und ihre neue Rolle zu akzeptieren. Gerade in der Versorgung von Menschen mit Migrationshintergrund oder durch Migranten spielt Scham eine zentrale Rolle, da kollektivistische Erziehungsmodelle in der Regel mit einer Schamkultur einhergehen. Also einer Kultur, in welcher bei Fehlverhalten und Misserfolgen – also auch bei Hilfsbedürftigkeit – das Schuldeingeständnis durch die äußere soziale Kontrolle herbeigeführt wird. Der „Schuldige" schämt sich. Die Situation ist umso komplexer, wenn die pflegende Person selbst mit Migrationshintergrund einer Schamkultur entstammt. Diese Person muss sich unter Umständen durch Selbstreflexion von inneren Bewertungen befreien, z. B. von dem Gedanken, dass die Angehörigen der pflegebedürftigen Person diese in eine Einrichtung ‚abschieben', und ihrer Pflicht als Angehörige nicht nachkommen.

2.3 Zusammenfassung: kultursensibles Handeln

Die Basis allen Handelns in interkulturellen Zusammenhängen ist das deutsche Grundgesetz. Auch wenn sich im beschriebenen Umfeld tätige Personen der Notwendigkeit von Symbolen der Autorität gegenüber Menschen aus kollektivistisch geprägten Ländern bewusst sind, dürfen diese nicht Abstand von demokratischen und humanistischen Werten nehmen. Konflikte in interkulturellen Zusammenhängen können nicht bloß durch kulturbezogene Erklärungen gelöst werden. Die Berücksichtigung der unterschiedlichen Kulturen kann nur ein Teil des Lösungsansatzes sein. **Die interkulturelle Kompetenz ist eine *innere* Haltung, die durch einen dreischrittigen Prozess erlangt werden kann: Kenntnis/Wissen, Haltung/Achtsamkeit und Diversität leben.** Bloßes objektives Wissen über kulturelle Modelle muss unabdingbar mit der subjektiven Achtsamkeit und dem subjektiven Leben der Diversität verknüpft sein, um von interkultureller Kompetenz sprechen zu können. In kollektivistisch geprägten Gesellschaften ist es ein Kennzeichen der Reife, eigene Wünsche zurück zu stellen und die vom Kollektiv erwartete Funktion bzw. Rolle zu übernehmen, sich für das Kollektiv aufzuopfern, der Mehrheit anzupassen und den Alten und Autoritäten zu gehorchen. Die Machtdistanz ist hoch. Diese Gesellschaftsform gibt gerade Kindern und Jugendlichen aber auch hilfesuchenden Menschen, wie Patienten, eine einfache und effektive Orientierung durch starre Hierarchieregeln.

In der Schamkultur befinden sich die rechtgebende und rechtsprechende Instanz außerhalb jedes Individuums, sodass das Individuum kein inneres Rechtsempfinden entwickeln muss. Ein hilfsbedürftiges Individuum erfährt in einer solchen Gesellschaft Hilfe aus Mildtätigkeit (▶ Abschn. 23.2). Eine äußere Instanz überwacht die Erfüllung dieser Pflicht zu helfen und fordert sie ein.

Hilfsbedürftigkeit wird mit einem großen Schamgefühl verbunden. Oft wird von der ‚Schande für die ganze Familie' gesprochen. Kollektivistisch geprägte Menschen suchen Ursachen und Erklärungen oft im Rahmen des Geschehens oder in Beziehungen. Dies kann den Eindruck erwecken, dass die Person ‚die Schuld bei Anderen' sucht.

Literatur

Eric Y (2016) Vorwort. In: Lienhard R (Hrsg) Ehre, Scham und Harmonie: Interkulturelle Kontakte und ihre Herausforderungen: Ein Praxisbuch. vtr Verlag, Nürnberg, S 9

Sluzki C (2010) Psychologische Phasen der Migration und ihre Auswirkungen. In: Hegemann T, Salman R (Hrsg) Handbuch Transkulturelle Psychiatrie. Psychiatrie Verlag, Bonn, S 109–118

Keller H (2013) Kulturelle Modelle und ihre Bedeutung für die frühkindliche Bildung. In: Keller H (Hrsg) Interkulturelle Praxis in der Kita. Verlag Herder, Freiburg i.B., S 11–23

Wenn das Ich das Fremde trifft

Georg Driesch

3.1	**Wahrnehmung des Fremden – 28**	
3.1.1	Neugier und Neu-Angst – 30	
3.2	**Der Fremde und das Identitätserleben – 31**	
3.2.1	Abwehrmechanismen: individuelle Bewältigung der Angst vor dem Fremden – 31	
3.3	**Gesellschaftliche Bewältigung der Angst „Moral Panics" – 32**	
3.3.1	Rassismus – wenn aus Angst Hass wird – 33	
3.4	**Kommunikation als Brücke – 33**	
3.4.1	Kommunalität, Nicht-Verstehen und Miss-Verstehen – 33	
3.5	**Kommunikation in der Arztpraxis – 35**	
3.5.1	Konzept des interkulturellen Wertequadrats – 36	
3.5.2	Konzept des „Inneren Teams" – 36	
3.6	**Handlungsempfehlungen in der Arztpraxis – 37**	
	Literatur – 37	

© Springer-Verlag GmbH Deutschland, ein Teil von Springer Nature 2020
A. Gillessen, S. Golsabahi-Broclawski, A. Biakowski, A. Broclawski (Hrsg.), *Interkulturelle Kommunikation in der Medizin,* https://doi.org/10.1007/978-3-662-59012-6_3

3.1 Wahrnehmung des Fremden

Das Diskrepanz-Erleben beginnt mit der unbewussten und unmittelbaren Wahrnehmung des Anderen als dem Fremden. Davids (2011) spricht von den „racial others", wobei zu beachten ist, dass der Begriff „race" in den USA in der Gesellschaft und in der Wissenschaft problemlos angewendet werden kann. In Deutschland ist der Begriff der „Rasse" in Bezug auf Menschen aus historischen Gründen hingegen zu Recht tabu. Auf der Jahrestagung der Deutschen Zoologischen Gesellschaft in Jena (2019) wurde beschlossen, dass es keine Menschenrassen gibt. In diesem Beitrag wird daher der Begriff des „Fremden" verwendet. Dabei spielen die äußere Erscheinung (Hautfarbe, Haare), die Sprache und der Dialekt[1] oder das Tragen von Symbolen eine Rolle. Zudem kann es zu einer unbewussten Zuordnung von äußerer Erscheinung oder nationaler Zugehörigkeit und vermeintlichen Eigenschaften der einzelnen Person kommen. Die ursächliche Entstehung und Wahrnehmung unterschiedlicher kultureller Prägungen bei Bewohnern verschiedener Herkunftsländer ist keine neue Thematik und findet sich bereits bei David Hume (1987) „Of national characters":

> The vulgar are apt to carry all national characters to extremes; and having once established it as a principle, that any people are knavish, or cowardly, or ignorant, they will admit of no exception, but comprehend every individual under the same censure. Men of sense condemn these undistinguishing judgements.

Berreby (2008) spricht von einer unbewussten Fähigkeit und Veranlagung, den Anderen a) zu sehen, b) ihn einer Gruppe zuzuordnen und dann c) auf der Basis der Zuordnung zu entscheiden, welches Verhalten man vom Anderen erwartet und wie man mit diesem umgeht. Diese Fähigkeit nennt er „kind-sight" und sie entspricht einem ubiquitären und angeborenen, zwanghaften Impuls der Kategorisierung.

Wir sind in unserer spontanen Wahrnehmung darauf fixiert, andere Menschen einzuordnen nach ihrem Geschlecht, ihrem Alter und nach ihrer ethnischen Herkunft und „Rasse". Sofern uns die spontane Zuordnung nicht umgehend gelingt, sind wir irritiert. Als häufig anzutreffende „kind" benennt Berreby:

Rasse und ethnische Herkunft: Die Zuordnung einer Person zu einer Ethnie erfolgt meist über deren äußere Erscheinung, wie der Hautfarbe, der Haarfarbe oder ihrer Kleidung.[2] Wie das im Folgenden beschriebene Beispiel der zweieiigen Zwillinge Marcia und Millie Biggs zeigt, sind wir irritiert, wenn die äußere Erscheinung nicht zur Kategorisierung zu passen scheint. Marcia Biggs hat blonde Haare und eine helle Haut, wie ihre englische Mutter. Millie Biggs hat schwarze Haare und eine braune Haut, wie ihr Vater, der aus Jamaica stammt. Auf die negativen Folgen der „kind-sight" in Bezug auf die ethnische Herkunft des Anderen macht u. a. das Humanae Institute aufmerksam, das sich zur Aufgabe gemacht hat, „to empower global citizens to challenge the myth of race" und „to eradicate misconceptions on race through art and education".

Kasuistik

Herr Dr. Jamal Sulemana stammt aus Nigeria und praktiziert seit über 20 Jahren als Oberarzt in einem Krankenhaus. Aufgrund seiner äußeren Erscheinung wird seine ärztliche Kompetenz von Patienten immer wieder infrage gestellt. Eine Niederlassung in eigener Praxis hat er sich nicht zugetraut, weil er befürchtet, dass die Patienten nicht zu ihm kommen würden, sondern die Behandlung bei seinen deutschen Kollegen bevorzugen würden. Zudem befürchtet er, dass die Landsleute der Umgebung, die gerne zu ihm kommen würden, die deutschen Patienten davon abhalten könnten, seine Praxis aufzusuchen.

---

1 Vgl. Schibboleth, Buch der Richter 12, 5–6.

2 Siehe: „defined first and foremost by the amount of melanin in people's skin", Berreby S. 83.

Nation: Die Zuordnung des Anderen nach seiner Nationalität oder Staatsangehörigkeit ist eng verbunden mit der historisch älteren Zuordnung der ethnischen Herkunft. Das Wort Nation ist dem Lateinischen entlehnt: *nasci* heißt geboren werden, entstehen, wachsen. Und auch die nationale Zuordnung des Anderen triggert Vorurteile oder das „humankind-thinking" (Berreby 2008). So wurden im Namen von „Volk und Vaterland" Millionen Menschen in den beiden Weltkriegen des 20. Jahrhunderts ermordet, weil sie einer anderen („falschen") Nation angehörten. In vielen Fällen der Geschichte haben Nationen gegeneinander Krieg geführt, aber auch die ethnische oder religiöse Zugehörigkeit kann zum Anlass genommen werden, Gewalt auszuüben und den Anderen zu bekämpfen. Die nationale Zuordnung des Anderen erfolgt neben der äußerlich-ethnischen Erscheinung über die Sprache, das Verhalten oder auch das Tragen von Flaggen als Abzeichen. Das nationale Verbundenheitsgefühl kann hergestellt werden über eine nicht-familiäre Blutsverwandtschaft, den Geburtsort, eine gemeinsame Überzeugung oder andere „mystische Verbindungen" (Berreby). In der ärztlichen Praxis können Menschen aufgrund ihrer nationalen Zugehörigkeit kategorisiert und zum Teil diskriminiert werden.[3]

Klasse/Milieus: Eine weitere Kategorisierung des Anderen erfolgt über seine Zuordnung zu einer gesellschaftlichen Klasse. Es gibt die Oberschicht, die High Society, die oberen Zehntausend, die bessere Gesellschaft und andererseits die Unterschicht, die Proletarier, die Arbeiterklasse oder das Prekariat. Die Zuordnung erfolgt nach Kleidungsstil, Wohnverhältnissen, Automarke, Sprache und vielen kleineren Erkennungsmerkmalen. Anders als bei der ethnischen Herkunft können Menschen die Klasse wechseln („Aufsteiger"), werden aber zumeist in der neuen Klasse dennoch erkannt („Neu-Reich"). Die Zuordnung eines Patienten zu einer sozialen Klasse kann in Deutschland auch über den Versicherungsstatus erfolgen.[4]

Religion und Ideologie: Auch die Zuordnung und Kategorisierung des Anderen nach seiner ideologischen oder religiösen Weltanschauung kann durch äußere Merkmale erfolgen. Der Kleidungsstil, die Essgewohnheiten oder das Tragen von Symbolen (Kreuz, Kippa, Schleier) lässt den Anderen als Mitglied einer Religion oder Ideologie erkennen.[5] Die Wahrscheinlichkeit einer Begegnung von Angehörigen dieser Mitglieder in einer Arztpraxis (Arzt, Ärztin, Arzthelferin, Patient, andere Patienten im Wartezimmer) ist sehr groß.

Kasuistiken

Herr Dr. Ulrich Meyer ist niedergelassener Urologe in einer Großstadt im Ruhrgebiet. Er wird regelmäßig mit dem Wunsch muslimischer und sehr selten jüdischer Familien konfrontiert, ihren Sohn ohne medizinische Notwendigkeit beschneiden zu lassen. Er lehnt dies in jedem Fall ab, weil er einen nicht-medizinisch indizierten Eingriff am Kind für eine Körperverletzung hält.

---

3 (Vgl. „Morbus Bosporus") *[Mona Jaeger (FAZ vom 08.09.2017] „Wenn alles weh tut. Flüchtlinge beim Arzt"].*

4 Ärzte gehören aufgrund ihrer hohen beruflichen Klassifikation zu den oberen sozialen Klassen und Milieus. In der Patientenversorgung treffen sie oft auf Patienten aus den unteren Klassen und müssen sich sprachlich und vom Verhalten her auf ihre Patienten einstellen. Ferner werden bestimmte ethnische Gruppen unteren sozialen Klassen zugeordnet. Hier kann es jedoch zu erheblichen Diskrepanzen kommen, wenn beispielsweise der Flüchtling aus dem Irak zwar noch nicht gut Deutsch spricht, aber in seinem Herkunftsland als Richter oder Wissenschaftler tätig war.

5 In Deutschland leben laut „Forschungsgruppe Weltanschauungen in Deutschland" (FoWiD) zum Stichtag 31.12.2016 36,2 % konfessionsfreie Menschen, 28,5 % katholische Christen, 26,5 % evangelische Christen, 4,9 % Muslime und 3,9 % Angehörige anderer Religionsgemeinschaften.

Herr Dr. Abidin Gündör ist seit Langem niedergelassen als Internist und Diabetologe. Während des Fastenmonats Ramadan wird er häufig von muslimischen Patienten aufgesucht, die an einem Diabetes mellitus leiden. Sie wünschen sich von ihm eine spezielle Beratung. Er rät seinen Patienten von der Teilnahme am Fasten ab, sofern sie zu jung oder zu alt sind, schwanger sind oder an einem Diabetes mellitus leiden. Seine Patienten können es nicht immer nachvollziehen, dass Dr. Gündör als Arzt und Moslem die religiösen Rituale und Verpflichtungen den medizinischen Empfehlungen unterordnet. Zum Teil wird sein eigener Glauben von orthodoxen Patienten infrage gestellt.

Die meisten Kategorien sind nicht natürlicherweise vorhanden, sondern vom Menschen gemacht. „Human kinds are creations. They don´t just happen when the mind meets the world. That mind has to need a category for some purpose, or it won´t bother to make one." (Berreby 2008). In jedem Fall geht es um die Zuordnung des Anderen zu einer Kategorie und das Bewusstsein, ob man selbst zur gleichen oder zu einer anderen Kategorie zählt. Gelingt eine spontane Zuordnung nicht (z. B. bei der Unmöglichkeit der spontanen Geschlechtszuordnung in männlich oder weiblich bei einem transsexuellen Menschen) oder passt die eine Kategorisierung nicht zu einer anderen (Nationalität: deutsch; Ethnie: afrikanisch bei einem schwarzen Fußball-Nationalspieler), kann dies zu Irritationen führen. Die Zuordnung eines Menschen oder einer Gruppe zu einer Kategorie soll uns helfen, ein Urteil über das zu erwartende Verhalten des Anderen zu treffen („… we want a category to tell us something important about its members." Berreby 2008, S. 67). Menschen und Gruppen, die von anderen oder der Mehrheitsgesellschaft kategorisiert wurden (z. B. als Ausländer, als Hartz IV Empfänger etc.), können das erwartete Verhalten übernehmen. Der Betroffene kann sich dann genau so verhalten, wie von anderen prophezeit, was dessen Urteil dann nur noch bestärkt.[6]

3.1.1 Neugier und Neu-Angst

Kasuistiken
Paul, fünf Jahre alt, ist der jüngere von zwei Kindern von Familie Schneider. Der Vater arbeitet, die Mutter ist Hausfrau. Wenn es an der Tür klingelt, läuft Paul nicht zur Haustür, sondern zur Mutter und bleibt in ihrer Nähe, wenn diese die Tür öffnet.

Teresa, sechs Jahre alt, ist die gemeinsame Tochter von Maren (25 Jahre) und Steffen (26 Jahre). Maren und Steffen sind nicht verheiratet und haben sich als Paar vor drei Jahren getrennt. Beide studieren noch. Teresa wohnt jeweils eine Woche in der Wohngemeinschaft beim Vater und eine Woche bei der Mutter, die bei ihren Eltern lebt. Wenn es mal wieder in der Wohngemeinschaft ihres Vaters an der Tür klingelt, rennt sie immer zur Tür, um nachzusehen, wer da kommt. Sie ist es gewohnt, mit fremden erwachsenen Menschen zu sprechen.

> Der Kontakt mit dem Anderen oder dem Fremden kann bei Kindern (vgl. Fremdeln) und Erwachsenen zu unterschiedlichen emotionalen Reaktionen führen. Der Fremde oder das Fremde kann positiv erlebt werden, welches zu einer Neugier führt. Das Fremde, vor dem man sich intrapsychisch[7] und gesellschaftlich[8] zu schützen sucht, kann aber auch Angst auslösen.

Die Ambivalenz zwischen „Neu-Gier" und „Neu-Angst" ist von großer Relevanz im Kontakt mit Menschen anderer Kulturen und den

---

6   Vgl. das Konzept der moral panic nach Cohen oder den „looping effect".
7   Vgl. internal racism, Davids (2011).
8   Vgl. moral panic, Cohen (1972) und securitization, Bauman (2016).

interkulturellen Dialog. Wie bei allen Ängsten gilt es, die Angst in ein richtiges Verhältnis zur Gefahr zu setzen. Und ferner ist es die Aufgabe der Psyche, Ängste immer wieder zu regulieren. Außerdem können nicht regulierte Ängste – wie bei einem Ertrinkenden – in Aggressivität umschlagen. Aus der Neu-Angst wird ein Fremden-Hass.

3.2 Der Fremde und das Identitätserleben

Entwicklungspsychologisch betrachtet beginnt der Kontakt mit dem Fremden mit der Geburt und den ersten Begegnungen mit den Objekten (Mutter, Vater, Familie etc.). Und schon bei kleinen Kindern lässt sich die oben genannte Ambivalenz im Kontakt mit dem Fremden beobachten. Kleine Kinder suchen eigeninitiativ aus primärer Neugier den Kontakt zum Objekt. Sie können sich jedoch gegenüber fremden Objekten misstrauisch verhalten (Acht-Monats-Angst). Ferner benötigen wir den Anderen zur eigenen Identitätsentwicklung: „Ohne Du kein Ich" fasst dies zusammen. Dabei geschieht die Identitätsentwicklung über den unbewussten Prozess der Identifizierung mit den Objekten und andererseits in Form einer exklusiven Abgrenzung. Mein „Ich" ist immer definiert als größer oder kleiner, älter oder jünger, zum gleichen oder anderen Geschlecht zugehörig oder der gleichen oder anderen Ethnie gehörig wie mein Gegenüber. Das „Ich" muss vermutlich auch erkennen können, ob der Fremde mein Freund oder mein Feind ist. Das heißt, Identitätserleben im individuellen wie im sozialen Sinne ist immer exklusiv (Berrebry 2008).

3.2.1 Abwehrmechanismen: individuelle Bewältigung der Angst vor dem Fremden

M. Fakhry Davids (2011) erforscht die innerseelischen Vorgänge, die entstehen, wenn ein Mitglied einer Gruppe (Rasse, Nation, Ethnie, Religion etc.) einem anderen als offensichtlichem Nicht-Mitglied dieser Gruppe begegnet[9]. Dabei postuliert er in seiner Monografie „Internal racism – a psychoanalytic approach to race and difference" ein Abwehrsystem, das uns vor der Angst in der Begegnung mit dem Fremden schützt. Davids spricht von einem ubiquitären Phänomen, weil damit ausgesagt wird, dass nicht nur Deutsche oder Europäer aktuell davon betroffen sind, sondern alle Nationen und alle Zeiten.

Die verschiedenen Abwehrmechanismen werden eingeteilt nach:

a) **Ausmaß der Realitätsverzerrung.** So ist es ein reifer Abwehrmechanismus, wenn jemand über ein belastendes Thema, das er nicht ganz bewältigen kann, humorvoll einen Witz machen kann.
„Der Himmel ist dort, wo die Polizisten Briten sind, die Köche Franzosen, die Mechaniker Deutsche, die Liebhaber Italiener und alles von Schweizern organisiert wird. Die Hölle ist dort, wo die Köche Briten, die Mechaniker Franzosen, die Liebhaber Schweizer, die Polizisten Deutsche sind und alles von Italienern organisiert wird."
Ein unreifer Abwehrmechanismus ist zum Beispiel das Spalten in schwarz und weiß, sodass es in der Beziehung keine Kompromissfähigkeit mehr gibt, kein realitätsgerechtes „Einerseits und Andererseits".

Kasuistik

Ein engagierter Hauptschullehrer arbeitet seit vielen Jahren motiviert an seiner Schule mit Kindern mit Migrationshintergrund. Er möchte, dass möglichst viele Kinder einen Schulabschluss erzielen und einen Ausbildungsberuf erlernen können. Nachdem er zwei Mal von offenbar ausländischen jungen Männern angegriffen wurde, kann er sich nicht mehr

---

9 Vgl. in-group und out-group.

motiviert für die Kinder der offenbar gleichen ethnischen Abstammung einsetzen. Entgegen seiner politischen und moralischen Überzeugung entdeckt er in sich immer häufiger Verallgemeinerungen, Vorurteile und Ressentiments. Er spaltet in die „bösen Araber" und die „guten Deutschen", wohl wissend, dass dies eine unzulässige Fehlwahrnehmung seiner Schüler ist.

b) **Intrapsychische oder interpersonelle Abwehrvorgänge.** Insgesamt zählen die intrapsychischen Abwehrvorgänge zu den reiferen und die interpersonellen Abwehrvorgänge zu den unreifen Abwehrmechanismen. So kann aus Angst, Wut, Hass und Aggression entstehen.

Kasuistik für interpersonelle Abwehr
Die türkischstämmige Psychologin Ayla Bayrak arbeitet in beeindruckender Konsequenz mit psychisch labilen Frauen mit Migrationshintergrund. Die Teilnahme an einem Stammtisch für ausländische Akademikerinnen lehnt sie hingegen ab. Unbewusst stabilisiert sie sich in ihrer Helferrolle und wehrt so ihre eigenen Selbstzweifel ab. Für ihre persönliche Entwicklung hat dies einen hemmenden Effekt, weil sie es so vermeidet, sich mit ihren inneren Konflikten auseinanderzusetzen.

▶ Mit einer interpersonellen Abwehr wird nicht jedes soziale Engagement oder helfenden Beziehungen infrage gestellt.

Die Existenz eines rassistischen Abwehrsystems bleibt oft verborgen und ist gekennzeichnet durch projektive Prozesse (interpersonelle Abwehr), in denen Fantasien als Realität wahrgenommen werden. In Phasen der politischen Verunsicherung und individuellen Erschütterung des Identitätserlebens kann dieser unbewusste, innere Rassismus in einen äußeren und pathologischen Rassismus umschlagen.

3.3 Gesellschaftliche Bewältigung der Angst „Moral Panics"

Als „Moralische Panik" wird ein gesellschaftliches Phänomen verstanden, bei dem eine soziale Gruppe (z. B. Jugendliche, Ausländer, Suchtkranke) aufgrund ihres Erscheinungsbildes in der Öffentlichkeit von der übrigen Bevölkerungsmehrheit als Gefahr für die moralische Ordnung wahrgenommen wird. Oft wird das Bedrohungsgefühl noch durch eine sensationsfokussierte Berichterstattung in den Medien oder die sozialen Netzwerke verstärkt. Grundsätzlich kann die Entstehung von Moral Panics (Cohen 1972) in die folgenden fünf Phasen unterteilt werden (◘ Abb. 3.1).

▶ Die Moralische Panik ist gekennzeichnet durch eine unverhältnismäßige Besorgnis, eine Feindseligkeit gegenüber der als Bedrohung wahrgenommenen Gruppe, eine klare Abgrenzung zwischen der In-Group und der Out-Group und der Intensität der Panik.

Phase 1	Phase 2	Phase 3	Phase 4	Phase 5
Deutung einer Person / Gruppe als Bedrohung existierender gesellschaftlicher Werte / Interessen	Aufgreifen der Bedrohung durch meinungsprägende Medien u. vereinfachte, leicht verständliche Darstellungen	Entstehung einer allgemeinen Beunruhigung in der Gesellschaft	Beunruhigung stärkt die Autorität der Meinungsbildner, welche die „Moral Panics" fördern	„Moral Panics" flaut wieder ab oder induziert sozialen Wandel

M. Wendekamp, die Wahrnehmung von Migration als Bedrohung - Zur Verzahnung der Politikfelder Innere Sicherheit und Migrationspolitik, Dissertation Universität Witten/Herdecke 2014, Springer VS, S. 111

◘ Abb. 3.1 Phasen „Moral Panics"

3.3.1 Rassismus – wenn aus Angst Hass wird

Davids (2011) postuliert einen inneren Rassismus, der die Angst vor dem Fremden abwehren muss. Und während der äußere, erkennbare Rassismus an fremdenfeindlichen Handlungen erkennbar ist und im politischen Diskurs thematisiert wird, ist der innere Rassismus als ein ubiquitäres Phänomen („Internal racism exists in every normal mind. […] Internal racism is a normal part of mind." (David 2011), S. 14) kaum Thema der psychologischen Forschung. Und selbst Sigmund Freud und seine Zeitgenossen haben sich, obwohl selbst Opfer des Antisemitismus, kaum zu diesem Phänomen geäußert.

Rassistische Ideologien wirken für ihre Anhänger identitätsstiftend, vermitteln das Gefühl einer kollektiven Geborgenheit und sind narzisstisch stabilisierend. Sie legitimieren eine schuldfreie Aggression, entlasten durch den Mechanismus der Sündenbockfunktion und helfen dabei, das Scheitern einer idealen Welt auszuhalten. Je größer die Angst vor dem Untergang des Vertrauten ist, desto konkreter wird die Vorstellung vom Fremden und desto starrer der Umgang mit ihm. Dabei kommt es zu einer eigentümlichen Abhängigkeit des Rassisten vom gehassten Objekt. „So ist der Antisemit dazu verurteilt, ohne den Feind, den er vernichten will, nicht leben zu können." (Sartre 1946). Das fremdenfeindliche „Ich" erlebt sich entlastet als Anhänger eines einheimischen, homogenen Volkes, als Hüter einer wahren, absoluten Religion und einer authentischen Kultur und Tradition. Es fungiert in seiner Wahrnehmung als Grenzwächter und Ordnungshüter befreit von Selbstzweifeln. Dabei beruft er sich meist auf ein auserwähltes Trauma, das ihn zur feindseligen (sic!) Gewalt gegenüber dem Fremden berechtigt. Thomas Mann sprach vom nationalsozialistischen Faschismus von einer „explodierenden Altertümlichkeit", was deutlich macht, dass der Rassist stets einen fantasierten, in der Vergangenheit lokalisierten Idealzustand aggressiv zu verteidigen glaubt.

Der Fremde wird so als Eindringling in diese Welt wahrgenommen. Aus Angst wird Hass, das Weltbild des Rassisten wird dualistisch, wobei Empathie-Bereitschaft und Ambivalenz-Toleranz verloren gehen.

> Aus einer unbeirrbaren Sicherheit und mit einem scheinbar guten Gewissen können Straftaten verübt werden. Aus einer innerlichen, narzisstischen Schwäche entwickelt sich über eine interpersonelle Abwehr ein Fanatismus, der für den einzelnen eine stabilisierende Funktion hat.[10]

3.4 Kommunikation als Brücke

Eine kultursensible Kommunikation zwischen den Nationen, Ethnien, Klassen oder Religionen ist angesichts von Globalisierung, Migration und Flucht notwendiger denn je. Und dies betrifft in zunehmendem Ausmaß auch die interkulturelle Kommunikation in der Medizin und Pflege.

3.4.1 Kommunalität, Nicht-Verstehen und Miss-Verstehen

1990 entwickelte Brian Hersch das Gesellschaftsspiel Tabu®. Bei diesem muss ein Spieler seiner eigenen Mannschaft einen auf einer Spielkarte genannten Begriff erklären, ohne fünf weitere auf der gleichen Karte genannte Begriffe (Tabuwörter) oder auch Bestandteile des Wortes zu verwenden. Schnell kann festgestellt werde, dass man denjenigen Mitspielern, die aus einem ähnlichen kulturellen Kontext stammen, die genannten Begriffe leichter erklären kann.

---

10 Vgl. „Der Fanatismus ist nämlich die einzige Willensstärke, zu der auch die Schwachen und Unsicheren gebracht werden können." F Nietzsche.

Die kommunikative Nähe besteht darin, dass wir im konkreten wie im metaphorischen Sinn die „gleiche Sprache sprechen" oder einen ähnlichen „Zungenschlag" haben. Und in diesem Sinn forderte Jesse Jackson in den USA eine Gruppe Afroamerikaner auf: „Let's talk black talk." Den kulturellen oder kommunikativen Abstand zwischen zwei Personen kann man u. a. daran erkennen, ob sie mit einem Begriff ähnliche Assoziationen verknüpfen.

Wenn nun die Kommunikation metaphorisch als Brücke verstanden wird, so stellen die Kommunikationspartner die Pfeiler dar. Eine Brücke, deren Pfeiler weiter auseinanderstehen – d. h. deren Gesprächspartner sich kulturell stärker voneinander unterscheiden – ist naturgemäß instabiler.

Kommunikationsgemeinschaften mit geringen Abständen der Teilnehmer entstehen durch die gleiche nationale oder sprachliche Zugehörigkeit, aber auch unter Jugendlichen, unter Juristen, unter den Mitarbeitern der gleichen Firma. So kann man sich einerseits dem anderen kommunikativ fern fühlen, weil er nicht die gemeinsame nationale Zugehörigkeit teilt, aber wiederum nahe fühlen, weil er den gleichen Beruf ausübt.

> **Den Abstand der Gesprächsteilnehmer bezeichnet man als Kommunalität. Der Kommunalitätsindex ist ein Maß, um die Gleichförmigkeit von Assoziationsvorgängen in einer Personengruppe zu beschreiben.**

Kommunikation von Teilnehmern mit geringer Kommunalität ist geprägt von Nicht-Verstehen, wenn nicht das gleiche Kommunikationsmedium (z. B. die gleiche Sprache) genutzt wird, oder von Missverständnissen, wenn unterschiedliche Dinge mit den Begriffen assoziiert werden. **Interkulturelle Kommunikation** ist zuerst dadurch gekennzeichnet, dass mindestens ein Gesprächsteilnehmer nicht seine Muttersprache verwendet (▶ Abschn. 6.1 Verbale, nonverbale und paraverbale Kommunikation, Merse). Darüber hinaus ist sie aber auch durch eine geringere Kommunalität geprägt. Dies kann auf beiden Seiten rasch zu Ermüdung, Irritation, Ablehnung und Aggressivität führen. So ist der „interkulturelle Dialog […] zweifelsohne eine unverzichtbare Notwendigkeit zu Beginn des 21. Jahrhunderts, auch wenn es gegenwärtig in vielen Weltgegenden nicht danach aussieht, dass er zustande kommt, und keiner so recht weiß, wie er zustande gebracht werden könnte." (Thomas 2008). Neben dem Fehlen einer gemeinsamen Sprache – jede Kommunikation benötigt ein Medium – können also auch kulturelle Differenzen und die damit einhergehende geringere Kommunalität die Kommunikation beeinträchtigen.

An der Sprache, manchmal nur am Dialekt oder der Ausdrucksweise wird der Fremde erkannt (vgl. Schibboleth). Dies kann zu Neugier und Interesse führen, oder zu Ablehnung und Zurückweisung und das Diskrepanzerleben steigern.

Die folgenden zwei Beispiele verdeutlichen, dass Kommunikation stets in einem günstigen oder ungünstigen Rahmen stattfindet, das bedeutet: Manchmal sind es vor allem die Umstände, die eine Kommunikation gelingen oder auch misslingen lassen.

Kasuistik: Treffen der Lehrerinnen

Zwei deutsche Französischlehrerinnen treffen sich in Frankreich mit ihren Kolleginnen der Austauschschule in Toulouse. Sie wollen die weitere Zusammenarbeit der beiden Schulen und den deutsch-französischen Schüleraustausch besprechen. Am Abend sprechen sie Französisch, wechseln jedoch manchmal auch ins Deutsche. Der deutschen Lehrerin, Frau Corinna Fels, fällt immer wieder angenehm auf, dass ihre französische Kollegin das Wort „Chemieunterricht" nicht richtig aussprechen kann. Sie findet die Aussprache der französischen Kollegin Stéphanie Lagarde amüsant und erzählt es abends am Telefon ihrem Ehemann in Deutschland.

Kasuistik: Beratungsgespräch einer Schulpsychologin

Lena Uphoff ist eine 31-jährige, unverheiratete deutsche Schulpsychologin an einer Gesamtschule. Sie soll mit den türkischstämmigen Eltern des 13-jährigen Adnan ein Erziehungsberatungsgespräch führen. Der Junge sei durch oppositionelles und aggressives Verhalten in der Schule aufgefallen. Das Gespräch findet in der Wohnung der Familie Kilicli statt. Frau Uphoff zieht an der Eingangstür ihre Schuhe aus und bekommt Pantoffeln angeboten. Frau Kilicli ist höflich und bietet Tee und Gebäck an. Im Hintergrund läuft der Fernseher mit einem türkischsprachigen Programm. Herr Kilicli spricht gut Deutsch, jedoch immer wieder mit kleinen Grammatikfehlern. Aus der Sprachkompetenz in der deutschen Sprache schließt Frau Uphoff unbewusst auf das Bildungsniveau der Familie. Herr Kilicli ist kurdischer Abstammung und war für viele Jahre als Musiklehrer im Osten der Türkei tätig. Er spricht Türkisch, Kurdisch und Arabisch und beherrscht mehrere Musikinstrumente. Er äußert den Vorwurf, die Lehrer würden seinen Sohn aufgrund der Herkunft benachteiligen. Die Kommunikation ist trotz der hinreichenden Sprachkompetenz rasch angespannt und von wechselseitigen Missverständnissen und Vorwürfen geprägt.

3.5 Kommunikation in der Arztpraxis

Wenn wir die o. g. Überlegungen auf die interkulturelle Kommunikation in der Arztpraxis übertragen, dann treffen hier zwei Gesprächspartner aufeinander,
— von denen mindestens einer nicht seine Muttersprache spricht,
— zwischen denen eine meist geringe Kommunalität besteht,
— bei denen ein unterschiedliches Ausmaß an wechselseitiger Fremdenangst oder sogar Fremdenhass bestehen kann,
— bei denen vermutlich divergierende Krankheitskonzepte vorliegen (Arzt: bio-psycho-sozial oder stark naturwissenschaftlich geprägt; Patient: ggf. external, fatalistisch),
— bei denen der Patient vermutlich über eine geringe „Mental Health Literacy" verfügt.

Der Patient kann in die allgemeinmedizinische Sprechstunde neben seinen körperlichen Krankheiten psychosoziale Fragen und Herausforderungen mitbringen, die der Arzt kommunikativ zu erfassen versucht:

— Die Aufgabe der Integration in einer bi-kulturellen Welt: „Was will ich aufgeben? Was will ich annehmen?"
— Der neue Umgang mit der Herkunftsfamilie: „Welche Rolle haben Vater, Mutter, die Kinder, Männer und Frauen in der aufnehmenden Gesellschaft? Gibt es Anforderungen der Emanzipation und Individuation? Welche persönliche Weiterentwicklung wird von mir verlangt?"
— Die Regulation des Selbstwertgefühls und des Narzissmus: „In der Heimat hatte ich eine Rolle, einen Status, einen Beruf, welche mir ein Selbstwertgefühl vermittelten. Auf der Flucht habe ich all dies verloren, fühle mich oft zu wenig anerkannt und wertgeschätzt."
— In der Heimat, auf der Flucht oder im aufnehmenden Land habe ich Gewalt erlitten oder musste Verluste ertragen: „Wie gehe ich mit den schweren emotionalen Belastungen meiner Biografie und den Traumatisierungen um?"

Die 39-jährige deutsche Frauenärztin Frau Dr. Sabine Schulz (geschieden, alleinerziehend mit einer Tochter) untersucht die 32-jährige schwangere syrische Patientin Frau Rania El Mousa (verheiratet, drei Kinder, mäßige Deutschkenntnisse). Frau El Mousa versucht, ihre Symptome in deutscher Sprache zu beschreiben. Manchmal verwendet sie Metaphern, die der Ärztin fremd vorkommen. Mit den Begriffen „Kinder", „Ehemann", „Familie" verbinden beide unterschiedliche Assoziationen (geringe Kommunalität). Die starke Übelkeit im dritten Schwangerschaftstrimenon deutet Frau Dr. Schulz als unbewusste Ablehnung der Schwangerschaft durch Frau El Mousa. Es existieren unterschiedliche Rollenvorstellungen, wie eine Frau oder eine Mutter zu leben haben.

Mithilfe der Konzepte vom interkulturellen Wertequadrat und vom Inneren Team soll im Weiteren die oben genannte Situation in der Frauenarztpraxis genauer analysiert werden.

3.5.1 Konzept des interkulturellen Wertequadrats

Beim transkulturellen oder interkulturellen Wertequadrat nach Kumbier und Schulz von Thun (2014) repräsentieren in unserem gewählten Fall Frau Dr. Schulz und Frau Rania El Mousa bestimmte Werte, die sie unbewusst für sich beanspruchen. Dies könnten vereinfacht sein: der Wert des Individualismus, der Autonomie und Emanzipation bei Frau Dr. Schulz und der Wert der Verbundenheit, der familiären Zugehörigkeit und dem Gemeinschaftsgefühl bei Frau El Mousa.

In der interkulturellen Kommunikation kann es auf der interpersonalen Ebene leicht zu einem Gefühl der Befremdung und Irritation kommen, welches zu einem wechselseitigen Vorwurf führt. Frau Dr Schulz könnte Frau El Mousa vorwerfen, sie sei abhängig und unselbstständig. Und Frau El Mousa könnte Frau Dr. Schulz vorwerfen, sie sei egozentrisch oder egoistisch.

Die interpersonelle Ebene ist jedoch nach diesem Konzept nur der Ausdruck einer intrapsychischen Ebene, in dem Frau Dr. Schulz den von Frau El Mousa hoch angesehenen Wert der Verbundenheit und Individualität innerlich abwehren muss. So kann in der interkulturellen Kommunikation jeder Wert des anderen zum Unwert deklariert werden, weil er von einem Selbst abgewehrt werden muss.

Die kommunikative Spannung kann letztlich nur dadurch reduziert werden, wenn beide Gesprächsteilnehmer im Kontakt mit dem anderen die innere Pluralität erkennen und akzeptieren lernen.

3.5.2 Konzept des „Inneren Teams"

Das Konzept des „Inneren Teams" wurde vom Hamburger Psychologen und Kommunikationswissenschaftler Friedemann Schulz von Thun in seiner Monografie „Miteinander reden" vorgestellt. Es betont die Pluralität des seelischen Innenlebens. So gebe es in der Regel verschiedene innere Anteile oder verschiedene Stimmen und Impulse in einer Person, die sich auch widersprechen können. Ein Miteinander und Gegeneinander finde so nicht nur zwischen verschiedenen Menschen statt, sondern auch innerhalb einer Person. Es sei ein ganz normaler seelischer Zustand, widersprüchliche „Stimmen" in sich wahrzunehmen. Und es sei Aufgabe einer umfassenden Selbstwahrnehmung und Selbstklärung, möglichst all diese inneren Stimmen zu Wort kommen zu lassen. Und in der Metapher des Teams gebe es auch einen Teamleiter, der als übergeordnete Instanz nach innen und nach außen das „letzte Wort" hat. Das innere Team werde insbesondere dann aktiv, wenn der Mensch eine schwierige Entscheidung bewusst und kompromisshaft treffen müsse.

Für den Fall der interkulturellen Kommunikation heißt dies, dass es nicht nur eine schwierige, interpersonelle Kommunikation gibt, sondern dass sich diese immer auch in einer schwierigen intrapsychischen Kommunikation widerspiegelt. Es ist sogar so, dass eine gelungene intrapsychische Kommunikation oder Selbstklärung des inneren Teams einer gelungenen interpersonellen Kommunikation vorausgeht. So gilt es, in mir die „Stimme" der Neu-Gier und die Stimme der „Neu-Angst" wahrzunehmen und wertzuschätzen. Daneben kann es noch viele andere Stimmen im interkulturellen Dialog geben: der Entwerter der fremden Kulturen, der Kulturwächter der eigenen Kultur, der Selbstkritische bezüglich der eigenen Kultur oder der Zweifler an der eigenen Kultur usw. Wichtig für eine gelungene Kommunikation nach Schulz von Thun ist es auch, dass die Nicht-Akzeptanz von Teammitgliedern und deren Folgen („Ich darf nicht … sein! Ich muss in jedem Fall … sein!") wahrgenommen werden, weil durch die Verdrängung von unliebsamen Stimmen interpersonelle Konflikte in der Kommunikation vorprogrammiert sind.

Unser Beispiel von der Frauenärztin Frau Dr. Sabine Schulz und ihrer syrischen Patientin Frau Rania El Mousa könnte man neben dem Konzept des „Interkulturellen Wertequadrats" auch mit dem verwandten Konzept des „Inneren Teams" untersuchen. Welche inneren Stimmen in der deutschen Ärztin oder in ihrer syrischen Patientin könnten Einfluss nehmen wollen auf die äußere Form der Kommunikation? Das Gelingen der Kommunikation wird weiter davon abhängen, wer in der jeweiligen Person die Rolle des Teamleiters übernimmt und welche anderen Stimmen der Nicht-Akzeptanz zum Opfer fallen.

3.6 Handlungsempfehlungen in der Arztpraxis

Die Fertigkeiten der interkulturellen Kompetenz können nun auf die Situation in der Arztpraxis übertragen und als psychische Aufgabe formuliert werden (▶ Abschn. 2.2, Zaeri-Esfahani u. Biakowski).

Der Arzt (aber auch der Patient) sollen sich einüben in:

a) Rollendistanz: seine Selbstwahrnehmung steigern, sich der eigenen Kultur bewusst sein, die Differenz zwischen dem „Eigenen" und dem „Fremden" bewusst wahrnehmen und reflektieren
b) Empathie: das Einfühlungsvermögen steigern, Perspektivenwechsel und Rollenflexibilität einüben, die Grenzen des Einfühlungsvermögens erkennen
c) Metakommunikation: die eigene Überforderung und Unlustgefühle in irritierenden Diskrepanz-Situationen mit geringer Kommunalität sich eingestehen, bewusst aushalten bzw. ansprechen lernen
d) Ambivalenztoleranz am Rande der kulturellen und kommunikativen Komfort-Zone steigern, Kommunikationsbereitschaft aufrechterhalten
e) Neugier bewahren: Fremdes nicht nur passiv erdulden, sondern aktiv entdecken, bewusst die interkulturelle Kommunikation suchen, sich mit der Geschichte, Literatur, Kunst, Musik, Küche, Reisen der fremden Kultur aktiv und eigeninitiativ auseinandersetzen etc.
f) Ungünstige äußere Rahmenbedingungen identifizieren, um so die eigene Überforderung rascher zu identifizieren
g) „Gemeinsam": Anreize für gemeinsames Handeln schaffen, partizipative Entscheidungsfindung
h) Realistische Ziele formulieren: nicht Konsens und Synthese, sondern: Dialog, Austausch und Synergie als Ziel und Zweck der Kommunikation

Literatur

Arendt H (2011) Eichmann in Jerusalem: Ein Bericht von der Banalität des Bösen. Piper, München
Arendt H (2016) Wir Flüchtlinge. Reclam, Stuttgart
Assion HJ (Hrsg) (2005) Migration und seelische Gesundheit. Springer, Heidelberg
Banaji M et al (2017) Vor-Urteile: Wie unser Verhalten unbewusst gesteuert wird und was wir dagegen tun können. dtv Verlagsgesellschaft, München
Bauman Z (2016) Strangers at Our Door (dt: Die Angst vor den anderen. Ein Essay über Migration und Panikmache). Polity Press, Cambridge
Berreby D (2008) Us and them. The science of identity. University of Chicago Press, Chicago
Bohleber W (Hrsg) (2016) Heimat, Fremdheit, Migration. Psyche Sonderheft. Klett-Cotta, Stuttgart
Bolten J (2007) Interkulturelle Kompetenz. Frankfurt a. M., IKO
Bolten J, Ehrhardt C (Hrsg) (2003) Interkulturelle Kommunikation. Wissenschaft & Praxis, Sternenfels
Brubaker R (2017) Grounds for difference. Harvard University Press, Cambridge
Cohen S (1972) Folk devils and moral panics. MacGibbon & Kee, London

Davids MF (2011) Internal racism. A psychoanalytic approach to race and difference. Palgrave Macmillan, Basingstoke

Erim Y (2009) Klinische interkulturelle Psychotherapie Ein Lehr- und Praxisbuch. Kohlhammer, Stuttgart

Fanon F (2015) Schwarze Haut, weiße Masken. Turia + Kant, Wien

Fedders J (2016) Moral-Panik gegen Sexualkunde. Tagesspiegel, 14. Nov

Freud S (1946) Gesammelte Werke. Imago Publishing, London

Goffman E (1967) Stigma. Über Techniken der Bewältigung beschädigter Identität. Suhrkamp, Frankfurt a. M.

Graef-Callies IT, Schouler-Ocak M (2018) Migration und Transkulturalität: Neue Aufgaben in Psychiatrie und Psychotherapie. Schattauer, Stuttgart

Grinberg L, Grinberg R (1990) Psychoanalyse der Migration und des Exils. Internationale Psychoanalyse Verlag, München

Hahn RA (1999) Why race is differentially classified on U. S. Birth and Infant Death Certificates: an examination of two hypotheses. Epidemiology 10:108–111

Hume D (1987) Of national characters. In: Hume D (Hrsg) Essays. Moral, political, and literary. Liberty Fund, Indianapolis

Huntington SP (2006) Kampf der Kulturen. Die Neugestaltung der Weltpolitik im 21. Jahrhundert (original: Clash of Civilizations). Wissenschaftlicher Verlag, Trier

Jaeger, M. (2017) „Wenn alles weh tut. Flüchtlinge beim Arzt". FAZ vom 08.09.2017

Kahraman B (2008) Die kultursensible Therapiebeziehung. Psychosozial-Verlag, Giessen

Kareem J, Littlewood R (Hrsg) (1992) Intercultural therapy: themes, interpretations and practice. Blackwell, London

Kovel J (1988) White Racism. A psychohistory. Free Association Books, London

Kumbier D, Schulz von Thun F (2014) Interkulturelle Kommunikation: Methoden, Modelle, Beispiele, 7. Aufl. Rowohlt, Reinbek bei Hamburg

Lau M (2017) Moralische Panik. Die Zeit, 12. Juli

Losche H, Püttker S (2009) Interkulturelle Kommunikation, 5. Aufl. ZIEL, Augsburg

Machleidt W, Heinz A (2011) Praxis der interkulturellen Psychiatrie und Psychotherapie. Elsevier, München

Peters UH (2007) Lexikon Psychiatrie, Psychotherapie, Medizinische Psychologie. Urban und Fischer, München

Pirmoradi, S., Schweitzer, J. (2012) Interkulturelle Familientherapie und -beratung

Rezapour H, Zapp M (2011) Muslime in der Psychotherapie. Göttingen, Ruprecht

Sachs W (1937) Black Hamlet. Geoffrey Bles, London

Samovar L et al (2007) Communication between cultures. Cengage Learning, Boston

Sartre JP (1938) Die Kindheit eines Chefs. Rowohlt, Reinbek bei Hamburg

Sartre, JP (1946) Betrachtungen zur Judenfrage. In: Drei Essays

Schepker R, Toker M (2008) Transkulturelle Kinder- und Jugendpsychiatrie. Medizinisch Wissenschaftliche Verlagsgesellschaft, Berlin

Schulz von Thun F (1998) Miteinander reden 3 – Das „innere Team" und situationsgerechte Kommunikation. Rowohlt, Reinbek

Simmel E (Hrsg) (2017) Antisemitismus. Fischer, Frankfurt a. M.

Streeck U (Hrsg) (2000) Das Fremde in der Psychoanalyse. Psychosozial-Verlag, Giessen

Sue DW et al (1982) Position paper cross-cultural counseling competencies. Couns Psychol 10:45–52

Thomas A (Hrsg) (2008) Psychologie des interkulturellen Dialogs. Vandenhoeck & Ruprecht, Göttingen

van Keuk E et al (Hrsg) (2011) Diversity. Kohlhammer, Stuttgart

Volkan V (1988) The need to have enemies and allies. Jason Aronson, Northvale

Wohlfahrt E, Zaumseil M (2006) Transkulturelle Psychiatrie und interkulturelle Psychotherapie. Springer Medizin, Heidelberg

Exkurs: Migration und Krankheit im Spiegel des Judentums

Wolfgang Straßer

4.1 Religions-anthropologisches Identitätsverständnis von Migration im Judentum – 40

4.2 Der ganze Mensch als psychosomatische Einheit in den Psalmen – 41

4.3 Vitalität des Menschen – 42

4.4 Krankheit und Heilung in den Psalmen – 43

Literatur – 45

© Springer-Verlag GmbH Deutschland, ein Teil von Springer Nature 2020
A. Gillessen, S. Golsabahi-Broclawski, A. Biakowski, A. Broclawski (Hrsg.), *Interkulturelle Kommunikation in der Medizin*, https://doi.org/10.1007/978-3-662-59012-6_4

4.1 Religions-anthropologisches Identitätsverständnis von Migration im Judentum

Flucht- und Migrationsbewegungen bringen Menschen nach Europa, die aus ihren bisherigen kulturellen wie sozialen Lebenszusammenhängen und religiösen Verwurzelungen herausgerissen und „in eine völlig neue soziokulturelle Lebenskonstellation hineingeworfen"(Gmainer-Pranzl 2018) werden. Darüber hinaus müssen sie, in den Zielländern angekommen, erfahren, mit ihren eigenen kulturellen Prägungen und sozioreligiösen Identitäten in den für sie fremden (westeuropäischen) kulturell-gesellschaftlichen Kontexten in Frage gestellt zu werden.

Im Judentum, verstanden als Gesamtheit der religiös-kulturellen und ethnischen Gemeinschaft der Juden weltweit, gehört die jüdische Glaubensgeschichte von Flucht und Migration[1] zum Kernbestand der jüdischen Identität. Im Kontext einer in der jüdischen Glaubensgemeinschaft lebendigen Erinnerungskultur werden Schlüsseltexte der hebräischen Bibel zu wesentlichen Bewältigungsbausteinen, indem sie zum einen äußerliche Katastrophenerfahrungen (physische Gewalt, Zerstörung; soziale Ausgrenzung) wie innere Katastrophenphänomene (psychische Not, Krankheit; Fremdheit) in einem sprachlich-religiösen Sinnhorizont reflektieren. Hier verortet sich auch der als ethischer Monotheismus[2] zu definierende jüdische Gottesglaube,

der „seinen Geburtsort im Kontext von Migrationsphänomenen" (Polak 2018) besitzt. Er entstand explizit als religiös-theologische Reflexion auf einen äußeren wie inneren Migrations-Narrativ, dessen Kern die Deutungsmuster bilden: Der eine Gott JHWH begleitet durch alle Katastrophen von Leiden und Not hindurch (2. Mose 3 u. a.) und kann inmitten größter Existenzangst in der Hoffnung auf neues Leben angerufen werden (Jesaia 40,28 ff.; Psalm 30 u. a.).

Damit wird bereits deutlich, dass in diesem religiös-anthropologischen Identitätskonzept nicht eine rein rational-autonome Identität vorausgesetzt werden kann; stattdessen ist hier grundsätzlich von einer Beziehungsidentität auszugehen, die die eigene personal-subjektive Sphäre in enger Korrelation zu ihrem sozialen (Gemeinschaft) und religiösen Horizont (Gott) erfährt und entsprechend reflektiert.

Janowski spricht hier von einem konstellativen Personenbegriff, der die personale Identität in einer relationalen Binnen- und Außenperspektive verortet und charakterisiert: „zum einen wird der menschliche Körper als eine konstellative, d. h. aus einzelnen Teilen und Organen zusammengesetzte Ganzheit verstanden; zum anderen ist der Mensch in soziale Zusammenhänge und Rollen eingebunden" (Janowski 2016). Die hebräische Anthropologie „bewegt sich immer in allen drei Kontexten zugleich – dem individuellen, dem sozialen und dem symbolischen Kontext" (Janowski 2009). Dies wirkt sich in gleicher Weise auf das Themenfeld ‚Krankheit und Heilung' aus. Für das Verständnis von Krankheit ist entsprechend die Korrelation der Körper- mit der Sozialsphäre konstitutiv. „So wird das, was sich in der Leibsphäre als Krankheit vs. Gesundheit oder als Trauer vs. Freude zeigt, in der Sozialsphäre als Schande vs. Ehre oder als Rechtsnot vs. Gerechtigkeit … erlebt." (Janowski 2016)

> **Im hebräischen Personverständnis ist die Korrelation von Körper- und Sozialsphäre konstitutiv. Angewandt**

---

1 Beispielsweise Arbeitssklaverei in Ägypten und Exodus; Zerstörung, Deportation und Exil in Babylon; Unterdrückung und Ausbeutung im Imperium Romanum; Diaspora und Verfolgung im christlichen Europa.
2 Der Begriff „Monotheismus" steht für die Betonung der Einzigkeit Gottes und die religiöse Bindung an diesen einen Gott (2. Mose 20,2–6). Ethisch ist dieser Monotheismus vor allem im unbedingten Gebot der Gottes- und Nächstenliebe (3. Mose 19,18; 5. Mose 6,5), dem Respekt vor der Würde des Mitmenschen und der Beachtung der sozialen Rechte (2. Mose 23,1–19).

auf individuelle somatische Krankheitsdiagnosen und ihre jeweiligen Behandlungsoptionen ist bei diesem Identitätskonzept entsprechend die psychosoziale Sphäre des betroffenen Menschen gleichermaßen tangiert (Janowski 2013)[3]: Der betroffene Mensch/Patient erfährt seine gesamte psychophysische Existenz im Zustand einer inneren existenziellen Migration. Die damit einhergehende Isolationserfahrung wird als existenzieller wie sozialer Tod interpretiert.

Mit dem Rückgriff auf die religiöse Sprachfähigkeit durch Verwendung der hebräischen Texttradition der Psalmen steht hier ein Deutungsreservoir zur Verfügung, diese durch Krankheitsphänomene verursachten psychosozialen Leiderfahrungen religiös zu reflektieren und emotional wie kognitiv zu bewältigen.

4.2 Der ganze Mensch als psychosomatische Einheit in den Psalmen

„Nicht die Sinne empfinden, nicht das Gehirn denkt; mithilfe der ihm gegebenen Sinne und Organe empfindet, fühlt, denkt, handelt der Mensch" (Wiesenhütter 1979). In einem Arzt-Patienten-Verhältnis wird hier auf die Betrachtung des Menschen als psychosomatische Ganzheit hingewiesen. Dieser Betrachtungsweise entspricht die Formel des ‚ganzen Menschen' in den anthropologischen Grundbegriffen der hebräischen Bibel.

Der häufigste hebräische Begriff für Mensch ist 'ādām (562-mal), worin jedoch die ganze Menschheit als Kollektiv verstanden wird. Der einzelne Mensch wird als ben 'ādām, also Sohn des Menschen, bezeichnet (Albertz 1992a, b). Dahinter steht ein Menschenverständnis, in dem das Individuum in seinen Lebensvollzügen vollständig eingebettet ist in den kollektiven Verband der Großfamilie oder des Sippenverbandes. Di Vito spricht hier von einer „Bindung der Einzelnen an ihre soziale Identität." (Di Vito 2012).

> Kollektive Individualität: Der Mensch wird nicht als isoliertes und autonomes Individuum, sondern eingebettet in den kollektiven Verband der Gemeinschaft betrachtet.

Die anthropologische Begrifflichkeit in der hebräischen Bibel weist auf ein insgesamt synthetisches Menschenverständnis hin, das sich deutlich von dichotomischen (Leib/Seele) oder trichotomischen (Leib/Seele/Geist) Konzepten unterscheidet.[4] Wohl wird auch zwischen verschiedenen Schichten in der menschlichen Persönlichkeit unterschieden, etwa zwischen somatischen, emotionalen, kognitiven und voluntativen Funktionen und Fähigkeiten (Janowski 2002), jedoch wird der Mensch insgesamt als psychosomatische Einheit verstanden. So können Begriffe für Körperorgane wie ‚Herz' und vegetative Körperfunktionen wie ‚Atem' zugleich mit emotionalen und kognitiven Vorgängen (Psalm 16,7–9; Sprüche 23,15 f. u. a.) verbunden werden. Und umgekehrt ziehen soziale und psychische Konflikte Körperorgane wie die ‚Nieren' in Mitleidenschaft (Psalm 73,21 f. u. a.) (Janowski 2008)[5]. Die Nieren *kelajot*

---

3 „Wie Unversehrtheit und Gesundheit zur Leibsphäre gehören, so Integrität und Lebendigkeit zur Sozialsphäre" (konstellativer Personenbegriff. In: Janowski, B., (2013) Konfliktgespräche mit Gott. Eine Anthropologie der Psalmen. Neukirchener Verlag, Neukirchen-Vluyn, S 36 ff., S 44

4 Zur offenen Diskussion, inwieweit aus der spätantiken griechischen Philosophie das Konzept des Leib-Seele-Dualismus in die Anthropologie des rabbinischen Judentums mit eingeflossen ist (oder nicht), s. Morgenstern, M., Der ganze Mensch der Tora, Anmerkungen zur Anthropologie des rabbinischen Judentums. In: Janowski, B. (Hrsg.), Der ganze Mensch. Zur Anthropologie der Antike und ihrer europäischen Nachgeschichte, (Akademie-Verlag), Berlin 2012, S. 241 ff.

5 Dies geht soweit, dass zahlreiche Funktionen der Körperteile (Ohr, Nase, Hand, Gesicht, Auge, Kopf, Fuß u. a.) in ihrer Kommunikations- und

gelten als Sitz der Empfindungen von der Freude bis zum tiefsten Leid (Sprüche 23,15 f.; Psalm 73,21 f.). Insgesamt genießen hier „menschliche Fähigkeiten und körperliche Organe ein Maß an Unabhängigkeit, die heutzutage nur recht schwer zu erfassen ist" (Di Vito 2012).

> **Synthetisches Konzept der Person versus dichotomisches/trichotomisches Konzept:** Der Mensch wird als psychosomatische Einheit betrachtet; die körperlichen, emotionalen und kognitiven Funktionen gehören unlösbar zusammen. Einen Dualismus von Leib-Seele/Geist gibt es nicht.

Das hebräische *bāśār* „Fleisch" steht für den lebendigen Körper des Menschen (Psalm 38,4; Psalm 84,3) u. a.) und *kol- bāśār* „alles Fleisch" für die Menschheit (Jesaia 40,5) (Albertz 1992a, b). *'æṣæm* „Knochen, Gebein" als Gerüst und Kraftzentrum des Körpers kann auch synonym für die ganze psychophysische Person verwendet werden (Psalm 6,3; 22,3 u. a.) Das größte psychosomatische Bedeutungsspektrum besitzen die beiden Ausdrücke für „Herz/Brust": *lēb*, *lebāb* (850-mal in der hebräischen Bibel). Sie bezeichnen nicht nur die ganze Skala der Emotionen wie Angst und Not (Jesaia 7,4; Psalm 25,17), Verzweiflung (Jesaia 65,14), Kummer (Psalm 13,3) und Trauer (1. Samuel 1,8) wie auch Freude (Psalm 4,8; 104,15), Begehren (Psalm 20,5), sondern das Herz steht auch für kognitiv-rationale Eigenschaften der Vernunft und Urteilsfähigkeit (5. Mose 29,3) und den volutativen Willensentschluss (1. Mose 6,5; Sprüche 16,9)[6].

4.3 Vitalität des Menschen

Auch der wichtigste Begriff für die psychosomatische Vitalität des Menschen hat einen organischen Haftpunkt: *næfæš* bezeichnet die „Lebenskraft, Vitalität" sowie die Atmungsfunktion. Eng damit zusammen hängen vitale Regungen wie Hunger (Hosea 9,4), Gier (1. Mose 15,3) und Emotionen wie Begehren, Wunsch (Psalm 84,3), Verlangen (Psalm 54,6), Sehnsucht (Psalm 35,29). Darüber hinaus kann *næfæš* für die Vitalität des Menschen insgesamt stehen, die der geschaffenen Person im göttlichen Schöpfungsakt eingeblasen wurde (1. Mose 2,7) und die sich deshalb in existenziellen Notsituationen an diesen Gott wendet (Psalm 42/43) (Albertz 1992a, b).

Dass die Gottesrelation fundamental die geschöpfliche Identität und Vitalität des Menschen bestimmt, wird vor allem in den Psalmen und im Hiob-Buch thematisiert. Insbesondere in den Sphären von erfahrener Krankheit, sozialen Ausgrenzungen, emotionaler Isolation, Feindschaft, Schuldreflexionen, sonstigen Leid- und Notsituationen wird Gott als dialogisches Gegenüber in den sogenannten Individualpsalmen (Klage- und Danklieder) – die einen großen Teil der hebräischen Psalmensammlung ausmachen[7] (Gerstenberger 2015, S. 24) – verpflichtet, sich dem Menschen in seiner existenziellen Angst und Verzweiflung aktiv zuzuwenden (Psalm 13; 17; 22 u. a.). Noch direkter wird in den sprachlichen Bitten ein menschlicher

---

Handlungsfähigkeit als Stellvertreterausdrücker der Person fungieren.

6 Zum anthropologischen Bedeutungsspektrum des Herzens als gottgeleitete (5. Mose 6,4–9 als Schlüsseltext) „Mitte der Person" s. differenziert Janowski, B., Das Herz – ein Beziehungsorgan. Zum Personverständnis des Alten Testaments. in: ders., Das hörende Herz. Beiträge zur Theologie und Anthropologie des Alten Testaments 6,

(Vandenhoeck&Ruprecht Verlag), Göttingen 2018, S. 39 ff.

7 Zu den Klageliedern des Einzelnen gehören die Psalmen 3–7;11;13;16;17;22–23;26–28;31;35–36; 38;40–43;54;57;59;61;62;64;69;71;86;88;92;102; 109;120;130;140–143. Danklieder des Einzelnen sind Psalm 9;30;32;63;116;118;138; zur typischen Struktur der Klage- und Danklieder s. Gerstenberger, E.S., Arbeitsbuch Psalmen, (Kohlhammer-Verlag), Stuttgart 2015, S. 26.30 f. 32 f.

Lebenswille artikuliert, der diesem Gott keinen Ausweg lässt, als existenziell lebensrettend einzugreifen (Psalm 6,5–6; 30,9–11; 88,10–13 u. a.).

Man kann die Sammlung der Psalmen in der hebräischen Bibel auch als religiös-anthropologische Grundtexte bezeichnen (Janowski 2013), die seit dem frühen antiken Judentum als Textreservoir in den Kontexten gesellschaftlicher und familiärer Zeremonien sowie in der persönlich-meditativen Frömmigkeit verwendet werden (Gerstenberger 2015). Sie versprachlichen konkrete Wahrnehmungsbereiche und Lebenssituationen des Menschen im Dialog mit dem göttlichen Gegenüber[8], die in ihrem inhaltlichen Horizont jedoch nicht begrenzt auf eine literarisch historische Ursprungssituation bleiben. Mit dem Angebot von vorgeprägten Spracheelementen und -strukturen erleichtern sie eine jederzeit wiederholbare Reflexion von spezifischen Erfahrungskontexten und lassen sie nachvollziehbar werden bis hin zu eigenen Erklärungsmustern. Die Sprache der Psalmen ist also genuin darauf angelegt, eigene Lebenskontexte in Verschränkung mit der religiösen Texttradition für sich neu und sinnstiftend zu interpretieren. Entsprechend dem kollektiven hebräischen Menschenverständnis relativiert sich deshalb auch das individuelle „Ich" in den Psalmtexten. Hier spricht vielmehr genuin eine prototypische Person als Identifikationsfigur für die eigene existenzielle Applikation. Von daher ist es auch stringent, dass die Psalmen, die eine exakte und kontinuierliche Überlieferungstradition besitzen, zusammen mit der Tora („Unterweisung-Gesetz": 1.–5. Mose)[9] die „Quelle jüdischen Glaubenslebens" (Schoeps 1980) bilden.

Die typische Sprachform in der hebräischen Poesie der Psalmen ist das Prinzip der paarweisen Anordnung der Versglieder *(parallelismus membrorum)* bzw. der symmetrischen Vollständigkeit. Wolff bezeichnet dies als „synthetisch-stereometrisches Denken": Es „steckt den Lebensraum des Menschen durch Nennung charakteristischer Organe ab und umschreibt so den Menschen als ganzen" (Wolff 2002). Dies hat zur Folge, dass anthropologische Begrifflichkeiten häufig in Parallele zueinander stehen, um Aspekte des Menschen komplementär zu erfassen (Bsp: Psalm 63,2: Leben/Leib; Psalm 84,3: Leben/Herz-Fleisch; Psalm 102,4–6: Gebeine/Herz-Ich/Fleisch). Der Sprechende artikuliert in den Klageliedern der Psalmen mithilfe dieser Metaphorik das Gefühl völliger Gottverlassenheit, er „ruft zu Gott, weil sich durch Anfeindung, Krankheit, Rechtsnot, gesellschaftliche Ächtung und Einsamkeit seine ganze Welt verändert hat. In der Erfahrung dieser Nöte geht es immer um die Erfahrung von Desintegration, also den Ausschluss aus dem Sozialraum der Familie, der Freunde und der gruppenspezifischen Gemeinschaft" (Janowski 2013).

4.4 Krankheit und Heilung in den Psalmen

Im Kontext des jüdischen ethischen Monotheismus gibt es für die Erklärung von Krankheit und Heilung – da sonstige widergöttlich-dämonische oder para-religiöse Mächte keine Wirkung besitzen – nur die Alternative: Der Kranke ist selbst durch fehlerhaftes ethisches und religiöses Verhalten verantwortlich und muss Gott durch ein Schuldbekenntnis um Heilung bitten (Psalm 38) „oder Gott als den Alleinverursacher von Krankheit, damit aber auch von Heilung sehen"[10] (5. Mose 32,39;

---

8 Janowski spricht hier vom „Dialogcharakter", der die anthropologischen Texte der hebräischen Bibel insgesamt auszeichnet.

9 Zum Begriff und Verständnis der jüdischen Tora, s. Nachama, A.,/Homolka, W./Bomhoff, H., Basiswissen Judentum (Herder-Verlag) Freiburg 2015, S. 47 ff.

10 Dahinter steht das religiöse Paradigma, dass Heilung von Gott kommt: „Ich, der Ewige, bin dein Arzt" (2. Mose 15,26); vgl. auch Psalm 30,3; dazu gehört in der jüdischen Gebetstradition, Gott als

Psalm 30,3) (Otto 2005). Der klagende Kranke reflektiert dialektisch zum einen seine existenzielle Verlorenheit als Folge einer Gottvergessenheit und -verlassenheit (Psalm 13,2; 22,2), zum anderen kann er nur in seiner Gottferne den gleichen einen Gott als sein dialogisches Gegenüber um Hoffnung auf Heilung anrufen (Psalm 41,5)

Wie schon dargestellt, wird Krankheit in diesem religiös-anthropologischen Konzept als grundlegende Störung der personalen, sozialen und religiösen Beziehungsidentität reflektiert. Der Mensch erfährt seine Krankheitsphänomene nicht nur als Bedrohung seiner psychosomatischen Integrität, sondern gleichermaßen als soziale Isolation und religiöse Entfremdung und damit als Zerstörung seiner ganzen bisherigen Lebenswelt. Das vorhandene Sprachreservoir der Psalmen bei der Beschreibung der Leidenssituationen ist vielfältig: Zerfallen sind die Glieder (Psalm 22,15; 31,11; 38,6; 42,11 u. a.), der Kranke muss Schmerzen ertragen in seinem Herz und fühlt sich lahm in seiner ganzen Lebendigkeit (Psalm 13,3 u. a.), Angstzustände und körperliche Schwachheit plagen seinen Körper (Psalm 22,16; 69,2–4 u. a.), er sieht sich in den Wassertiefen der Todesnähe (Psalm 88,4–5 u. a.); seine nächsten Angehörigen und Freunde halten Abstand (Psalm 38,12; 41,10; 88,9 u. a.); er fühlt sich von Feinden in Menschen- und Tiergestalt (Hunde, Stiere, Löwen u. a.) umzingelt, die ihn verachten, verspotten, hassen, umzingeln und sein Leben bedrohen (Psalm 3,2; 7,6; 13,5; 17,9; 22,7 f.; 41,6–9; 55,12 u. a.). Es öffnet sich sprachlich in der Reflexion des Kranken ein umfassendes Bedrohungsszenario, das einen Zustand tiefer verzweifelter Einsamkeit beschreibt. Jedoch lassen sich trotz der vielgestaltigen Sprachmotive aus den Textschilderungen keine exakten Krankheitsdiagnosen ableiten, und die eigentlichen Notsituationen der Kranken sind nicht näher identifizierbar. Gegenüber monokausalen Erklärungsversuchen werden die Bedrohungsszenarien im reflexiven Erleben des Sprechenden zu einem subjektiv mehrdimensionalen Gesamtbild zusammengefügt.[11] „Diesem Verständnis von Krankheit gemäß wird auch die Erfahrung der Heilung nicht in medizinischer Terminologie ausgedrückt, sondern als räumliche Rückkehr zum Leben, als „Heraufführung aus der Unterwelt" (Psalm 30,4) durch JHWH geschildert" (Janowski [4]2013). Mit diesem metaphorischen Topos der göttlichen Rettung aus der wassergefluteten dunklen Zisterne (Psalm 30,2; 40,3; 69,2 f.) ist für den Kranken die für ihn elementare Situation der Gottesferne überwunden. Mit der „Zuwendung des barmherzigen Gottes, der vom Tod errettet und ins Leben führt" (Janowski [4]2013), ist im Erleben des Menschen zugleich die Hoffnung auf völlige psychosomatische wie soziale Restitution verbunden. Heilung bedeutet hier im Sinne einer existenziellen Migration zugleich eine umfassende Re-Integration und wiedergewonnene Möglichkeit der Fortsetzung gelingenden Lebens.

Im jüdischen Glaubensleben werden für besondere Lebenssituationen wie bei Krankheitsfällen bezeichnenderweise die Individualpsalmen 6; 30; 41; 88 und 103 als Psalmenrezitationen empfohlen (Nachama et al. 2015, S. 59).[12] Die Verbindung von

---

Heiler aufzurufen, so z. B. im zentralen Achtzehngebet („Amida") s. Ahren, Y., Jüdische Gebete um Gesundheit von Seele und Körper. In: Probst, S. M. (Hrsg.), Die Begleitung Kranker und Sterbender im Judentum. Bikkur Cholim, jüdische Seelsorge und das jüdische Verständnis von Medizin und Pflege. Heintrick & Hentrich Verlag, Berlin, S. 18 f.

11 Gerade dieser Faktor der nicht monokausalen Sicht des Leides macht die entsprechenden Psalmentexte übertrag- und verwendbar; vgl. dazu auch Schoeps, H. J., Ein weites Feld, Haude & Spener, Berlin (1980), S. 131.

12 s. Nachama, A./Homolka, W./Bomhoff, H., Basiswissen Judentum (Herder-Verlag) Freiburg 2015, S. 59; anders als in der christlichen Verwendung werden die Psalmen im Judentum nicht als Gebetstexte verwendet (dies gilt nur für rituell vorgeschriebene Texte), sondern ‚gesprochen' (dankenswerter Hinweis von Prof. Dr. Matthias Morgenstern).

Krankheit und Psalmenrezitationen mag für den modernen Umgang mit Krankheit auf den ersten Blick ungewöhnlich sein. Wie gezeigt wurde, ermöglichen und erleichtern jedoch gerade die Psalmentexte mit dem Angebot von vorgeprägten Sprachelementen und -strukturen die eigene Verarbeitung und Bewältigung von Krankheitserfahrungen. „Im Leben gläubiger Juden spielen Gebete und Segenssprüche eine so wichtige Rolle, dass niemand ihre Bedeutung übersehen kann" (Ahren 2017). Interessanterweise wird im jüdischen Verständnis der Beziehung zwischen Arzt und Patient komplementär „die ärztliche Behandlung der Kranken als auch Gebete"[13] (Ahren 2015) gefordert. Ahren erwähnt hier den Umstand: „Ärzte haben das Recht und die Pflicht, kranke Menschen zu behandeln; diese Arbeit führen Mediziner gewissermaßen im Auftrag Gottes durch. Sie verschreiben Medikamente, operieren usw., und der Ewige, „der alles Fleisch heilt", sorgt für die Genesung der Patienten."[14]. Dem entspricht ein religiös-anthropologisches Identitätskonzept, in dem, wie gezeigt, die Gottesrelation elementar die geschöpfliche Vitalität jedes einzelnen Menschen bestimmt.

Literatur

Ahren Y (2017) Jüdische Gebete um Gesundheit von Seele und Körper. In: Probst SM (Hsrg) Die Begleitung Kranker und Sterbender im Judentum. Bikkur Cholim, jüdische Seelsorge und das jüdische Verständnis von Medizin und Pflege. Heintrick & Hentrich Verlag, Berlin, S 17

Albertz R (1992a) Artikel Mensch II. In: Müller G (Hrsg) Theologische Realenzyklopädie, Bd. XXII. De Gruyter, Berlin, S 464–474

Albertz R (1992b) Artikel Mensch II, TRE XXII, S 465 f.

Di Vito RA (2012) Alttestamentliche Anthropologie und die Konstruktion personaler Identität. In: Janowski B (Hrsg), Der ganze Mensch. Zur Anthropologie der Antike und ihrer europäischen Nachgeschichte. Akademie-Verlag, Berlin, S 133 (zur persönlichen, ökonomischen und rechtlichen Einbettung des hebräischen Individuums s. insg. S 133–138)

Gerstenberger ES (2015) Arbeitsbuch Psalmen. Kohlhammer, Stuttgart

Gmainer-Pranzl F (2018) Migration als locus theologicus. Überlegungen und Anstöße aus interkulturell-theologischer Perspektive. In: von Bendemann R, Tiwald M (Hrsg), Migrationsprozesse im ältesten Christentum (Beiträge zur Wissenschaft vom Alten und Neuen Testament Bd 218); Kohlhammer, Stuttgart, S 279–297

Janowski B (2002) Artikel Mensch IV. Altes Testament, In: Betz HD et al (Hrsg), Religion in Geschichte und Gegenwart (RGG), Bd 5. Verlag Mohr Siebeck, Tübingen, S 1057

Janowski B (2008) Der ganze Mensch im Alten Israel. In: Janowski B (Hrsg), Die Welt als Schöpfung. Beiträge zur Theologie des Alten Testaments 4. Neukirchener Verlag, Neukirchen-Vluyn, S 112; dies geht soweit, dass zahlreiche Funktionen der Körperteile (Ohr, Nase, Hand, Gesicht, Auge, Kopf, Fuß u. a.) in ihrer Kommunikations- und Handlungsfähigkeit als Stellvertreterausdrücker der Person fungieren und bestimmte, s. dazu: Anm. 4, S 36, 55

Janowski B (2009) „Heile mich, denn ich habe an dir gesündigt" (Psalm 41,5): Zum Konzept von Krankheit und Heilung im Alten Testament. In: Thomas G, Karle I (Hrsg), Krankheitsdeutung in der postsäkularen Gesellschaft. Theologische Ansätze im interdisziplinären Gespräch. Kohlhammer, Stuttgart, S 49

Janowski B (2013) Konfliktgespräche mit Gott. Eine Anthropologie der Psalmen. Neukirchener Verlag, Neukirchen-Vluyn, S 36 ff., S 44 [„Wie Unversehrtheit und Gesundheit zur Leibsphäre gehören, so Integrität und Lebendigkeit zur Sozialsphäre" (konstellativer Personenbegriff)]

Janowski B (2016) Wie spricht das Alte Testament von „Personaler Identität"? Ein Antwortversuch. In: Bons E, Finsterbusch K (Hrsg), Konstruktionen individueller und kollektiver Identität (!) Biblisch-theologische Studien 161. Neukirchener Verlag, Neukirchen-Vluyn, S 34

Morgenstern M (2012) Der ganze Mensch der Tora, Anmerkungen zur Anthropologie des rabbinischen Judentums. In: Janowski B (Hrsg), Der ganze Mensch. Zur Anthropologie der Antike und ihrer europäischen Nachgeschichte. Akademie-Verlag, Berlin, S 235–264

Nachama A et al. (2015) Basiswissen Judentum. Herder-Verlag, Freiburg

Otto E (2005) Magie – Dämonen – göttliche Kräfte. Krankheit und Heilung im Alten Orient und im Alten Testament. In: Ritter WH, Wolf B (Hrsg),

---

13 s. Anm. 10, S. 20.
14 Ahren, Y., Anm.10, S. 27 spricht hier davon, dass jeder Arzt als Schaliach Gottes angesehen wird, „der eine heilige Arbeit verrichtet."

Heilung – Energie – Geist. Heilung zwischen Wissenschaft, Religion und Geschäft, Ritter. Verlag Vandenhoeck & Rupprecht, Göttingen, S 208–225

Polak R (2018) Flucht und Migration als „Zeichen der Zeit": Eine Provokation für die Kirche(n) Europas. In: Katholisches Bibelwerk (Hsrg), Bibel und Kirche, Bd 4. Katholisches Bibelwerk, Stuttgart, S 191–198

Schoeps HJ (1980) Ein weites Feld. Haude & Spener, Berlin

Wiesenhütter E (1979) Sinne-Hand-Handlung. In: Wichmann H (Hsrg), Der Mensch ohne Hand oder die Zerstörung der menschlichen Ganzheit. Ein Symposion. dtv, München, S 43

Wolff HW (2002) Anthropologie des Alten Testaments, München

Exkurs: Autonomie und Heimat im Praxis- und Klinikalltag

Stephan M. Probst und André Biakowski

5.1 **Autonomie des Patienten – 48**
5.1.1 Kulturgebundene Wertehierarchien und Arztbilder – 49
5.1.2 Vertrauen als Bedingung realisierter Autonomie und Würde – 50
5.1.3 Ressourcen – 51

5.2 **Der Begriff „Heimat" in der Arzt-Patienten-Kommunikation – 52**
5.2.1 Heimat, Flucht und Migration – 52
5.2.2 Heimisch-Werden und die Verantwortung der Aufnahmegesellschaft – 55

5.3 **Kasuistik: Diagnose Bronchialkarzinom bei einem jesidischen Patienten – 55**

Literatur – 57

© Springer-Verlag GmbH Deutschland, ein Teil von Springer Nature 2020
A. Gillessen, S. Golsabahi-Broclawski, A. Biakowski, A. Broclawski (Hrsg.), *Interkulturelle Kommunikation in der Medizin*, https://doi.org/10.1007/978-3-662-59012-6_5

> Wir alle – Patienten wie Ärzte – suchen im kritischen Umgang unserer Tage die Richtung, wissen um den Wandel, erhoffen ein besseres Verhältnis. Das Haus der Medizin kann nicht wegen Renovierung vorübergehend geschlossen werden. Wir bleiben in Bewegung, im bewußten Übergang von der Medizin als einer bloßen Heiltechnik zu einer Medizin als umfassender Heilkunde (Schipperges 1985).

5.1 Autonomie des Patienten

Weltweit haben sich in der praktisch angewandten Medizinethik vier von Tom L. Beauchamp und James F. Childress formulierte „Prinzipien mittlerer Reichweite" als Grundlage für die Argumentation und Problemlösung in ethischen Konfliktfällen am Krankenbett etabliert. Diese vier Prinzipien sind:
1) Respekt vor der Autonomie des Kranken,
2) das Prinzip der Schadensvermeidung,
3) das Prinzip der Fürsorge für den Kranken sowie
4) die Gerechtigkeit (Beauchamp und Childress 2009).

Gar nicht selten wird Patienten im medizinischen Alltag aber das an allererster Stelle genannte und für uns so fundamentale Prinzip des Respekts vor ihrer Autonomie verwehrt. Dass wir diese Maxime ärztlichen Handelns bei genauerer Betrachtung häufiger als wir glauben verletzen, hat unterschiedliche Gründe. So wird unserer Medizin immer häufiger und zunehmend zu Recht vorgeworfen, dass sie sich in klinischen Entscheidungsprozessen mehr von ökonomischen Erwägungen leiten ließe, als sich am Wohle und den Wünschen ihrer Patienten zu orientieren. Konkret müssen wir uns fragen lassen, ob mittlerweile ökonomische Zwänge unser ärztliches Handeln und damit die Art und Weise, wie wir unsere Patienten führen und aufklären, so stark beeinflussen, dass wir den Menschen aus dem Blick verlieren und Patienten nur noch als Träger von abrechnungsrelevanten Haupt- und Begleitdiagnosen sehen. Sobald wir aber Kranke nicht mehr als Menschen mit individuellen Lebensentwürfen und subjektiven Wertmaßstäben wahrnehmen, verwehren wir ihnen ihr Recht auf authentisch selbstbestimmte Entscheidungen.

Im Praxis- und Krankenhausalltag beschäftigen sich Ärzte heute kaum noch mit den Lebensentwürfen und Wertevorstellungen ihrer Patienten, obwohl diese bei medizinischen Entscheidungen unbedingt berücksichtigt werden müssten. Gezwungenermaßen befassen sie sich aber umso mehr mit administrativen und kaufmännischen Aufgaben, wie etwa der Codierung von DRGs für das pauschalierte Abrechnungssystem und der akribischen Dokumentation erlösrelevanter Maßnahmen.[1]

Eine weitere Gefahr für die Würdigung von Patientenautonomie ist der ebenfalls der Kommerzialisierung geschuldete Personalmangel in unseren Kliniken und Praxen. In der verdichteten und immer patientenferneren ärztlichen Tätigkeit tritt nämlich die Kommunikation und mit ihr der vertrauensfördernde Beziehungsaufbau zum Patienten ganz und gar in den Hintergrund oder wird in die Überstunden engagierter Ärzte verschoben. „So spart die Medizin nicht das Überflüssige ein, sondern sie spart am Kern ihrer Identität", denn die Arzt-Patienten-Beziehung ist, wie der Freiburger Medizinethiker Giovanni Maio formuliert, „kein idealistisches Sahnehäubchen." (Deutsches Ärzteblatt 2013).

Die gelingende und von Vertrauen getragene Beziehung zwischen Arzt und Patient ist die Grundbedingung dafür, dass Patienten überhaupt authentische Autonomie finden

---

[1] 25 % der 2017 durch den Marburger Bund befragten Ärzte im Krankenhaus geben an, mehr als 3 Stunden für Verwaltungstätigkeiten sowie für die Organisation von Themen, die über rein ärztliche Tätigkeiten hinausgehen (z. B. Datenerfassung und Dokumentation, OP-Voranmeldungen) aufwenden zu müssen und ihnen letztlich diese Zeit für den Patientenkontakt fehlen würde.

können. In der Arzt-Patienten-Beziehung müssen sich Ärzte an der subjektiven Wirklichkeit ihrer Patienten orientieren. Dabei begegnen wir in unserer unterdessen sehr diversifizierten Gesellschaft den verschiedensten Lebensentwürfen und pluralen Wertebegründungssystemen, welche jeweils für sich Gültigkeit beanspruchen. Auf sie müssen wir uns im Aufbau einer Beziehung zum Patienten und im Respektieren seiner Autonomie einlassen. Folglich bedroht fehlende interkulturelle Kompetenz bei Ärzten und allen anderen Akteuren im Gesundheitssystem die Realisierung authentischer Patientenautonomie.

In unserer Gesellschaft treffen wir verschiedenste Menschenbilder, Konfliktstrategien, Werteorientierungen, Verhaltenserwartungen und Arztbilder an. Sie sind bei Patienten, ihren Zugehörigen und natürlich auch bei uns professionellen Vertretern des Gesundheitssystems jeweils stark soziokulturell und mitunter auch religiös geprägt. In den Begegnungen zwischen Patienten und Vertretern des Gesundheitswesens können kulturgebundene Vorstellungen von Krankheit, Medizin und Autonomie aufeinander prallen, die in einem geradezu diametralen Verhältnis zueinander stehen. Dies führt regelmäßig zu erschwerter Kommunikation, zu gravierenden Missverständnissen und Wahrnehmungskonflikten mit teils fatalen Folgen. In den resultierenden Konflikten sind, auf den ersten Blick nicht immer erkennbar, aber stets Sach- und Beziehungsebene vermengt.

5.1.1 Kulturgebundene Wertehierarchien und Arztbilder

Das in der individualistischen „Mehrheitsgesellschaft" dominierende Bild von Medizin ist das einer hochspezialisierten naturwissenschaftlich-technischen Medizin. Diese begreift Krankheiten immer mehr auf genetischer und molekularer Ebene und behandelt sie dementsprechend mit modernen molekularen und immunmodulatorischen Therapien oder höchst technisierten apparativen Verfahren. Der Arzt als hochspezialisierter Experte hat die Aufgabe, dem mündigen aufgeklärten Patienten das Ausmaß und die Behandlungsoptionen seiner Krankheit zu erläutern. Auf dieser Grundlage kann und muss der Patient entscheiden, ob und wie er sich behandeln lassen möchte. Seine Autonomie wahrt er vor allem als negatives Abwehrrecht, das bloß sicherstellt, dass er nicht gegen seinen Willen einer medizinisch indizierten Behandlung unterzogen wird.

Menschen, die aber aus anderen Kulturen, vor allem aus eher kollektivistisch geprägten Gesellschaften zu uns kommen, sind es jedoch gewohnt, zuallererst in Loyalität zur schützenden Großfamilie und in kulturellen Normen zu denken und sie begegnen Autoritäten mit großer Machtdistanz. Sie haben ein ganz anderes Arztbild und ganz andere Vorstellungen vom Zweck ärztlicher Aufklärungsgespräche. Oft sind sie von westlich-individualistisch ausgerichteten Aufklärungsgesprächen irritiert und fühlen sich mit ihrem Selbstbestimmungsrecht alleingelassen oder überfordert. Ihre Patientenautonomie zu respektieren heißt, ihre Werteorientierungen, ihr Arztbild, ihre kulturgebundenen Umgangsformen, ihre Religion und Spiritualität, ihre Familienhierarchien, zusammengefasst also ihren Lebensentwurf und ihr Konzept von Würde anzuerkennen.

Indem die medizinische Behandlung so ausgestaltet wird, dass sie in ihre Lebenswelt passt und sich an ihr orientiert, bewahren auch diese Patienten ihre Autonomie, oder anders formuliert: sie finden die Freiheit, ihrem Lebensentwurf auch in Krankheit und existenzieller Bedrohung treu bleiben zu können. Wichtiger als Autonomie im Sinne eines Abwehrrechtes ist diesen Patienten und ihren Familien der Aufbau eines Vertrauensverhältnisses zum Arzt und dass sie sich darauf verlassen können, dass dieser mitfühlend und in Fürsorge für den Kranken handelt. Aus ihrer Sicht steht das Prinzip der Verpflichtung des

Arztes zur Fürsorge über dem Individualrechts des Patienten und sie erwarten vom Arzt keine Neutralität, sondern durchaus ein gesundes Maß an Paternalismus und „Einmischung."

5.1.2 Vertrauen als Bedingung realisierter Autonomie und Würde

Es wird beobachtet, dass Menschen mit Flucht- und Migrationsgeschichte palliativmedizinische und hospizliche Angebote deutlich weniger in Anspruch nehmen als Schwerstkranke und Sterbende aus der Mehrheitsgesellschaft. Gründe hierfür sind sprachliche Probleme und fehlendes Vertrauen, vor allem ist es aber die Sorge der Kranken und ihrer Familien, einer fatalistisch aufgebenden, hoffnung- und würdenehmenden Medizin ausgeliefert zu sein, die keine wirkliche Hilfe anbieten kann. Haben sie durchschaut, dass unsere Medizin mehr kaufmännisches Dienstleistungsgewerbe geworden ist, als dass sie der Grundidentität des Arztseins treu bleiben konnte? Verkörpern wir schon zu sehr ein Arztbild, das mehr einem hochqualifizierten neutralen Experten entspricht als dem eines mitfühlenden, verstehenden und menschlich helfenden Arztes?

Maio betont, dass der Arzt, um tatsächlich als Helfender verstanden werden zu können, den Kranken verstehen muss. Nicht nur bezogen auf seine Symptome, sondern in seiner existenziellen Krise: „Das Moment des Verstehens hat für die Realisierung der Autonomie deswegen eine so zentrale Funktion, weil die Perspektive des Patienten – gerade wenn es sich um schwere Krankheiten handelt – nicht einfach als gegeben betrachtet werden kann." (Maio 2012). Autonomie ist also elementarer Bestandteil jeder Vertrauensbeziehung zwischen Arzt und Patient, die sich nicht bloß als sachliches Vertragsverhältnis versteht, sondern als eine Beziehung, in der die klassischen ärztlichen Tugenden wie Fürsorge und Empathie gelebt werden.

Nicht selten stellt sich den Patienten bei existenziell bedrohlichen Diagnosen die Frage nach der eigenen Verortung – dem eigenen Bezug zu sich selbst. Bei Migranten und Personen mit Fluchthintergrund bezieht sich dieser Begriff oft mit einer inneren sehnsuchtsgeprägten Projektion auf einen physischen Ort oder auf ein religiöses, transzendentes Vertrauen sowie auch Anklagen. Diese Regression in einer Art inneren Revue mit gelernten Werten und einer religiösen Verortung des eigenen Ichs, kann als orts- oder identitätsgebundenes Heimatverständnis begriffen werden. Der Patient setzt so der Unausweichlichkeit des eigenen Todes die Verbindlichkeit der Selbstdefinition durch Hinterfragung und Hoffen als Abwehrmechanismus entgegen. Für ihn sind weniger die molekularen Marker des Tumors wichtig, als das Verständnis und die professionelle Empathie des behandelnden Arztes für seine individuelle Situation.

Hierfür bedarf es eines Dialogs, welcher interkulturelle Kompetenzen und echte empathische Neugier des Arztes voraussetzt und damit das Vertrauen in die (altruistischen) Motive des Arztes seitens des Patienten fördert. Letztlich ist das Vertrauen auch für den behandelnden Arzt von großer Bedeutung, ist er doch auf „befreite" Rückmeldungen – die Mitarbeit – des Patienten zum Behandlungsverlauf angewiesen (Steinfath und Wiesemann 2016). Die vertrauensvolle Beziehung zwischen Patienten und Arzt entscheidet maßgeblich über den Erfolg des ärztlichen Tuns mit und basiert auf dem Dialog (Schmidt 2017).

> **Empathie kann Sprachbarrieren in der Arzt-Patienten-Kommunikation abschwächen und unter Einbeziehung eines kulturgeprägten (subjektiven) Krankheitsverständnisses Vertrauen in die Behandlung aufbauen.**

All diese aufgeführten vertrauensbildenden sowie kultursensiblen Aspekte sollten in der Ausgestaltung der Arzt-Patienten-Beziehung berücksichtigt werden, nicht zuletzt da sie die Würde und das kulturgeprägte

Seinsverständnis des Patienten berühren. Doch im Aspekt der Würde verortet sich jeder Patient individuell, mit seinem Rechtsempfinden, seinen kulturellen oder religiösen Werten sowie mit seinen ethischen und moralischen Prinzipien. Die Würde des Menschen findet so in der Patientenautonomie als moralisches Prinzip direkte Anwendung.

„Nicht der Arzt als wissenschaftlich ausgewiesener und überlegener Experte, sondern der Patient als Experte seines eigenen Lebens soll letztlich über die Mittel und Ziele ärztlichen Handelns entscheiden. Dem Patienten steht es zu, das ärztliche Handeln durch seine Einwilligung zu autorisieren." (Wiesemann und Simon 2013). Gute selbstbestimmte Entscheidungen bedürfen aber neben einer emotionalen natürlich auch der fachlichen Entscheidungsgrundlage. Das heißt der Arzt muss den Patienten verstehen und der Patient muss den Arzt verstehen – erst im wirklichen gegenseitigen Verstehen wird der Patient zur Realisierung seiner authentischen Autonomie befähigt.

5.1.3 Ressourcen

Zeit: Wie viel Zeit bleibt dem Arzt neben der „Versorgung" noch für ein individuelles Gespräch? Ist der Wunsch nach gelingender interkultureller ärztlicher Kommunikation im Klinik- und Praxisalltag realistisch? Zwei Drittel der Krankenhausärzte, befragt wurden 6200 angestellte Ärzte, erklären laut dem MB-Monitor 2017 des Marburger Bundes, dass sie für die Behandlung ihrer Patienten nicht genügend Zeit zur Verfügung hätten. Die durchschnittliche Arbeitszeit der Ärzte beträgt laut des Reports 2017 51,4 h pro Woche. Ein Fünftel der angestellten Ärzte in den Krankenhäusern arbeitet mehr als 60 h und bis zu 80 h pro Woche (Marburger Bund 2017). Strukturell könnte nur eine Entbürokratisierung zeitliche Ressourcen der Ärzte für den steigenden Bedarf an kultursensibler und damit zeitaufwendiger Kommunikation freisetzen.

Personal: Das Deutsche Krankenhausinstitut (DKI) prognostizierte bis 2019 einen Mangel von 37.400 Ärzten in Deutschland (Bundesamt für Migration und Flüchtlinge 2011). Besonders Psychiatrie und Innere Medizin sind davon in den Kliniken besonders betroffen, da viele Assistenzarztstellen in den Krankenhäusern unbesetzt bleiben. In ländlichen Regionen werden sich auch für Menschen mit Flucht- und Migrationshintergrund in der psychologischen Beratung sowie psychiatrischen Betreuung immer längere Wartezeiten ergeben. Hinzu kommt, dass ggf. Klinikärzte vermehrt aus dem Klinikalltag aussteigen. Somit wird die Personaldecke in den Krankenhäusern vor allem in den beiden genannten Fachgebieten noch dünner. Einen Ausweg aus dieser Dynamik sehen manche in einem forcierteren Anerkennungsverfahren von ausländischen Ärzten.

Sprache: Greift man an dieser Stelle die paternalistische Befähigung zur Patientenautonomie durch den Arzt sowie den Begriff des „Raumes" nochmals auf, so ist es unabdingbar, den Aspekt der Sprache aus zwei Perspektiven zu beleuchten. Auf der sprachlichen Ebene stellt sich die Frage nach einer zur Patientenautonomie befähigenden Übersetzung. Ist diese eine rein fachliche, so würde ein zugelassener Dolmetscher ausreichen, der 1:1 übersetzt. Doch daraus würde sich keine Befähigung zu authentischen Entscheidung ergeben, da gerade Patienten mit Flucht- und Migrationshintergrund möglicherweise eine Diagnose in ihrer Sprache nicht im gemeinten Sinne aufgreifen, sondern in einen kulturellen und oft auch religiösen Bezug setzen. Eine Befähigung durch den Arzt sowie durch den Dolmetscher würde erst dann erfolgen, wenn diese Bezüge im Rahmen der Übersetzung „mitübersetzt" bzw. erfasst werden würden/können.

Zusammengefasst stellt sich die interkulturelle Kommunikation in der Medizin zur Befähigung zu guten Entscheidungen im Praxis- und Klinikalltag immer in das Spannungsfeld der Ressourcen Zeit, Personal und der Sprache sowie der interkulturellen

Kompetenz des jeweiligen Arztes. Grundlage jedoch für ein gelingendes (interkulturelles) Arzt-Patienten-Verhältnis ist in jedem Falle Empathie und das gewisse Mehr, als „nur" ein guter Organspezialist zu sein. Di Ein daraus zu entwickelndes Beziehungsmanagement zum Patienten schafft beidseitiges Vertrauen. Darüber hinaus bietet es dem Arzt die Möglichkeit, das individuelle Verständnis des Patienten von Autonomie und Ein daraus zu entwickelndes subjektiven Heimatbegriff mit in die Therapiekonzeption einzubeziehen und Verhaltensmuster aufgrund verschiedener Werteausprägungen nachvollziehen zu können.

> Autonomie und Fürsorge stehen keineswegs im Widerspruch zueinander, sondern bedingen sich gegenseitig und spielen im Klinik- und Praxisalltag eine zentrale Rolle. Ärzte müssen eine advokatorische Haltung einnehmen und dem Patienten die Fürsorge geben, die ihn zu authentisch autonomen Entscheidungen befähigt. Ziel muss stets sein, im Dialog mit dem Patienten, unter Einbeziehung seiner biografischen, kulturellen aber auch religiösen Prägungen und Werte, ein für ihn stimmiges Therapiekonzept auszugestalten.

5.2 Der Begriff „Heimat" in der Arzt-Patienten-Kommunikation

Kaum ein Aspekt spielt bei der Betrachtung interkultureller Kommunikation mit Menschen mit Flucht- und Migrationshintergrund eine so elementare Rolle, wie der der Heimat. Der Begriff *Heimat* ist schwer zu fassen und sein Gebrauch mitunter kontrovers. Was Heimat ist, müssen viele in unserer Zeit dadurch erfahren, dass sie ihnen verloren geht. An die Stelle der durch Migration oder Flucht verlorenen Heimat rückt ihr Gegenteil: *die* Fremde.

Wenn *die* Ferne oder *die* Fremde das Gegenteil von Heimat ist, dann ist diese an bestimmte Orte gebunden und für die meisten hat sie daher mit geografisch assoziierten Traditionen, Mythen, Festen, Sprachen, Liedern, Speisen, Dialekten, Geschichte, Sitten und Bräuchen und den dort vor allem in Kindheit und Jugend gesammelten positiven emotionalen Erfahrungen zu tun. Ohne Heimat fehlt aber nicht nur ein vertrauter Ort, es fehlt die Ressource eben dieser emotionalen Erfahrungen und elementaren Gefühle von Sicherheit, Zugehörigkeit, Geborgenheit, Vertrautheit, Anerkennung, Verstehen und Verstanden-Werden. Das Gegenteil von Heimat ist damit nicht nur „*die* Fremde", sondern auch „*das* Fremde": das Fremde, das das Gefühl von Entfremdung gebiert und existenzielle Ängste auslöst.

5.2.1 Heimat, Flucht und Migration

Das grundlegende Bedürfnisse nach Sicherheit und Zugehörigkeit kann als eines nach dem Geborgenheitsraum Heimat zusammengefasst und übersetzt werden. Folgt man Maslows Theorie der gestuften Bedürfnisse (Maslow 2018), kann man kühn formulieren, dass die Verwurzelung in einer Heimat die Voraussetzung dafür ist, dass Menschen überhaupt nach Achtung und Selbstverwirklichung, also nach Realisierung ihrer Autonomie streben.

Die Philosophin Karen Joisten beschreibt Heimat als ein Idealgefüge menschlichen Lebens, in dem der Mensch durch die Grundphänomene des Sich-Begegnens, Sich-Ortens und Sich-Zeitigens seine Identität bildet, sich entwickelt und voranschreitet, was aber nur ummantelt vom Grundgefühl der Sicherheit möglich ist. Für sie ist Heimat ohne Heim, ohne Wohnort, an dem der Mensch sich geborgen fühlt, nicht zu denken (Joisten 2003).

Auch der Verhaltensforscher Konrad Lorenz betont die Bedeutung des Wohnortes in der Kindheit, wenn er vom nicht zu unterschätzenden Gefühl der Sicherheit im Zusammenhang mit Heimat spricht. Er versteht Heimat als etwas „sehr Vertrautes, eine aus der Kindheit bekannte Landschaft, das Innere eines vor langer Zeit bewohnten Hauses oder das Antlitz eines alten Freundes" und erinnert daran, dass jeder das Phänomen der mit Heimat assoziierten „eigenartigen Lustgefühle" kenne, die von existenziellen Ängsten befreien und das beruhigende Gefühl von Sicherheit vermitteln können, „das weit mehr bedeutet, als ein bloßes Beseitigen der Angst. […] wir alle unterschätzen, wie sehr uns dauernd die Angst im Nacken sitzt und wie sehr wir uns nach Sicherheit sehnen!" (Lorenz 1977).

5.2.1.1 Jahrhundert der Flüchtlinge

Das 21. Jahrhundert wird bereits als das Jahrhundert der Flüchtlinge bezeichnet und es lässt sich eine Zäsur im Nachdenken über Heimat beobachten. Große Migrationsbewegungen sind nicht mehr die Ausnahme in einer an sich stabilen Welt, sondern im Gegenteil ist permanente Migration zur „Normalität" geworden (Hüppauf 2007). Weil Zeit und Ort der Kindheit an Bedeutung verlieren und für viele das, was ihre Heimat war, in Krieg und Chaos versinkt, wird ihre Fähigkeit, sich neue Heimaten zu schaffen, überlebenswichtig, denn das Bedürfnis nach einer Heimat als „Geborgenheitsraum" bleibt.

Im Zeitalter der Globalisierung ist Migration jedoch nicht immer nur Schicksal und Stigma, sondern gilt manchen als Privileg und Chance. Migration ist für sie ein neuer, freiwillig gewählter Lebensstil und Flexibilität hat in postmodernen Gesellschaften als neues Ideal längst lineare Lebensläufe und Sesshaftigkeit abgelöst. Der Autor und Publizist Christian Schüle nennt die Epoche der Globalisierung die Epoche der Heimatlosen.

Tatsächlich nimmt die Bedeutung des geografischen Raumes für die Konstitution von Heimat ab, während die Bedeutung emotionaler Kategorien zunimmt. Heimat ist immer weniger Ort, aber immer mehr Gefühl. Die sich daraus ergebene Vulnerabilität der Flüchtlinge, durch das unfreiwillige Verlassen von Heimat als Geborgenheitsraum, ist naturgemäß größer als jene bei Migranten oder Spätaussiedlern. Je unfreiwilliger und erzwungener die Migration geschieht, desto geringer ist das Gefühl, das Geschehen und sein Schicksal unter Kontrolle und in Händen zu haben. Erzwungene Migration und Flucht gehen mit massivem Stresserleben und einem hohen Risiko anhaltender psychischer Belastung einher (Kizilhan und Beremejo 2009).

Sich eine neue Heimat zu schaffen, erfordert von allen enorme Lern- und Anpassungsleistungen, oft über Generationen hinweg. Migration ist nicht nur ein Ortswechsel, sondern ein Wechsel von einer gewohnten Kultur in eine andere, fremde Kultur. Alles, was in der alten Heimat verwurzelt ist, kann in der Ankunftskultur infrage gestellt werden: alle Erfahrungen, alles Selbstverständnis, Identitäten und oft auch die Religion. Diese Entwurzelung aus der Heimat stürzt Migranten und vor allem Flüchtlinge, die jeden Rückbezug zu ihrer Heimat verlieren, in ein Gefühlschaos aus Angst, Scham, Entfremdung und Orientierungslosigkeit – sie verlieren die Sicherheit und Geborgenheit, die die Heimat geben konnte. Sluzki untersuchte die Migrationsprozessen eigene Verlaufsdynamik von Emotionen und Belastungen und beschrieb verschiedene Phasen, die nahezu regelhaft bei Migranten zu beobachten sind (◘ Abb. 5.1).

In der ersten, mit dem Migrationsakt zusammenfallenden Phase erfolgt die Ablösung von der Heimat und der Heimatkultur. Diese Ablösung wird von der Hoffnung auf ein besseres Leben, aber auch von Angst und Trauer, von Erwartungen an das Aufnahmeland und Erfolgsgefühlen über den gelungenen Abschied vom Heimatland begleitet.

Die Migrations-Phasen nach C. Sluzki

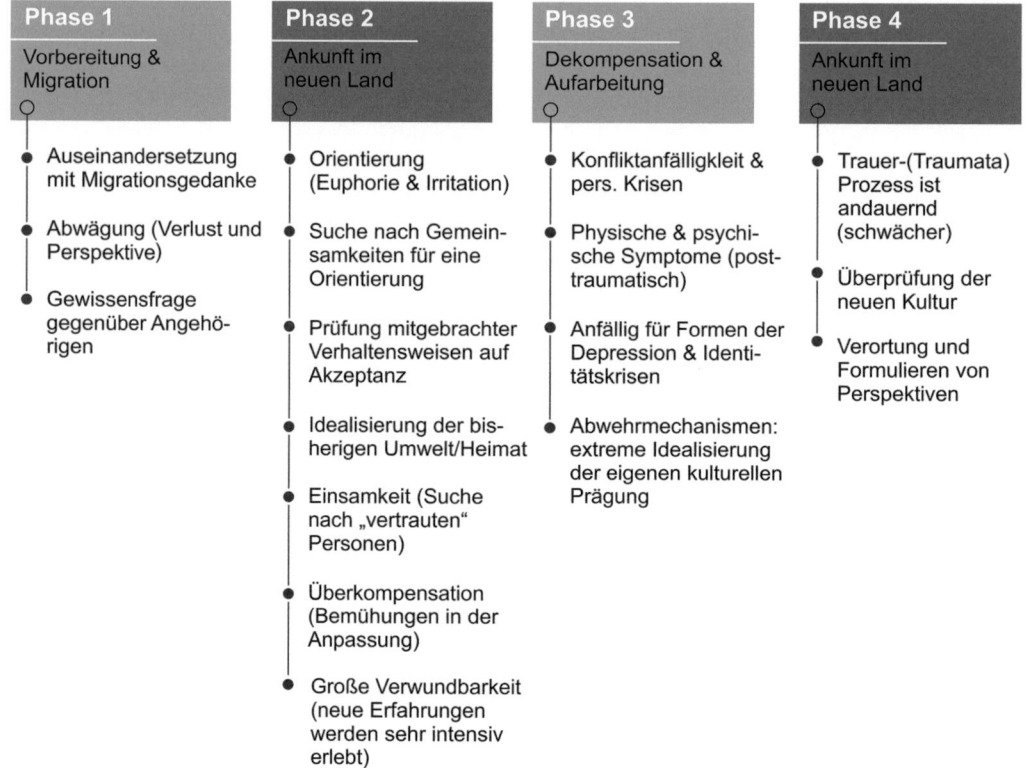

◘ Abb. 5.1 Schematische Darstellung der Migrations-Phasen nach C. Sluzki

In der nachfolgenden Phase folgt die Integration in die Aufnahmekultur. Sluzki nennt diese Phase die Phase der kritischen Integration. Sie geht mit Episoden der Überkompensierung und solchen der Dekompensation einher. Zum einen beherrschen Sorgen, Nöte und Ängste um die Existenzsicherung, der Kampf um Selbstbehauptung und die Trauer um den Verlust des Zurückgelassenen die Emotionen. Zugleich ist es aber auch die Phase der Auseinandersetzung mit der Aufnahmekultur, der Identitätsrekonstruktion oder Formierung einer neuen, unter Umständen hybriden oder bikulturellen Identität.

In der letzten Phase nach Sluzki folgen generationsübergreifende Anpassungsprozesse, in denen bei gelingender Integration in das Aufnahmeland bi- bzw. mehrkulturelle Identitäten entstehen. Typischerweise finden nun Auseinandersetzungen zwischen den Generationen in Familie und Gesellschaft statt, in deren Folge sich in den nachgeborenen Generationen neue Werte und Lebensstile ausbilden. Familiäre Narrative, Mythen und Traditionen verändern sich (Sluzki 2001).

Wielant Machleidt erweiterte das Modell der Emotionslogik im Migrationsprozess zu seinem Denkmodell der „kulturellen Adoleszenz". Darin beschreibt er Ähnlichkeiten der Integrationsschritte und Krisen, die Migrationsprozesse bei Neuankömmlingen auslösen, mit den Entwicklungsschritten und kritischen psychischen Episoden der Adoleszenz (Machleidt 2013). Es gibt verblüffende

Parallelitäten zwischen der Integration von Adoleszenten in die Gesellschaft ihrer Heimat und der Integration von Migranten in die Aufnahmegesellschaft, also dem was wir „das Schaffen einer neuen Heimat" nennen. Hierzu müssen die das Gefühl von Heimat konstituierenden Stimuli und Kräfte beim erwachsenen Migranten wiederbelebt und adoleszente Entwicklungsdynamiken reaktiviert werden.

Aber das alleine reicht für das Schaffen einer neuen Heimat nicht aus, denn wie der Heranwachsende, braucht auch der Migrant die Sicherheit und Geborgenheit des Ortes, der zur Heimat wird. Topografisch und viel mehr noch sozial. Die sogenannte „Willkommenskultur" als neue Qualität im Umgang mit Einwanderern und Flüchtlingen sieht Machleidt als die Übernahme einer „Elternersatzfunktion" zum Wohlergehen der Schutzsuchenden und in ihr die unbedingte Voraussetzung dafür, dass die Neuankömmlinge Heimatgefühle entwickeln können (Machleidt 2017).

Ohne einen humanitären Umgang mit Zuwanderern und die gesamtgesellschaftlich verantwortete Integrationsaufgabe (also Übernahme der „Elternfunktion") werden die Zuwanderer keine Sicherheit, keinen „Geborgenheitsraum" und damit keine Heimat finden können.

5.2.2 Heimisch-Werden und die Verantwortung der Aufnahmegesellschaft

Das Heimisch-Werden oder Rekonstituieren von Heimat bedeutet für Migranten und vor allem für Flüchtlinge zunächst Trauerarbeit, die dann in Identitätsarbeit übergeht. Dabei gelingt es ihnen im Idealfall, generationenübergreifend eine hybride Identität zu formieren und kohärente Narrationen gegen den Verlust von Identität und Sinn herzustellen. Der Verlust der alten Heimat muss nicht zwangsläufig Verlust und Schicksal für Generationen sein, sondern kann durchaus als logischer Veränderungsprozess verstanden werden (Vojvoda-Bongartz 2012). Um eine neue Heimat als emotionalen, geistigen, virtuellen oder tatsächlichen Raum herzustellen, müssen Migranten neue Zugehörigkeiten und soziale Beziehungen aufbauen und in sich selbst zwischen sich teils widerstrebenden Zugehörigkeitsgefühlen aushandeln.

5.3 Kasuistik: Diagnose Bronchialkarzinom bei einem jesidischen Patienten

Ali B., ein jesidischer Kurde, kam zusammen mit einigen Familienmitgliedern 2005 als Flüchtling aus dem Irak nach Deutschland. Sein Sohn Heydar B., zu welchem er aus dem Irak floh, hatte das Land bereits 1980 verlassen, in Deutschland Arbeit gefunden und eine Familie gegründet. Die Enkelin von Ali B. (Nareen D.) ist zum Zeitpunkt des im Folgenden beschrieben Krankheitsverlaufes 25 Jahre alt. Während der onkologischen Therapie waren sein Sohn Heydar B. sowie die Enkelin Nareen D für die Onkologen Hauptansprechpartner und beide fungierten in der (inter-)kulturellen) Kommunikation zwischen Ärzten und Ali B., der weder Englisch noch Deutsch verstand, als Dolmetscher.

Diagnostik und Therapieverlauf
2007 erkrankte Ali B. an einem kleinzelligen Bronchialkarzinom, welches bei Diagnosestellung schon metastasiert war und mit einer palliativen Chemotherapie behandelt wurde. Nach sechs Zyklen Chemotherapie waren nur noch geringfügige Residuen der Tumormanifestationen nachweisbar. Wegen des nicht ganz komplikationsfreien Verlaufs der aktiven Tumortherapie, des fehlenden kurativen Ansatzes sowie des bald wieder zu erwartenden Rezidivs wurde auf eine prophylaktische Hirnbestrahlung verzichtet. Ein Vierteljahr nach Abschluss der Chemotherapie erkrankte der inzwischen 82-jährige Ali B. und litt unter hohem Fieber, Luftnot und

Husten. Bei den Aufnahmeuntersuchungen in der Notaufnahme des Krankenhauses stellte sich schnell heraus, dass der akuten Verschlechterung des Zustandes von Ali B. eine ausgedehnte Pneumonie zugrunde lag, die durch ein fulminantes Tumorrezidiv mit Verlegung des linken Hauptbronchus begünstigt worden war. Der Zustand des Patienten war als lebensbedrohlich eingestuft und sofort eine Antibiotikatherapie eingeleitet worden. Weil die Familienangehörigen im Gespräch mit dem diensthabenden Arzt der Notaufnahme die Durchführung aller zur Verfügung stehenden lebensverlängernden Maßnahmen einforderten, wurde Ali B. auf die Intensivstation aufgenommen, wo er noch in der gleichen Nacht wegen respiratorischer Erschöpfung intubiert und eine invasive Beatmung begonnen werden musste.

Auf der Intensivstation zweifelten einige Pflegekräfte die Indikation zur intensivmedizinischen Behandlung an, da der 82-Jährige „sowieso in Kürze an seinem Tumor sterben würde" und die „Behandlung der Pneumonie nur die unmenschliche Verlängerung eines Sterbens" bedeute und als „Futility" bezeichnet werden müsse. Zudem sorgten die häufigen und ausgedehnten Besuche durch viele Mitglieder der sehr großen Familie B. für Unmut, zumal die Besucher sich auch nicht an Besuchszeiten halten wollten und den Sinn der festgelegten Besuchszeiten nicht nachvollziehen konnten. Trotz der ungünstigen Vorzeichen gingen die Entzündungsparameter unter der Antibiotikatherapie rasch und deutlich zurück und die respiratorische Situation verbesserte sich zusehends, sodass Ali B. wieder extubiert und nach 10 Tagen von der Intensivstation entlassen werden sollte. Die Ärzte der Intensivstation nahmen Kontakt mit ihren Kollegen der Palliativstation auf, um ein palliativmedizinisches Konzept zu planen. Es erschien klar, dass bei dem geschwächten Patienten eine erneute Chemotherapie zur Behandlung des Rezidivs nicht möglich sei und dass bei erneuter Verschlechterung von einer wiederholten Intubation abgesehen werden sollte. Ali B. sollte zur „best supportive care" und zur Begleitung des in naher Zeit zu erwartenden Sterbens am Tumor auf die Palliativstation verlegt werden.

Herausforderungen in der interkulturellen Kommunikation im Arzt-Patienten-Verhältnis

Ein Arzt der Intensivstation und ein Palliativmediziner versuchten, dem Sohn (Heydar B., 50 Jahre) und der Enkelin (Nareen D., 25 Jahre) das vorgeschlagene Prozedere zu erläutern. Dies wurde von der Familie aber als ein zu frühes Aufgeben angesehen. Da Ali B. jedoch soweit stabil war, dass er wieder sprechen konnte und ausdrücklich von der Intensivstation verlegt werden wollte (weil er sich dort unwohl fühlte), stimmte die Familie der Verlegung auf die Palliativstation zu, vor allem, weil dort mit einem zur Verfügung stehenden großen Einzelzimmer, vorhandener Küche und großem Wohnzimmer eine gute Infrastruktur für die begleitende Familie gegeben war.

Auf der Palliativstation nutze Familie die Möglichkeiten, sich um die Pflege und Versorgung ihres Familienoberhauptes zu kümmern und war rund um die Uhr mit 5-10 Personen um den Kranken versammelt. Die Familie nahm im Krankenzimmer auf der Erde auf Kissen sitzend die gemeinsamen Mahlzeiten ein, lud dazu auch immer wieder Personal der Palliativstation ein und versorgte, wusch und fütterte den Kranken selbst. Der Sohn Heydar war aufgrund seiner Position in der Familienhierarchie Hauptansprechpartner für zu treffende medizinische Entscheidungen und die Enkelin Nareen, die am besten Deutsch sprach fungierte regelmäßig als Übersetzerin. Sie deutete jedoch an, dass sie zwar die vorliegende Situation und die Sichtweisen des Stationsteams verstehe, sie also verstanden habe, dass eine Chemotherapie eher Leben verkürzen als verlängern könne und der Verlauf der Erkrankung unumkehrbar und zwangsläufig tödlich sein werde, dass sie dies so aber aus Loyalitätsgründen nicht der Familie und schon gar nicht dem Großvater übersetzen könne. Die

Kultur der Familie verbiete es, dem Kranken durch solch pragmatische Aussagen alle Hoffnung zu zerstören. Der Sohn Heydar, der die Situation ebenso begriff, fragte dennoch täglich bei den Visiten, ob man nun nicht doch mittlerweile mit einer Chemotherapie beginnen könne und wollte immer die Hoffnung bestätigt bekommen, alles könne wieder gut werden.

Abschied und Trauer
In den folgenden Tagen verlor Ali B. für alle erkennbar deutlich an Kräften und seine Atemnot nahm signifikant zu. Sein Appetit wurde immer schlechter und die Familie ließ nichts unversucht, ihm etwas zu kochen oder zu kaufen, was ihm doch schmecken könnte. Die Enkelin Nareen wurde von einer Schwester der Palliativstation gefragt, ob ihr Großvater nicht doch besser zu Hause, im Kreis der Familie sterben solle, schließlich sei alles, was im Krankenhaus getan würde, mithilfe eines SAPV-Teams auch zu Hause möglich. Die Enkelin konnte dies jedoch nicht mit der Familie besprechen, da diese an der Meinung festhielt, dass Ali B. im Krankenhaus am besten geholfen werden könnte. Die Enkelin verstand die Erläuterungen, dass der Sterbeprozess unterdessen langsam einsetzte und das Bedürfnis zu essen und zu trinken infolge dessen nachließ. Wenige Tage später starb Ali B. Sein Sohn versuchte, den Leichnam über mehrere Minuten wiederzubeleben, wovon er nicht abgehalten wurde. Als er den Tod seines Vaters realisierte, schlug er sich blutig und brüllte laut vor Trauer. Die anwesenden älteren Frauen rissen sich Haare aus, bis der Boden mit ausgerissenen Haaren bedeckt war und wehklagten sehr laut. Der Enkelin Nareen war das Trauern ihrer Familie unangenehm, sie wirkte hin und hergerissen und entschuldigte sich immerzu beim Stationspersonal, das im ersten Moment von der Trauerreaktion auch irritiert war und die Nachbarstation davon abhalten musste, den Wachdienst zu informieren.

Literatur

Beauchamp TL, Childress JF (2009) Principles of biomedical ethics. Oxford University Press, Oxford

Bundesamt für Migration und Flüchtling (2011) Möbius, Claudia, Anerkennung und Berufszugang für Ärzte und Fachärzte mit ausländischen Qualifikationen in Deutschland, S 8

Deutsches Ärzteblatt (2013) Ökonomisierung der Medizin: Die Grenzen des Marktes. Dtsch Ärztebl 110:1134–1136

Hüppauf B (2007) Heimat – Die Wiederkehr eines verpönten Wortes. Ein Populärmythos im Zeitalter der Globalisierung. In: Gebhard G, Geisler O, Schröter S (Hrsg) Heimat, Konturen und Konjunkturen eines umstrittenen Konzepts. transcript, Bielefeld

Joisten K (2003) Philosophie der Heimat – Heimat der Philosophie. Akademie, Berlin

Kizilhan J, Beremejo I (2009) Migration, Kultur, Gesundheit. In: Bengel J, Jerusalem M (Hrsg) Handbuch der Gesundheitspsychologie und Medizinischen Psychologie. Hogrefe, Göttingen

Lorenz K (1977) Die Rückseite des Spiegels. Versuch einer Naturgeschichte menschlichen Erkennens. dtv, München

Machleidt W (2013) Migration, Kultur und psychische Gesundheit. Kohlhammer, Stuttgart

Machleidt W (2017) Präventionsrede 2017. In: Kerner HJ, Marks E (Hrsg) Internetdokumentation des Deutschen Präventionstages, Hannover 2017. ► www.praeventionstag.de/Dokumentation.cms/3670. Zugegriffen: 24. Aug. 2018

Maio G (2012) Mittelpunkt Mensch: Ethik in der Medizin. Ein Lehrbuch. Schattauer, Stuttgart

Marburger Bund (2017) MB-Monitor 2017 – Ärztliche Arbeitsbedingungen, Zusammenfassung, S 2

Maslow AH (2018) Motivation und Persönlichkeit. Rowohlt, Reinbeck bei Hamburg (Erstveröffentlichung 1981)

Schipperges H (1985) Homo patients, Zur Geschichte des kranken Menschen. Piper, München

Schmidt R (2017) Interkulturelle Medizin und Kommunikation, Transkulturelle Kompetenz und Resilienz fördern die Integration. BoD, Norderstedt, S 45

Siebener M, Machleidt W (2015) Seelen ohne Heimat: Zur Situation von Asylsuchenden in Deutschland. Psychiatr Prax 42:175–177

Sluzki C (2001) Psychologische Phasen der Migration und ihrer Auswirkungen. In: Hegemann T, Salman R (Hrsg) Transkulturelle Psychiatrie. Konzepte für die Arbeit mit Menschen aus anderen Kulturen. Psychiatrie Verlag, Bonn

Steinfath H, Wiesemann C (2016) Autonomie und Vertrauen, Schlüsselbegriffe der modernen Medizin. Springer VS, Wiesbaden, S 103

Stolz R (1997) Kommt der Islam? Die Fundamentalisten vor den Toren Europas. zitiert nach: Bielefeldt H (2008) Das Islambild in Deutschland. Zum öffentlichen Umgang mit der Angst vor dem Islam. Deutsches Institut für Menschenrechte, Berlin

Vojvoda-Bongartz K (2012) „Heimat ist (k)ein Ort. Heimat ist ein Gefühl": Konstruktion eines transkulturellen Identitätsraumes in der systemischen Therapie und Beratung. Kontext 43:234–256

Wiesemann C, Simon A (2013) Patientenautonomie – Theoretische Grundlagen, Praktische Anwendungen. Mentis, Münster

Sprachbarrieren und Dolmetscher im Praxis- und Klinikalltag

Inhaltsverzeichnis

Kapitel 6 Übersetzungsprozesse in der Arzt-Patienten-Kommunikation – 61
Stefanie Merse

Kapitel 7 Die Sicht einer Geflüchteten: „Wie eine Larve im Kokon" – 73
Hiba Nasab

Kapitel 8 Integration durch Qualifizierung und Anerkennung im Gesundheitswesen – 77
Barbara Rosenthal

Kapitel 9 Interkulturelle Kommunikation bei der Untersuchung der Gesundheitsämter – 83
Ute Teichert und Solmaz Golsabahi-Broclawski

Übersetzungsprozesse in der Arzt-Patienten-Kommunikation

Stefanie Merse

6.1 Verbale, nonverbale und paraverbale Kommunikation – 62

6.2 Aufbau eines kommunikativen Vertrauensverhältnisses – 63

6.3 Kontaktformen und der immanente Bezugsrahmen – 64

6.4 Prozesse und Phasen des Dolmetschens – 65

6.5 Laiendolmetscher vs. professionelle Dolmetscher – 68

6.6 Sprach- und Kulturmittler – 69

Literatur – 70

© Springer-Verlag GmbH Deutschland, ein Teil von Springer Nature 2020
A. Gillessen, S. Golsabahi-Broclawski, A. Biakowski, A. Broclawski (Hrsg.), *Interkulturelle Kommunikation in der Medizin*, https://doi.org/10.1007/978-3-662-59012-6_6

6.1 Verbale, nonverbale und paraverbale Kommunikation

Kommunikation ist ein entscheidender Faktor für die Verständigung zwischen Menschen. Besonders in der Arzt-Patienten-Beziehung ist der Kommunikationsanteil mit 80 % sehr hoch. Bei Personen, welche aus dem gleichen Sprachraum stammen und über eine gemeinsame Muttersprache verfügen, liegt die Annahme sehr nahe, dass die gemeinsame Sprache auch automatisch meist richtig verstanden wird. Erst wenn die Sprachen oder Dialekte sehr verschieden sind, wird der Unterschied bewusst wahrgenommen (Abschn. 4.3.1, Driesch). Bei einer Reflexion über die Kommunikation und den damit verbundenen Zweck einer Verständigung wird fraglich, wie sicher der Austausch von Informationen zwischen zwei Parteien wirklich ist. Grundsätzlich besteht die zwischenmenschliche Kommunikation aus den in Folgenden kurz dargestellten Formen (Abb. 6.1).

Durch die bewusste Sensibilisierung für die verschiedenen zusammenwirkenden Kommunikationsformen und ein sicheres kulturelles Verständnis füreinander kann aktiv eine gute Kommunikationsbasis geschaffen werden.

Form	Ausprägung
Verbale Kommunikation	Umfasst die Übermittlung einer Botschaft über das gesprochene Wort. Über diese rein auditive Wahrnehmung werden weniger als 10 % der übermittelten Informationen wahrgenommen [1]. Unklar bleibt, welche 10 % der gesendeten Botschaft aufgenommen werden und welche 90% davon verloren gehen.
Nonverbale Kommunikation	Übermittlung von Informationen über die Körpersprache durch Mimik, Gestik und Körperhaltung. Der Einsatz der nonverbalen Kommunikation erfolgt meist unbewusst. Rund 80% der gesendeten Informationen werden in der interpersonellen Kommunikation nonverbal adressiert und rezipiert [2]. **Mimik:** Es gibt Basis-Emotionen wie Freude, Trauer, Furcht, Ärger, Überraschung, Ekel und Verachtung. Das Lächeln wird weltweit häufiger richtig gedeutet und gilt in allen Kulturen als universal. Damit stellt das Lächeln die wichtigste und kürzeste Brücke in der Kommunikation mit anderen Menschen dar [3].
Paraverbale Kommunikation	Die paraverbale Kommunikation ist wie eine Begleitmusik, welche die verbale und nonverbale Kommunikation untermalt, unterstreicht und einbettet. Es sind die Stimmlage, die Intonation und die Stimmmodulation, welche die Bedeutung der Worte betonen, unterstreichen oder zurücktreten lassen. Die Satzmelodie kann entweder vertraut oder befremdlich klingen. Je mehr die Satzmelodie der vertrauen Sprachmelodie ähnelt, desto eher können die Informationen entschlüsselt und wahrgenommen werden. Je stärker die Satzmelodie von der vertrauten Sprache abweicht, desto schwerer kann der Inhalte entschlüsselt und damit auch weniger verstanden werden.

 Abb. 6.1 Kommunikationsformen

Somit können frühzeitig Missverständnisse erkannt, aufgedeckt und auch vermeiden werden.

6.2 Aufbau eines kommunikativen Vertrauensverhältnisses

Bei der Kommunikation können sich verschiedene kulturelle und religiöse Prägungen auswirken, welche einen zusätzlichen Einfluss auf den Kommunikationsverlauf haben. Dies ist insbesondere im Kontakt mit Menschen, welche Flucht, Vertreibung und Migration in ihrer Lebensgeschichte haben, mit zu berücksichtigen (▶ Abschn. 5.2, Driesch). Erste Missverständnisse entstehen u. a. in der nonverbalen Kommunikation, durch eine unterschiedliche Bedeutung des gleichen Zeichens. Auf die Frage „Haben Sie Schmerzen?" gibt der Patient eine eindeutige nonverbale Antwort durch Kopfnickern oder Kopfschütteln. Dennoch kann der Gesprächspartner diese Antwort nicht immer richtig deuten und sicher richtig verstehen (◘ Abb. 6.2).

Der Aufbau eines Vertrauensverhältnisses auf der Beziehungsebene steht bei Patienten mit Migrationsgeschichte am Anfang einer gelingenden Kommunikation. Dazu gehören beispielsweise Fragen nach dem Befinden und der Familie bis hin zur religiösen Einstellung des Behandelnden. Erst wenn die Beziehungsebene aufgebaut wurde, kann eine Kommunikation auf der Sachebene möglich werden.

Der Umgang mit sensiblen Themenfelder wie Alkohol, Sexualität, psychische Erkrankung und Tod ist kulturell und religiös ist sehr divergent. Diese Themenfelder können so stark tabuisiert sein, dass sie niemals direkt im „Klartext" angesprochen werden können, ohne einen unmittelbaren Kommunikationsabbruch zu riskieren. Im kultursensiblen Umgang mit diesen tabuisierten Themenfeldern ist eine wortreiche, ausschweifende, umschreibende, bildhafte Sprache erforderlich, also das Reden um den „heißen Brei herum" [6].

Kasuistik: Aufklärung über einen invasiven operativen Eingriff

Der Arzt ist verpflichtet jeden Patienten über die Risiken und Alternativen umfassend rechtssicher aufzuklären. Dazu gehört bei Routineeingriffen auch die geringe und weniger wahrscheinliche Möglichkeit bei der Operation zu sterben, also die Aufklärung bis zum Tod. Das direkte und nicht kultursensible eingebettete Ansprechen dieser theoretischen Möglichkeit, bei der Operation zu sterben, kann dazu führen, dass der Patient die Operation verweigert und Behandlung komplett abbricht. Bei der kultursensiblen Aufklärung können weitausschweifende und umschreibende Sätze diese Information indirekt transportieren und somit eine Einwilligung ermöglichen.

Kopfbewegungen als Zeichen sicher und richtig deuten

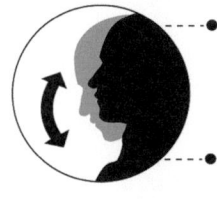

Nicken mit dem Kopf auf und ab bedeutet in **Nord- und Mitteleuropa**: JA

Nicken mit dem Kopf auf und ab bedeutet in **Syrien, Bulgarien und Griechenland**: NEIN

Drehen des Kopfes nach links und rechts bedeutet in **Nord- und Mitteleuropa**: NEIN

Drehen des Kopfes nach links und rechts bedeutet in **Syrien, Bulgarien und Griechenland**: JA

◘ Abb. 6.2 Kopfbewegungen richtig deuten

> Das direkte Ansprechen von sensiblen oder tabuisierten Themenfeldern kann zum Abbruch der Kommunikation führen. Ein kultursensibler Umgang bedarf zunächst des Aufbaus einer Beziehungsebene, bevor auf der Sachebene kommuniziert werden kann. Das kultursensible Umschreiben ist dabei ein sehr wichtiger Faktor.

6.3 Kontaktformen und der immanente Bezugsrahmen

Kulturübergreifend können innerhalb der Kommunikation zwischen zwei Grundkontaktformen unterschieden werden: der Blick- und der Körperkontakt. Beide Formen stehen aber in einem sehr engen Verhältnis zu den jeweils kulturellen Werten (Traditionen) des jeweiligen Herkunftslandes der Patienten, insbesondere bei Flucht, Vertreibung oder Migration in der Lebensgeschichte. Sie sind damit Teil der Kulturanthropologie im jeweiligen Herkunftsland (Abb. 6.3).

Jeder Mensch entwickelt aufgrund seiner persönlichen Lebensgeschichte, seiner gesammelten Erfahrungen, kulturellen Prägungen und Begegnung mit anderen Menschen seinen ganz persönlichen und individuellen immanenten Bezugsrahmen [7]. Dieser immanente Bezugsrahmen ist eine Art von Informationsnetz, an welches Informationen andocken und haften bleiben können. Informationen können auch durch die Maschen durchrutschen und überhaupt nicht hängen bleiben.

Alles was wahrgenommen, gehört, gelesen oder geschrieben wird, geht durch diesen Filter und in Resonanz mit dem eigenen immanenten Bezugsrahmen. Dadurch bleiben bei der gleichen Botschaft bei verschiedenen Personen ganz unterschiedliche

Kontaktform	Ausprägung
Blickkontakt	In einigen Kulturen wird der direkte Blickkontakt als Zeichen der Höflichkeit und des Respektes vermieden. Ein zu langer Blick kann als Anstarren gewertet und sehr befremdlich empfunden werden. Es gilt als höflich, bei der Begrüßung den Blick zu senken. In **Europa** wird das Vermeiden des Blickkontaktes als befremdlich empfunden und als unhöflich gedeutet.
Körperkontakt	Der Körperkontakt zur Begrüßung und während der Kommunikation ist gruppenspezifisch, regional und kulturell sehr unterschiedlich ausgeprägt. Im asiatischen Raum wird die Verneigung voreinander ohne jeglichen Körperkontakt bevorzugt. In **Frankreich** ist es beispielsweise üblich, sich mit Berühren an den Armen und Küssen auf die Wangen zu begrüßen. In **Deutschland** gilt es immer noch als höflich, bei der Begrüßung die Hand zum Handschlag zu reichen. In muslimisch geprägten Ländern wird unter Fremden und zwischen den Geschlechtern (unbekannten Männer und unbekannte Frauen) der Körperkontakt vermieden.

Abb. 6.3 Kontaktformen

Übersetzungsprozesse in der Arzt-Patienten-Kommunikation

Informationen hängen. Die angedockten Informationen erzeugen verschiedene Assoziationen und innere Bilder. Dadurch können durch dieselbe Botschaften sehr verschiedene Interpretationen und Reaktionen ausgelöst werden. Dieser immanente Bezugsrahmen ist bei jedem Kontakt zwischen Menschen aktiv und ist für den Kontakt zwischen Arzt und Patienten von großer Bedeutung.

Bei Patienten mit Flucht, Vertreibung- und Migrationsgeschichte kann dieser immanente Bezugsrahmen Komponenten enthalten welche sehr stark außerhalb des eigenen Erfahrungsschatzes der Gesprächspartner liegen. Dies können primäre und sekundäre Traumatisierungen durch Krieg, Gewalt, sexualisierte Übergriffe bis hin zu Folter sein [8]. Hinzu kommen die prägenden Aspekte aufgrund der Sprach- und Kulturverschiedenheit.

6.4 Prozesse und Phasen des Dolmetschens

Bei der Verständigung mit Personen aus einem anderen Sprach- und/oder Kulturkreis werden gerne Kulturvermittler oder Dolmetscher hinzugezogen (◘ Abb. 6.4).

Das Dolmetschen in der medizinischen Kommunikation ist ein Prozess. Dieser erfordert zum guten Gelingen einen geeigneten Rahmen.

Die Vorbereitung
Am Anfang steht das Erkennen, dass ein Bedarf für eine Unterstützung in der Kommunikation besteht. Es wird im direkten Kontakt mit dem Patienten meist sehr rasch deutlich, ob eine ausreichende Verständigung in der Alltagssprache Medizin besteht. Für schwierige Gespräche sollte ein Dolmetscher hinzugezogen werden. Zum Beispiel ist es vor einer Operation oder einem invasiven Eingriff erforderlich, den Patienten in einer für ihn verständlichen Art und Weise rechtssicher aufzuklären.

Terminierung
Für einen elektiven, also geplanten Eingriff, besteht ausreichend Zeit, damit ein geeigneter Dolmetscher zu diesem Gespräch zur Verfügung stehen kann. Die Vorlaufzeit kann je nach Sprache weniger als 24 h oder einige Tage betragen.

Arten des Dolmetschens

Das simultane Dolmetschen	Das simultane Dolmetschen erfolgt zeitgleich. Es wird z. B. bei großen multinationalen Konferenzen eingesetzt. Simultan-Dolmetscher sind speziell ausgebildete Experten, welche den kompletten Fachwortschatz und die kulturellen Besonderheiten und Redewendungen kennen und können.
Das konsekutive Dolmetschen	Das konsekutive Dolmetschen erfolgt zeitversetzt. Es wird z. B. bei Sprachverschiedenheit in Aufklärungsgesprächen eingesetzt. **Es ermöglicht zusätzlich das direkte Nachfragen. In der Arzt-Patienten-Kommunikation ist das konsekutive Dolmetschen zu bevorzugen.**

◘ Abb. 6.4 Arten des Dolmetschens

Rahmenbedingungen
Zu dem Zeitpunkt des Gespräches sollte ein geeigneter Rahmen geschaffen werden. Dazu gehören ein ruhiger, ungestörter Raum sowie ein entsprechend größerer und angemessener Zeitrahmen. Der gesprächsführende Arzt benötigt zusätzlich zum eigentlichen Gespräch einen Zeitrahmen für die Vor- und Nachbereitung mit dem Dolmetscher. Eine Schweigepflichterklärung ist im Vorfeld zu unterzeichnen.

Die Vergütung und Leistung des professionellen Dolmetschers sind vertraglich zu regeln. Die Art und Weise des Dolmetschens sollten im Vorfeld mit der dolmetschenden Person abgestimmt sein und klare und verbindliche Dolmetschregeln umfassen. Die Inhalte und die medizinischen Hintergründe (z. B. bei einem Aufklärungsgespräch) sollten vorher besprochen und abgeklärt werden. Dazu gehört, die medizinisch relevanten Inhalte mit dem Dolmetscher zu besprechen.

Nur wenn der Inhalt von der dolmetschenden Person verstanden wird, kann diese die Tragweite der zu übersetzenden Inhalte richtig einschätzen und entsprechend übersetzen und kultursensibel einbettet werden. Angehöriger als dolmetschende Person sollten dem Arzt im Vorfeld vorgestellt werden. Dabei ist es wichtig, das Beziehungsverhältnis zwischen dem Patienten und der dolmetschenden Person zu eruieren. Zudem sollte das Niveau des medizinischen Verständnisses der dolmetschenden Person und die kulturellen Hintergründe mit bedacht und beachtet werden.

Die Durchführung
Das eigentliche dolmetschergestützte Arzt-Patienten-Gespräch sollte nach zuvor abgestimmten Regeln erfolgen. Das konsekutive Dolmetschen ist mit der dolmetschenden Person in der Vorbereitung zu dem eigentlichen Gespräch klar abgestimmt worden, d. h. sowohl die Fragen als auch die Antworten sind möglichst wortgetreu und nacheinander übersetzt. Dabei wird aus der Perspektive der jeweils sprechenden Person heraus übersetzt. Der Arzt sollte seinen Blickkontakt mit dem Patienten aufrecht halten und nicht ständig bei der dolmetschenden Person verweilen (◘ Abb. 6.5).

Die Nachbereitung
Im direkten Anschluss an das gedolmetschte Gespräch schließt sich die sehr wichtige Nachbereitungsphase an. Dabei kann der Dolmetscher noch relevante Hinweise zu kulturellen Besonderheiten geben und auf kultursensible Verständnisschwierigkeiten oder Hindernisse hinweisen. Abschließend ist das Gespräch gut zu dokumentieren. Es ist schriftlich festzuhalten, welche Inhalte gedolmetscht wurden. Die dolmetschende Person unterzeichnet die Mitschrift und versichert, nach bestem Wissen und Gewissen übersetzt zu haben. Bei einem rechtssicheren Aufklärungsgespräch ist die Unterschrift der dolmetschenden Person unter dem Aufklärungsdokument erforderlich.

Übersetzungsprozesse in der Arzt-Patienten-Kommunikation

Dolmetschregeln	Laiendolmetscher	Professionelle Dolmetscher
Alltagssprache Medizin	Es sollte ein ausreichendes medizinisches Verständnis vorliegen.	Es solle die Alltagssprache Medizin in beiden Sprachen beherrscht werden.
Kulturelle Hintergründe	Es ist nicht abschätzbar in wieweit die Informationen übersetzt oder aus kulturellen Gründen oder Scham verschwiegen werden.	Eine kultursensible Einbettung der relevanten medizinischen Informationen.
Konsekutives Dolmetschen	Jede Frage und jede Antwort sollen nacheinander übersetzt werden. „Sie/Er hat das nicht". reichen als Antwort nur von der dolmetschenden Person nicht aus. Jede Frage wird dem Patienten gestellt und seine Antwort muss übersetzt werden. Mehrfaches Nachfragen und das Bestehen auf der Übersetzung kann immer wieder erforderlich sein.	Jede Frage und jede Antwort sollen nacheinander übersetzt werden. Es wird dabei die Ich-Form verwendet. Die Übersetzung soll möglichst wörtlich erfolgen. Metapher, Idiome und Redewendung sollten erklärt werden.
Rollenkonflikte	Als Freund oder Familienangehöriger kann man Informationen über intime Details erhalten. Sensible Themenfelder wie Alkoholkonsum oder Sexualität können nicht besprochen werden.	Der professionelle Kontext ist zu wahren. Durch mehrfach Gespräche in dieser Konstellation kann eine Art von „Vertrautheit" entstehen.
Schweigepflicht	Die Vertraulichkeit über die Gesprächsinhalte ist vor Beginn abzuklären.	Es besteht Schweigepflicht über die Inhalte. Dies ist schriftlich als Schweigepflichtserklärung zu unterzeichnen.
Dokumentation	Der gesprächsführende Arzt dokumentiert die Anwesenheit sowie Name und Funktion der dolmetschenden Person.	Der Dolmetscher unterschreibt das Gesprächsprotokoll mit den gedolmetschten Inhalten. Bei Aufklärungsgesprächen auch das Aufklärungsformular.

◘ Abb. 6.5   Regeln des Dolmetschens

> **Vor Arzt-Patienten-Gesprächen mit Dolmetschern klären**
>
> 1. Wie ist der Beziehungsstatus zum Patienten?
> 2. Ist die Schweigepflicht geklärt?
> 3. Ist ein medizinisches Verständnis / Alltagssprache Medizin ausreichend vorhanden?
> 4. Ist die Form des konsekutiven Dolmetschens bekannt?

◘ Abb. 6.6 Grundlegende Aspekte zur Abstimmung mit dolmetschenden Personen

6.5 Laiendolmetscher vs. professionelle Dolmetscher

Besteht ein deutlicher Unterschied, wer ein Arzt-Patienten-Gespräch übersetzt? Nicht jede Person, die die erforderliche Landessprache beherrscht, ist automatisch als dolmetschende Person im medizinischen Kontext geeignet. Das medizinische Verständnis und das dazugehörige Vokabular der Alltagssprache Medizin in beiden Sprachen sind entscheidende Faktoren. Zudem sind die kulturspezifischen Bilder und Redewendungen für den Arzt verständlich zu übersetzen.

- **Professionelle Dolmetscher**

Professionelle Dolmetscher sind hochspezialisierte Fachkräfte für bestimmte Sprachen und Fachbereiche. Es gibt professionelle Dolmetscher, welche zu den sehr guten Sprachkenntnissen über ein kulturelles Verständnis verfügen. Sie unterliegen der Schweigepflicht und werden zumeist als vereidigte Dolmetscher bei Gericht, Justiz und Polizei eingesetzt. Für den Bereich Medizin sind viele Dolmetscher über den Bundesverband der Dolmetscher und Übersetzer e. V. (BDÜ) geführt. Sie sollten zusätzlich noch über ein gutes medizinisches Verständnis verfügen. Ihre Dienstleistung ist kostenpflichtig.

- **Laiendolmetscher**

Laiendolmetscher können Familienangehörige, Freunde, Nachbarn, oder Mitarbeiter der Klinik oder Praxis sein. Sie stammen oft aus dem gleichen Land und haben eine ähnliche kulturelle und religiöse Prägung. Dies ist im Einzelfall konkret nachzufragen (◘ Abb. 6.6).

Bei Laiendolmetschern ist zu beachten, dass zum Beispiel Familienbande die Art und Weise, was tatsächlich übersetzt wird, sehr beeinflussen können. Je nach Befund oder Diagnose kann eine eigene Betroffenheit des Laiendolmetschers das Gespräch unterschwellig, unbewusst bis absichtlich beeinflussen. Wichtige Informationen können dadurch nicht übermittelt oder gar verschwiegen werden.

- **Kinder und Jugendliche als Dolmetscher?**

Minderjährige Personen sind formaljuristisch nicht zum Dolmetschen einsetzbar. Informationen über Krankheiten oder Diagnosen von Familienangehörigen sind für Kinder und Jugendliche nicht leicht zu verarbeiten. Sie können Ängste schüren oder zu Schuldgefühlen führen. Zudem können sie sich negativ auf das Familiensystem und die kindliche Entwicklung auswirken. Als Arzt darf nicht nur die Fürsorge für den Patienten und die damit verbundene Übersetzung der Informationen im Vordergrund stehen. Der Schutz der begleitenden Kinder und Jugendlichen ist höher anzusetzen als die pragmatische Verfügbarkeit als Sprachkundiger in dieser Situation.

> Minderjährige Kinder und Jugendliche sind besonders zu schützen und sollen nicht als Dolmetscher für ihre Angehörigen herangezogen werden.

6.6 Sprach- und Kulturmittler

Der Begriff der Sprach- und Kulturmittler wird häufig verwendet und ist noch nicht einheitlich und exakt definiert. Im Allgemeinen werden darunter zugewanderte Personen verstanden, welche in Deutschland bereits gut integriert und angekommen sind und hier vermittelnd tätig werden.

Für eine Teilnahme am gesellschaftlichen Leben bildet der sichere Spracherwerb eine tragende Säule für eine Teilnahme am gesellschaftlichen Leben. Für ein allmähliches Zusammenwachsen ist zudem eine umfassende Kenntnis beispielsweise über die Strukturen des Gesundheitswesens erforderlich. Über die Sprach- und Kulturmittler werden diese Kenntnisse in der jeweiligen Landessprache vermittelt. Dies ist keine Dolmetschertätigkeit, sondern eine wichtige Maßnahme, um den längerfristigen und dynamisch verlaufenden Prozess der Integration fördern.

Die Sprach- und Kulturmittler werden mancherorts auch als Laiendolmetscher im Gesundheits- und Gemeindewesen beschrieben, was häufig mit der Themenauswahl der Vermittlung zusammen hängt.

Das verbindende Element ist dabei die Vermittlung von wichtigen Inhalten aus dem Einwanderungsland in der jeweiligen eigenen Landessprache. Als Voraussetzung für die Qualifikation als Sprach- und Kulturmittler, bzw. für den Bereich des Gesundheits- und Gemeindewesens, werden gute Deutschkenntnisse gefordert sowie die eigene Integration. Danach erfolgt dann eine gezielt fachliche Qualifizierung auf diese Aufgaben.

Viele Angebote dazu haben als Projekte begonnen und sind inzwischen feste Institutionen geworden. Das Ethno-Medizinische Zentrum e. V. hat sich als eingetragener Verein etabliert und ist seit seiner Gründung im Jahr 1989 in Hannover ein fester Bestandteil geworden. In drei Bundesländern (Bayern, Niedersachsen und NRW) gibt es Ethno-Medizinische Zentren. Diese koordinieren die erfolgreichen Bereiche des „MiMi"-Projektes „Migranten für Migranten". Darüber können zu mehr als 11 umfangreichen Themenfelder Sprach- und Kulturmittler angefragt und vermittelt werden.[1]

Ein weiteres Qualifizierungsangebot zum Laiendolmetscher im Gesundheits- und Gemeindewesen bietet der Bundesverband der Dolmetscher und Übersetzer (BDÜ) an. Hier werden Personen mit Deutschkenntnissen auf dem Niveau B2 nach GER innerhalb weniger Tage auf verschiedene Themenfelder und Einsatzbereiche vorbereitet.[2]

- **Bundesweites Sprint-Netzwerk**

Bereits seit über zehn Jahren besteht ein professionelles Sprach- und Integrationsmittler-System (Sprint). Es bietet die Möglichkeit, Fachkräfte aus den Bereichen Gesundheit, Bildung und Sozialwesen zu unterstützen. Die Hauptaufgabe ist dabei, in der Kommunikation zwischen Klienten, Kunden oder Patienten mit Migrationsgeschichte und Fachkräften zu vermitteln und die Kommunikation zu fördern und zu stärken. Die Einsatzbereiche sind sehr vielfältig und reichen von Ämtern und Behörden zu Arbeitsvermittlungen und JobCentern, Beratungsstellen, Frauenhäusern, Krankenhäusern und Kliniken bis hin zu sozialen Diensten, Schulen und Kindertagesstätten.

Die Qualifizierung von Mittlern hat in den letzten Jahren deutlich zugenommen. Am Standort Essen ist der Pool von Mittlern von initial 24 auf inzwischen 175 angewachsen. Hier können in über 40 Sprachen Unterstützungsangebote angefordert werden. Eine innovative Dienstleistung hat

---

1 Ethno-Medizinisches Zentrum e. V. Königstraße 6 30175 Hannover, Tel.: 0511. 168 410 17 E-Mail: ish-bayern@ethnomed.com Web: ▶ http://www.ethnomed.com.

2 ▶ https://bdue.de/fileadmin/files/PDF/Publikationen/BDUe_Basissensibilisierung_Laiendolmetscher.pdfhttps://bdue.de/fileadmin/files/PDF/Publikationen/BDUe_Basissensibilisierung_Laiendolmetscher.pdf

sich stetig entwickelt und steht als Teil des bundesweiten Netzwerkes zur Verfügung, welches mehr als 20 Organisationen umfasst. Diese haben sich zu einem gut funktionierenden und öffentlich geförderten Netzwerk zusammengeschlossen.[3]

- **Professionelles sprach- und kultursensibles Dolmetschen**

Das Berufsbild des professionellen Dolmetschers für verschiedene Bereiche, insbesondere für das breite medizinische Feld und mit Sensibilisierung für die kulturellen Besonderheiten, wird sich vermutlich in der nächsten Zeit weiter einwickeln. Dabei können zukünftig die Einbeziehung von Digitalisierungsprozessen und telemedizinischen Ansätzen zusätzliche Optionen und Lösungsmöglichkeiten bieten.

- **Kosten für den Einsatz von professionellen Dolmetschern**

Der Einsatz von professionellen Dolmetschern ist kostenpflichtig. Für das Dolmetschen von medizinisch relevanten Arzt-Patienten-Gesprächen gibt es zum Ende des Jahres 2019 noch keine Refinanzierungsmöglichkeiten im Rahmen der Regelversorgung.

Der erhöhte zeitliche und personelle Aufwand in der ambulanten Patientenversorgung wird nicht budgetär abgebildet.

- **Versorgung von Migranten der 1. Generation an der Altersgrenze**

Viele Menschen leben seit Jahrzehnten in Deutschland, ohne der Landessprache des Einwanderungslandes richtig mächtig zu sein. Das Sprachverständnis und die Möglichkeit, sich in ganzen Sätzen auszudrücken, ist nicht immer gegeben. Dies stellt in der Arzt-Patienten-Kommunikation oft eine sehr große Herausforderung dar.

---

3 ► https://www.sprachundintegrationsmittler.org/sprint-netzwerk/

- **Kasuistik aus der hausärztlichen Praxis**

Ein Mann mit seinen etwas über 65 Jahren kommt zu seinem Hausarzt in die Praxis. Er ist als Gastarbeiter 1973 nach Deutschland gekommen und hat über 40 Jahre im Straßenbau gearbeitet. Er kann sich nur in gebrochenem Deutsch verständigen. Stets ist er in Begleitung von Angehörigen, die immer wieder wechseln. Mal ist eine Tochter, mal ein erwachsenes Enkelkind oder der Sohn mit zugegen. Für den behandelnden Hausarzt ist bei dieser wechselnden Konstellation immer wieder unklar:
1. Kennt der begleitende Angehörige das Krankheitsbild und die Vorgeschichte?
2. Wie hoch ist die Sprachkompetenz?
3. Welches medizinische Grundverständnis ist vorhanden?
4. Wie wirkt sich das Verwandtschaftsverhältnis auf die Kommunikation aus?

In der hausärztlichen Versorgung bleibt zu wenig Zeit, um jedes Mal erneut diese Gesprächssituation gründlich vorzubereiten und diese wichtigen Eckpunkte zu eruieren. Die Fragen nach der Compliance bezüglich der Medikamenteneinnahme oder von diätetischen Maßnahmen können so oftmals nur unzureichend sicher besprochen und verstanden werden. Die gute Behandlung ist bei den altersbedingten Erkrankungen, wie des Herz-Kreislaufsystems und bei Diabetes mellitus sehr zeitintensiv und stellt eine kommunikative Herausforderung dar.

Literatur

Clark HH (1996) Using language. University Press, Cambridge
Broszinsky-Schwabe E (2017) Interkulturelle Kommunikation. Missverständnisse und Verständigung, 2. Aufl. Springer, Wiesbaden
Ekman P (1992) Are there basic emotions? Psychol Rev 99(3):550–553
Hang L, Riess H (2017) Culture and nonverbal expressions of empathy in clinical settings: a systematic

review. Patient Educ Couns 100(3):411–424 ▶ https://doi.org/10.1016/j.pec.2016.09.018

Jünger J, Merse S (2018) Ärztliche Kommunikation. Schattauer, Stuttgart

Knipper M, Bilgin Y (2009) Migration und Gesundheit. 4.1.2 Sprache und Kommunikation, S 70 ▶ https://www.kas.de/c/document_library/get_file?uuid=4a662078-1cdb-347a-9f80-d21698900d2d&groupId=252038

Mehrabian A, Wiener M (1967) Decoding of inconsistent communications. J Pers Soc Psychol 6:109–114

Merse S (Hrsg) (2017) Medizinische Flüchtlingsversorgung. Lehmans Media, Berlin, S 81

Merse S, Gestmann M (Hrsg) (2017) Medizinische Flüchtlingsversorgung. Lehmans Media, Berlin, S 76–83

Tagay S (2015) Patienten mit Migrationshintergrund verstehen. Dtsch Med Wochenschr 140:1702–1704

Weber H et al (2016) ▶ https://www.gqmg.de/Dokumente/ag_komm_qm_rm/Arbeitshilfe_bessere_Kommunikation_03_Dolmetschen_fuer_Patienten_24_05_18.pdf

Die Sicht einer Geflüchteten: „Wie eine Larve im Kokon"

Hiba Nasab

7.1 Meine Heimat: Der Krieg verwehrte mir das Glück – 74

7.2 Flucht: eine Entscheidung unter Tränen – 74

7.3 Der Weg und Ankunft in einem anderen Kontinent – 75

7.4 Die Ärzte: Warum sagt denn keiner etwas? – 75

übersetzt aus dem Arabischen von Samet Er.

7.1 Meine Heimat: Der Krieg verwehrte mir das Glück

Ich bin in einer Gegend geboren und aufgewachsen, die ich schon immer für friedlich und sicher gehalten habe. Aus dieser Gegend, in der scheinbar nur ein liebevolles Zusammenleben möglich war, musste ich vor mehr als drei Jahren voller Entsetzen fliehen. Ein langer Fluchtweg durch viele Gewässer und Täler bei beißender Kälte erwartete mich. Es war ein Weg, den ich mit vielen anderen Geflüchteten gehen musste, um dieser Höllenqual zu entkommen. Sehr müde bin ich in Deutschland angekommen, um das wieder zu finden, was ich bereits verloren hatte. Ich versuchte, mein Trauma loszuwerden, aber die Schmerzen ließen einfach nicht nach. Die seelischen Schmerzen in mir übertrugen sich auf meinen Körper. Er ist es bereits gewohnt, ständig Kliniken und Krankenhäuser aufzusuchen.

Ich bin eine 28-jährige Frau, geboren in der kleinen Stadt Ain Manin, die etwa 16 km von der syrischen Hauptstadt Damaskus entfernt liegt. In einem von sechs Bergen umgebenen Tal bezaubert meine Heimatstadt alle Menschen mit ihrer wunderschönen und atemberaubenden Natur. Dort habe ich gelernt, dass jeder Mensch, egal ob Mann oder Frau, das Recht auf Bildung hat. Mein Ehrgeiz, ein hochgebildeter und produktiver Mensch in der Gesellschaft zu werden, hat mich dazu bewogen, mich an der Fakultät für arabische Literatur einzuschreiben, obwohl ich daran kein so großes Interesse hatte. Ausschlaggebend waren meine Noten der Hochschulreife. Drei Jahre habe ich an der Universität Damaskus studiert. Im dritten Studienjahr begann der Krieg und ich musste das Studium abbrechen. Wegen dieses verdammten Krieges war mir das Glück verwehrt, ein Abschlusszeugnis in den Händen zu halten. Der Krieg hat Millionen von Menschen ihre Träume geraubt.

Meine Hochzeit fand unter schrecklichen Umständen statt. Gewehrschüsse, das Brummen von Militärflugzeugen über uns und das tägliche Blutvergießen. Die Hochzeit war ein sehr kurzer Glücksmoment, den ich in dieser schrecklichen Zeit erleben durfte. Bis zu diesem Moment konnte ich mir nicht vorstellen, dass ich eines Tages aus meinem Heimatland fliehen musste. Als mir einmal zu Ohren gekommen war, dass jemand nach Europa geflohen ist, habe ich dem keine große Aufmerksamkeit geschenkt, weil ich von Natur aus zur Stabilität und Ruhe neige. Kann man sich vorstellen, wie ungewohnt es für mich war, als ich von unserem Familienhaus in die neue Wohnung mit meinem Mann umgezogen bin? Dabei ist diese Wohnung nur etwa 2 km vom Haus meiner Familie entfernt! So sehr bin ich den Personen und Orten verbunden. Und wie ist es heute? Tausende Kilometer trennen mich von meiner Familie und meinem Haus. Kann man sich dieses Maß an Leid und psychischer Strapazen überhaupt vorstellen (▶ Abschn. 28.1, Heinz)?

7.2 Flucht: eine Entscheidung unter Tränen

Kurz vor meiner Entscheidung, aus meinem Heimatland zu fliehen, geschah etwas Schreckliches. Meine einst ruhige Stadt wurde 15 Tage ununterbrochen bombardiert. Dann verbreitete sich die Nachricht, dass die Stadt jederzeit wieder bombardiert werden könnte. In dieser Zeit habe ich auch erfahren, dass ich schwanger war. Ich machte mir nun Sorgen um meine Zukunft und die Zukunft des Kindes. Was wird mit ihm passieren? Sollte es im Krieg aufwachsen, wird es jemals die Möglichkeit haben, ein besseres Leben zu führen. An einem herbstlichen Tag im September 2015 entschieden sich mein Mann und ich mit Tränen in den Augen dafür, unsere Koffer mit ein paar Kleidern und Lebensmitteln zu packen, um dem Hungertod zu entkommen. Wir erhofften uns, die verlorene Sicherheit wiederzuerlangen. Unsere Ausweispapiere erinnerten uns stets, wer wir waren. Zwei kleine Rucksäcke waren uns geblieben. Schwer waren sie nicht, aber sie fühlten sich unglaublich schwer an, da wir ja alles verlassen und fliehen mussten (▶ Kap. 28, Heinz).

7.3 Der Weg und Ankunft in einem anderen Kontinent

Ich passierte die Landesgrenze. Niemals war ich über sie hinausgetreten, nicht mal im Urlaub. Ich war einfach eine Larve in ihrem Kokon. Ich würde mich verirren, wäre ich in einer fremden Umgebung, selbst wenn es in meinem Land wäre. Und nun musste ich mich auf den Weg zu einem anderen Kontinent machen … Das war nicht meine größte Sorge. Die Männer kannten sich ja mit den Wegen besser aus. Mein Mann hatte Adressen und Telefonnummern von Leuten, die diesen Fluchtweg schon hinter sich hatten. Zwei Wochen lang sind wir mit allen möglichen Verkehrsmitteln gefahren. Den Rest mussten wir aber zu Fuß gehen. Ich war fix und fertig, als ich endlich in Deutschland ankam. Erst dann konnte ich wieder ein wenig aufatmen und mich von dem anstrengenden Weg erholen. Zumindest war ich dem verrückten Krieg entkommen. In der Erstaufnahmeeinrichtung bat ich um einen Arzttermin, um zu schauen, ob es dem Kind gut ging. Sie fuhren mich dann zu einem sehr netten Arzt. Damals konnte ich kaum Deutsch. Ich begnügte mich mit „Hallo" und „Danke". Mein Mann hatte mich immer zu solchen Terminen begleitet, da er Englisch sprach.

Drei Monate nach meiner Ankunft, als ich im sechsten Monat schwanger war, verschlechterte sich meine Gesundheit gravierend. So schlecht wie noch nie zuvor. In Deutschland gibt es Routineverfahren der deutschen Behörden, die die Geflüchteten durchlaufen müssen. Dazu gehört eine Röntgenuntersuchung des Brustbereichs, um festzustellen, ob die Personen frei von Infektionskrankheiten sind. Von den schwangeren Frauen nahmen sie nur eine Blutprobe, da man Nebenwirkung der Strahlen auf die ungeborenen Kinder befürchtete. Während meiner Zeit in der Erstaufnahmeeinrichtung nahmen sie drei Blutproben und jedes Mal meinten sie, sie haben einen Verdacht auf irgendetwas. Was genau, wussten sie aber nicht. Da machte ich mir große Sorgen. Was, wenn ich Krebs oder eine andere tödliche Krankheit habe? Was könnte meinem Kind passieren? Ich hatte größere Angst um das Kind als um mich selbst (▶ Abschn. 5.2, Probst u. Biakowski).

7.4 Die Ärzte: Warum sagt denn keiner etwas?

Eines Tages wollten drei Krankenpfleger mit mir sprechen. Sie erklärten meinem Mann, dass sie eine Speichelprobe von mir nehmen wollten. Die Blutproben würden nicht ausreichen. Sie wollten uns über nichts aufklären, noch uns irgendwie die Sorgen über eine bestimmte Krankheit nehmen. Ich war sprachlos, wurde wütend und verlor meine Geduld. Ich wollte mit ihnen sprechen, um zu verstehen, aber ich konnte weder Englisch noch Deutsch. Plötzlich schrie ich sie auf Arabisch an: „Was wollt ihr von mir? Wieso so viele Untersuchungen! Welche Krankheit habe ich denn?" Ich brach in Tränen aus. Mein Mann dolmetschte ihnen, was ich gesagt hatte. Trotzdem gaben sie keine Antwort von sich.

Eines Nachmittags hörte ich, wie die Nummer meines Mannes und meine Nummer über den Lautsprecher in der Erstaufnahmeeinrichtung durchgesagt wurden. Jeder hier hatte ein Armband mit einer Nummer, genau wie die neugeborenen Kinder. Ich hasste diese Armbänder. Sie gaben mir das Gefühl, dass wir nur Nummern waren. Zuerst dachte ich, dass man uns aufrief, um uns in eine vom Sozialamt finanzierte Wohnung zu verlegen. Dem war nicht so. Die Dolmetscherin teilte uns mit, dass ich meine Sachen packen sollte, da ich die nächsten Tage im Krankenhaus verbringen werde. Da drehte sich mir das Herz im Leibe herum und ich dachte, das wäre mein Ende. Vor dem Rettungswagen wurde ich gebeten, eine Schutzmaske auf Mund und Nase zu setzen. Wütend lehnte ich es ab. Alle außer mir trugen im Rettungswagen eine Schutzmaske. Auf unserem Weg ins Krankenhaus teilte mir die Dolmetscherin behutsam mit, dass ich mich mit Tuberkulose infiziert hatte. Ein Schock! Ich heulte und schrie, während mein Mann versuchte, mich zu beruhigen. Wir kamen in der Lungenklinik an und man bat meinen Mann darum, zurück in die Einrichtung zu gehen, da die Krankheit ansteckend war. Die ganze Sache war schon tragisch genug, weswegen sich diese Bitte wie ein Scherz für mich anhörte. Mein Mann und ich lebten und schliefen die letzten Monate immer Seite an Seite und mischten uns unter die Menschen. Und auf einmal durfte er nicht einmal eine Nacht im Krankenhaus mit mir verbringen? Ich weinte und weinte. Er war doch der einzige hier, der mir nicht fremd war. Ich akzeptierte es nicht, dass er mich hier im Krankhaus allein lässt. Als die zuständige Ärztin kam und ein paar Formulare ausfüllte, bat ich sie unter Tränen darum, dass mein Mann doch hierbleiben dürfe. Ich drohte ihr, aus dem Krankhaus zu fliehen, sollte er mich verlassen. Darauf antwortete sie schlicht, dass sie dann die Polizei holen würde. Dann bat ich die Dolmetscherin, die Ärztin zu fragen, ob ihr die psychische Verfasstheit wichtig sei. Sie meinte daraufhin, dass ich untersucht werden, da ich mich mit einer Krankheit infiziert habe.

Nach der ersten Nacht im Krankenhaus war ich seelisch am Ende. Doch am nächsten Tag verbesserte sich die Lage, als die Ärzte während der Morgenvisite zustimmten, meinen Mann bei mir übernachten zu lassen. Allerdings mit der Bedingung, dass er gewisse Schutzmaßnahmen einhalte und erkläre, auf eigene Gefahr bei mir zu schlafen. Eine Woche wurden an mir die erforderlichen Untersuchungen durchgeführt. Darunter eine Röntgenuntersuchung. Am Ende stellte sich heraus, dass ich gesund war und an keiner Krankheit litt. Als ich die Untersuchungsergebnisse erfuhr, fühlte ich mich wie neugeboren und der Krankhausentlass war wie die Auferstehung aus einem Grab. Nach diesem Vorfall war ich noch bei vielen Ärzten aus anderen Gründen und eine derartige Erfahrung habe ich nie wieder gemacht. Die Ärzte waren meist sehr nett und verständnisvoll. Je besser mein Deutsch wurde, desto besser wurden meine Erfahrungen mit Ärzten. Für mich, wie für viele andere Flüchtlingsfrauen sind meines Erachtens die psychischen Probleme und Tragödien aufgrund des Krieges und der noch nie vorher erlebte Kulturschock wesentliche Faktoren und vielleicht sogar die wichtigsten Faktoren bei Gesundheitsfragen. Diese Faktoren werden leider nach wie vor nicht in Betracht gezogen (▶ Abschn. 2.2, Zaeri-Esfahani u. Biakowski).

Integration durch Qualifizierung und Anerkennung im Gesundheitswesen

Barbara Rosenthal

8.1 Anerkennungsverfahren – 78

© Springer-Verlag GmbH Deutschland, ein Teil von Springer Nature 2020
A. Gillessen, S. Golsabahi-Broclawski, A. Biakowski, A. Broclawski (Hrsg.), *Interkulturelle Kommunikation in der Medizin*, https://doi.org/10.1007/978-3-662-59012-6_8

Die berufliche Integration von Menschen mit Flucht- und Migrationshintergrund ist einer der wesentlichen Bestandteile des Ankommens und Angenommenseins im gesellschaftlichen Zusammenleben. Für Angehörige eines akademischen Heilberufs oder eines Gesundheitsfachberufs sind vor der beruflichen Integration hohe Hürden zu nehmen, da diese Gesundheitsberufe reglementiert sind. Es bedarf mithin einer besonderen Erlaubnis, den Beruf auszuüben, unabhängig vom gültigen Aufenthaltsstatus und einer allgemeinen Arbeitserlaubnis. Viele Gesundheitsberufe sind reglementiert, weil der Gesetzgeber den besonderen Schutz von Patienten sicherstellen will und deshalb den Berufszugang über ein staatlich geprüftes Examen regelt.[1]

Die Anerkennungsverfahren in Deutschland werden seit Jahren durch die hierfür zuständigen Stellen unterschiedlich gehandhabt. Über zwanzig Approbationsbehörden sind in Deutschland zuständig[2], prüfen die Anträge auf Anerkennung und konstatieren, ob eine Gleichwertigkeit gegeben ist oder eine Ablehnung erfolgen muss. Häufig kann auch nur eine Teilqualifikation anerkannt werden, das bedeutet, der Anerkennungssuchende muss theoretische oder praktische Leistungen nachweisen, um in seinem Gesundheitsberuf eine berufliche Anerkennung zu erlangen.

8.1 Anerkennungsverfahren

Die Verfahren zur Erlangung der ärztlichen Approbation sehen die Möglichkeit vor, dass die Gleichwertigkeit per Gutachten beschieden wird. Ergibt das Gutachten, dass die Qualifikation nicht vergleichbar ist, besteht die Möglichkeit der Ableistung einer Kenntnisprüfung. Dieses sehr zeitaufwendige Verfahren kann dadurch verkürzt werden, dass direkt der Weg über die Kenntnisprüfung gewählt wird. Die Zuständigkeit für die Organisation einer Kenntnisprüfung für akademische Heilberufe liegt beim jeweiligen Landesprüfungsamt. Die Prüfungen werden regelmäßig an Universitäten oder durch berufsständische Kammern von zur Lehre befähigte Kolleginnen und Kollegen abgenommen. Das Schaubild (◘ Abb. 8.2) zeigt beispielhaft schematisch den Weg zur Erlangung der ärztlichen Approbation auf.

Da bundesweit kein einheitliches Verfahren für aus dem Ausland kommende Anerkennungssuchende besteht, orientieren sich diese nach persönlicher Interessenlage an den Verfahren einzelner Bundesländer, ein Umstand, der unter dem Begriff „Approbationstourismus" bereits häufig Kritik erfuhr. Aktuell fordert die deutsche Ärzteschaft ein einheitliches, effizientes und transparentes Prüfsystem unter Einbeziehung der Gutachtenstelle für Gesundheitsberufe (GfG).[3] Die Ärztekammern wollen, dabei unterstützt durch den Marburger Bund, ein zentralisiertes Verfahren,[4] bei dem sich jeder Antragsteller direkt an die GfG wenden kann, wenn er die Gleichwertigkeit seines Abschlusses bewertet wissen will (◘ Abb. 8.1).[5]

Während Ärzte aus Mitgliedstaaten der Europäischen Union,[6] gleiches gilt auch für die akademischen Heilberufe im Bereich der Zahnmedizin und der Pharmazie, bei entsprechend

---

1 Vgl. Artikel 74 Absatz 1 Nummer 19 GG und nachfolgende Bundesgesetze.
2 ▶ https://www.bundesaerztekammer.de/fileadmin/user_upload/downloads/pdf-Ordner/Ausbildung/Liste_der_Approbationsbehoerden_final.pdf
3 ▶ https://www.bundesaerztekammer.de/fileadmin/user_upload/downloads/pdf-Ordner/121.DAET/121_Beschlussprotokoll.pdf
4 Vgl. ▶ https://www.aerzteblatt.de/nachrichten/95039/Aerztetag-diskutiert-ueber-neue-Anforderungen-fuer-Aerzte-aus-Drittstaaten
5 ▶ https://www.anerkennung-nrw.de/kenntnispruefung-deutscher-aerztetag-fordert-einheitliche-wissensueberpruefung-fuer-aerztinnen-und-aerzte-aus-drittstaaten/
6 Richtlinie 2005/36/EG des Europäischen Parlaments und des Rates vom 7. September 2005 über die Anerkennung von Berufsqualifikationen.

Integration durch Qualifizierung im Gesundheitswesen

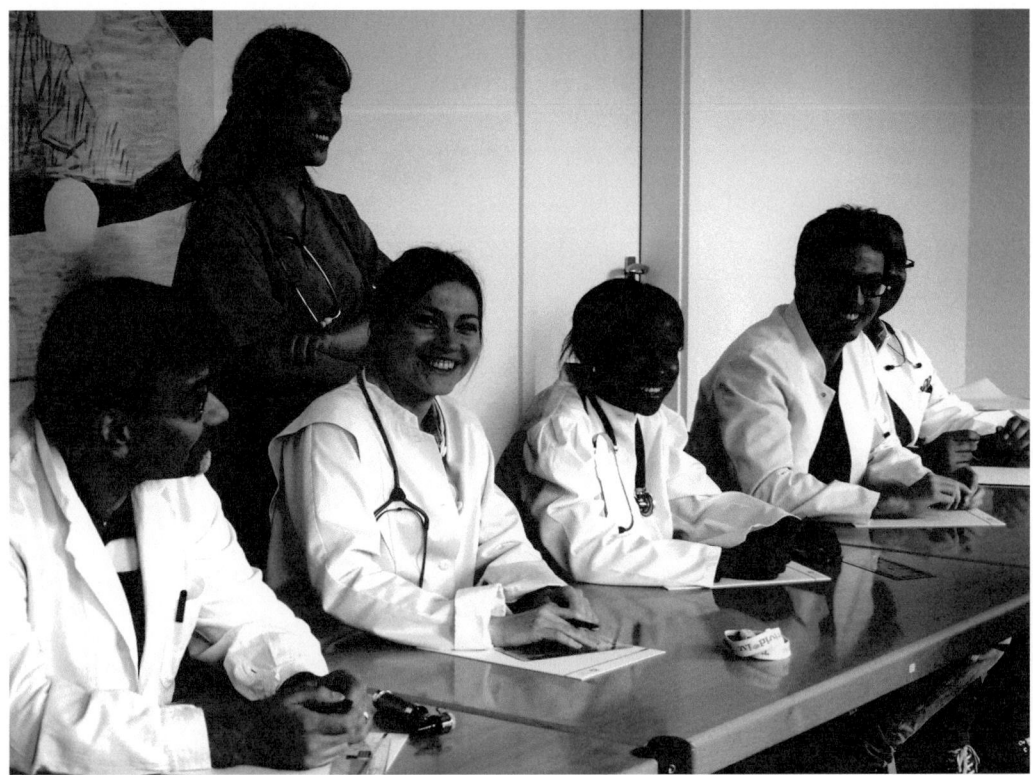

◘ **Abb. 8.1** Ärzte bei der Vorbereitung auf die Approbation im mibeg-Institut Medizin

vorgelegten Dokumenten über ein vergleichbares abgeschlossenes Studium im Herkunftsland bereits wesentliche Voraussetzungen zur Erteilung einer Approbation[7] erbringen, zeichnet sich für Anerkennungssuchende aus sogenannten Drittstaaten ab, dass eine Überprüfung der Zulassungsvoraussetzungen durch den Nachweis von Studien- und Arbeitsdokumenten als nicht ausreichend angesehen wird. Folgerichtig geht hier der Weg zur Erlangung der Approbation regelmäßig über eine Kenntnisprüfung (◘ Abb. 8.2).

Für alle Angehörigen akademischer Heilberufe, die in Deutschland ihren Beruf ausüben möchten, gilt in Folge eines Beschlusses der Gesundheitsministerkonferenz der Länder von 2014,[8] dass umfangreiche Kenntnisse der deutschen Fachsprache auf dem Sprachlevel C1 nachgewiesen werden müssen.[9] Hier haben seit 2014 die berufsständischen Kammern für die Human- und Zahnmedizin und die Pharmazie Fachsprachprüfungen eingerichtet, die nahezu in allen Bundesländern einen einheitlichen Standard garantieren. Diese Prüfungen werden mit fachlich-kollegialer Kompetenz abgenommen und belegen in einem praxisnahen Test, ob die deutschsprachige Kommunikationskompetenz des

---

7 ▶ https://www.bundesaerztekammer.de/aerzte/internationales/aerztliche-taetigkeit-im-ausland/faq/richtlinie-200536eg/

8 ▶ https://www.gmkonline.de/documents/TOP73BerichtP_Oeffentl_Bereich.pdf

9 „Ärzte und Zahnärzte müssen auf der nachgewiesenen Grundlage eines GER-B2 über Fachsprachenkenntnisse im berufsspezifischen Kontext orientiert am Sprachniveau C1 verfügen." (▶ https://www.gmkonline.de/documents/TOP73BerichtP_Oeffentl_Bereich.pdf, Seite 3).

Der Weg zur Approbation

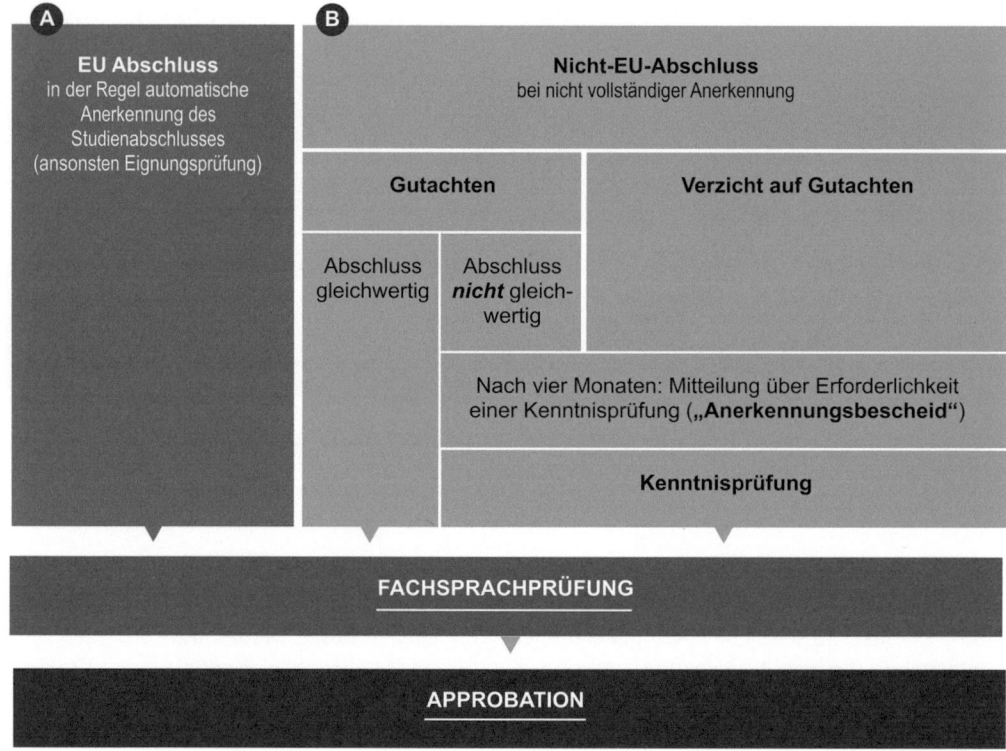

◘ Abb. 8.2 Weg zur Approbation

Anerkennungssuchenden die notwendigen Qualitätsstandards erfüllt, und zwar in mündlicher wie auch in schriftlicher Form.

Die Anerkennungsverfahren bei weiteren Gesundheitsfachberufen sind derzeit von einem derartigen Bemühen um rasche und standardisierte Abläufe noch deutlich entfernt. Insbesondere im Bereich der Gesundheits- und Krankenpflege, aber auch in den Bereichen der Physiotherapie, der Ergotherapie und bei den medizinisch-technischen Assistenzberufen gibt es noch keine standardisierten Fachsprachprüfungen sowie keine ausreichend etablierten Kenntnisprüfungen. In Bezug auf alle Gesundheitsfachkräfte kann jedoch das 2012 in Deutschland verabschiedete „Gesetz zur Verbesserung der Feststellung und Anerkennung erworbener Berufsqualifikationen" als Meilenstein benannt werden,[10] dem die einzelnen Bundesländer mit entsprechenden

---

10 Gesetz über die Feststellung der Gleichwertigkeit von Berufsqualifikationen, ► http://www.gesetze-im-internet.de/bqfg/index.html.

„Anerkennungsgesetzen" folgten. Diese Anerkennungsgesetze haben zum Ziel, für aus dem Ausland kommende Fachkräfte klare und rasche Anerkennungswege zu schaffen. Im Kontext dieser Anerkennungsgesetze wurde auf Initiative des Bundesministeriums für Arbeit und Soziales ein Förderprogramm IQ aufgelegt, das über Anerkennungsberatungen und über Qualifizierungen zur Vorbereitung auf Anerkennungsprüfungen die Anerkennungsinteressierten unterstützt.[11]

Für das Bundesland Nordrhein-Westfalen wurde das mibeg-Institut Medizin 2015 über das Förderprogramm IQ beauftragt, für alle reglementierten Gesundheitsberufe modellhafte Curricula zu entwickeln und gemeinsam mit Kooperationspartnern landesweit zu realisieren.[12] Unter dem Projekttitel IQuaMed wurden zahlreiche Qualifizierungen für Ärzte, Zahnärzte, Apotheker, Gesundheits- und Krankenpflegekräfte, für Physiotherapeuten, Ergotherapeuten u.v.m. eingerichtet.[13] Mit dem Programm IQuaMed konnten so innerhalb von vier Jahren bislang über 2200 Gesundheitsfachkräfte, die teilweise bereits aus dem Ausland nach einer entsprechenden Beratung nachfragten, über Anerkennungswege informiert werden. Als umfassende Informationsmöglichkeit etablierte das mibeg-Institut Medizin in Nordrhein-Westfalen das eintägige Informationsseminar Wege zur Anerkennung, bei dem Bildungsexperten des Instituts gemeinsam mit Anerkennungsberatern über 1700 Teilnehmern Hilfestellung bei der Beantragung der beruflichen Anerkennung und bei der Auswahl der passgenauen Qualifizierung boten. Begleitend dazu wurde der Informationsblog *anerkennung-medizin.de* etabliert mit zahlreichen Informationen rund um das Anerkennungsgeschehen und zum deutschen Gesundheitswesen.[14]

Im selben Zeitraum wurden 736 Gesundheitsfachkräfte aus bislang 80 Ländern über das Projekt IQuaMed, finanziell unterstützt durch das Förderprogramm IQ, qualifiziert. Je nach Berufsbild und der individuellen Situation der Anerkennungssuchenden wurden dabei individuelle, modularisierte oder kompakte Qualifizierungsformen vorgeschlagen. Die Einbindung der aktiven Mitarbeit eines wissenschaftlichen Beirats zur Qualitätssicherung und die Einbeziehung fachkompetenter Stellen bei der Durchführung, darunter Schulen für Physiotherapie, Pflegeschulen und Apothekerkammern, sind Qualitätsmerkmale dieses Projektes. Zudem wurde mit dem zuständigen Gesundheitsministerium, den Bezirksregierungen des Landes und dem Landesprüfungsamt für Medizin, Psychotherapie und Pharmazie eine Abstimmung herbeigeführt.

Das Förderprogramm IQ konnte mit dem Projekt IQuaMed für das Gesundheitssystem in Nordrhein-Westfalen als Türöffner für Anerkennungswege fungieren. Alle Qualifizierungen sind inzwischen in die Regelförderung überführt und sichern so nachhaltig und langfristig die Möglichkeit für aus dem Ausland kommende Gesundheitsfachkräfte, in Deutschland im gewählten Beruf zu arbeiten. Zahlreiche Anfragen aus dem gesamten Bundesgebiet zeigen das Interesse an diesen effizienten und raschen Anerkennungswegen auf.

---

11 ▶ https://www.anerkennung-in-deutschland.de
12 ▶ https://www.mibeg.de
13 ▶ https://www.mibeg.de/medizin/iquamed/
14 ▶ https://www.anerkennung-medizin.de

Interkulturelle Kommunikation bei der Untersuchung der Gesundheitsämter

Kulturelle, soziale und sprachliche Barrieren – Hinweise für Gesundheitsämter und Betriebsmediziner

Ute Teichert und Solmaz Golsabahi-Broclawski

9.1 Migration und Gesundheit – 84
9.1.1 Versorgungsanspruch für Flüchtlinge – 84

9.2 Migration als psychosozialer Prozess – 86
9.2.1 Zunahme der Zwischenfälle mit gewaltbereiten geflüchteten Personen – 86
9.2.2 Schuleignungsuntersuchung – 86
9.2.3 Sozialpsychiatrischer Dienst – 87
9.2.4 Reisefähigkeit von abgelehnten Asylbewerbern – 87
9.2.5 Asylbewerberleistungsgesetz – 88
9.2.6 Der Einfluss von Übergangsobjekten auf die Ankunft – 89

9.3 Erfassung der Migrationsphasen im Rahmen der Untersuchung und Begutachtung – 89
9.3.1 Sprache als Herausforderung – 89
9.3.2 Somatische und psychiatrische Untersuchungen – 90
9.3.3 Transkulturelle Kompetenz als Stütze – 92

Literatur – 93

© Springer-Verlag GmbH Deutschland, ein Teil von Springer Nature 2020
A. Gillessen, S. Golsabahi-Broclawski, A. Biakowski, A. Broclawski (Hrsg.), *Interkulturelle Kommunikation in der Medizin*, https://doi.org/10.1007/978-3-662-59012-6_9

9.1 Migration und Gesundheit

Migration ist keine Erfindung unseres Jahrhunderts. Sie ist so alt wie die Menschheit selbst und wird stets ein Begleiter unseres Zeitgeschehens sein. Migration ist und war ein Garant für neue Errungenschaften und Entdeckungen. Migration ist nicht krankheitsauslösend, doch abhängig von den individuellen Umständen sind psychische Belastungen begleitende Umstände. Ein transkultureller kompetenter Umgang verbessert einerseits die Versorgung von Patienten mit Flucht- und Migrationshintergrund und verringert andererseits unnötige Kosten im Gesundheitswesen bei der Versorgung. Im folgenden Beitrag wird auf einige besondere Aspekte der amtsärztlichen Untersuchung und Begutachtung von Arbeitnehmern mit Flucht- und Migrationshintergrund eingegangen.

In Deutschland werden die Würde und Menschenrechte von Flüchtlingen gesetzlich voll respektiert und der Schutzstatus nach Genfer Flüchtlingskonvention vollumfänglich gewährt. Die Sicherung der Grundbedürfnisse wie Nahrung, Unterkunft und medizinische Versorgung und darüber hinaus bspw. sozialkompensatorische Maßnahmen, wie Intervention in psychiatrischen Krisensituationen, Schutz für besonders vulnerable Gruppen wie Kinder oder Schwangere und Integrationsmöglichkeiten, sind notwendig. Die Vielschichtigkeit der individuellen Bedürfnisse der Flüchtlinge wird in fehlenden Perspektiven, Retraumatisierung in den Unterkünften oder Suizidversuchen in Auffanglagern deutlich.

Die Gewährleistung der medizinischen Versorgung gehört im Rahmen des Integrationsprozesses zu den zentralen Aufgaben. Insbesondere der Öffentliche Gesundheitsdienst (ÖGD) war und ist bis heute gefordert, Menschen mit Flucht- und Migrationshintergrund adäquat in das Gesundheitssystem zu integrieren – strukturell und kultursensibel. Die Versorgung von Flüchtlingen durch die bundesweite Bereitschaft zu ehrenamtlicher Tätigkeit ist seit der letzten großen Flüchtlingswelle 2015 eine großartige Leistung vieler. Aber nicht jedes ehrenamtliche Engagement ist nachhaltig und unterlag – im Rückblick auf den Begriff der „Willkommenskultur" – Phasen einer gewissen Euphorie und einer teils begrenzten interkulturellen Kompetenz der Helfenden. Das Einspringen vieler ehrenamtlicher Ärzte als teilweise Ad-hoc-Lösung ist bis heute keine strukturelle Antwort auf die Frage, wie eine Integration von Menschen mit Flucht- und Migrationshintergrund in das Gesundheitswesen Deutschlands aussehen kann.

Eine gut koordinierte Zusammenarbeit zwischen den kassenärztlichen Vereinigungen, dem stationären Sektor und dem ÖGD ist notwendig, um eine adäquate medizinische Versorgung der Flüchtlinge sicherzustellen. Hilfreich dabei wären spezifische Konzepte für städtische und ländliche Bereiche mit entsprechenden Koordinierungsstellen, um sogenannte Good-Practice-Beispiele und Lösungen zu Problemen auszutauschen. In Hamburg wurde der ÖGD bereits entsprechend mit finanziellen Mitteln ausgestattet und hat erfolgreich die bedarfsorientierte und ressourcensparende Koordinierung der medizinischen Versorgung und Erstuntersuchung der ankommenden Flüchtlinge übernommen. Dort ist es gelungen, eine Vereinbarung abzuschließen, durch die allgemeinmedizinische und pädiatrische Sprechstunden in Erstaufnahmeeinrichtungen zentral geregelt werden konnten. Bis heute hat zwar die Zahl der neu registrierten Geflüchteten im Vergleich zu den Vorjahren deutlich abgenommen, aber viele Menschen sind in Deutschland geblieben. Im Zeitraum Januar bis November 2018 haben insgesamt 174.040 Personen in Deutschland Asyl beantragt. Gegenüber dem Vergleichszeitraum im Vorjahr (207.157 Personen) bedeutet dies einen Rückgang um 16,0 %.

9.1.1 Versorgungsanspruch für Flüchtlinge

Die medizinische Versorgung von Flüchtlingen ist unterschiedlich: Je nach Status werden viele von ihnen vom medizinischen

Regelversorgungssystem übernommen. Flüchtlinge, die seit mehr als 15 Monaten in Deutschland leben, stehen Leistungen nach dem Sozialgesetzbuch XII zu, welches die Sozialhilfe regelt. In einigen Bundesländern können Flüchtlinge, die die Erstaufnahmeeinrichtungen bzw. das Zentrallager verlassen haben und den Gemeinden zugewiesen wurden, eine elektronische Gesundheitskarte (eGK) erhalten.

Und trotzdem gibt es Menschen, nicht nur Flüchtlinge, die in Deutschland durch das Raster fallen, da sie nicht über einen entsprechenden Krankenversicherungsschutz verfügen. Solange unser Gesundheitssystem in der Regelversorgung nicht alle Menschen erfasst, gibt es dringenden Handlungsbedarf für den Öffentlichen Gesundheitsdienst. Dafür müssen aber die rechtlichen Rahmenbedingungen in Verbindung mit einer entsprechenden Finanzierung geschaffen werden und nicht dem ehrenamtlichen Engagement einzelner Personen oder den Finanzspritzen durch die Kommunen überlassen bleiben. So gibt es beispielsweise seit 2001 im Gesundheitsamt Frankfurt eine kostenlose ärztliche und psychosoziale Untersuchungs- und Behandlungsmöglichkeit für alle Menschen – unabhängig von Nationalität, Aufenthaltsstatus oder Krankenversicherung. Diese humanitäre Sprechstunde wird zweimal in der Woche angeboten und entspricht einer hausärztlichen Praxis.

Die Gesundheitsämter vor Ort versorgen alle Personengruppen und sind für den Schutz der Gesamtbevölkerung zuständig. Es gibt keine Differenzierung der Menschen nach Status oder Krankenkassenzugehörigkeit, Alter oder Geschlecht, Gesundheitsschutz für alle steht immer im Vordergrund. Trotz der geringer werdenden Zahl hinzukommender Flüchtlinge werden die Aufgaben des Öffentlichen Gesundheitsdienstes nicht weniger, sondern es treten neue Herausforderungen in den Vordergrund, die insbesondere im Bereich der psychosozialen Versorgung geflüchteter Menschen liegen.

9.1.1.1 Migrationshintergrund

Diverse Statistiken zeigen, dass die Migrationsgeschichte, d. h. die Beweggründe für das Verlassen des Heimatlandes, der eigenen Familie, der vertrauten sozialen Strukturen, oft dramatisch ist. Dies muss bei der Begutachtung dieser Menschen verstanden und berücksichtigt werden. Eine Exploration muss neutral und nach festgelegten Standards erfolgen. Die Überprüfung der Echtheit einer Aussage ist nicht Aufgabe des Begutachters. Es wird erfasst, was berichtet wird. Europäer neigen dazu, nach Fakten und Daten zu fragen, etwa, wann jemand geboren oder wo er aufgewachsen ist. Das kann allerdings manchen Flüchtlingen Probleme bereiten, weil sie Daten, insbesondere kalendarischer Art, nicht kennen oder einen anderen Kalender, wie z. B. den islamischen, den hebräisch-jüdischen oder den iranischen Kalender, vor Augen haben. Der iranische Kalender beispielsweise ist ein anderer als der islamische, der gerade afghanischen Patienten wichtig ist. Diese können ihn nicht wortwörtlich übersetzen und kommen so mit Daten leicht durcheinander. So wird häufig der Zweitgutachter mit transkulturellen Kompetenzen beauftragt, die Daten auf Echtheit zu überprüfen. Hiervon kann nur abgeraten werden, da dies nicht die Aufgabe der Behörden sein kann und dort auch nicht leistbar ist. Im Rahmen der medizinischen Untersuchungen sind Kenntnisse über unterschiedliche Kulturen sowie Kenntnisse soziokultureller Fakten aus den jeweiligen Ländern notwendig.

9.1.1.2 Exploration der Migration

Die Migration muss Schritt für Schritt exploriert werden. Der Begriff Fluchtbewegung wird hier bewusst nicht verwendet.

Kasuistik

Ein junger Mann ist bereits als Kind aus Afghanistan in den Iran migriert. Er war kein Flüchtling. Der Umzug in den Iran war von seinem Vater, einem Drogenmafioso, geplant. Dieser wollte, dass sein Sohn im Iran auch Persisch lernt. Durch Geld, das etappenweise großzügig ausgegeben wurde, und mittels Organisationen gelangte er nach Deutschland. Auf seinem Weg trug er seine Kette und nahm sein Handy mit den Fotos aus der Heimat mit. Der Weg war für ihn anstrengend und mit vielen Ängsten verbunden.

Das ist eine andere Ausgangssituation, als bei einer anderen Patientin, die auch aus Afghanistan stammte. Sie floh aus einer lebensbedrohlichen Situation heraus. Ihr drohte die Steinigung. Mithilfe eines Onkels floh sie auf einem Lkw über den Landweg nach Deutschland. Da sie für die Flucht nicht das Geld hatte, prostituierte sie sich.

9.2 Migration als psychosozialer Prozess

Viele der Menschen mit Fluchthintergrund, die seit 2015 nach Deutschland kamen, sind von unseren Verwaltungs- und Organisationsstrukturen sowie der Sprache ge- oder überfordert. Sie benötigen Personen – Paten –, die sie an die Hand nehmen und zu denen sie Vertrauen entwickeln können. Gleichzeitig brauchen sie Personen, die ihnen eine Verbindlichkeit vorleben, Bedrohungen für die psychische Gesundheit erkennen und fachkompetente Hilfe vermitteln können. Ein besonderes Risiko besteht für Menschen, die traumatische Erfahrungen im Herkunftsland oder auf dem Fluchtwege machen mussten. Menschen, die nicht primär psychisch krank sind, werden im System der medizinischen Regelversorgung oft gar nicht wahrgenommen. Nach den Erfahrungen aus der Praxis erleben die sozialpsychiatrischen Dienste in den Gesundheitsämtern traumatisierte geflüchtete Menschen, Menschen mit psychischen oder Suchtkrankheiten, aber auch Menschen, die gewaltbereit sind oder suizidal (Widders, Teichert).

9.2.1 Zunahme der Zwischenfälle mit gewaltbereiten geflüchteten Personen

Ein besonderes Risiko besteht für Menschen mit sogenannten Fluchtbiografien in unterschiedlichen Notunterkünften. Nur schwer haben sie Zugang zu einer Mietwohnung, einer Ausbildung, einen Wiedereinstieg in den erlernten Beruf oder den Einstieg in eine erworbene Qualifikation. Aber genau das wäre die Integrationsleistung der aufnehmenden Gesellschaft – also unsere. Einige von ihnen warten darauf, dass Familienangehörige oder Freunde nachkommen. Für andere ist noch unklar, ob sie bleiben dürfen. Diese Menschen, die nicht primär physisch krank sind, werden im System der medizinischen Regelversorgung wenig beachtet. Dennoch sind sie einem hohen psychischen Erkrankungsrisiko ausgesetzt oder sind bereits unentdeckt erkrankt. Aber auch für die Menschen mit Fluchthintergrund, für welche sich die Wohnsituation zum Besseren geändert hat, bleibt nicht selten eine Traumatisierung bestehen und eine eigene Perspektive im Hinblick auf entscheidende Lebensfragen ändert sich nicht.

Wenn psychischen Erkrankungen oder Suchtkrankheiten nicht gezielt präventiv begegnet wird und wenn Bedrohungssituationen nicht rechtzeitig erkannt werden, sind langfristige medizinische Behandlungskosten zu erwarten und dramatische Schäden für unbeteiligte Menschen nicht auszuschließen. Mögliche Folgen für die betroffenen Menschen selbst sind Retraumatisierungen, die Herausbildung einer vermeidbaren psychischen Erkrankung bei bestehender Vulnerabilität oder die Übertragung auf die Folgegeneration(en).

9.2.2 Schuleignungsuntersuchung

Ein weiterer Kontaktpunkt zwischen Menschen mit Flucht- und Migrationshintergrund ist die Schuleingangsuntersuchung. In

Deutschland müssen alle Kinder vor Beginn des Schuleintrittes eine ärztliche Untersuchung, die sogenannte Schuleingangsuntersuchung nachweisen können. Diese wird von den Gesundheitsämtern u. a. in Schulen oder Kindertagesstätten durchgeführt.[1] Alle zugewanderten schulpflichtigen Kinder und Jugendlichen sollen vor Schuleintritt oder zeitnah untersucht werden. Bei dieser Untersuchung werden die bei der Einschulung üblichen Lebensumstände geklärt, aber auch Umstände der Einreise, Belastungen durch Flucht sowie Sprach- und Kulturbarrieren. Es findet eine orientierende Untersuchung statt, bei der Größe, Gewicht und Allgemeinzustand dokumentiert werden. Ebenso erfolgt eine orientierende körperliche und ggf. zahnärztliche Untersuchung, bei der schulrelevante Erkrankungen abgefragt werden. Zudem werden Seh- und Hörtests durchgeführt und der Entwicklungsstand festgestellt. Verschiedene Untersuchungsverfahren können hierbei zum Einsatz kommen, beispielsweise der sprachfreie Untertest des SOPESS-, Kugler-, Matrizen- und Motivtest. Darüber hinaus erfasst man den Impfstatus und beurteilt die seelische Gesundheit des Kindes bzw. Jugendlichen. Abschließend wird ein schulärztliches Gutachten erstellt und der Schulleitung übermittelt. Die Beurteilung des Entwicklungsstandes sowie der Psychopathologie von Seiteneinsteigerkindern mit unterschiedlichen Flucht-, Vor- und Bildungsgeschichten ist schwierig und zeitaufwendig.

9.2.3 Sozialpsychiatrischer Dienst

Zentrale Aufgaben des Öffentlichen Gesundheitsdiensts ist auch die Beratung von psychisch kranken Menschen unter Einbeziehung ihrer Angehörigen. In der Regel wird diese Aufgabe durch den sozialpsychiatrischen Dienst, einen multiprofessionellen ambulanten Fachdienst unter ärztlicher Leitung, übernommen. In sozialpsychiatrischen Diensten beraten und untersuchen Ärzte Menschen mit einer psychischen Störung, einer Suchterkrankung, mit seelischen Problemen oder einer Behinderung und fördern deren Teilhabe am gesellschaftlichen Leben. Der Umgang mit akuten psychiatrischen Krisen, ggf. mit konkreter Eigen- (suizidalen Tendenzen) und/oder Fremdgefährdung und einer daraus resultierenden einstweiligen Unterbringung in einer psychiatrischen Klinik sind regelmäßig besondere Herausforderungen für die Mitarbeiter der sozialpsychiatrischen Dienste.

Jeder Bürger in Deutschland kann niedrigschwellig Zugang zur Beratung und Hilfe bei psychischen Erkrankungen bekommen. Im sozialen Umfeld werden hilfesuchende Angehörige, Nachbarn und auch Institutionen durch Mitarbeiter der sozialpsychiatrischen Dienste beraten. Die sozialpsychiatrischen Dienste sorgen für die Sicherstellung der Nachsorge, führen Hausbesuche durch und ermitteln einzelfallbezogene Hilfen vor Ort. Darüber hinaus wird über die sozialpsychiatrischen Dienste auch die Vernetzung sozialer, psychosozialer und psychiatrisch medizinischer Dienstleistungen in der Region koordiniert. Mitarbeiter der sozialpsychiatrischen Dienste sind in der Lage, psychische Erkrankungen bei Menschen mit Flucht- und Migrationshintergrund zu erkennen und auf Bedrohungen für andere Menschen präventiv einzugehen.

9.2.4 Reisefähigkeit von abgelehnten Asylbewerbern

Die Beurteilung der Reisefähigkeit ist für den begutachtenden Arzt häufig sehr schwierig. Nicht zuletzt aufgrund der teils komplexen psychiatrischen und somatischen

---

1 Die Untersuchung von neu zugewanderten Kindern und Jugendlichen, die nicht im Schuleingangsalter sind, wird in NRW als Seiteneinsteiger- und Einsteigeruntersuchung bezeichnet.

Krankheitsbilder, aber auch aufgrund der Sprachbarrieren sowie der eigenen interkulturellen Kompetenz. Wenn im Laufe eines Asylverfahrens der Antrag vom BAMF abgelehnt wird, kann der Antragsteller eine Klage beim Verwaltungsgericht einreichen. Vor Gericht werden dann alle Kriterien noch einmal geprüft, die im Laufe des Asylverfahrens hervorgebracht wurden. In diesem Zusammenhang kann ein ärztliches oder psychologisches Gutachten eines Sachverständigen mit der Fragestellung, ob und welche Erkrankungen bei dem jeweiligen Asylbewerber bestehen und inwieweit bei Rückführung oder Abschiebung ins Herkunftsland mit einer schwerwiegenden und auch lebensbedrohlichen Verschlechterung der Erkrankung zu rechnen wäre, eingeholt werden.

Ein Gutachter ist nicht selten mit komplexeren Krankheitsbildern konfrontiert, die ggf. auch im vorangegangenen Verfahren aus gesundheitlicher Sicht nicht ausreichend berücksichtigt wurden oder welche erst später aufgetreten ist. Grundsätzlich ist jeder, der unter einer akuten kardialen oder pulmonalen Erkrankung mit schwerer respiratorischer Insuffizienz leidet, nicht reise- bzw. transportfähig. Darüber hinaus muss jedoch berücksichtigt werden, wie sich der Gesundheitszustand in Tagen und Wochen nach der Ankunft im Heimatland prognostisch entwickeln wird. Dies jedoch ist für den Gutachter nahezu unmöglich, wenn er die politischen und gesellschaftlichen Verhältnisse in dem jeweiligen Land überhaupt nicht kennt und darüber hinaus nur über rudimentäre interkulturelle Kompetenzen verfügt. Auch die Frage nach der weiteren medizinischen Behandlung im Abschiebeland ist häufig schwierig bis gar nicht zu beantworten. Insbesondere die Prognose einer voraussichtlichen Entwicklung von bereits bestehenden Erkrankungen ist sehr schwer und wirft einige ethische Fragestellungen auf.

9.2.5 Asylbewerberleistungsgesetz

Der Gesetzgeber beschränkt den gesetzlichen Anspruch nach dem Asylbewerberleistungsgesetz auf Leistungen bei akuter Krankheit bzw. akutem Behandlungsbedarf und schmerzhaften Krankheiten. Nach § 4 sind zur Behandlung akuter Erkrankungen und Schmerzzustände die erforderliche ärztliche und zahnärztliche Behandlung einschließlich der Versorgung mit Arznei- und Verbandmitteln sowie sonstiger zur Genesung, zur Besserung oder zur Linderung von Krankheiten oder Krankheitsfolgen erforderlichen Leistungen zu gewähren. Es gibt noch eine Erweiterung im § 6 AsylBLG, wenn Leistungen im Einzelfall, z. B. bei chronischen Erkrankungen und Behinderungen, zur Sicherung der Gesundheit unerlässlich sind. Für Asylbewerber gilt damit ein erheblich eingeschränkter Behandlungsanspruch bei Krankheiten im Vergleich zu gesetzlich Krankenversicherten in Deutschland.

Die Voraussetzungen zur Gewährung von Leistungen nach dem Asylbewerberleistungsgesetz werden im Öffentlichen Gesundheitsdienst geprüft. Im Regelfall findet hier eine ärztliche Untersuchung im Gesundheitsamt statt. Im Vordergrund der Begutachtung steht dann die Frage, ob eine akute Erkrankung oder Schmerzen vorliegen. Neben einer Anamnese findet eine körperliche Untersuchung und unter Umständen je nach Krankheitszeichen und -symptomen auch eine Labordiagnostik statt. Im Gegensatz zur Behandlungssituation in der ärztlichen Praxis erfolgt aber keine Behandlung. Zweck der Begutachtung ist lediglich die Klärung, wer die Kosten für eine notwendige ärztliche oder zahnärztliche Behandlung übernimmt. Gerade in dieser Begutachtungssituation sind für den Arzt Schulungen im Bereich interkultureller Kommunikation besonders wichtig.

Die Exploration der Migration sowie des gesamten Migrationsprozesses steht im

Vordergrund. In der Ankunftsphase besteht bei den Betroffenen meistens eine Euphorie, eine Erwartungshaltung vor dem „Neuen". Danach folgt eine Abkühlung, eine Widerstandsphase: „Hier ist alles schrecklich." „Keiner mag mich, die sind genauso schlimm", usw. Es folgt die Trauerphase und erst später die Integrationsphase. Dies bedeutet, dass bei aller medialen und politischen Forderung nach der Integration von Flüchtlingen berücksichtigt werden muss, dass jeder Geflüchtete zunächst auch Widerstand leisten könnte. Das ist ein gesunder Vorgang, den jeder Mensch schon in seiner Kindheit durchlebt hat. In dieser Phase des Widerstandes kann sich keiner integrieren, es wäre keine gesunde Integration. Für eine gelungene Integration muss man auch nein sagen können. Im Rahmen unserer Begutachtungen müssen wir also auch explorieren, in welcher Phase der Migration sich die jeweilige Person befindet und wie intensiv für sie eine Identifizierung möglich ist.

9.2.6 Der Einfluss von Übergangsobjekten auf die Ankunft

Es ist so, dass der Mensch je nach Persönlichkeitsfaktor, Verletzbarkeit und Resilienz, eben allem, was er von zu Hause mitbringt, entsprechend unterschiedlich in diesen Phasen reagiert. Je nachdem, ob Übergangsobjekte mitgenommen wurden oder nicht, fällt die Ankunft unterschiedlich leicht oder schwer aus. Übergangsobjekte sind z. B. Fotos oder Lieblingskleidungsstücke. Die junge Frau aus dem Fallbeispiel hatte bei ihrer Flucht vor der eigenen Steinigung kein Erinnerungsstück als „Anker" mitnehmen können. Der junge Mann hingegen hatte seine Lieblingskette um den Hals, seine Lieblingskleider und sein Handy mitgenommen. Auf dem Handy waren all seine Fotos.

9.3 Erfassung der Migrationsphasen im Rahmen der Untersuchung und Begutachtung

9.3.1 Sprache als Herausforderung

Die spezifischen Herausforderungen im Umgang mit Menschen mit Flucht- und Migrationshintergrund verstehen alle, die im Gesundheitssystem oder auf einer betreuerischen Beziehungsebene mit diesen tätig sind. Neben den oft auftretenden Sprachbarrieren ist es nicht selten ein unterschiedliches Verständnis von Gesundheit, Krankheit, Sterben und Tod, das es im Rahmen der interkulturellen Kommunikation zu „gestalten" gilt. Das sind Erfahrungen, die Ärzte im Umgang mit Patienten aus anderen Kulturkreisen machen. Die transkulturelle Kompetenz beim medizinischen Personal ist daher die Grundlage für eine gelingende transkulturelle Arzt-Patienten-Beziehung.

Betriebliche Suchtprävention und Suchthilfe sind Bestandteil der Abwendung arbeitsbedingter Gesundheitsgefahren. Dazu gibt es zahlreiche Programme über Betriebs- oder Dienstvereinbarungen. Suchtprobleme am Arbeitsplatz haben negative Auswirkungen auf alle Lebensbereiche. Verschiedene Untersuchungen zeigen, dass Menschen mit einer Zuwanderungsgeschichte stärker von Sucht und anderen Gesundheitsproblemen betroffen sind als die Allgemeinbevölkerung. Die Zuwanderung von Menschen ist auch eine große Chance, diese zu integrieren und auf ihren mitgebrachten Fähigkeiten aufzubauen.

„Die Grenzen meiner Welt sind die Grenzen meiner Muttersprache." Es ist natürlich so, dass wir eine sprachliche Barriere gegenüber denen haben, die geflüchtet sind oder vor kurzem angekommen sind und noch nicht die deutsche Sprache in ihrer Ausdruckstiefe beherrschen. Diese ist mit den angesprochenen Grenzen der Muttersprache allerdings hier nicht gemeint. Es geht hierbei vielmehr darum, dass wir ein anderes Weltbild haben, je nachdem, welche Sprache wir sprechen. Unsere Spracharchitektur lenkt unsere Denk- und Formulierungsweise. Die Befragung von Patienten als Gutachter ist in solchen Fällen oft schwirig und hat etwas Detektivisches an sich. Wir wollen überprüfen, wir wollen Fakten sehen, wir fragen nach dem „Was", „Wo" und „Wie". Die Antworten und Formulierungen der Patienten mit Migrationshintergrund, mit Zuwanderungsgeschichte oder mit Fluchtbewegung erscheinen uns dann aber manchmal sehr paradox und sehr befremdlich. Es ist dabei auch kein Zufall, dass wir sehr oft aus Afrika stammende Patienten als wahnhaft oder die Nahost-Patienten als psychosomatisch einordnen. Diese Einschätzung ergibt sich aus der Perspektive der deutschen Muttersprache oder des Mitteleuropäers.

In allen Kulturkreisen gibt es ein Ja und ein Nein. In manchen Kulturen gilt es als äußerst unhöflich, das harte Nein auszusprechen. Daher wird die Fähigkeit des assoziierten Denkens genutzt, um das „Nein" zu umschreiben. Der sehr schöne Artikel von A. Petersen „Somatisieren die Türken oder psychologisieren wir?" (Petersen 1995) verdeutlicht, dass bedingt durch die Spracharchitektur bereits eine Somatisierung in der Ausdrucksweise vorhanden ist, die sich im Sinne von Descartes' Körper und Psyche nicht voneinander trennen lässt.

Die meisten Klienten kommen aus Sprachregionen, in denen der Körper das Haus der Seele ist, die dadurch spricht. Dies bedeutet, dass bei vielen Schilderungen aus unserer Sicht psychosomatische Beschwerden vorliegen und wir dann versuchen, dies den Klienten aus therapeutischer Sicht vor Augen zu führen. Auch im Rahmen der amtsärztlichen Untersuchungen oder Begutachtungen ist es jedoch wichtig, zu unterscheiden, ob es sich um eine rein sprachliche Formulierung handelt oder tatsächlich etwas im Sinne der ICD vorliegt, das die psychosomatischen Kriterien erfüllt. Diese sind nur dann erfüllt, wenn ein Symptom mindestens seit zwei Jahren trotz unauffälliger körperlicher Untersuchungsbefunde anhaltend besteht. Entsprechende Diagnosen können wir bei Flüchtlingen aber nicht stellen, wenn diese nicht seit zwei Jahren im Land sind, da diese Befunde tatsächlich nicht bestehen.

9.3.2 Somatische und psychiatrische Untersuchungen

Zur amtsärztlichen Begutachtung gehört auch die körperliche Untersuchung. Die Vorstellung bei einem Arzt zur Ausbreitung von Krankheiten sind unerlässlich: Der Tatsache, dass Migrationsbewegungen von tropischen Klimazonen zu gemäßigten verlaufen, wird im medizinischen Weiterbildungscurricula wenig Aufmerksamkeit geschenkt. Erst die HIV/AIDS-Pandemie und periodische Ausbrüche von besonderen Fiebererkrankungen haben dazu beigetragen, dass Infektionskrankheiten in den QM-Richtlinien der Erstversorgung aufgenommen wurden. Nicht übertragbare Erkrankungen haben noch keinen Zugang auf die Checkliste der Erstversorgung bzw. Begutachtungen erhalten. Die meisten Kollegen kennen ausschließlich Normwerte wie Labornormwerte oder Befundnormwerte von Mitteleuropäern. Häufig ist jedoch kaum bewusst, dass Patienten aus dem asiatischen oder afrikanischen Raum ganz andere Körperproportionen und eine ganz andere Physiognomie haben. Das trifft gerade auch für Minderjährige und insbesondere unbegleitete Minderjährige zu, bei denen aufgrund der fehlenden Dokumente das Alter nicht bekannt ist. Von der Körperbehaarung ausgehend würde man vielleicht vermuten, dass jemand schon ausgewachsen ist, obwohl der Patient behauptet, erst 15 Jahre alt zu sein.

Ein Bewusstsein darüber, dass womöglich für die Erhebung der Normbefunde bei der körperlichen Untersuchung von Patienten aus anderen Regionen andere Parameter notwendig sind, ist hier elementar. Hierzu sind sowohl anatomische Gegebenheiten wie Körperbehaarung zu nennen, wie auch Normwerte für Laboruntersuchungen (Blutgruppenvariationen, arthritische Parameter u. a.) und genderspezifische Fragestellungen aus transkultureller Sicht. Bei Flüchtlingen aus dem ehemaligen Jugoslawien vor 20 Jahren war das nicht notwendig. Bei der jetzigen Population der Flüchtlinge wird dies aber gerade bei Kindern und Jugendlichen gebraucht, weil einfach bestimmte Werte anders sind. Das trifft auch für die Laborwerte zu, die ggf. in entsprechende Relationen gesetzt werden müssen. Es gibt dafür sehr gute und solide transkulturelle Daten, die keiner Ideologie unterworfen sind.

Der nächste Punkt, bei dem auch Grenzen zu beachten sind, ist der psychiatrische Befund. Am Anfang der Erhebung eines psychiatrischen Befundes steht die Frage, ob jemand wach ist. Das ist auch transkulturell sehr einfach zu beantworten. Bei der Abfrage von Fakten ist zu beachten, dass Fragen nach „Ja" oder „Nein", wie bereits erwähnt, die Datenerhebung selbst oder das Bewusstsein für Daten bei einem Sudanesen, bei einem Afrikaner, bei Menschen aus Ländern, in denen man mit Daten oder Kalenderangaben nicht so umgeht wie bei uns in Europa, anders beantwortet werden. Oft finden sich bei den Antworten massive Defizite, weil die Angaben wahrscheinlich gar nicht in der erfragten Form vorhanden sind. Die Antworten werden nur aufgrund unserer Fragestellung gegeben.

Weiter geht es bei der psychiatrischen Befunderhebung auch um die Frage des formalen Gedankenganges, ob jemand kohärent ist, ob jemand strukturiert denken kann und assoziativ gelockert ist. Tatsächlich aber sind aus Sicht eines europäischen Muttersprachlers im Sinne von Wittgenstein viele Formulierungen in zahlreichen afrikanischen, aber auch einigen arabischen Sprachen sehr weitschweifig, sehr komplex, assoziativ gelockert oder ideenbezogen (Wittgenstein 1918). Wichtig ist weiter, dass nicht alle Flüchtlinge aus Ländern, in denen auch Araber leben, auch Arabisch sprechen. Eine Antwort wie z. B.: „Als meine Oma gestorben ist, ist mir ihr Geist erschienen und deshalb bin ich geflüchtet", ist eine sehr interessante (ethnische) Formulierung, die man aber als europäischer Hörer als nahezu psychotisch bewerten könnte. Der psychische Befund ist zudem nicht solide, so konkret wie z. B. ein Laborbefund. Aufgrund der sprachlichen Formulierungen könnte in eine bestimmte Richtung, zu einer bestimmten Bewertung tendiert werden.

Für die Erhebung des psychischen Befundes ist es wichtig, sich den Umstand zu vergegenwärtigen, dass der Klient mit Flucht- und Migrationshintergrund in einer anderen Sprache denkt und spricht. Auch wenn er Deutsch perfekt beherrscht, denkt er im Weltbild seiner Muttersprache, sodass der Zuhörer durch seine Antworten schon in eine bestimmte Richtung gelenkt wird. Das gilt andersherum genauso, wenn ein Deutscher einem Nicht-Deutschen aus dem Nahen Osten beispielsweise sehr wortkarg und stockend vorkommt. Aber diese konkreten Satzkonstruktionen muss man sich als Flüchtling erst einmal angewöhnen und in ihrer Bedeutung vergegenwärtigen.

Dies sind die Schablonen des Beobachters, welche in Wittgensteins Zitat sehr treffend formuliert werden: „Die Grenzen meiner Sprache bedeuten die Grenzen meiner Welt." Ich bewege mich in diesen Rahmenbedingungen und kann mich davon auch erst einmal nicht lösen, bis mir das Weltbild der anderen Sprache bewusst wird. Die meisten amtsärztlichen Untersuchungen erfolgen nicht selten mit einer dritten Person im Raum, dem Dolmetscher. Das ist ein weiterer Einflussfaktor, der ebenfalls strukturiert und in das Gespräch eingeplant werden muss. Folgendes muss berücksichtigt werden: Was hat der Übersetzer übersetzt? Inwiefern sind sein Weltbild und seine Intention in die Übersetzung mit hineingeflossen? Hierfür geben die Sonnenberger Leitlinien (Machleid et al. 2006) sehr guten Empfehlungen, z. B. zur

Satzkonstruktion, oder dazu, dass der Dolmetscher nur mit dem Untersucher Blickkontakt hält, und es ein Vorgespräch gibt.

9.3.3 Transkulturelle Kompetenz als Stütze

Der dargestellten Herausforderungen werden sich Mediziner, bedingt durch unterschiedliche Kulturen, zunehmend bewusster. Der Wirtschaft sind sie schon seit Jahrhunderten durch Globalisierung und Industrialisierung bekannt. Vorreiter wie Alexander Thomas haben sich fortlaufend transkulturell weitergebildet und versucht, mögliche Interaktionen und Missverständnisse zwischen Verhandlungspartnern – wie im folgenden Beispielfall – vor Augen zu führen: Der Amerikaner fragt: „Wie lange brauchst Du, um diesen Bericht zu beenden", d. h. er bietet quasi seinem griechischen Angestellten an, sich an der Entscheidung zu beteiligen. Und das ist ja, würde man sagen, sehr mitarbeiterfördernd. Der Grieche antwortet ihm darauf: „Ich weiß nicht, wie lange sollte ich denn brauchen?" Das ist für unser Verständnis eine provokative Antwort. Die Tatsache dazu ist jedoch, dass die Frage aus dem griechischen Kultur- und Sprachverständnis heraus keinen Sinn ergibt. Entweder ist jemand der Chef und sagt, was er will, oder er ist nicht der Chef. Es entsteht so ein Konflikt aus der sprachlichen Barriere sowie dem Kulturverständnis heraus. Der eine hat das Gefühl, der andere lehnt die Verantwortung ab, und der andere vermisst einfach einen versierten Chef, der sich seiner Autorität bewusst ist.

Genau eine solche Situation kann auch im Rahmen der Begutachtung oder in der Arzt-Patient-Beziehung entstehen, die dann dazu führen kann, dass Gutachter aus dem Gespräch Entscheidungen treffen und Schlüsse ziehen, welche unter Umständen mit Begriffen wie Unwahrheiten oder Profit von der Krankheit für die Fluchtbewegung oder den Aufenthaltsstatus belegt werden. Dies kann, muss aber nicht der Fall sein. Es gibt immer wieder sogenannte „Déjà-vu"-Effekte im Rahmen der Exploration.

Dennoch ist es unsere Aufgabe als Mediziner, den Befund zu erheben, eine Diagnose zu begründen und je nach Fragestellung, z. B. im Rahmen der amtsärztlichen Begutachtung, die Reisefähigkeit zu beurteilen und anzugeben, ob etwa eine Erkrankung besteht, die im Heimatland nicht behandelt werden kann, oder ob jemand durch eine Krankheit vielleicht gefährdet wäre. Es gibt so z. B. auch Krankheiten, die in bestimmten Ländern mit der Todesstrafe bedroht werden. Das gilt z. B. für HIV, den man mit einer bestimmten sexuellen Orientierung, Drogenabhängigkeit oder einer pathologischen Neigung zum Stehlen assoziiert. Der sekundäre Krankheitsbedarf ist auf jeden Fall stets zu berücksichtigen.

Fazit

Die immer häufigere Begegnungen mit Menschen aus anderen Ländern und Kulturkreisen sind eine Bereicherung und zugleich Herausforderung im Alltag für Mitarbeiter der sozialpsychiatrischen Dienste sowie der Gesundheitsämter. Die Vielfalt versteht sich als Anregung, sich mit Sitten, Gebräuchen, Sprache und Religion auseinander zu setzen und dadurch eine bessere Prävention, Diagnostik und Indikation für Therapie, Rehabilitation und Reintegration ins soziale Leben zu ermöglichen. Die Bereitschaft und Neugier, diesen Herausforderungen zu begegnen, fördert die transkulturelle Kompetenz des medizinischen Personals. Der Erwerb der kulturellen Kenntnisse setzt jedoch nicht nur Selbsterfahrung und Bereitschaft zur Reflexion voraus, sondern auch die Fähigkeit, mit Diversität umzugehen. Um Ärzte in diesem Bereich zu stärken und fortzubilden, hat die Ärztekammer Westfalen-Lippe ein Curriculum „Transkulturelle Medizin – kulturelle Kompetenz – im klinischen Alltag" neu entwickelt. Das Curriculum vermittelt Kenntnisse und Fachkompetenz für die Behandlung der Patienten mit Zuwanderungsgeschichte und führt zu einer wesentlichen ärztlichen Kompetenzstärkung für diese Herausforderungen.

Literatur

Ärztekammer Westfalen-Lippe (2016) Fortbildungscurriculum Transkulturelle Medizin. Kulturelle Kompetenz im klinischen Alltag der Ärztekammer Westfalen-Lippe. 1. Aufl. 18.11.2016. ▶ https://www.akademie-wl.de/fileadmin/user_upload/12_transkulturelle_medizin_11-2016_bal.pdf. Zugegriffen: 21. Jan. 2019

BAMF. ▶ http://www.bamf.de/SharedDocs/Meldungen/DE/2018/20181211-asylgeschaeftsstatistik-november.html?nn=1367522. Zugegriffen: 22. Jan. 2019

Gardemann J, Wilp T (2016) Gültigkeit international verbindlicher, normativer und technischer Standards der Flüchtlingshilfe auch in den deutschen Erstaufnahmeeinrichtungen. Bundesgesundheitsblatt – Gesundheitsforschung – Gesundheitsschutz 59:556–560

Golsabahi S (2009) Vorwort. In: Golsabahi S, Stompe T, Heise T (Hrsg) Jeder ist weltweit ein Fremder. Beiträge zum 2. Kongress des Dachverbandes der transkulturellen Psychiatrie, Psychotherapie und Psychosomatik (DTPPP) in Wien 2009, vol 16. Das transkulturelle Psychoforum. VWB-Verlag, Aachen, S 1–2

Golsabahi-Broclawski S (2012) Sprachkenntnisse und Religionskenntnisse im medizinischen Alltag. In: Golsabahi-Broclawski S (Hrsg) Kulturfallen im klinischen Alltag: Begegnungen in der Klinik, Bd 2. Kulturfallen im Alltag. LIT, Münster, S 85–116

Golsabahi-Broclawski S (2014) Vorwort. In: Golsabahi-Broclawski S, Özkan I, Broclawski A (Hrsg) Transkulturelle Psychiatrie: Erfahrungen von Experten aus der EU. Kulturfallen im klinischen Alltag. LIT, Münster, S 1–2

Golsabahi-Broclawski S (2016) Über das Fremde. Blickpunkt Öffentliche Gesundheit 2:8

Golsabahi-Broclawski S (2018) Wenn der Körper in der Fremde schmerzt. *Vortrag: Jubiläumssymposium*. 40 Jahre Psychotherapie am 17. März 2018. Otto-Wagner-Spital, Wien

Krankenkassen-Zentrale. ▶ https://www.krankenkassenzentrale.de/wiki/fluechtlinge#krankenversicherung. Zugegriffen: 22. Jan. 2019

Kubini K (2018) Untersuchung neu zugewanderter Kinder und Jugendlicher. Blickpunkt Öffentliche Gesundheit 3:8

Lotze E (2009) Die Humanitäre Sprechstunde des Gesundheitsamts Bremen – Kommunale Verantwortung für die Gesundheit aller Menschen. In: Falge Ch, Fischer-Lescano A, Sieveking K (Hrsg) Gesundheit in der Illegalität. Rechte von Menschen ohne Aufenthaltsstatus. Nomos, Baden-Baden, S 89–96

Machleid W, Ramazan S, Calliess IT (2006) Sonnenberger Leitlinien: Integration von Migranten in Psychiatrie und Psychotherapie. Erfahrungen und Konzepte in Deutschland und Europa (Forum Migration – Gesundheit Integration). VWB-Verlag, Aachen

Medico International. ▶ https://www.medico.de/fluchtursachen/. Zugegriffen: 22. Jan. 2019

Nießen J, Jakubowski E (2018) Medizinische Versorgung von Geflüchteten in Hamburg. Chancen und Herausforderungen für den ÖGD. ASU – Arbeitsmedizin, Sozialmedizin, Umweltmedizin 53:560–563

Petersen A (1995) Somatisieren die Türken oder psychologisieren wir? Gedanken zur angeblichen Neigung der Türken zum Somatisieren (Arbeitsgemeinschaft Ethnomedizin, Hrsg). Curare – Zeitschrift für Medizinethnologie/J Med Anthropol Transcult Psychiatry 18(2):531–540

Rissland J, Teichert U (2016a) Die medizinische Versorgung und Integration. In: Biakowski A, Halotta M, Schöne Th (Hrsg) Zwischen Kommen und Bleiben. Ein gesellschaftlicher Querschnitt zur Flüchtlingspolitik. Friedrich-Ebert-Stiftung, Berlin, S 272–278

Rissland J, Teichert U (2016b) Gibt es typische Infektionskrankheiten bei Geflüchteten? ASU – Arbeitsmedizin, Sozialmedizin, Umweltmedizin 51:848–850

Tinnemann P et al (2016) Medizinische Versorgung von Flüchtlingen durch den Öffentlichen Gesundheitsdienst: Allzeit bereit – nur wie lange noch? Gesundheitswesen 78:195–199

Voss K, Nießen J, Pruskil S (2019) Umfang der Erstuntersuchungen bei unbegleiteten minderjährigen Ausländern: eine bundesweite Bestandsaufnahme. Gesundheitswesen, efirst. ▶ https://doi.org/10.1055/a-0719-5296

Widders G, Teichert U (2018) Psychosoziale Versorgung von Flüchtlingen ist notwendig. ASU – Arbeitsmedizin, Sozialmedizin, Umweltmedizin 53:567–568

Wilsdorf S (2016) Gesundheit der Flüchtlinge: Hamburg findet Lösungen. Blickpunkt Öffentliche Gesundheit 4:3

Wittgenstein L (1918) Logisch-philosophische Abhandlung (Tractatus logico-philosophicus). Abgerufen am 07.01 2019 von Tractatus Logico-Philosophicus. Yet another Hypertext of the Ogden bilingual edition Internet. ▶ http://tractatus-online.appspot.com/Tractatus/jonathan/D.html. Zugegriffen: 22. Jan. 2019

Interkulturelle Öffnung im Versorgungssystem

Inhaltsverzeichnis

Kapitel 10 **Standards in der Betreuung von Menschen mit Flucht- und Migrationshintergrund – 97**
Thomas Wenzel, Adel-Naim Reyhani, Reem Alksiry, Elif Gül, Tatiana Urbaneta Wittek und Maria Kletecka-Pulker

Kapitel 11 **Exkurs: Jesidinnen in Baden-Württemberg – 109**
Michael Blume, Lukas Harbig und Hes Sedik

Kapitel 12 **Notärztliche Einsätze – 119**
Mimoun Azizi und Solmaz Golsabahi-Broclawski

Standards in der Betreuung von Menschen mit Flucht- und Migrationshintergrund

Thomas Wenzel, Adel-Naim Reyhani, Reem Alksiry, Elif Gül, Tatiana Urbaneta Wittek und Maria Kletecka-Pulker

10.1 Rahmenbedingungen, Rechtsbegriffe und Praxis – 98

10.2 Asylverfahren, Sicherheit und Gesundheitsversorgung – 99
10.2.1 Völkerrechtliche Garantien – 99
10.2.2 Unionsrechtliche Garantien – 100

10.3 Psychologische und medizinischen Betreuung – 100
10.3.1 Besondere Gruppen: Genderbasierte Definitionen – 101

10.4 Richtlinien für Gesundheitsberufe (spezifische Probleme) – 102
10.4.1 Lösung – 102
10.4.2 Datenschutz – 103

10.5 Begutachtung – 103
10.5.1 Ziele der Begutachtung (Befundung) – 103

10.6 Universal Jurisdiction – 103
10.6.1 Therapeutische Funktion – 104
10.6.2 Versorgung und Betreuung – 105

Literatur – 107

© Springer-Verlag GmbH Deutschland, ein Teil von Springer Nature 2020
A. Gillessen, S. Golsabahi-Broclawski, A. Biakowski, A. Broclawski (Hrsg.), *Interkulturelle Kommunikation in der Medizin*, https://doi.org/10.1007/978-3-662-59012-6_10

10.1 Rahmenbedingungen, Rechtsbegriffe und Praxis

Die weltweite Tendenz zur Flucht aus Krisengebieten führt zu besonderen Herausforderungen, die Unterstützung durch klare Rahmenbedingungen erfordern. Zunehmend werden dabei wichtige Vorgaben wie beispielsweise sogar die der UN Antifolterkonvention[1] verletzt, obwohl diese als „non-derogable", also auch in Notfallsituationen und nationalen Krisen nicht aufhebbar sind. Neben Behandlungsrichtlinien ist daher ein Verständnis auch menschenrechtlicher Voraussetzungen auch für Angehörige[2] von Gesundheitsberufen wesentlich.

Aus formaler und juristischer Sicht sind neben internationalen Standards, wie der Genfer Flüchtlingskonvention, die grundlegende Rechte von Einzelnen sowie Pflichten von Staaten beinhaltet, EU-weite Richtlinien wie die Europäische Antifolterkonvention[3] oder die EU-Aufnahmerichtlinie[4], aber auch Bundes- oder Landesgesetze zu berücksichtigen, wobei in der Versorgung und Versorgungsplanung oft zusätzlich weitere konkrete Ausführungsbestimmungen vorliegen. Dem entsprechen allgemeine und spezifische ethische und fachliche Standards der Gesundheitswissenschaften, die allgemein oder spezifisch auf die Situation geflüchteter Menschen anzuwenden sind. In der Praxis wird es oft wesentlich, besonders in der Einzelfallbetreuung interdisziplinär zu arbeiten, um eine Umsetzung der vorhandenen Standards und eine bestmögliche Versorgung zu gewährleisten. Ein weiterer wesentlicher neuer Rahmen ist der UN-Migrationspakt (Global Compact for Safe, Orderly and Regular Migration, GCM) und der ebenfalls in Zusammenhang mit der New Yorker Erklärung für Flüchtlinge und Migranten stehende Globale Pakt für Flüchtlinge (Global Compact on Refugees, GCR). Diese enthalten neben Richtlinien für eine globale Abstimmung eine Bestätigung bereits bestehender Menschenrechtsstandards, stellen jedoch nicht einklagbares „soft law" dar.

Unabhängig von der komplexen juristischen Diskussion sehen wir im Folgenden die Unterscheidung zwischen erzwungener Migration („Forced Migration") und anderen Formen der Migration zwar als prinzipiell graduell und nicht dichotom, allerdings kann eine Unterscheidung in der medizinischen und psychologischen Versorgung immer wieder Thema sein. In Bezug auf die Migrationsbedingungen haben geflüchtete Menschen in der Regel weniger Möglichkeiten der Vorbereitung wie etwa zum Spracherwerb, weniger Sicherheit und zumindest bis zur Klärung des Aufenthaltsstatus schlechteren Zugang zu Grundleistungen und zum Arbeitsmarkt. Ein Verfolgungshintergrund ist bei dieser Gruppe häufiger, was den Kontakt oder Familienbesuch und damit grundlegende stützende soziale Strukturen beeinträchtigt und zu Konflikten aufgrund von Schuldgefühlen, nicht eingelösten Verpflichtungen oder durch die Trennung bedingt führen kann. Das kurzfristig oder unter ungünstigen Bedingungen lebenslang erzwungene Exil ohne Rückkehrmöglichkeit und die erhöhte Wahrscheinlichkeit einer Vortraumatisierung sind ebenfalls charakteristisch für die erzwungene Migration.

Neben den hieraus entstehenden, für die jeweilige Situation charakteristischen aber auch individuellen sozialen und psychologischen Problemen, auf die in der Versorgung besonders einzugehen ist, sind

---

1 Übereinkommen gegen Folter und andere grausame, unmenschliche oder erniedrigende Behandlung oder Strafe ▶ www.un.org/depts/german/menschenrechte/cat-c-3-rev4.pdf.
2 Alle Formulierungen sind geschlechtsneutral zu verstehen. Von einer Genderisierung wurde zugunsten der besseren Lesbarkeit abgesehen.
3 *Europäisches* Übereinkommen zur Verhütung von Folter und unmenschlicher oder erniedrigender Behandlung (CPT).
4 Richtlinie 2013/33/ER des europäischen Parlaments und des Rates vom 26. Juni 2013 zur Festlegung von Normen für die Aufnahme von Personen, die internationalen Schutz beantragen (Neufassung), siehe ▶ https://eur-lex.europa.eu/LexUriServ/LexUriServ.do?uri=OJ:L:2013:180:0096:0116:DE:PDF.

besonders bei geflüchteten Menschen besondere Vorgaben zu berücksichtigen. Diese wechseln im Verlauf zum Beispiel des Asyl- oder Niederlassungsverfahrens, sind für Befindlichkeit, Priorität von Bedürfnissen, Konfliktbereiche im Familien- und Sozialkontext und für allgemeine Rahmenbedingungen in der Gesundheitsversorgung relevant. Standards können dabei dem Schutz eines Individuums oder einer Gruppe, aber auch den vermeintlichen oder realen Interessen des Aufnahmelandes dienen. Von medizinischer Seite dienen sie besonders der Klärung ethischer Rahmenbedingungen[5] und der Verbesserung der Behandlung. Dass es aufgrund der jeweils unterschiedlichen Prioritäten dabei zu Konflikten besonders bei Angehörigen der Gesundheitsberufe kommen kann („dual-obligation situations", Sheather et al. 2015), beispielsweise bei einem bei einer Asylbehörde beschäftigten Arzt, ist offensichtlich. Das Verschweigen von Folterfolgen oder die Verletzung von Richtlinien der UN-Konvention gegen Folter[6] ist dabei beispielsweise prinzipiell als Teilnahme an Folter – auch wenn nur in indirekter Form – zu werten.

Aufgrund der Vielfalt möglicher Aspekte und ihren entsprechenden Standards wird im Verlauf auf die wichtigsten und grundlegenden Standards, unter Berücksichtigung der Bedeutung interdisziplinärer Ansätze, eingegangen. Ein unsicherer Aufenthaltsstatus erschwert in den meisten EU-Ländern nicht nur den Zugang zu Leistungen des Gesundheitssystems, sondern schafft auch ein Grundgefühl der Unsicherheit oder macht es unmöglich, stabilisierende Faktoren wie Familienbesuche, Arbeit oder längerfristige Therapien in Anspruch zu nehmen,

eine Inhaftierung kann zu schwerwiegenden Gesundheitsfolgen führen (den Otter 2018). Auch Menschen „ohne Papiere" sollten dabei prinzipiell Zugang zu Gesundheitsleistungen erhalten (Mylius et al. 2011). Dies wird auch im Rahmen des UN-Migrationspakts, der prinzipiell Zugang zu Gesundheitsleistungen vorsieht, besonders zu prüfen sein.

10.2 Asylverfahren, Sicherheit und Gesundheitsversorgung

10.2.1 Völkerrechtliche Garantien

Aus der Genfer Flüchtlingskonvention[7] und weiteren zentralen Menschenrechtsinstrumenten ergeben sich für die Vertragsstaaten eine Reihe von völkerrechtlichen Pflichten gegenüber allen Asylsuchenden – für spezifische Gruppen, wie beispielsweise Minderjährige in der Kinderrechtskonvention, sind darüber hinaus weitere Rechtsinstrumente vorhanden –, die sich auf ihrem Staatsgebiet aufhalten, noch bevor festgestellt wurde, dass diesen auch der Flüchtlingsstatus zuzusprechen ist. Was die Aufnahmebedingungen anbelangt, zählen dazu neben elementaren Dimensionen – wie dem Recht auf Leben, dem Verbot der Folter und der unmenschlichen und erniedrigenden Behandlung sowie dem Recht auf Sicherheit – vor allem der Zugang zu Nahrung und Unterkunft, zu Gesundheitsversorgung und zu Bildung.

Das Recht aller, unabhängig ihres rechtlichen Status Zugang zu Nahrung und Unterkunft zu erhalten, wird von Art. 11 des Internationalen Pakts über wirtschaftliche, soziale und kulturelle Rechte adressiert[8]. Der Zugang zu Gesundheitsversorgung wird

---

5   Siehe dazu besonders das WMA Ethikhandbuch
    ▶ https://www.wma.net/what-we-do/education/medical-ethics-manual.
6   Übereinkommen gegen Folter und andere grausame, unmenschliche oder erniedrigende Behandlung oder Strafe, siehe ▶ www.un.org/depts/german/menschenrechte/cat-c-3-rev4.pdf.
7   The 1951 Refugee Convention, siehe ▶ www.unhcr.org/1951-refugee-convention.html.
8   UN-Sozialpakt, siehe ▶ https://www.sozialpakt.info/.

in dessen Art. 12 angesprochen, der das Recht beinhaltet, nicht ungerechtfertigten staatlichen Maßnahmen ausgesetzt zu sein, wie beispielsweise medizinischen Experimenten, sowie die Berechtigung, rechtzeitig Zugang zu einem Gesundheitssystem zu erhalten, das eine entsprechende Qualität aufweist und auf kulturelle und individuelle Aspekte Rücksicht nimmt. Der Zugang zu Bildung ist von Art. 22 der Flüchtlingskonvention sowie Art. 13 des Sozialpakts umfasst. Darüber hinaus ergibt sich aus Art. 26 der Flüchtlingskonvention und Art. 12 des Internationalen Pakts über politische und bürgerliche Rechte das Recht, den Aufenthaltsort frei zu wählen und sich frei im Land zu bewegen, sowie aus Art. 18 der Flüchtlingskonvention, dass Flüchtlingen der Zugang zu selbstständiger Arbeit gewährt werden soll, beides jeweils jedenfalls im selben Ausmaß, wie dies auch für andere sich legal aufhaltende Nicht-Staatsbürger vorgesehen ist (Hathaway 2011).

10.2.2 Unionsrechtliche Garantien

Im EU-Asylrecht stellt die Aufnahmerichtlinie (2013/33/EU)[9] das zentrale sekundärrechtliche Instrumentarium dar, das darauf ausgerichtet ist, die Aufnahmebedingungen in den EU-Mitgliedstaaten mithilfe von Mindestnormen zu harmonisieren. Es beinhaltet unter anderem Regelungen zur Bewegungsfreiheit (Art. 7) sowie zum Zugang zu Bildung (Art. 14), zum Arbeitsmarkt (Art. 15) und zu materiellen Leistungen und Gesundheitsversorgung (Art. 17–19).

---

9 Richtlinie 2013/33/ER des europäischen Parlaments und des Rates vom 26. Juni 2013 zur Festlegung von Normen für die Aufnahme von Personen, die internationalen Schutz beantragen (Neufassung), siehe ▶ https://eurlex.europa.eu/LexUriServ/LexUriServ.do?uri=OJ:L:2013:180:0096:0116:DE:PDF.

10.2.2.1 Besonderer Schutz: Vulnerable Gruppen

Darüber hinaus fordert die Richtlinie die Mitgliedstaaten auf, „die spezielle Situation von schutzbedürftigen Personen wie Minderjährigen, unbegleiteten Minderjährigen, Behinderten, älteren Menschen, Schwangeren, Alleinerziehenden mit minderjährigen Kindern, Opfern des Menschenhandels, Personen mit schweren körperlichen Erkrankungen, Personen mit psychischen Störungen und Personen, die Folter, Vergewaltigung oder sonstige schwere Formen psychischer, physischer oder sexueller Gewalt erlitten haben, wie z. B. Opfer der Verstümmelung weiblicher Genitalien" (Art. 21) zu berücksichtigen und entsprechende Identifikationsmaßnahmen zu implementieren (Art. 22). Korrespondierende Bestimmungen die Administrierung des Verfahrens betreffend finden sich in der Asylverfahrensrichtlinie (2013/32/EU).

10.3 Psychologische und medizinischen Betreuung

Über die oben angesprochenen allgemeinen Vorgaben hinaus sind detailliertere Bestimmungen zu den Aufnahmekonditionen für Minderjährige, unbegleitete Minderjährige sowie Opfer von Folter und Gewalt in den Art. 23–25 vorgesehen. Das Kindeswohl muss laut Art. 23 der Richtlinie immer Vorrang genießen. Ein adäquater Lebensstandard, der ihrer „körperlichen, geistigen, seelischen, sittlichen und sozialen" Entwicklung gerecht wird, soll gewährleistet werden. Eine Reihe von Faktoren muss bei der Berücksichtigung des Kindeswohls einfließen, darunter die Möglichkeit der Familienzusammenführung, das Wohlergehen und die soziale Entwicklung unter besonderer Berücksichtigung des Hintergrunds des Minderjährigen, Sicherheit und Gefahrenabwehr. Kindern muss Gelegenheit zu Freizeitbeschäftigungen „einschließlich altersgerechter Spiel- und Erholungsmöglichkeiten in den Räumlichkeiten und Unterbringungszentren" sowie zu Aktivitäten im

Freien gegeben werden. Minderjährige, die Opfer von „Missbrauch, Vernachlässigung, Ausbeutung, Folter, grausamer, unmenschlicher oder erniedrigender Behandlung gewesen sind oder unter bewaffneten Konflikten gelitten haben", sollen Rehabilitationsmaßnahmen in Anspruch nehmen können und im Bedarfsfall „eine geeignete psychologische Betreuung und eine qualifizierte Beratung".[10]

Nach Art. 25 der Richtlinie sollen die Mitgliedstaaten bei Opfern von Folter und Gewalt dafür Sorge tragen, dass diese eine angemessene Behandlung – also insbesondere Zugang zu entsprechender medizinischer und psychologischer Behandlung – erhalten sowie von Personal betreut werden, das adäquat ausgebildet ist. Erwägungsgrund 31 der Asylverfahrensrichtlinie verweist betreffend die Erkennung und Dokumentation von Folteranzeichen oder sonstiger schwerer Gewalt auf das an anderer Stelle in diesem Artikel ausführlicher behandelte Istanbul-Protokoll (Frewer 2012). Die Notwendigkeit der Identifikation von Folteropfern erschließt sich zudem aus der UN-Antifolterkonvention, die unter anderem eine Verpflichtung zur Wiedergutmachung (Art. 14) beinhaltet.

Gesundheitsberufe sind in einem komplexen Interaktionsfeld positioniert. Die frühe Identifikation von vulnerablen Gruppen, Dokumentation von Gewaltfolgen wie Folter und die Erstellung eines (zumindest vorläufigen) Therapie- und Rehabilitationsplans sollten ebenso selbstverständlich sein wie der Hinweis auf besondere Bedürfnisse an alle Instanzen im Asylverfahren und an die Betreuungseinrichtungen. Hierzu stehen diesen zusätzlich eigene Richtlinien von UNHCR und EASO zur Verfügung (Wenzel und Kernstock 2018).

10.3.1 Besondere Gruppen: Genderbasierte Definitionen

Das „Gender Hand Book" des „Interagency Standing Committees" ist ein gutes Beispiel für einen allgemeinen Rahmen für genderbasierte besondere Standards und Schutzkriterien, die sich nicht nur auf Fluchtgründe, sondern auch auf weitergehende Bedürfnisse und Ansprüche beziehen. Hierbei sind auch besonders Transgenderpersonen (Bhugra et al. 2011; Wayne 2016) und spezifische Formen von Menschenrechtsverletzungen wie „Female Genital Mutilation" (FGM) zu berücksichtigen (Todkari 2018). Letztere ist in vielen Ländern weit verbreitet und mit besonders schweren körperlichen und psychologischen Langzeitfolgen verbunden. Die Betreuung von Betroffenen erfordert neben der Berücksichtigung der internationalen und nationalen juristischen und menschenrechtlichen Richtlinien eine spezifische und interdisziplinärer Behandlung (Effa et al. 2017; Sigurjonsson und Jordal 2018; Todkari 2018; Zinka et al. 2018).

10.3.1.1 Victims of crime: Verbrechensopfer

Für Verbrechensopfer sind je nach Art und Ort des Verbrechens besondere Standards heranzuziehen, sie sind in jedem Fall als potenziell besonders schutzbedürftig zu sehen (Viergever et al. 2018). Die Europäische Opfer-Rahmendirektive (Framework Decision 2001/220/JHA) zur Stellung von Verbrechensopfern bei Verbrechen innerhalb der EU betont besonders den Schutz und Unterstützung des Opfers im Strafverfahren. Darüber hinaus betont sie die Bedeutung des Schutzes vor psychologischer Retraumatisierung sowie von psychologischer und juristischer Begleitung im Verfahren

---

10 Spezifische Vorgaben bestehen nach Art. 24 bei unbegleiteten Minderjährigen. Bei diesen soll unter anderem eine rechtliche Vertretung sichergestellt werden, sie sollen bei Pflegefamilien oder in für Minderjährige geeigneten Quartieren untergebracht werden, Familienangehörige sollen gesucht werden und das Betreuungspersonal muss entsprechend ausgebildet sein.

selbst (Tracy und Macias-Konstantopoulos 2017; Okech et al. 2018; Steiner et al. 2018).

10.4 Richtlinien für Gesundheitsberufe (spezifische Probleme)

„Informed consent", die Zustimmung zu Behandlungsschritten nach erfolgter Aufklärung (der Befähigung zu patientenautonomen Entscheidungen), ist bei Migranten oft eine besondere Herausforderung, ist aber sowohl aus Behandlungs- wie aus juristischen Gründen Voraussetzung ärztlichen Handelns und ein Grundrecht des Patienten[11].

Zu berücksichtigen sind sowohl der sprachliche, wie auch die kultur- und bildungsabhängige Hintergrund. Dies ist als „Bringschuld" besonders von Krankenanstalten einzufordern und bedingt u. a. auch die Notwendigkeit kompetenter Übersetzung. In vielen Ländern wurden daher bereits Video- oder Telefondolmetschsysteme eingesetzt, des weiteren wurden spezielle Dolmetschtrainingssysteme (von UNHCR Österreich z. B. QUADA für das Asylverfahren) entwickelt (Kletecka-Pulker 2018a). Die Übersetzung durch Angehörige, besonders Kinder, ist einerseits aus Gründen der Vertraulichkeit, aber auch aufgrund des Risikos der Belastung, Traumatisierung oder Parentifizierung außer in Notfällen abzulehnen.

Kasuistik
Eine 52-jährige Migrantin aus dem Nahen Osten kommt mit ihrer 12-jährigen Enkelin, die sie zum Übersetzen mitbringt, in eine internistische Klinikambulanz. Sie klagt über multiple körperliche Beschwerden sowie Schlafstörungen. Eine Einstellung auf zuletzt 150 mg Sertralin durch den Arzt gibt keine Besserung und eine Spiegelmessung ergibt einen sehr niedrigen Plasmaspiegel. Eine sorgfältige internistische Abklärung stellt ausschließlich unauffällige Befunde dar. Die Patientin wird mit dem Befund „Somatoforme Störung/Hysterie", „low compliance" – unzuverlässige Einnahme von Medikamenten und fehlende Mitarbeit mit der Behandlung auf den Psychiater verwiesen. Sie beklagt sich, nicht ernst genommen zu werden und betont, sie sei „nicht verrückt".

10.4.1 Lösung

Eine erneute Exploration unter Beiziehung eines Fachdolmetschers und ohne Anwesenheit der Enkelin ergibt grundlegend neue Informationen. Die Patientin gibt an, durch sexuelle Forderungen ihres Gatten belastet zu sein, dies aber vor der Enkelin nicht ansprechen zu können. Das Medikament habe sie nicht täglich genommen, sondern nur, wenn es ihr besonders schlecht gegangen sei, da die Enkelin nicht übersetzt habe, dass sie es täglich nehmen müsse. Sie habe oft an Suizid gedacht, da sie sich schäme, und schon Schlaf-Medikamente des Gatten dafür gesammelt. Es folgt ein sorgfältiges Aufklärungsgespräch und Beratungsgespräche zuerst mit dem Gatten, dann mit beiden Ehepartnern. Es gelingt, einen Kompromiss in der Partnerschaft zu finden, die Stimmung und Beschwerden der Patientin bessern sich rasch. Von einer weiteren medikamentösen Einstellung und einer Abklärung, ob z. B. ein rascher genetisch bedingter Sertralinabbau bzw. ethnische Faktoren im Cytochromesystem vorliegen, wird daher Abstand genommen. Die Diagnose wird auf eine kulturspezifische Belastungsreaktion nach DSM 5 („Idiom of Distress") korrigiert.

> Eine korrekte Kommunikation und „informed consent" erfordern oft die Beiziehung eines Dolmetschers, nur in Notfällen kann mit Familienmitgliedern oder Bekannten gearbeitet werden, da das Risiko gefährlicher

---

11 u. a. Artikel 3 der WHO „Declaration on the Promotion of Patients' Rights in Europe", WHO (1994). Art. 3 Declaration on the Promotion of Patients' Rights in Europe. WHO.

Missverständnisse und inkorrekter Aufklärung besteht. Die Verantwortung für die Beiziehung eines kompetenten Dolmetschers liegt beim Krankenhaus.

10.4.2 Datenschutz

Datenschutzbestimmungen sollten aufgrund der oft besonderen Risiken – wie bei politischer Verfolgung oder rassistischer Tendenzen im Aufnahmeland – besonders bei Migranten und geflüchteten Menschen fokussiert kommuniziert und ernst genommen werden. Die neue EU Datenschutzdirektive ist dabei als Mindeststandard zur berücksichtigen, kann aber bei besonderen Gruppen unter Umständen nicht ausreichen, besonders wenn ein Konflikt zwischen Verwaltungsinteressen und besonderem Schutzbedürfnis vorliegt (Wenzel und Kernstock 2018).

10.5 Begutachtung

Während im ärztlichen Alltag in der Regel allgemeine Diagnostik und Behandlung im Vordergrund stehen und Gutachten oder Stellungnahmen am ehesten zu Krankenstand oder Arbeitsfähigkeit erstellt werden, sind im Kontakt mit geflüchteten oder migrierten Menschen medizinische und psychologische Befunde oder Gutachten in unterschiedlichen Situationen von größter Bedeutung. Es kann in der Praxis erforderlich werden, aus der gewohnten Rolle des Behandlers herauszutreten und Befunde oder Gutachten z. B. zur Dokumentation von Vulnerabilität, zu Behandlungsbedarf oder zu Verfolgungs-, Kriegs- und Folterfolgen zu erstellen.

10.5.1 Ziele der Begutachtung (Befundung)

Das dargestellte Fallbeispiel zeigt, dass auch Behandlungsbedürfnisse und Schutzkriterien in Befund und Behandlungsplan einfließen sollten. Dies sollte bereits bei Erstkontakt, z. B. bei der Erstuntersuchung im Asylverfahren erfolgen, die dem Schutz der Betroffenen und nicht nur der Umsetzung sanitätsrechtlicher Forderungen dienen muss (den Otter 2018). Auch wenn komplexe Fragestellungen situationsabhängig an forensische oder andere spezialisierte Einrichtungen weitergereicht werden können, ist ein Basisbefund, zum Beispiel bei Gewaltfolgen Teil der Beweissicherung. Neben einer Verwendung etwa im Asylverfahren kann er auch zum Beispiel im Opferschutz oder bei der international im Aufbau befindlichen Strategie der „Universal Jurisdiction" oder in der Vorbereitung späterer Strafverfolgung durch nationale oder internationale Gerichtshöfe eingesetzt werden. Während Hinweise auf Verbrechen in den meisten Ländern für Gesundheitsberufe anzeigepflichtig sind, in Österreich z. B. nach § 54 des Ärztegesetzes, ist die Situation bei Verbrechen außerhalb der EU nicht immer eindeutig (Kletecka-Pulker 2018b).

10.6 Universal Jurisdiction

In der überwiegenden Zahl von Menschenrechtsverbrechen ist es der nationalen Gerichtsbarkeit aufgrund der dort vorherrschenden Herrschaftsstrukturen nicht möglich, die Strafverfolgung aufzunehmen. Was tun, wenn der Tatortstaat nicht der Strafgerichtsbarkeit des internationalen Strafgerichtshofs unterliegt und auch kein ad-hoc-Tribunal im Hinblick auf die im Tatortstaat verübten Verbrechen errichtet worden ist? Es ist nötig, Tätern die Strafbarkeit der von ihnen begangenen schwersten Straftaten vor Augen zu führen, und Überlebende benötigen die Qualifizierung der erlittenen Taten als Straftaten, um ein Stück weit Gerechtigkeit zu erfahren.

Menschenrechtsverbrechen sind stets Verbrechen gegen das geltende Völkerrecht und verletzen somit die Interessen der Völkergemeinschaft als Ganzes. Aus dieser universellen Natur der Völkerrechtsverbrechen folgt, dass die Völkergemeinschaft grundsätzlich befugt ist, diese Verbrechen zu verfolgen und zu bestrafen, unabhängig davon, wo, durch wen oder gegen wen die Tat begangen worden ist. Aus der Natur der Völkerrechtsverbrechen ergibt sich zudem, dass jedem Staat die strafrechtliche Verfolgung dieser Verbrechen uneingeschränkt erlaubt ist, unabhängig davon, wo die betreffende Handlung vorgenommen worden ist, wer die Opfer sind oder ob sonst ein Berührungspunkt mit dem verfolgenden Staat festgestellt werden kann. Dieses sogenannte Weltrechtspflegeprinzip (auch „Weltstrafrechtsprinzip" oder im Englischen „Universal Jurisdiction") ist völkergewohnheitsrechtlich anerkannt für Völkermord, Kriegsverbrechen im internationalen Konflikt sowie für Verbrechen gegen die Menschlichkeit und Bürgerkriegsverbrechen (Wenzel und Kernstock 2018).

Eine Verpflichtung, Völkerrechtsverbrechen zu bestrafen, ist völkergewohnheitsrechtlich allerdings nur im Fall von Kriegsverbrechen anerkannt, dies auf der Grundlage der Genfer Abkommen. Darüber hinaus haben sich Staaten verpflichtet, das Weltstrafrechtsprinzip auf Menschenrechtsverbrechen innerstaatlich anzuwenden, oder internationale Konventionen wie das Übereinkommen gegen Folter und andere grausame, unmenschliche oder erniedrigende Behandlung oder Strafe der Vereinten Nationen sehen eine Strafverpflichtung vor. Zusätzlich spricht sich das Römische Statut des Internationalen Strafgerichtshofs für eine nationale Anwendung des Weltrechtspflegeprinzips aus. Das dort verankerte Komplementaritätsprinzip sieht den Vorrang der Strafverfolgung durch nationale Gerichte vor und die Präambel des Römischen Statuts stellt fest, dass die Verfolgung der Völkerrechtsverbrechen durch „Maßnahmen auf einzelstaatlicher Ebene und durch verstärkte internationale Zusammenarbeit geleistet werden muss".

10.6.1 Therapeutische Funktion

Eine besonders sorgfältige Diagnostik und Befunderstellung nach internationalen Standards kann auch die Qualität der folgenden Behandlungsschritte verbessern, da verstärkt auf spezifische transkulturelle Faktoren und Gewaltfolgen eingegangen wird. Ein nicht (re)traumatisierendes medizinisches, juristisches oder verwaltungsrechtliches Verfahren ist nicht nur aus medizinethischen Überlegungen dabei wesentlich, in der Medizin und Psychologie gelten dabei besonders auch in der Begutachtung eine strenge Auslegung von Standards, die das Prinzip des „Primum non nocere" in der Vordergrund stellen sollten. Die von der deutschen Ärztekammer und Ministerien gemeinsam publizierten Richtlinien zur Begutachtung von Traumaopfern können in diesem Zusammenhang als Vorbild auch für andere Länder gelten (SBPM)[12], obwohl die Einhaltung nicht immer gewährleistet erscheint. Die Erhebung eines Narrativs als Anamnese oder Zeugenaussage kann bei richtiger Gestaltung der Interaktion eine befreiende, die Würde des Betroffenen stärkende und damit auch im weitesten Sinne therapeutische Wirkung haben, die Standards wie die der im Weiteren behandelten SBPM und des IP aber auch entsprechende Fortbildungs- und Trainingsmaßnahmen voraussetzen.

10.6.1.1 Forensische Standards

Für die medizinische und psychologische Begutachtung der Folgen von schwerwiegenden Menschenrechtsverletzungen, besonders von Folter und unmenschlicher oder erniedrigender Behandlung, wurden besondere Richtlinien geschaffen, die gemeinsam mit Einrichtungen der UN und der EU, wie den Antifolterkommissionen und dem UN-Sonderberichterstatter oder den entsprechenden Einrichtungen des Europarats, der Durchsetzung der Antifolterkonvention dienen. Im forensischen Bereich ist dabei das revidierte Minnesota-Protokoll, bei Überlebenden das bereits angeführte Istanbul-Protokoll (Iacopino et al. 1999; Furtmayr und Frewer 2010; Frewer 2012; Wenzel et al. 2015;

---

12 Standards zur Begutachtung psychisch reaktiver Traumafolgen (in aufenthaltsrechtlichen Verfahren) ► https://www.sbpm.de/.

Visentin et al. 2017), anzuwenden. Es enthält neben Standards der Begutachtung auch eine Zusammenfassung der berufsethischen Richtlinien und der unabhängigen Untersuchung auf der Basis der Befunde und wird weltweit unter anderem durch die UN, die World Medical Association und die World Psychiatric Association eingefordert (Keten et al. 2013; Visentin et al. 2017; Franceschetti et al. 2018).

Kasuistik: Schutzbedürftigkeit
Ein 22-jähriger Patient aus einem Kriegsgebiet wurde im Asylverfahren in erster Instanz abgelehnt. Als Begründung werden ungenaue Angaben und Widersprüche in Bezug auf Misshandlungen angegeben. Eine medizinische Untersuchung wurde nicht durchgeführt, der Patient vom Beamten verbal angegriffen, da der Antragsteller ja „nur lüge", eine Abschiebung ist vorgesehen. Der Patient begann in Schubhaft einen Hungerstreik und wurde durch den Anstaltsarzt im Auftrag der Leitung zwangsernährt. Die Vorstellung in der Ambulanz erfolgt durch eine Betreuungsorganisation.

- **Erfolgreiche Lösung**

Da der Patient Folter im Herkunftsland angibt, wird eine Dokumentation nach dem „Istanbul-Protokoll"-Standard der UN eingeleitet, die eine sehr hohe Übereinstimmung der Angaben des Patienten zu Folter mit klinischen Befunden belegt. Auf die mögliche Beeinträchtigung im Verfahren durch dissoziative Symptome sowie Symptome eines stumpfen Schädelhirntraumas wird hingewiesen. Der Befund wird im Berufungsverfahren vorgelegt. Schließlich erhält der Patient einen positiven Asylbescheid und eine integrierte Behandlung wird eingeleitet. Darüber hinaus wird eine Mitteilung an die Staatsanwaltschaft eingereicht. Gegen den behandelnden Anstaltsarzt wird wegen Zwangsernährung ein Disziplinarverfahren der Ärztekammer eingeleitet.

Standards, wie das Istanbul-Protokoll und die UN-Konvention gegen Folter, sind bei Verdacht oder Angabe von Folter in jedem Fall einzuhalten und begründen ebenso wie die EU-Aufnahmerichtlinien auch besondere Schutzansprüche des Betroffenen, die unter anderem eine forensische Begutachtung erfordern können. Diese ist eigentlich durch die Behörde zu beauftragen und dient auch möglicher Strafverfolgung. Ärzte sind auch in Fällen dienstlicher Abhängigkeitsverhältnisse diesen Standards und den ethischen Rahmenbedingungen ärztlichen Handelns, im Beispiel in der Formulierung der World Medical Association Deklaration von Malta zur Behandlung von Hungerstreikenden (Kenny et al. 2004; Barilan 2017), verpflichtet. Die Einhaltung der Standards ist im Zweifelsfall unabhängig von straf- und zivilrechtlichen Konsequenzen auch als Aufgabe der Berufsdachverbände zu sehen.

10.6.2 Versorgung und Betreuung

Standards in der allgemeinen medizinischen, psychotherapeutischen und psychologischen Versorgung berücksichtigen neben den bereits ausführlicher behandelten allgemeinen und menschenrechtlichen Richtlinien unterschiedliche Aspekte der Versorgung sowie ebenfalls unterschiedliche Zielgruppen. Generell sind bei der Betreuung von Patienten/Klienten aus anderen Kulturen – unter dem Überbegriff der „Immigrant Medizin" – sowohl medizinische wie auch kulturelle und psychologische Aspekte zu berücksichtigen, die meist nicht Teil der üblichen medizinischen Ausbildungssysteme sind.

Dazu gehören physiologische Unterschiede wie etwa im Cytochromsystem, das Metabolismus und Wechselwirkung von Medikamenten bestimmt, Unterschiede in Ernährungsgewohnheiten, dem Gebrauch von psychoaktiven Substanzen und traditionellen Heilmethoden, charakteristische Begleiterkrankungen im Rahmen einer Flucht (Kühnel 2018), aber auch in Europa seltene und in bestimmten Regionen häufige Erkrankungen wie das familiäre Mittelmeerfieber (Kühnel 2018). Diese oft komplexen Aspekte können vor allem bei den ersten Kontakten mit

Patienten aus bestimmten Ethnien zur Fehleinschätzung in der Diagnostik und Komplikationen in der Behandlung führen und setzten kontinuierliche Fortbildung voraus. Das „Sphere"-Handbuch kann als anerkanntes Handbuch in der medizinischen Betreuung von Flüchtlingen besonders in Lagern und Massenunterkünften für die meisten wichtigen Fragestellungen herangezogen werden. Es wird regelmäßig aktualisiert und steht als „Open Access"-Publikation zur Verfügung[13].

Psychologische Probleme bei Flüchtlingen und Migranten erfordern ebenfalls besondere Sachkompetenz in den Betreuungsangeboten. Diese beziehen sich auf Folgen von Verfolgung und Gewalt wie Folter oder Verfolgung, aber auch auf kulturelle Faktoren, die in der aktuellen Version des besonders in der Forschung häufig verwendeten, allerdings auf psychiatrische Diagnosen beschränktes Standarddiagnosesystems (Diagnostical and Statistical Manual, ed. 5) erstmals ausführlicher dargestellt werden (im Original „cultural formulations") (Rohlof et al. 2009; Aggarwal et al. 2014; Kirmayer und Ryder 2016).

Neben der Attribution, Krankheitsverhalten und Krankheitsinterpretation werden auch „idioms of distress", also kulturtypische Reaktionsformen in Belastungssituationen – in Europa früher zum Beispiel psychogene Synkopen –, als wichtige Komponenten der kulturabhängigen Aspekte angeführt. Diese sollten daher als Standardreferenz, zumindest bis zum Inkrafttreten des ICD 11, Anwendung finden. Ein eigenes Diagnoseinstrument steht dabei als Teil des DSM 5-Handbuchs zur Verfügung und kann auch zum Training in kultursensitiver Betreuung verwendet werden (Mills et al. 2016; Pena et al. 2016). Trotzdem ist zu berücksichtigen, dass beide Systeme seit langem als zu wenig kultursensitiv kritisiert wurden und auch oft divergieren. Im Bereich der besonders, aber nicht nur, bei Verfolgungsüberlebenden relevanten posttraumatischen Erkrankungen ist dies besonders relevant, da unterschiedliche Patientengruppen als betroffen identifiziert werden könnten (Wenzel et al. 2015).

Auf Basis der Beobachtung, dass Menschen im Rahmen der Flucht oft vorübergehende und situativ bedingte Symptome als Anzeichen allgemeiner psychologischer Belastung erleben, haben die internationalen Organisationen (WHO, UNHCR, im weiteren Sinn die gemeinsame Plattform der Organisationen, das „Inter-agency standing committee") ein integratives Modell psychologischer Betreuung (IASC „Guidelines for mental health and psychosocial support in emergency settings", „MHPSS") entwickelt. Dieses betont die Bedeutung des allgemeinen Rahmens, von Sicherheit, sozialer Netzwerke und Gemeinschaften als protektive und rehabilitative Strukturen, die im Rahmen des Modells in Krisen- oder Fluchtsituationen für die Mehrheit der Betroffenen als effektiver und geeigneter als medizinische oder psychotherapeutische Expertenbetreuung gesehen werden. Im Aufbau von Unterstützungssystemen werden lokale Gemeinschaften als zentrale Ansprechpartner einbezogen. Experten wie Ärzte, Psychologen, Psychotherapeuten, die besonders bei Krisen und Katastrophen nur sehr begrenzt zur Verfügung stehen, würden erst für die relativ geringe Zahl erheblich erkrankter Zielgruppen eingesetzt (◘ Abb. 10.1).

Fazit

Im Rahmen der Arbeit mit geflüchteten oder migrierten Menschen sind sowohl medizinische, kulturelle und psychologische, aber auch soziale und juristische Rahmenbedingungen und Standards zu berücksichtigen. Vertrauen und Schutz sind neben sprachlichen und allgemeinen Aspekten Ziel und Mittel einer erfolgreichen Interaktion und weiteren Betreuung zu sehen und erfordern ein interdisziplinäres Verständnis

---

13 Es ist in vier Kernbereiche unterteilt: Wasser und Hygiene (Water supply, sanitation and hygiene promotion [WASH]), Ernährung und Nahrungsmittelsicherheit, Unterkunft und Niederlassung, und allgemeine Aspekte der Gesundheitsversorgung.(Quelle: ▶ www.sperestandards.org/handbook), 4. Ausgabe, 2018.

Gesellschaftliche Ausprägungen

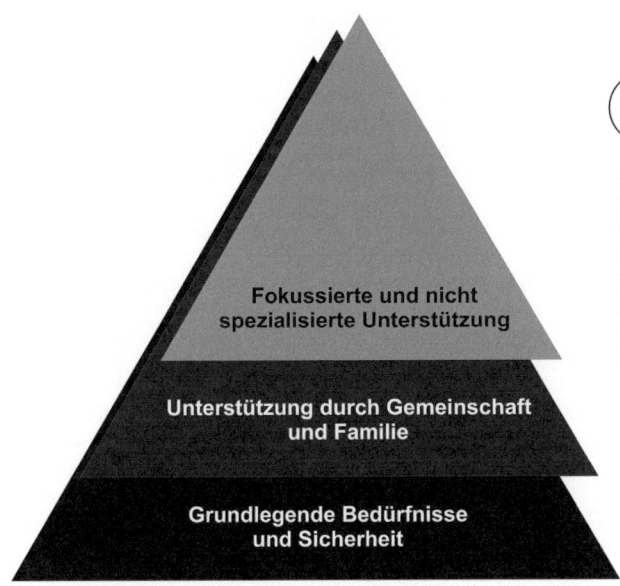

> **INFO**
>
> Im Rahmen der aktuellen Diskussion wird das Modell prinzipiell anerkannt, allerdings wird auch auf das Risiko einer Unterschätzung schwerwiegender medizinischer und psychologischer Probleme (Wenzel und Kernstock 2018) und auf die Notwendigkeit weitergehender Forschung hingewiesen.
>
> (Tol, Purgato et al. 2015, Sherchan, Samuel et al. 2017, Augustinavicius, Greene et al. 2018, Dickson and Bangpan 2018, Duckers, Thormar et al. 2018)

Mental Health and Psychosocial (MHPSS) Modell (WHO/UNHCR/IASC)

Abb. 10.1 Ausprägungsstufen

des Klienten, aber auch der eigenen Funktion im Betreuungsnetzwerk. Die zunehmende Vernachlässigung von Standards zum Schutz von Migranten, geflüchteten Menschen und vulnerablen Gruppen erfordert ein Wissen um und die Berücksichtigung dieser interdisziplinären Rahmenbedingungen über die medizinischen Aspekte der medizinischen Versorgung hinaus.

Literatur

Aggarwal NK et al (2014) The development of the DSM-5 Cultural Formulation Interview-Fidelity Instrument (CFI-FI): a pilot study. J Health Care Poor Underserved 25(3):1397–1417

Barilan YM (2017) The role of doctors in Hunger Strikes. Kennedy Inst Ethics J 27(3):341–369

Bhugra D et al (2011) WPA guidance on mental health and mental health care in migrants. World Psychiatry 10(1):2–10

den Otter J, Wenzel T, Drozdek B et al (Hrsg) (2018) Special Situations: Places of Immigrant Detention. An Uncertain Safety: Integrative Health Care for the 21st Century Refugees. Springer, New York, S 283–299

Effa E et al (2017) Deinfibulation for treating urologic complications of type III female genital mutilation: a systematic review. Int J Gynaecol Obstet 136(Suppl 1):30–33

Franceschetti L et al (2018) The effect of the medico-legal evaluation on asylum seekers in the Metropolitan City of Milan, Italy: a pilot study. Int J Legal Med 133(2):669–675

Frewer A et al (Hrsg) (2012) Istanbul-Protokoll: Untersuchung und Dokumentation von Folter und Menschenrechtsverletzungen. V&R Unipress, Göttingen

Furtmayr H, Frewer A (2010) Documentation of torture and the Istanbul Protocol: applied medical ethics. Med Health Care Philos 13(3):279–286

Hathaway JC (2011) E.U. accountability to international law: the case

Iacopino V et al (1999) The Istanbul Protocol: international standards for the effective investigation and documentation of torture and ill treatment. Lancet 354(9184):1117

Kenny MA et al (2004) Legal and ethical implications of medically enforced feeding of detained asylum seekers on hunger strike. Med J Aust 180(5):237–240

Keten A et al (2013) Medical forensic examination of detained immigrants: is the Istanbul Protocol followed? Med Sci Law 53(1):40–44

Kirmayer LJ, Ryder AG (2016) Culture and psychopathology. Curr Opin Psychol 8:143–148

Kletecka-Pulker M et al (2018a) Handlungspflicht der Gesundheitsberufe nach dem Istanbul-Protokoll. J Med Gesundheitsrecht 3:10

Kletecka-Pulker M et al (2018b) Language barriers – a challenge in the work with migrants and refugees. In: Wenzel T, Drozdek B (Hrsg) Identifying needs, vulnerabilities, and resources in refugee persons and groups. Springer, New York, S 345–361

Kühnel M et al (2018) Medical aspects of care in host countries: embedding refugees in healthcare systems. In: Wenzel T, Drozdek B (Hrsg) An uncertain safety: integrative health care for the 21st century refugee. Springer, New York, S 317–418

Mills S et al (2016) Training on the DSM-5 cultural formulation interview improves cultural competence in general psychiatry residents: a multi-site study. Acad Psychiatry 40(5):829–834

Mylius M et al (2011) Medizin für Menschen ohne Papiere: Menschenrechte und Ethik in der Praxis des Gesundheitssystems. V&R Unipress, Göttingen

Okech D et al (2018) Seventeen years of human trafficking research in social work: a review of the literature. J Evid Inf Soc Work 15(2):102–121

Pena JM et al (2016) Teaching cultural competence to psychiatry residents: seven core concepts and their implications for therapeutic technique. Acad Psychiatry 40(2):328–336

Rohlof H et al (2009) Use of the cultural formulation with refugees. Transcult Psychiatry 46(3):487–505

Sheather J et al (2015) Torture and doctors' dual obligation. BMJ 350:h589

Sigurjonsson H, Jordal M et al (2018) Addressing Female Genital Mutilation/Cutting (FGM/C) in the era of clitoral reconstruction: plastic surgery. Curr Sex Health Rep 10(2):50–56

Steiner JJ et al (2018) Providing services to trafficking survivors: understanding practices across the globe. J Evid Inf Soc Work 15(2):150–168

Todkari N (2018) Female genital mutilation: an update for primary health-care professionals. J Prim Health Care 10(2):110–113

Tracy EE, Macias-Konstantopoulos W (2017) Identifying and assisting sexually exploited and trafficked patients seeking women's health care services. Obstet Gynecol 130(2):443–453

UNHCR ▸ www.unhcr.org/1951-refugee-convention.html

Unicef ▸ https://www.unicef.org/protection/57929_endFGM.html

Van Dulmen SA et al (2015) Supporting a person-centred approach in clinical guidelines. A position paper of the Allied Health Community – Guidelines International Network (G-I-N). Health Expect 18(5):1543–1558

Viergever RF et al (2018) Supporting ALL victims of violence, abuse, neglect or exploitation: guidance for health providers. BMC Int Health Hum Rights 18(1):39

Visentin S et al (2017) Methodology for the identification of vulnerable asylum seekers. Int J Legal Med 131(6):1719–1730

Wayne AL (2016) Unique identities and vulnerabilities: the case for transgender identity as a basis for asylum. Cornell Law Rev 102(1):241–270

Wenzel T et al (2015) The DSM 5 and the Istanbul Protocol: diagnosis of psychological sequels of torture. Torture 25(1):51–61

Wenzel T et al (2018) Identifying needs, vulnerabilities, and resources in refugee persons and groups. In: Wenzel T, Droszdek B (Hrsg) An uncertain safety: integrative health care for the 21st century refugees. Springer, New York, S 51–99

WHO (1994) Art 3 Declaration on the Promotion of Patients' Rights in Europe. WHO

Zinka B et al (2018) Female genital mutilation in refugees. MMW Fortschr Med 160(3):56–59

Exkurs: Jesidinnen in Baden-Württemberg

Michael Blume, Lukas Harbig und Hes Sedik

11.1 Ausgangssituation – 110
11.1.1 Das nötige Handeln – ein Sonderkontingent – 110

11.2 Körperliche und psychische Verfassung der Jesidinnen – 111
11.2.1 Psychische Verfassung der Jesidinnen – 112

11.3 Therapie und Interkulturalität – 113

11.4 Ausblick: Integrationsprozesse in Deutschland – weiterführende Projekte im Nordirak – 116

Literatur – 118

Die Autoren dieses Artikels haben keinen akademisch-psychologischen oder akademisch-medizinischen Hintergrund. Die vorgestellte Perspektive auf das „Sonderkontingent für besonders schutzbedürftige Frauen und Kinder aus dem Nordirak" ist daher insofern eine psychologische beziehungsweise medizinische, als sie Beobachtungen und darauf bezogene Deutungen vorstellt, die im Sinne einer alltagssprachlichen Füllung der Begriffe relevant erscheinen, dabei aber stets der professionellen Einschätzung entsprechend gebildete Leser bedürfen.

© Springer-Verlag GmbH Deutschland, ein Teil von Springer Nature 2020
A. Gillessen, S. Golsabahi-Broclawski, A. Biakowski, A. Broclawski (Hrsg.), *Interkulturelle Kommunikation in der Medizin*, https://doi.org/10.1007/978-3-662-59012-6_11

11.1 Ausgangssituation

Der 3. August 2014 ist in der Geschichte der ethno-religiösen Gruppe der Jesiden ein Datum von höchster Bedeutsamkeit, von größtem Schmerz: An diesem Tag wird alljährlich des Völkermords durch die Terrormiliz Islamischer Staat im Hauptsiedlungsgebiet der Jesiden in Sindschar im Nordirak 2014 gedacht. Ein furchtbarer Höhepunkt der an Diskriminierung und existenzieller Bedrohung nicht armen Geschichte der nur einige hunderttausend Menschen zählenden Gemeinschaft, welche bereits etwa 70 Wellen gewalttätiger Verfolgung erleiden musste.

Nachdem im August 2014 weite Teile Syriens und des Iraks von der Terrormiliz überrannt worden waren, ging diese mit äußerster Brutalität gegen die alteingesessenen religiösen Minderheiten der Region vor, wie die Jesiden. Die nahezu schutzlosen Dörfer wurden in den frühen Morgenstunden des 3. August ohne Vorwarnung angegriffen. Männer wurden von Frauen getrennt und allermeist auf der Stelle ermordet – über 5000 fanden so den Tod. Die Frauen und Mädchen, über 6500 an der Zahl, wurden entführt und auf grausame Weise versklavt, vergewaltigt und unter den Kämpfern der Terrormiliz sowie an ausländische Interessenten weiterverkauft. Meist ging all dies mit Zwangskonversionen zum Islam einher.

Viele der Jungen wurden durch die Islamisten indoktriniert und teils zu Kindersoldaten ausgebildet. Über 30.000 Menschen gelang unter heftigen Angriffen die Flucht ins nahegelegene Sindschar-Gebirge, wo viele wiederum dem Mangel an Nahrung und Trinkwasser, der jahreszeitlichen Hitze sowie den Unwirtlichkeiten des Geländes zum Opfer fielen. Eingekesselt durch die Kämpfer der Terrormiliz harrten sie aus, bis es internationalen Truppen sowie Truppen der kurdischen Volksverteidigungseinheiten (YPG) gelang, zeitweise einen Fluchtkorridor zu eröffnen, der in sicheres Terrain führte.

Rund 400.000 Binnenvertriebene strandeten in der angrenzenden Provinz Dohuk in der zum Irak gehörenden Autonomen Region Kurdistan. 20 Flüchtlingslager nahmen einen Teil der geflüchteten Menschen auf, andere Geflüchtete konnten bei Verwandten unterkommen oder hausten in durch die Krise nicht fertig gestellten Rohbauten. Trotz der großen Hilfsbereitschaft vonseiten der einheimischen Bevölkerung war und ist die Autonome Region Kurdistan zur Bewältigung dieser humanitären Krise auf internationale Hilfe angewiesen. Bis heute fehlt es den Binnenvertriebenen wie auch den Einheimischen an vielem – an Schulen, an Geldern, um beispielsweise Lehrergehälter zu bezahlen, an Arbeitsplätzen und beruflichen Perspektiven sowie an psychosozialer Unterstützung für die traumatisierten Überlebenden des IS-Terrors.

11.1.1 Das nötige Handeln – ein Sonderkontingent

„Was können wir als Land denn für diese Menschen tun?" Von den Berichten des Zentralrates der Jesiden am Rande einer Tagung in Berlin Anfang September 2014 tief erschüttert lautete so die Frage von Baden-Württembergs Ministerpräsident Winfried Kretschmann, die Auslöser für eine in vielerlei Hinsicht beispiellose humanitäre Rettungsaktion wurde. Die darauf folgende juristische Betrachtung der Situation kam zu dem Ergebnis, dass nicht nur der Bund in Kooperation mit den Ländern, sondern auch einzelne Länder im Einvernehmen mit dem Bund berechtigt sind, humanitäre Sonderkontingente aufzunehmen – ein Weg jedoch, der bis zum gegebenen Zeitpunkt noch nie beschritten worden war, der aber die breite Unterstützung aller damals im Landtag vertretenen Fraktionen sowie der Kreise, Städte und Kirchen fand.

Mit dem „Sonderkontingent für besonders schutzbedürftige Frauen und Kinder aus dem

Nordirak" wurde ein im Staatsministerium Baden-Württemberg verortetes Projekt geschaffen, dessen Ziel es war, die hilfsbedürftigsten, meist mittellosen und traumatisierten Frauen und Kinder, bei denen zu diesem Zeitpunkt keine intakte Familienstruktur mehr vorlag, ungeachtet ihrer religiösen und ethnischen Zugehörigkeit aus der Region zu retten.[1] Dem zugrunde lag die Einsicht, dass wohlhabenden Familien sowie gesunden, jüngeren Männern am ehesten ohne weitere Hilfe die Flucht aus der Krisenregion gelänge und daher die Zurückbleibenden am stärksten auf diese Hilfe angewiesen seien. Die Arbeit der vielseitig zusammengesetzten Projektgruppe gliederte sich in vier Phasen: Am Anfang stand die Auswahl der Frauen und Kinder nach vorgegebenen, klaren Kriterien (1). Darauf folgte die Visa-Erfassung im Aufnahmebüro in Dohuk in Zusammenarbeit mit dem Deutschen Generalkonsulat in Erbil (2), der Transfer mit der International Organization for Migration (IOM) nach eingehenden medizinischen Untersuchungen (3) und schließlich die Ankunft und Unterbringung der Geretteten in Baden-Württemberg (4).

Für die Zwecke dieses Artikels im Kontext des vorliegenden Bandes scheinen dabei insbesondere drei Aspekte von besonderem Interesse. Zunächst wird auf die Verfassung der ausgewählten jesidischen Frauen in körperlicher und psychischer Hinsicht eingegangen (Abschnitt II). Dann werden die besonderen Herausforderungen von Therapie unter den Bedingungen der Interkulturalität beleuchtet (Abschnitt III). Zu guter Letzt eröffnet der Artikel weiterführende Perspektiven auf Integrationsprozesse in Deutschland und weiterführende Projekte im Nordirak (Abschnitt IV).

11.2 Körperliche und psychische Verfassung der Jesidinnen

Für eine Aufnahme ins Sonderkontingent grundlegend war die Erfüllung der Kriterien der Landesaufnahmeordnung (LAO). Gemäß dieser mussten sich die Frauen in Kurdistan-Irak aufgehalten haben und dabei Opfer von traumatisierenden Erfahrungen, insbesondere sexueller Gewalt, im Zusammenhang mit terroristischen Übergriffen in Syrien und Irak geworden sein. Da diese sehr formalen Kriterien auf nahezu alle von der Terrormiliz entführten Frauen zutreffen, waren sie der Ergänzung um weitere Gesichtspunkte bedürftig. Nur so konnte sichergestellt werden, dass die Plätze nicht gemäß dem Zeitpunkt der Registrierung vergeben wurden, sondern konsequent die schutzbedürftigsten Frauen und Kinder im Mittelpunkt standen. Für die Auswahl von großer Bedeutung waren die Dauer der Gefangenschaft, die sich von einigen Tagen bis zu mehreren Monaten erstrecken konnte, der Zerfall schützender Familienstrukturen, die Intensität der Traumatisierung, der körperliche Zustand sowie die zu erwartenden Erfolgsaussichten für eine Behandlung in Deutschland. Die Entscheidung für oder gegen eine Aufnahme wurde nach eingehender interner Debatte unter Einhaltung des Sechs-Augen-Prinzips gefällt.

Am Anfang der Erhebung medizinischer und psychologischer Indikationen im Zuge des Auswahlprozesses stand eine Erstuntersuchung durch eine irakische Gynäkologin in Dohuk, die neben allgemeinärztlichen Untersuchungen besonderes Augenmerk auf bestehende Verletzungen und freiwillige Schwangerschaftstests legte. Es folgte eine psychologische Begutachtung durch den deutsch-kurdischen Traumatologen der Projektgruppe, Herrn Prof. Dr. Dr. Kizilhan. Ergänzt durch das Ausfüllen psychologischer Fragebögen wurden die Frauen im

---

1 Zwar handelt es sich bei der großen Mehrheit der im Rahmen des Sonderkontingents geretteten Frauen und Kinder um Jesidinnen und Jesiden, jedoch wurden unter Berücksichtigung der erarbeiteten Kriterien auch vereinzelt Musliminnen und Christinnen sowie deren Kinder aufgenommen.

Einzelgespräch nach den Ereignissen ihrer Gefangennahme und den Umständen der Gefangenschaft sowie ihrer Flucht befragt. Eine Selbsteinschätzung der aktuellen physischen Verfasstheit und akuter Beschwerden vervollständigte das zu gewinnende Bild, das mit zur Grundlage für die Auswahlentscheidung beitrug.

Im Falle einer Aufnahme ins Sonderkontingent schloss sich im Kontext des Transfers durch IOM eine zweite medizinische Untersuchung an. Ein Ärzteteam stellte die Reisefähigkeit der Frauen und ihrer Kinder sicher, führte nebst allgemeiner Diagnostik Röntgenuntersuchungen und ggf. Sputum- und Kulturtests auf Anzeichen von Tuberkulose durch. Impfungen gegen Hepatitis B, Polio, Meningokokken (Typ A, B und C), Masern, Mumps und Röteln sowie erneute Schwangerschaftstests folgten, letztere insbesondere aufgrund des Einflusses einer fortgeschrittenen Schwangerschaft auf die Reisefähigkeit.

Abhängig von den genauen Umständen der Gefangenschaft und der Intensität der erlittenen, allermeist auch sexuellen Gewalt ergab sich ein breites Bild akuter und chronischer Leiden in der Gruppe der Frauen. Eine Reihe bestehender Krankheiten wie Skabies, Leishmaniose, Bronchitis, Blutarmut, Diabetes oder auch Epilepsie wurden bestmöglich vor Ort behandelt. Bei akuter und längerfristiger Behandlungsbedürftigkeit sowie Verdachtsfällen von hohem Besorgnisgrad – beispielsweise bei Tuberkulose – wurde der Ausreisezeitpunkt verschoben. Lag eine akut lebensbedrohende Situation vor, wurde ein medizinischer Notfalltransport durchgeführt. So beispielsweise im Falle eines 16-jährigen Mädchens mit lebensbedrohlichen Verbrennungen am ganzen Körper.

ausgewählten Frauen Symptome einer posttraumatischen Belastungsstörung (PTBS) auf.[2] Neben vielen Fällen von emotionalem und sozialem Rückzug und einem starken Entfremdungsgefühl gegenüber Mitmenschen und dem eigenen Leben verbunden mit emotionaler Taubheit ließ sich häufig dissoziatives Erleben beschreiben: Durch verschiedenste Umstände getriggert (Gespräche, Geräuschkulisse, den Peinigern ähnelnde Personen, Gerüche) wurden die Frauen in der Art von Flashbacks in ihr Martyrium zurückversetzt, bei denen sie z. B. zu Boden fielen, schrien, zitterten oder stark krampften. In der Erwartung erneuter Vergewaltigung versuchten einige sich selbst zu verletzen, um der Misshandlung zu entgehen. Häufig ließ sich auch auf entsprechende Trigger bezogenes Vermeidungsverhalten beobachten. Mit psychosomatischer Ursächlichkeit gehören in diesen Zusammenhang auch wahrgenommene Schlaf- und Konzentrationsstörungen sowie Hypervigilanz, Albträume und Angstzustände. Darüber hinaus ließen sich verstärkt depressives sowie gesteigert aggressives Verhalten beobachten. Auch Selbstverletzungen bis hin zum Suizidversuch traten auf. Da es sich bei den traumatisierenden Erlebnissen um sogenannte „man-made disasters" handelte, also von Menschen verursachte Katastrophen, zeigen die Traumata auch eine starke zwischenmenschliche Komponente. Gegenüber fremden Menschen waren die Frauen und Kinder grundsätzlich skeptisch, misstrauisch und entwickelten nur langsam Vertrauen.

Neben dem unmittelbar in der Gefangenschaft erlittenen Martyrium ist nebenursächlich auch die Sozialstruktur der jesidischen Gemeinschaft zu berücksichtigen, die durch

11.2.1 Psychische Verfassung der Jesidinnen

In psychischer Hinsicht lässt sich kaum ein weniger erschütterndes Bild zeichnen. In ihrer sehr großen Mehrheit wiesen die

---

[2] Für eine ausführliche Darstellung der posttraumatischen Belastungsstörung im Kontext der jesidischen Frauen vgl. Kizilhan, J.I.: Handbuch zur Behandlung kriegstraumatisierter Frauen. Transkulturelle Behandlungsmethoden und Techniken am Beispiel der Frauen aus dem Irak. Berlin: VWB, 2016. Seite 41 ff.

Exkurs: Jesidinnen in Baden-Württemberg

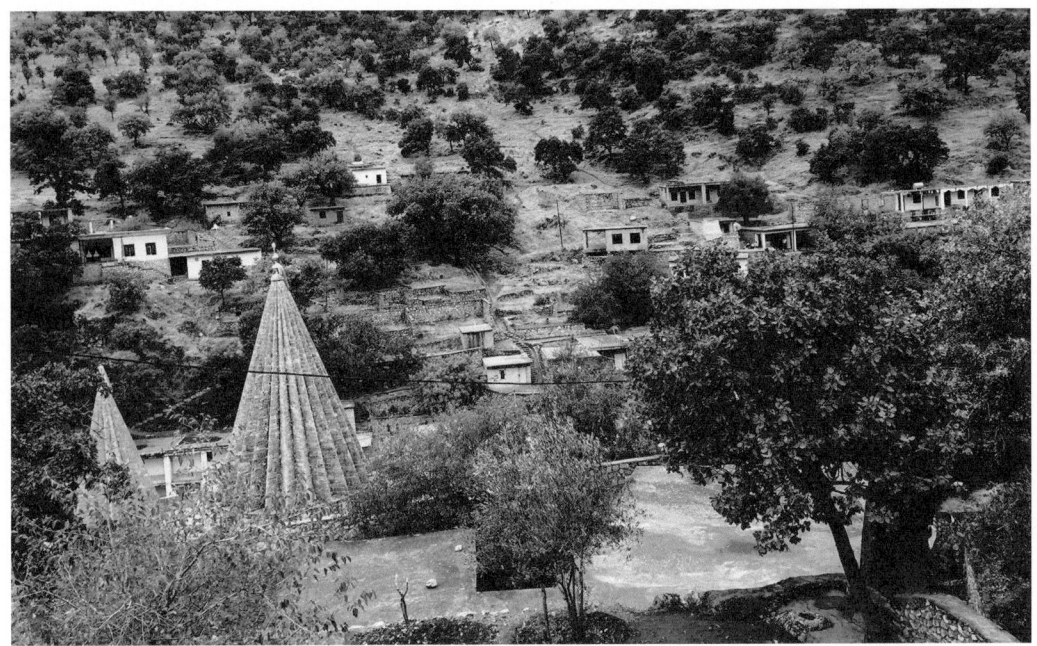

Abb. 11.1 Foto: © Staatsministerium Baden-Württemberg Heiligtum der Jesiden in Lalisch

ein Kastenwesen, strikte Endogamie und ihren patriarchalen Aufbau gekennzeichnet ist. Sexuelle Kontakte außerhalb der Ehe sowie der eigenen Kaste gelten als schwerste Sünde und beschmutzen die Kollektivehre der Familie. Für die geflüchteten, vergewaltigten Frauen folgte aus dieser traditionellen Perspektive weitgehende Ausgrenzung, Verbannung und Ächtung (◘ Abb. 11.1).

Von großer Wichtigkeit für die in Ausreise begriffenen jesidischen Frauen war in diesem Zusammenhang ein letzter Besuch im Heiligtum der Gemeinschaft in Lalisch. Das in seiner Bedeutung kaum zu überschätzende religiöse Oberhaupt der Jesiden, der Baba Sheikh, versicherte in einer offiziellen Segnung der Frauen und Kinder diesen, auch weiterhin Angehörige der jesidischen Gemeinschaft zu sein. Er betonte, dass nicht die grausam vergewaltigten Frauen beschmutzt seien, sondern allein diejenigen, die ihnen dieses Leid zugefügt hatten. Diese mutige Neuinterpretation des Erlittenen ermöglichte eine Wiederverortung innerhalb der traditionellen religiösen Normen und gab bei der Entscheidung, ein neues Leben in der Fremde zu beginnen, emotionalen Halt.

11.3 Therapie und Interkulturalität

Mit Ankunft der Frauen und Kinder in Baden-Württemberg endete der operative Teil des Projektes Sonderkontingent unter Steuerung des Staatsministeriums. Die Gestaltung des folgenden Prozesses der Integration und der Bewältigung des Erlebten in Form angemessener Therapie lag und liegt in Händen der aufnehmenden Kommunen und den von diesen beauftragten beziehungsweise mit diesen kooperierenden Sozialbetreuern, Traumatherapeuten und Dolmetschern. Staats- und Innenministerium sind dabei Ansprechpartner für alle übergeordneten Fragen und Anliegen. Der nun folgende Blick auf Therapie und Interkulturalität ist insofern eine Bündelung des zu diesen Themen eingegangenen Rückflusses aus den Kommunen, ergänzt durch Erfahrungen aus der eigenen Kontaktzeit mit den jesidischen Frauen.

Die wohl offensichtlichste Herausforderung jedweder Therapie unter den Bedingungen der vorliegenden Interkulturalität ist die Frage des Fehlens einer gemeinsamen Sprache. Die Mehrheit der jesidischen Frauen spricht sowohl Kurmandschi (Nordkurdisch) als auch Arabisch. Aufgrund des Fehlens von Psychologen beziehungsweise Trauma- oder Psychotherapeuten mit entsprechenden Sprachkenntnissen in Deutschland muss hier flächendeckend auf Dolmetscher zurückgegriffen werden, was wiederum einen spürbaren Einfluss auf das Therapiegeschehen haben kann.

Der Einsatz arabischsprachiger Männer – allermeist Muslime – als Dolmetscher gestaltet sich im Hinblick auf das Erlebte als schwierig und wird vermieden. Bei Frauen arabischer Sprache – ihrerseits meist Musliminnen – ist der Effekt milder, wenn auch einige der Jesidinnen der Sprache der Kämpfer der Terrormiliz sowie dem Islam grundsätzlich skeptisch bis ablehnend gegenüberstehen. Sollte die Übersetzung durch Musliminnen beziehungsweise Muslime nicht von vornherein abgelehnt werden, ist der Einsatz kurdischsprachiger Dolmetscher die bessere Wahl. Jesidinnen oder Jesiden als Dolmetscher einzusetzen, kann sich dabei insofern als problematisch erweisen, als diese selbst traumatisiert sowie in inner-jesidische Rang- und Machtkonflikte verwickelt sein können. Aus derselben ethno-religiösen Gemeinschaft stammend sind sie in höherem Maße von der Problematik von Nähe und Distanz zu den Frauen sowie der Identifikation mit deren Problemen und Forderungen betroffen. Von Einzelfall zu Einzelfall muss in der Frage der Übersetzung also unter Berücksichtigung des verfügbaren Personals eine mit der Patientin vorabgesprochene und individuell gangbare Lösung gefunden werden, wobei gerade auch aufgrund der Intimität der Thematik Frauen der Vorzug zu geben ist.

Das Vorhandensein einer gemeinsamen Grammatik, eines gemeinsamen Wortschatzes jedoch ist zur gelingenden Übersetzung lediglich notwendige, nicht aber hinreichende Bedingung. Von nicht zu unterschätzender Bedeutung ist das Wissen um kulturelle Hintergründe, deren Deutung und adäquate Übertragung in die Zielsprache. Nicht nur Bilingualität, sondern auch Bikulturalität bedingen also die bestmögliche Übersetzung im Therapiegeschehen durch im Idealfall für das Setting geschultes Personal.

Bedeutende Aspekte gelingender interkultureller Kommunikation sind beispielsweise die Deutung gerade auch nonverbaler Ausdrucksmittel, wie Körpersprache, Gestik und Mimik, aber auch Sprachmelodie und Lautstärke. Speziell für kleinräumig-kollektivistisch geprägte Kulturwelten wie diejenige der Jesidinnen sind auch ein höherer Stellenwert des Beziehungsaufbaus zu Therapeut und Dolmetscher, eventuell eine stärkere Ritualisierung des Beziehungsgeschehens wie auch Fragen einer eher indirekt verlaufenden Kommunikation sowie eine stärkere Ausprägung geschlechterspezifischer Rollenmuster zu berücksichtigen.

Eine möglicherweise kulturell bedingte Tendenz zur Somatisierung kann im Hinblick auf den Kreis der aufgenommenen Jesidinnen ebenfalls beobachtet werden, werden doch zu Gesprächs- oder Therapiebeginn akute körperliche Beschwerden in den Vordergrund gerückt, was als Ausdruck psychischer Leiden verstanden werden kann. Gerade hieran wird deutlich, wie sehr Dolmetscher auch Kulturdeuter sind und wie stark deren Deutungen schon in therapeutische Fragestellungen hineinreichen können. Hierzu sowie zu allen weiteren Fragen des Dolmetschens sei auf die ausführlichere Darstellung von Prof. Dr. Dr. Kizilhan in dessen Handbuch zur Behandlung kriegstraumatisierter Frauen verwiesen.[3]

---

3   Kizilhan, J.I.: Handbuch zur Behandlung kriegstraumatisierter Frauen. Transkulturelle Behandlungsmethoden und Techniken am Beispiel der Frauen aus dem Irak. Berlin: VWB, 2016. Seite 114 ff.

Die traumatherapeutischen Angebote als solche wurden von den Frauen gerade am Anfang nur zögernd wahrgenommen. Dies liegt einerseits an dem für sie unbekannten Konzept von Psychotherapie allgemein: Einem Arzt, der „nur" mit ihnen spricht, statt Medikamente zu verabreichen, stehen sie zunächst skeptisch gegenüber. Zudem benötigen die meisten Frauen eine gewisse Zeit, um emotional ausreichend stabil für eine intensive Beschäftigung mit den traumatisierenden Erlebnissen zu sein. Daher werden Einzeltherapien bisher nur vereinzelt und meist erst nach einigen Monaten oder Jahren in Anspruch genommen.

Stattdessen bevorzugen die Frauen eher Gespräche in sogenannten Psychoedukationsgruppen, in denen sie sich gemeinschaftlich und unter psychologischer Supervision über das Erlebte austauschen können und lernen, ihre emotionalen Zustände und die psychosomatischen Schmerzen reflektierend zu betrachten. Können einzelne mit der Betreuung betraute Personen – auch ganz ohne jeglichen akademisch-psychologischen Hintergrund – zu den Frauen ein besonderes Vertrauensverhältnis aufbauen, so geschieht es vereinzelt insbesondere in informellen Gesprächssituationen, dass relativ unvermittelt auf Initiative der Frauen bis zu mehrere Stunden dauernde Berichte oder Gespräche über das Erlittene zustande kommen. Gerade auch hieran wird deutlich, wie wichtig wiederum Supervisionsangebote für Mitarbeiter aller Art im Kontext der Begleitung der Frauen sind, besteht doch stets die Gefahr einer sekundären Traumatisierung durch das Berichtete.

Niedrigschwellige, als implizit zu bezeichnende Therapieformen kommen bei den Frauen sehr gut an. Hier ist insbesondere an vielfach praktizierte traumatherapeutische Angebote wie Kunst-, Reit- oder Bewegungstherapie, aber auch an Formen des Yoga oder das Schreiben eines (Tage-)Buches zu denken. All dies wird von den Frauen gerne angenommen und hilft ihnen und ihren Kindern dabei, über den künstlerischen und körperlichen Ausdruck ein Ventil für ihre Emotionen und damit einen inneren Ausgleich zu schaffen.

Gerade bei Kindern, die Hinrichtungen und sexuellen Missbrauch mitansehen mussten oder sogar vereinzelt als Kindersoldaten ausgebildet wurden, sind solche Therapieformen wichtig, da sie das Erlebte zunächst verdrängen und anfangs kaum einen kognitiven Zugang zu deren Verarbeitung finden. Insbesondere bei ehemaligen Kindersoldaten ist ein langfristiger (erlebnis-)pädagogischer Ansatz wichtig, der die persönlichen Ressourcen und stabile Identitätsbestandteile mobilisiert und stärkt. Erfolgserlebnisse, besonders auch schulischer Erfolg, sowie das Gefühl des Angenommenseins sind hierbei ebenso von Bedeutung wie Bewegung, Sport, gegebenenfalls Aggressionsübungen und einfache Psychoedukation. Mit dem Modellprojekt „Yezidische Jungs in BW" der Fach- und Beratungsstelle Extremismus Inside-Out in Kooperation mit der Landesarbeitsgemeinschaft Jungenarbeit und dem Jungengesundheitsladen Stuttgart werden die jesidischen Jungen, die im familiären Kontext kaum mehr männliche Vorbilder vorfinden, verstärkt in den Blick genommen und in ihrer geschlechterspezifischen Persönlichkeitsentwicklung sensibel gestärkt.

Bei allen Zusammenhängen von Trauma und Therapie ist in interkultureller Hinsicht insbesondere auch die überwiegend traditionell-kollektivistische Denk- und Lebensweise der Jesidinnen zu berücksichtigen. Um dies mit einem sehr treffenden Diktum von Prof. Dr. Dr. Kizilhan zu sagen, bestehe die Traumatisierung der jesidischen Frauen und Kinder in dreifacher Hinsicht – sie seien nicht nur persönlich, sondern auch kollektiv und transgenerationell traumatisiert.

Neben den erlittenen persönlichen Traumata in Gefangenschaft nehmen die Frauen und Kinder die gemeinsame Verschleppung und Versklavung also auch als kollektives Trauma ihrer Gruppe wahr. Die Bezugsgröße für das erlittene Leid ist also nicht wie vielleicht zu erwarten das Individuum, sondern die ganze Gemeinschaft. Dementsprechend kann es vorkommen, dass persönliche Leiderfahrung sowie Gefühle im Allgemeinen nicht geäußert werden, wenn dadurch die Gefahr einer Belastung oder Schädigung der Gemeinschaft oder ihres Ansehens besteht. Sensibel muss hier zunächst eine Atmosphäre der Sicherheit und des Vertrauens geschaffen sowie der positive Effekt der Narration des Erlittenen durch Psychoedukation herausgestellt werden, bevor diese überhaupt angenommen werden kann.

Ein weiteres Indiz für diesen Umstand kann darin gesehen werden, dass die Frauen – so sie denn berichten – häufig gerade auch in der Wir-Form kommunizieren und Inhalte des eigenen Erlebten durch Leiderlebnisse von Vorfahren kontextualisieren oder den Blick auf eine größere Personengruppe lenken. Auf die einfache Frage „Wie geht es Ihnen?" darf die Antwort „Danke, meinen Kindern geht es gut." insofern nicht überraschen. Um bei der Bewältigung der Traumata also auf Verarbeitung als Copingstrategie zu setzen, muss in einigen Fällen daraufhin gearbeitet werden, dass auch der Individualbezug der Ereignisse von großer Bedeutung ist, da sonst die Tendenz zur schamhaften Verdrängung stets gegeben ist. Für eine weitergehende Analyse dieser inter- bzw. transkulturellen Aspekte sei auch an dieser Stelle auf Prof. Dr. Dr. Kizilhans Handbuch verwiesen.[4]

Zu guter Letzt sei noch auf das ambivalente Verhältnis einiger jesidischen Frauen zur Medikamenteneinnahme hingewiesen. Die bereits erwähnte anfängliche Enttäuschung über stark gesprächsbetonte Therapieformen geht teilweise mit der Erwartung einher, dass eine angemessene Interaktion mit im weitesten Sinne medizinisch tätigen Autoritäten in reichlicher Medikamentengabe gipfele – so zumindest manch berichtete Vorerfahrung aus dem Nordirak. Möglicherweise steht hier die bereits erwähnte Tendenz zur Somatisierung im Hintergrund: Was die Seele belastet, wird in der Hoffnung auf Hilfe durch Medikamenteneinnahme auf die Körperebene projiziert. Für die Gefahren übermäßigen oder falschen Medikamentengebrauchs muss hier verschiedentlich sensibilisiert werden. Auf der anderen Seite wurde bereits vereinzelt berichtet, dass insbesondere die Einnahme von Psychopharmaka aufgrund kursierender Gerüchte in der jesidischen Community über ungute Nebenwirkungen auf Ablehnung gestoßen ist.

11.4 Ausblick: Integrationsprozesse in Deutschland – weiterführende Projekte im Nordirak

Der Nothilfecharakter des Sonderkontingents für besonders schutzbedürftige Frauen und Kinder aus dem Nordirak wird durch die integrationsbezogene Fortführung der Kommunen in Baden-Württemberg ergänzt. Diese zielt neben der traumatherapeutischen Bearbeitung des Erlebten auf eine schonende und begleitete Integration der Frauen und ihrer Kinder in die neue Lebensumwelt in Deutschland. Hierzu sind vor allem umfassende und auf die speziellen Bedürfnisse zugeschnittene Bildungsmaßnahmen von Bedeutung, die sich in ihrem Umfang mit dem therapeutischen Bedarf vereinbaren lassen. Gerade auch die Kinder, für die Deutschland über den Großteil ihres Lebens zur (zweiten) Heimat werden kann, stehen hier in einem besonderen Fokus.

Um einen gelingenden Integrationsprozess möglichst früh zu beginnen, wurden bereits vor Ankunft der Frauen und Kinder entsprechende Kindergarten- und Schulplätze soweit wie möglich vorgemerkt. Nahezu alle Kinder im schulpflichtigen Alter besuchen inzwischen die Schule, wobei alle Schulformen einschließlich des Gymnasiums vertreten sind. Bis auf wenige Ausnahmen machen die Kinder durchweg sehr

---

4 Kizilhan, J.I.: Handbuch zur Behandlung kriegstraumatisierter Frauen. Transkulturelle Behandlungsmethoden und Techniken am Beispiel der Frauen aus dem Irak. Berlin: VWB, 2016. Seite 39 f., 43 ff.

gute Fortschritte beim Spracherwerb und lernen innerhalb kürzester Zeit und hochmotiviert die deutsche Sprache. Während sich die Kinder in der Regel schnell mit der neuen Sprache und dem – ohnehin sehnlichst erwünschten – Schulbesuch anfreunden, haben einige Frauen mitunter große Lernschwierigkeiten.

Da viele der aufgenommenen Frauen aus ländlichen Regionen im Nordirak stammen, ist eine Schulbildung nicht als selbstverständlich vorauszusetzen. Oft hatten die Frauen keine Möglichkeit, eine Schule zu besuchen oder brachen sie vorzeitig ab, um sich traditionsgemäß der häuslichen Arbeit zu widmen. Daher befinden sich unter den Frauen häufig Analphabetinnen, die weder das arabische noch das lateinische Schriftsystem erlernt haben und somit zunächst Alphabetisierungskurse besuchen. Aufgrund der traumatisierenden Erlebnisse sind jedoch auch viele gebildete und motivierte Frauen stark in ihrer Lernfähigkeit beeinträchtigt, können sich schwer konzentrieren und vergessen das Gelernte innerhalb kurzer Zeit. Die Gedächtnisbeeinträchtigung im Rahmen der Traumatisierung – einhergehend mit Konzentrationsproblemen, Vergesslichkeit, Teilamnesien, plötzlich auftauchenden Gedanken und ständigem Erinnern an das Trauma – stellt für einige der Frauen und Kinder eine große Herausforderung für den gesamten Integrationsprozess dar.

Ein ganzheitlicher Ansatz erfordert jedoch ebenso die Förderung humanitärer Projekte vor Ort im Nordirak. Baden-Württemberg unterstützt deswegen seit 2017 Projekte in der Provinz Dohuk in der Autonomen Region Kurdistan-Irak mit bislang über 3 Mio. EUR. So versorgt eine Solaranlage das Flüchtlingslager Mam Rashan zuverlässig mit Strom. In einer durch Baden-Württemberg geförderten Teppichwerkstatt arbeiten verwitwete jesidische Frauen und sichern sich eine neue Existenz. Computer- und Englischkurse geben Flüchtlingsfrauen eine berufliche Perspektive. Geschützte Räume bieten traumatisierten Kindern und Jugendlichen Unterstützung und Hilfe.

Das Ministerium für Wissenschaft, Forschung und Kunst Baden-Württemberg verantwortet zudem den Aufbau eines Instituts für Psychotherapie in Dohuk, um Therapeuten gemeinsam mit der Universität Tübingen, der Dualen Hochschule Baden-Württemberg und der Universität Dohuk für die Behandlung kriegstraumatisierter Personen auszubilden. Dafür wurden Mittel in Höhe von 1 Mio. EUR zur Verfügung gestellt.

Durch die gute Zusammenarbeit mit qualifizierten Partnern in Baden-Württemberg und im Nordirak kommt die Hilfe direkt bei den Betroffenen an. Sie trägt dazu bei, dass die Menschen in der Region Dohuk – die Einheimischen, die Flüchtlinge aus Syrien und die Binnenvertriebenen – eine Bleibeperspektive für sich und ihre Kinder im Nordirak entwickeln können.

Die Einmaligkeit des Sonderkontingents und der sich anschließenden Integrationsmaßnahmen in Deutschland stellt für Wissenschaft und Medien sowie für Akteure in Zusammenhängen der Integration eine große Lernchance dar. Die akademische Begleitung und Evaluation der Prozesse stößt daher auf großes Interesse. Insbesondere sei hierbei das Universitätsklinikum Tübingen genannt, welches im Rahmen eines vom Staatsministerium geförderten, strukturierten Evaluationsberichts die Erfahrungen und Ergebnisse aus der Praxis wissenschaftlich aufbereitet. Schwerpunktmäßig werden dabei organisationale Rahmenbedingungen, medizinische und psychotherapeutische Aspekte sowie die Kompetenzbedarfe, Belastungen und die Gesunderhaltung der am Gesamtprozess beteiligten Berufsgruppen bedacht. Von besonderer Bedeutung sind dabei Implikationen für zukünftige „Best-Practice-Modelle".

Spätestens mit der Verleihung des Friedensnobelpreises an Frau Nadia Murad, eine durch das Sonderkontingent aufgenommene junge Frau und international agierende Menschenrechtsaktivistin, wurde das Schicksal der Jesiden allgemein bekannt und das internationale Interesse an den Geschehnissen im Nordirak stark erhöht. Es bleibt zu hoffen, dass auch aus dieser medialen Aufmerksamkeit eine Besserung der Situation vor Ort hervorgeht. Ihr Beispiel gibt den Frauen in der Fremde Hoffnung, dass die Welt das ihnen angetane Leid nicht vergisst.

Literatur

Kizilhan JI (2016) Handbuch zur Behandlung kriegstraumatisierter Frauen. Transkulturelle Behandlungsmethoden und Techniken am Beispiel der Frauen aus dem Irak. VWB, Berlin

Notärztliche Einsätze

Mimoun Azizi und Solmaz Golsabahi-Broclawski

12.1 Interkulturelles Spannungsfeld: Notärztliche Einsätze – 120

12.2 Kasuistik: Der Fall Arslan – nicht mit Schuhen auf den Teppich – 122
12.2.1 Kompetenzfelder in der Notfallmedizin – 124

12.3 Aus- und Weiterbildung von Notärzten – 127
12.3.1 Rettungsassistenten und Rettungssanitäter – 127

12.4 Interkulturelle Öffnung im Rettungsdienst – 127
12.4.1 Pilotprogramm in Westfalen/Lippe – 128

12.5 Kultursensible Notfallmedizin – 128
12.5.1 Diskussion – 129

Literatur – 131

© Springer-Verlag GmbH Deutschland, ein Teil von Springer Nature 2020
A. Gillessen, S. Golsabahi-Broclawski, A. Biakowski, A. Broclawski (Hrsg.), *Interkulturelle Kommunikation in der Medizin*, https://doi.org/10.1007/978-3-662-59012-6_12

> „Ich bin ein katholischer Franzose mit armenischen Wurzeln, meine Frau ist protestantische Schwedin, ich habe einen algerischen Schwager, der Muslim ist, und einen jüdischen Enkel. Wir verstehen uns, weil wir nicht über die Religion des anderen diskutieren, sondern sie respektieren." (Charles Aznavour)

12.1 Interkulturelles Spannungsfeld: Notärztliche Einsätze

Notfalleinsätze bei Menschen mit Migrationshintergrund nehmen nicht zuletzt aufgrund der Flüchtlingswelle seit 2015 zu. Das Erlernen einer kultursensiblen Vorgehensweise in der Notfallmedizin kann zu einer Erleichterung der Anamneseerhebung und konsekutiv der medizinischen Versorgung führen. Es geht dabei um das Erlernen einer transkulturellen und adäquaten Versorgung von Patienten mit Flucht- und Migrationshintergrund im Rettungsdienst, um letztlich die Versorgung dieser Menschen zu verbessern. Missverständnisse, die auf mangelhafte Kenntnisse der Kultur des Gegenübers basieren, können in der Notfallmedizin für den betroffenen Patienten tödliche Folgen haben. Folgend drei Kasuistiken, welche die Problematik aus verschiedenen Perspektiven darstellen.

Kasuistik: Die richtige Diagnose
Eine 30-jährige Frau erleidet einen Anfall im Flüchtlingsheim. Die anwesenden Personen – vorrangig Frauen – reagieren auf die Situation aufgebracht. Der Notarzt wird verständigt und trifft nach wenigen Minuten ein. Auf dem Boden findet dieser eine in einer für ihn unverständlichen Sprache erregt gestikulierende Frau vor. Er sieht, wie sich die Notfallpatientin die Haare ausreißt und weint. Der Arzt fragt die nahestehenden Personen, wer von ihnen Deutsch könne, da er über den Hergang Information bräuchte. Eine Frau aus der Gruppe stellt sich dem Notarzt als Leiterin und Kulturmittlerin vor. Sie gibt an, die Sprache der Frau – Persisch – zu verstehen und bietet sich daher zur Übersetzung an. Auf Bitte des Notarztes schildert sie folgenden Hintergrund der Frau sowie des Herganges: Die Notfallpatientin stamme aus Afghanistan und sei dort verfolgt und vermutlich vergewaltigt worden. Nach der Aussage der 30-Jährigen sei sie aus Angst vor den Talibanen als sephardische Jüdin zum Islam konvertiert. Sie betont auf Nachfragen, dass es sich um einen erstmaligen Anfall dieser Art handelt. Auf die Fragen des Notarztes, ob die Patientin am ganzen Körper gezuckt, Schaum vor dem Mund gehabt, Drogen konsumiert hätte oder Vorerkrankungen bekannt seien, verneint dies die Kulturmittlerin. Auch die Frage nach einer möglichen Medikamenteneinnahme verneint sie. Der Notarzt stellte jedoch fest, dass die Patienten keinen Zungenbiss aufwies und auch nicht eingenässt hatte; bei stabilen vitalen Parametern. Aufgrund dieser Informationen nahm der Notarzt die Patientin bei Verdachtsdiagnose auf einen dissoziativen Krampfanfall oder epileptischen Anfall in ein Krankenhaus mit einer neurologischen und radiologischen und psychiatrischen Abteilung mit. Die Kulturmittlerin übersetzt, dass die Patientin mit ins Krankenhaus müsse, da dieser Anfall eine weitergehende Untersuchung zum Ausschluss eines neurologischen epileptischen Anfalles verlangen würde. Dabei beruhigt die Mittlerin die Afghanin auf Persisch, dass sie keine Angst zu haben bräuchte, sie sei jetzt in guten Händen, sie selbst wisse, in welches Krankenhaus sie kommen würde und werden sie dort zeitnah besuchen (◘ Abb. 12.1).

> Dissoziative Erkrankungen sind sehr schwer von somatischen Erkrankungen zu differenzieren. Daher muss eine somatische Genese ausgeschlossen werden.

Notärztliche Einsätze

Form (notärztlich)	Patient	Kulturmittlerin	Notarzt
Ankunft	Liegt auf dem Boden, weint und schreit lautstark, reißt sich die Haare aus	Anwesend und schildert Situation den Notarzt auf Deutsch	Erste Verdachtsdiagnose: **epileptischen Anfall**
Anamnese	Reagiert verbal nicht	Spricht beruhigend der Notfallpatientin zu und bietet sich als Übersetzerin an, schildert: **kein Zungenbiss, kein Schaum vorm Mund, kein Austreten von Blut aus dem Mund, eingenässt**	Aufnahme der Symptomatiken
Korrektur der ersten Verdachtsdiagnose	—	Gibt biographische sowie kulturelle Information zur Notfallpatientin	*Korrigierte* Verdachtsdiagnose aufgrund der Informationen der Kulturmittlerin: **Dissoziativer Anfall, keine Einweisung in die Psychiatrie, neurologische Ausschlussdiagnostik und anschließend ambulante Psychotherapie**
Notärztlicher Krankentransport	—	Übersetzt kultursensibel und beruhigend die korrigierte Verdachtsdiagnose der Patientin und begründet Transport in ein Krankenhaus	Transport der Patientin in ein nahegelegenes Krankenhaus mit einer neurologischen, radiologischen sowie psychiatrische Abteilung

◘ Abb. 12.1 Anteile der einzelnen handelnden Personen

Handlungsempfehlungen
Interkulturelle Kommunikation im notärztlichen Einsatz
– Einbeziehen von Personen, welche ggf. in der Muttersprache zwischen und PatientIn vermitteln können (z. B. Leitung, Sprach- und Kulturmittler)
– Überprüfung der ersten initiale Verdachtsdiagnose beim Eintreffen ggf. korrigieren durch gesammelte Informationen
– Kultursensibles Mitteilen der (ggf. korrigierten) Verdachtsdiagnose dem Patienten gegenüber

Kasuistik: Das Kind vom Onkel
Ein Mann verständigt die Feuerwehrleitstelle und gibt im soliden Deutsch an, dass sich seine

Ehefrau im Schlafzimmer mit einem Messer verbarrikadiert und Angst vor einer Entführung hätte. Weiter berichtet dieser, dass sie seit einigen Tagen vor dem Haus Männer sähe, von welchen sie sich bedroht fühle und er sie nicht beruhigen. Selbst in ihrer Muttersprache – Dari – nicht. Die Leitstelle bittet den Mann, seine Frau zu beruhigen und umgehend nach dem seine Frau das Zimmer verlassen würde in einer notfallärztlichen Praxis vorstellig zu werden. Der Mann folgt den Anweisungen. Doch er kann seine Frau schreiende Frau nicht dazu bewegen, sich zu beruhigen und das verschlossene Zimmer zu verlassen. Erneut kontaktiert er die Leitstelle und gibt in großer Sorge an, dass er seine 26-jährige Frau, welche aus Tadschikistan stamme, in der Muttersprache verbal nicht mehr erreichen könne und sie schreien würde, sich umzubringen, sollte einer der Männer das Zimmer betreten. Weiter schildert er die Angst seiner Frau, dass man ihr ihr Kind wegnehmen würde. Aufgrund der geschilderten Situation verständigt die Leitstelle den Notarzt. Nach wenigen Minuten trifft dieser ein wird kurz vom sehr beunruhigten, aber gefassten Ehemann informiert. Der Notarzt verständigt die Polizei sowie aufgrund der Suizidalität als auch psychotischen Symptomatik das Ordnungsamt. Mithilfe des Notarztes und der Polizei wird die Patientin befreit und mittels des Ordnungsamtes in eine Psychiatrie mit einer geschlossenen Abteilung untergebracht. Der Mann schildert dem RTW-Fahrer seine Sorge, dass diese Situation Auswirkungen auf den gestellten Asylantrag seiner Frau haben könne und zudem Familienangehörige von dem Vorfall erfahren könnten und dadurch seine Frau kulturell als Verrückte stigmatisiert werden könnte. Der Fahrer klärt über die ärztliche Schweigepflicht sowie über den Datenschutz auf[1].

---

1   Diese für uns selbstverständliche Haltung des medizinischen Personals ist in vielen Ländern unbekannt. In vielen Ländern wird den Themen ärztliche Schweigepflicht sowie Datenschutz ein anderer Stellenwert beigemessen – gerade im Hinblick auf sexuelle Gewalt.

Im Rahmen der positiv verlaufenden Stabilisierungsphase der Frau in einer geschlossenen. psychiatrischen Einrichtung, beginnt die Frau in gebrochenem Deutsch bruchstückhaft über ihre Vergangenheit zu erzählen. Neben ihrer Fluchtbiografie wird deutlich, dass sie von ihrem Onkel vergewaltigt wurde. Da sie große Angst hat, das Kind könnte von ihrem Onkel sein, wolle sie auf keinen Fall, dass ihr Ehemann etwas von der Vergewaltigung erfahre (◘ Abb. 12.2).

12.2 Kasuistik: Der Fall Arslan – nicht mit Schuhen auf den Teppich

Herr Arslan ist 75 Jahre alt und stammt aus der Türkei. Als gläubiger Muslim besucht er jeden Freitag die Moschee in der Innenstadt. Herr Aslan hat mehrere Jahre sehr hart Untertage gearbeitet. Zudem raucht er seit 20 Jahren täglich 20–30 Zigaretten. Seit zehn Jahren leidet er unter einer schweren COPD Gold IV und Diabetes mellitus Typ 2. Beim letzten Moscheebesuch brach er während des Gebetes zusammen. Schnell stellten die Anwesenden fest, dass er nicht ansprechbar war und auf Schmerzreize nicht reagierte. Zudem bemerkten sie Schaum und Blut perioral. Der Patient hatte auch eingenässt. Während die ca. 120 Anwesenden sich um Herrn Aslan versammelten und begannen, laut stark gemeinsam Koransuren zu rezitieren, entschloss sich der Moschee-Vorsitzende, den Notarzt zu alarmieren. Nach ca. acht Minuten trafen die Rettungskräfte vor Ort ein und stürmten in den Gebetsraum. Ein junger Mann stellte sich ihnen in den Weg und forderte sie auf, ihre Schuhe auszuziehen, da der Gebetsraum gemäß den religiösen Vorschriften rein bleiben solle. Ein Rettungssanitäter sowie der Notarzt bestanden darauf, zum Patienten durchgelassen zu werden und weigerten sich, die Schuhe auszuziehen, da es sich hier um einen Notfall handeln würde. Doch man bestanden darauf, dass zuerst die Schuhe ausgezogen werden müssen, um den

Form (notärztlich)	Ehefrau	Ehemann	Notarzt
Verbarrikadierung	Eingeschlossen im Schlafzimmer, „sieht" Männer vorm Haus, bewaffnet zum Schutz mit Messer, Angst vor Entführung	Anruf Feuerwehrleitstelle	Erste Verdachtsdiagnose: **epileptischen Anfall**
Deeskalation	Schreit im Schlafzimmer vor Angst, droht sich umzubringen beträte jemand der Männer das Zimmer	Ehemann erreicht sie auch in ihrer Muttersprache (Dari) nicht. Erneuter Anruf bei der Feuerwehrleitstelle	Aufgrund der geschilderten Selbst- und Fremdgefährdung der Frau wird seitens der Feuerwehrleitstelle der Notarzt alarmiert
Eintreffen des Arztes	—	Ehemann schildert mit soliden Deutschkenntnissen die Situation	Informiert Polizei und Ordnungsamt bei akute Selbst- und Fremdgefährdung auf der Rechtsgrundlage der PSYCH KG
Einweisung in eine geschlossene, psychiatrische Einrichtung	—	In Sorge Familienangehörige würden von dem notärztlichen Einsatz erfahren und seine Frau könnte als „Verrückte" stigmatisiert werden. (Aufklärung zur ärztlichen Schweigepflicht und Datenschutzgesetz)	Transport der Patientin in eine psychiatrische, geschlossene Anstalt per PSYCH KG

Phase (therapeutisch)	Ehefrau	Ehemann	Psychiater
	Fluchtbiographie, Vergewaltigung durch Onkel, kult. Dimension	—	Medikamentöse Therapie erfolgen stationär, Gesprächstherapie: biographische Exploration

◘ Abb. 12.2 Anteile der agierenden Personen

Patienten zu versorgen. Zwar versuchten andere Anwesende zu beschwichtigen, aber die Stimmung war angeheizt und zunehmend fühlten sich die Rettungskräfte bedroht und wurden der Moschee verwiesen. Ein Rettungssanitäter rief die Polizei, die nach zehn Minuten mit einem Streifenwagen vor Ort war und nur mit nachgeforderter Verstärkung zur Öffnung der für die Rettungskräfte verschlossenen Tür bewegen konnte.

Der Notarzt fand einen bewusstlosen Patienten vor. Seine Sauerstoffsättigung im

Blut betrug 60 %. Es erfolgte eine rasche Intubation und eine notfallmäßige Versorgung in einem Krankenhaus mit einer neurologischen und internistischen Abteilung, weil als Ursache für die Bewusstlosigkeit ein Krampfanfall vermutet wurde, während die sehr niedrige Sauerstoffsättigung auf eine Exazerbation der bereits bekannten COPD zurückgeführt wurde. Die Vitalparameter konnten bereits während des Transportes stabilisiert werden. Im Krankenhaus wurde notfallmäßig eine computertomografische Untersuchung des Schädels durchgeführt. Diese zeigte einen ausgeprägten Mediaterritorialinfarkt mit Mittellinienverlagerung und Ödembildung. Es erfolgte eine notfallmäßige Trepanation und eine Weiterversorgung auf der Intensivstation. Herr Arslan verstarb nach einer Woche auf der Intensivstation. Die Angehörigen machten den Rettungsdienst für den Tod von Herren Arslan verantwortlich. Schließlich sei es ein Notfall gewesen und man hätte in solch einer Situation die Schuhe ausziehen können, um einen Menschen zu retten. Der Rettungsdienst machte die Moschee-Vorsteher für den Tod für Herren Arslan verantwortlich. Denn in solchen Notfällen hätte man eine Ausnahme machen müssen, weil es sich schließlich um einen Menschenleben handelte.

Der Moscheevorstand ist verpflichtet, in Notfällen alles zu ermöglichen, um eine optimale Versorgung zu gewährleisten. Nicht nur, wenn einzelne Personen in der Moschee notärztlich versorgt werden müssen, sondern auch im Falle eines Massenanfalls von Verletzten. Der Moscheevorstand hat einen Sicherheitsbeauftragten zu benennen, da die meisten Moscheen im Durchschnitt mehr als 200 Besucher haben – an den Freitagen und islamischen Feiertagen sogar deutlich mehr, sodass entsprechende Notfallpläne existieren müssen. Den Notärzten darf der Weg in Notfällen nicht versperrt werden. Die islamische Religion verbietet in keiner Weise die Rettung von Menschenleben in Moscheen, weil der Teppich nicht mit Schuhen betreten werden dürfe. Dass der Gebetsraum rein gehalten werden muss, das ist in der Tat richtig. Dieses Gebot verliert in Notfällen ihre Gültigkeit und ist theologisch klar festgelegt. Menschenleben retten geht vor religiösen Pflichten. Das sehen der Islam und der Koran vor.

12.2.1 Kompetenzfelder in der Notfallmedizin

Interkulturelle Kommunikation und Transkulturalität sollten eine Allgemeingültigkeit haben, aber auch bedingt sein. Interkulturelle Kommunikation im Rettungsdienst setzt bestimmte Aspekte voraus (◘ Abb. 12.3).

Auch dann, wenn ein Leitfaden für die Notärzte und für den Rettungsdienst im Umgang mit anderen Kulturen und Religionen existieren und eine Zusatzbezeichnung „Kultursensible Versorgung im Rettungsdienst" erworben werden kann, so ist ein runder Tisch mit Vertretern der unterschiedlichen Religionen und Kulturgemeinschaften – mit Vertretern der Kommunen und Städte (auch Polizei und Feuerwehr) – eine effektive Methode zum Erfahrungsaustausch sowie für die praxisorientierte Thematisierung von Herausforderungen. Inzwischen hat man erkannt, dass mit solchen Austauschtreffen Missverständnisse im Klinikalltag verringert, Fehldiagnosen und Mehrfachuntersuchungen vermieden, Gesundheitsleistungen optimiert und letztlich auch Kosten gesenkt werden können. Daher ist eine interkulturelle Öffnung der Notfallmedizin dringend notwendig.

12.2.1.1 Exkurs

„Von 1955 bis 1973 wurden Millionen Arbeitskräfte aus den Mittelmeerstaaten angeworben, die maßgeblich zum sogenannten „Wirtschaftswunder" beigetragen haben. 1973 wurde im Zuge der Ölkrise ein Anwerbestopp verhängt. Dennoch nahm die Zahl der Ausländer zu. Die ausländischen Arbeitskräfte holten ihre Familien nach, denn bei einer Rückkehr in die Heimatländer schien der Weg nach Deutschland für immer abgeschnitten. Aus „Gastarbeitern" wurden Einwanderer. Die größte

Notärztliche Einsätze

Kompetenzfelder in der Notfallmedizin

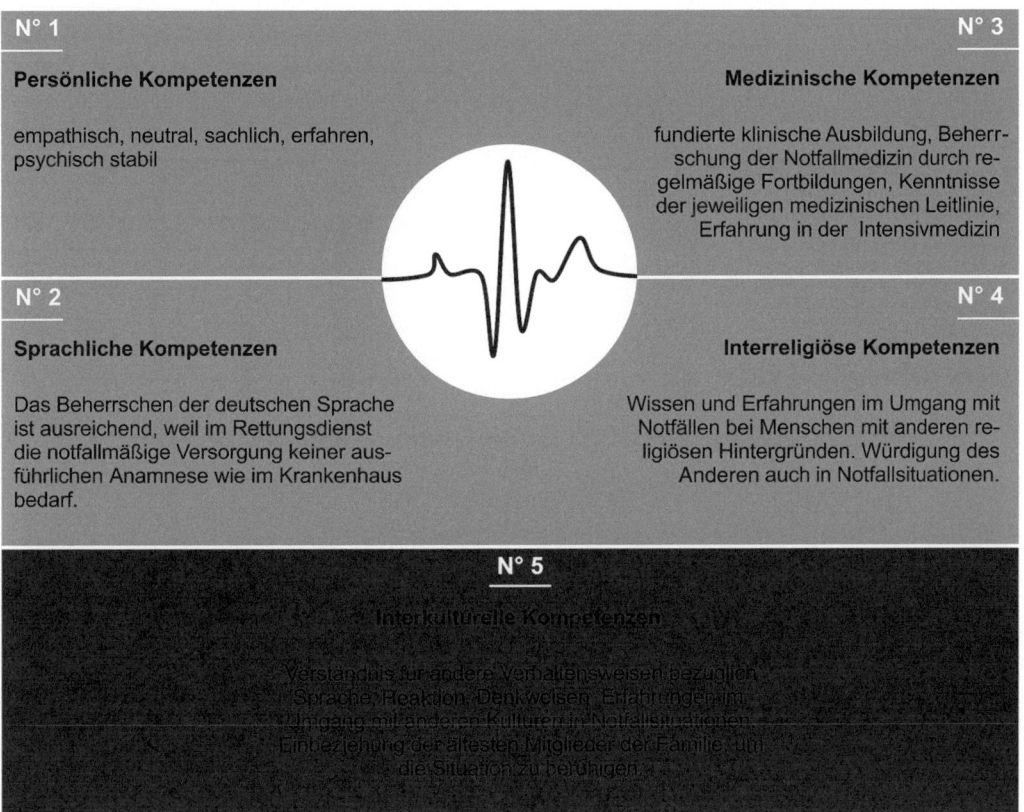

N° 1 Persönliche Kompetenzen

empathisch, neutral, sachlich, erfahren, psychisch stabil

N° 2 Sprachliche Kompetenzen

Das Beherrschen der deutschen Sprache ist ausreichend, weil im Rettungsdienst die notfallmäßige Versorgung keiner ausführlichen Anamnese wie im Krankenhaus bedarf.

N° 3 Medizinische Kompetenzen

fundierte klinische Ausbildung, Beherrschung der Notfallmedizin durch regelmäßige Fortbildungen, Kenntnisse der jeweiligen medizinischen Leitlinie, Erfahrung in der Intensivmedizin

N° 4 Interreligiöse Kompetenzen

Wissen und Erfahrungen im Umgang mit Notfällen bei Menschen mit anderen religiösen Hintergründen. Würdigung des Anderen auch in Notfallsituationen.

N° 5 Interkulturelle Kompetenzen

Verständnis für andere Verhaltensweisen bezüglich Sprache, Reaktion, Denkweisen. Erfahrungen im Umgang mit anderen Kulturen in Notfallsituationen. Einbeziehung der ältesten Mitglieder der Familie, um die Situation zu beruhigen.

◘ Abb. 12.3 Kompetenzfelder Notfallmedizin

Zuwanderungswelle erlebte Deutschland zwischen 1988 und 1993: In diesen sechs Jahren kamen 7,3 Mio. Aussiedler, Asylbewerber, „neue Gastarbeiter" und nachziehende Familienangehörige in die Bundesrepublik" (Zuwanderung nach Deutschland, bpb, Bonn 2003). Inzwischen machen Menschen mit Migrationshintergrund mehr als 23,6 % der Gesamtbevölkerung aus. Als Personen mit Migrationshintergrund definiert werden „alle nach 1949 auf das heutige Gebiet der Bundesrepublik Deutschland Zugewanderten, sowie alle in Deutschland Geborenen mit zumindest einem nach 1949 zugewanderten oder als Ausländer in Deutschland geborenen Elternanteil".

(Statistisches Bundesamt: Mikrozensus 2010; ◘ Abb. 12.4).[2]

---

2 Auch die Anzahl von hier tätigen Ärzten mit Migrationshintergrund hat im Laufe der Jahre (2005–2017) deutlich zugenommen. Die Zahl der ausländischen Ärzte ist seit Beginn der 1990er Jahre deutlich gestiegen. Waren im Jahr 1991 noch 10.653 ausländische Ärzte in Deutschland tätig, so waren es im Jahr 2014 mit 39.661 Ärzten beinahe vier Mal so viele. Auch ihr Anteil an der Gesamtzahl der in Deutschland tätigen Ärzte hat sich in diesem Zeitraum deutlich erhöht – von 3,6 % im Jahr 1991 auf 8,2 % im Jahr 2014. Die betrachtete Gruppe hat im Beobachtungszeitraum folglich sowohl zahlenmäßig als auch

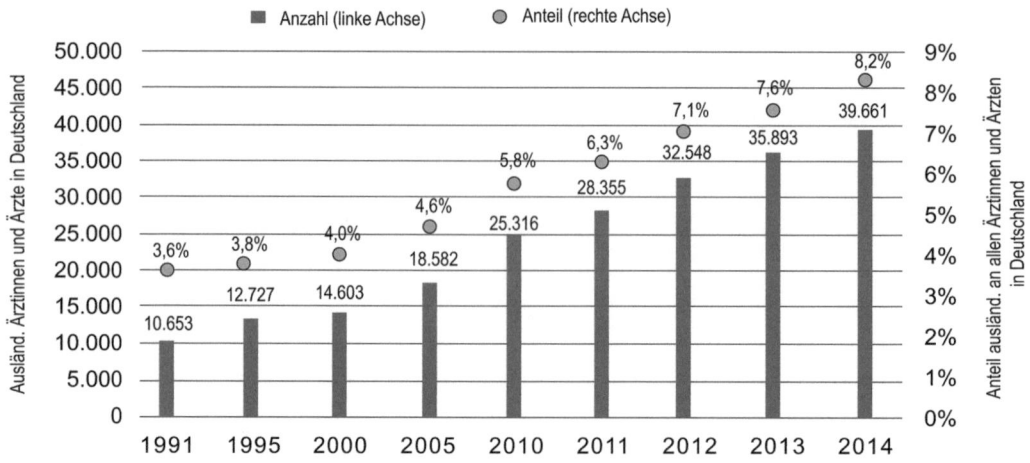

◘ Abb. 12.4 Entwicklung ausländische Ärztinnen und Ärzte in Deutschland

73 % der ausländischen Ärzte in Deutschland stammten im Jahr 2014 aus einem europäischen Land, ca. 56 % aus einem Mitgliedstaat der Europäischen Union. Zeitlich betrachtet hat sich der Anteil der aus dem europäischen Ausland stammenden Ärzten seit 1991 um gut 10 % erhöht. Dabei hat sich mit der sukzessiven Erweiterung der Europäischen Union der EU-Anteil verdoppelt, während sich der Anteil der aus dem übrigen Europa stammenden Ärzten halbiert hat. Unter den 20 wichtigsten Herkunftsländern befanden sich zudem die drei asiatischen Länder Syrien (Rang 6), Iran (Rang 9) und Jordanien (Rang 19) sowie die zwei afrikanischen Länder Ägypten (Rang 15) und Libyen (Rang 18). Mit Ausnahme von Iran sind sowohl die wichtigsten asiatischen als auch die afrikanischen Herkunftsländer arabischsprachige (Quelle: Bundesärztekammer 2015: Ärztestatistik).

Es ist unbestritten, dass diese Menschen direkt oder indirekt kulturellen Einflussfaktoren unterworfen sind. Konsekutiv findet sich proportional zum Anteil dieser Menschen mit Migrationshintergrund ein entsprechender Anteil in den Krankenhäusern als Patienten wieder. Auch in der Notfall- und Rettungsmedizin haben Sanitäter und Notärzte es zunehmend mit Menschen mit Migrationshintergrund als Notfallpatienten zu tun. Im Leistungsbericht der Bundesanstalt für Straßenwesen für das Jahr 2009/2008 werden insgesamt 1.140.000 rettungsdienstliche Einsätze angegeben. Davon werden über 6 Mio. als Notfalleinsätze beschrieben. Davon waren 49 % mit Notarztbegleitung und 51 % ohne Notarztbegleitung (vgl. BAST 2011, S. 5). Menschen mit Migrationshintergrund, die in Deutschland beheimatet sind, haben insgesamt 1.355.567 den Rettungsdienst in Anspruch genommen. Davon ca. 664.000 mit Notarztbegleitung. Das bedeutet, dass jeder zehnte Patient im Rettungsdienst einen Migrationshintergrund hat (vgl. BAST 2011, S. 56 ff.).

verhältnismäßig an Bedeutung für den deutschen Gesundheitssektor gewonnen. Viele darunter sind in der Notfallmedizin tätig. Die Einbeziehung dieser in das Ausbildungssystem der Notärzte hinsichtlich Transkulturalität in der Notfallmedizin wäre ein weiterer Schritt hin zur Entwicklung einer kultursensiblen Notfallmedizin in Deutschland.

12.2.1.2 Perspektive

Unter Berücksichtigung der Zunahme der Anzahl der Menschen mit Migrationshintergrund ist von einer deutlichen Zunahme auszugehen. Zumal die Anzahl der über 60-jährigen Menschen mit Migrationshintergrund ebenfalls zugenommen hat. Konsekutiv ist mit einer Zunahme an Patienten mit Migrationshintergrund im Rettungsdienst auszugehen. Der Anteil der deutschen Bevölkerung mit Migrationshintergrund ist vielfältig – sowohl im Hinblick auf Kultur, Sozialisation und Religion als auch unter der Berücksichtigung der Zeit, seit diese sich in Deutschland aufhalten. Die Nachfahren der ersten Generation leben bereits seit einigen Jahrzehnten in Deutschland. Hingegen sind Flüchtlinge, welche seit 2015 in Deutschland leben, Neuankömmlinge.

Während Menschen mit Migrationshintergrund im klinischen Alltag zunehmend Rechnung getragen wird, steckt die präklinische Versorgung hinsichtlich Kultursensibilität in den Kinderschuhen. Neben sprachlichen Barrieren, spielen auch kulturelle Differenzen in der notfallmäßigen Versorgung dieser Menschen eine signifikante Rolle. Der Rettungsdienst ist gezwungen, sich auf unerwartete Situationen einzustellen. Nicht selten werden Mitarbeiter des Rettungsdienstes und Notärzte nicht nur verbal, sondern auch körperlich angegriffen. Diese Gewaltproblematik wurde in der ärztlichen Fort- und Weiterbildung erheblich vernachlässigt. Auch existieren kaum Anlaufstellen für Betroffene.

12.3 Aus- und Weiterbildung von Notärzten

Jeder approbierter Arzt mit einer zweijährigen klinischen Ausbildung und dem Nachweis der Fachkunde Rettungsdienst kann als Notarzt arbeiten. Diese Ausbildung eines Notarztes besteht aus einer zwei jährigen klinischen Erfahrung, einem danach absolvierten Notarztkurs und 50 Einsätzen unter Supervision. Danach kann bei der Ärztekammer die Fachkunde Rettungsdienst beantragt und die Tätigkeit als Notarzt begonnen werden. Der Notarztkurs geht über mehrere Tage, aber eine transkulturelle Versorgung als Thema an sich spielt keine Rolle in dieser Fortbildung. Es ist folglich dem Zufall überlassen, ob der in Notfällen alarmierte Notarzt über eine transkulturelle Kompetenz verfügt oder nicht. Erfahrene Ärzte und Ärztinnen haben meistens im Laufe ihrer klinischen Tätigkeit Erfahrungen im Umgang mit Patienten mit Migrationshintergrund sammeln können oder es handelt sich bei dem Notarzt selbst um einen Menschen mit Migrationshintergrund. In den meisten Fällen ist es wortwörtlich *learning by doing*, weil es keine strukturierte Fort- oder Weiterbildung hierzu gibt. Die fehlenden Weiterbildungen in Kombination mit fehlenden Erfahrungen können verheerende Folgen haben sowohl für den im Dienst aktiven Notarzt als auch für die zu behandelnden Patienten mit Migrationshintergrund. Missverständnisse entladen sich nicht selten in Aggressionen.

12.3.1 Rettungsassistenten und Rettungssanitäter

Im Vergleich zu den Notärzten erhalten diese eine fundierte Ausbildung für den Rettungsdienst. Rettungsassistenten und Rettungssanitäter haben mehr Notfälle zu versorgen als die Notärzte und sie sind mit den RTWs meistens vor der Ankunft des Notarztes beim Patienten. Doch auch diese spezielle Ausbildung bereitet sie nur unzureichend auf interkulturelle Einsätze vor. Die Sanitäter und Rettungsassistenten müssen innerhalb kürzester Zeit nicht nur die medizinische Problematik erfassen, sondern auch den kulturellen Hintergrund der Patienten, um effizient behandeln zu können.

12.4 Interkulturelle Öffnung im Rettungsdienst

Um der sich interkulturell wandelnden Gesellschaft eine angemessene Versorgung im Bereich Rettungsdienst zukommen zu lassen, ist die interkulturelle Öffnung der Dienste und Einrichtungen unumgänglich. Viele Betroffene verspüren Angst, Machtlosigkeit und Unsicherheit in bedrohlichen Ausnahmesituationen. Aber wie geht man damit um, wenn neben kulturellen Unterschieden und Sprachbarrieren auch kultureminente unterschiedliche Erwartungshaltungen bezüglich der Aufgaben des Rettungsdienstes aufeinander prallen? Wie stellt man eine für beide Seiten zufriedenstellende Versorgung sicher und gewährleistet eine kultursensible Kommunikation (Verständnis)?

Die ersten Schritte zur interkulturellen Öffnung des Rettungsdienstes beinhalten die Anpassung der Rahmenbedingungen von Aus-, Fort- und Weiterbildung sowie die Anpassung der Organisationsstrukturen und der konzeptionellen Ausrichtung. Dazu gehört auch, fokussiert Ehrenamtliche mit Migrationshintergrund für den Rettungsdienst zu gewinnen, des Weiteren der Ausbau von Schlüsselqualifikationen der Mitarbeiter. Dabei ist es weder Ziel der Fortbildungsangebote, ein „Rundumwissen" über andere Kulturen zu vermitteln, noch lassen sich Patentrezepte im Umgang mit Menschen mit Zuwanderungsgeschichte liefern. Vielmehr geht es darum, Mitarbeiter zu befähigen, sich in Menschen anderer Herkunft hineinzuversetzen, also einen Perspektivenwechsel vorzunehmen, eigene Sichtweisen zu relativieren und Handlungskompetenzen zu erweitern.

12.4.1 Pilotprogramm in Westfalen/Lippe

Seit 2010 ist das Modul „Interkulturelle Kompetenz" fester Bestandteil des Fachlehrgangs der Rettungssanitäter und der schulischen Ausbildung der Rettungsassistenten in Westfalen/Lippe. Der Umfang des Seminars beträgt mindestens acht Stunden. Bei Fortbildungen, die länger als eine Woche dauern 16 Stunden. Der interkulturelle Unterricht wird in drei Module unterteilt. Modul 1 umfasst die Begrüßung und Vorstellung der Teilnehmer, sowie die Module „Kulturrucksack" und „Interkulturelle Kompetenz – was ist das?". Die Lernziele des ersten Moduls sind zum einen Reflexion der eigenen Person: Wer bin ich in meiner Gesellschaft? Ferner was bedeutet Kultur? Zum anderen interkulturelle Kompetenz als Thema kennen lernen, dadurch Ängste abzubauen. Im Modul 2 geht es um „Kulturelle Wahrnehmung", „Interkulturelle Kommunikation" und „Eigene Erfahrungen". Dabei geht es um Vorsicht bei der Einschätzung von kulturellen Bildern, Erkennen von unterschiedlichen Kommunikationsstrukturen und Austausch von Erfahrungen. Modul 3 fokussiert sich auf die konkrete medizinische Versorgung (Gesundheit und Krankheit) und auf den kultursensiblen Umgang mit Patienten. Im Modul 4 lernen die Auszubildenden, Grenzen zu erkennen und setzen zu können. Dabei geht es konkret um das Erlernen von Handlungsstrategien anhand von Beispielen (◘ Abb. 12.5).[3]

12.5 Kultursensible Notfallmedizin

Es kann niemand erwarten, dass Notärzte und Rettungssanitäter mehrere Sprachen erlernen und sich mit jeder Kultur auseinandersetzen müssen. Vielmehr gilt es zu lernen, gewisse Verhaltensweisen der Patienten und ihrer Angehörigen zu verstehen, um Konflikte zu vermeiden. In notärztlichen Situationen sind alle Betroffenen angespannt und teilweise gereizt. Daher sind Kenntnisse sozial-und kulturpsychologischer Art für alle Beteiligten vom Vorteil und können deeskalierend wirken.

Konkrete wissenschaftliche Untersuchungen zum Thema präklinische Notfallmedizin bei Menschen mit Migrationshintergrund existieren nicht. Auch die „Ausbildung" der

---

3 Vgl. Interkulturelle Kompetenz im Rettungsdienst Impulse und Perspektiven für die Ausbildung, DRK-Landesverband Westfalen-Lippe e. V.

Interkulturelles Training von Rettungskräften

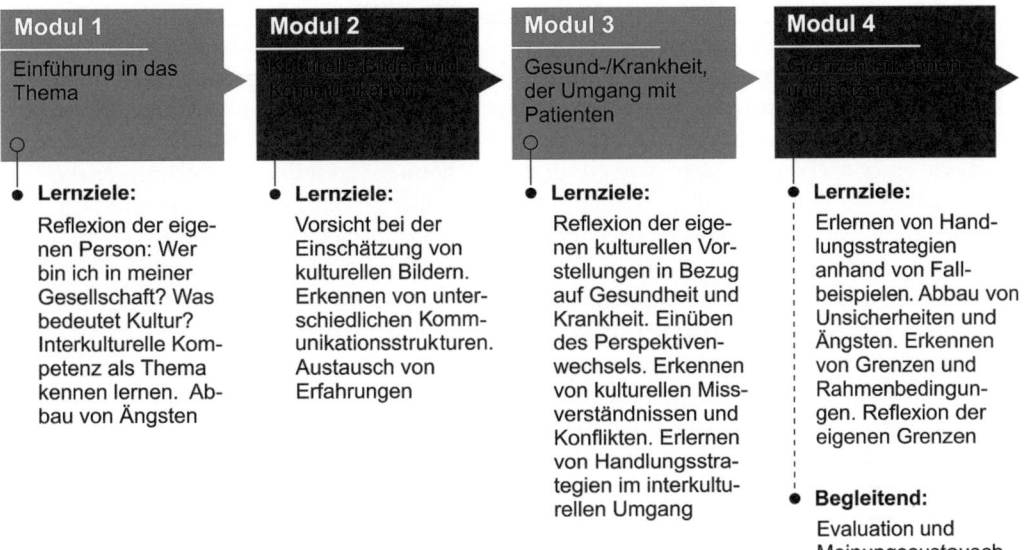

◻ Abb. 12.5 Module interkulturelles Training

Notärzte, die aus einem Notarztkurs, 50 lebensrettenden Einsätzen und zweijähriger klinischer Erfahrungen besteht, enthält keine Elemente oder Module, die das Erlernen einer kultursensiblen Versorgung im Rettungsdienst vorsehen bzw. ermöglichen. Es ist unbestritten, dass auch in der präklinischen Medizin eine kultursensible Versorgung dringend notwendig ist. Sowohl der Rettungsdienst einschließlich des Notarztes als auch die betroffenen Patienten mit Migrationshintergrund würden davon profitieren. Insbesondere der Umgang mit aufgeregten Angehörigen in einer Notfallsituation unter Berücksichtigung der kulturellen, religiösen Aspekte wie auch der Sozialisation können die Arbeit des Rettungsdienstes erleichtern und dem Notarzt ein ruhiges und konzentriertes Arbeiten ermöglichen.

12.5.1 Diskussion

In der klinischen Versorgung sind nahezu dieselben Problematiken zu finden, die auch in der präklinischen Versorgung präsent sind. Eines der größten Probleme ist die Sprachbarriere. Patienten und Angehörige dieser Patienten, die sich sprachlich nicht adäquat mitteilen können, erleiden in der präklinischen Behandlung Nachteile, weil der Notarzt in vielen Fällen, wenn die medizinische Ursache nicht eindeutig identifiziert werden kann, durchaus zu einer anderen Schlussfolgerung kommen kann. Sprachbarrieren können eine differenzierte Anamneseerhebung nahezu unmöglich machen. Eine falsche Arbeitsdiagnose seitens des Notarztes kann für den Patienten tödlich enden, aber zumindest gesundheitlichen Schaden nach sich ziehen. Ein weiteres nicht unerhebliches Problem sind sprachlich und kulturell bedingte Missverständnisse, die vor Ort zu schweren Konflikten zwischen dem Rettungsdienst und dem Patienten und/oder seinen Angehörigen führen können. Der Umgang mit Krankheit und Tod ist kulturspezifisch. Hinzu kommt, dass vielen Menschen mit Migrationshintergrund insbesondere dann, wenn sie sich erst seit

Jahren in diesem Lande aufhalten, das deutsche Rettungswesen fremd ist und durchaus als Gefahr angesehen werden könnte. Eine Reanimation unter den Augen zahlreicher Angehörige, die den Verwandten nicht alleine mit dem Rettungsdienst lassen wollen, ist erschwert und kann, wenn sie frustran verläuft, zu einer Gefahr für den Notarzt und den anwesenden Rettungskräften werden. Bei muslimischen Patienten kann es nach einer frustranen Reanimation aus verschiedenen Gründen zu einem Konflikt kommen. Zum einen, wenn sie das Gefühl haben, dass der Notarzt sich keine Mühe gegeben habe und zu früh die Reanimation abgebrochen habe, oder wenn der Notarzt darauf besteht, die Kripo zu informieren, weil er im Todesschein unnatürliche Todesursache angekreuzt hat. Muslimische Patienten müssen innerhalb von 24 h beerdigt werden. Die meisten Angehörigen haben Angst, dass wenn die Kripo eingeschaltet wird, diese 24 Stunden nicht eingehalten werden können. Auch die Trauer im Todesfall ist kulturspezifisch und differiert sogar innerhalb einer Religion erheblich. Wird der Tod als eine natürliche Rückkehr zu Gott verstanden, so gestaltet sich die Trauer ruhig. Diese Art der Trauer findet sich in sehr religiösen muslimischen Familien. Hingegen neigen afrikanische Kulturen südlich der Sahara die Trauer aktiv zu gestalten. Sie schreien, weinen sehr laut, ziehen sich an den Haaren und reißen sich auch die Kleider vom Körper.

Nicht selten sind Notärzte in solchen Situationen überfordert. Daher ist es umso wichtiger, dass auch für Notärzte verpflichtende Fortbildungen durchgeführt werden, die ähnlich aufgebaut werden wie die Fortbildungen der Rettungsassistenten- und/Sanitäter. Dabei müssen u. a. diese Fortbildungen folgende Aspekte enthalten:
a) Die Reflexion der eigenen Kultur als Ausgangspunkt für ein Verständnis anderer Kulturen
b) Die Reflexion eigener (allgemeiner) Einstellungen und Haltungen
c) Vermittlung allgemeinen kulturellen Wissens, einschließlich des Einflusses von Kultur auf das Verständnis von Gesundheit und Krankheit
d) Vermittlung spezifischen kulturellen Wissens, unter anderem in Hinblick auf Rahmenbedingungen, die im Rahmen einer Notfalldiagnostik/-behandlung zu zusätzlichen Herausforderungen führen können (zum Beispiel Schamgrenzen, Rollenverständnis, Anwesenheit von Angehörigen im Rahmen einer Notfalldiagnostik/- behandlung etc.)
e) Thematisierung der Bedeutung grundlegender sozialer/emotionaler Kompetenzen, einschließlich Höflichkeit/Freundlichkeit und emotionale Unterstützung für Notfallbetroffene (und Angehörige)
f) Förderung verbaler und nonverbaler Kommunikationsfähigkeiten (44)

Ein anderer Umgang existiert auch in der Begegnung mit unterschiedlichen Geschlechtern. Kann ein männlicher Notarzt eine junge muslimische Frau vor den Augen ihres Vaters bitten, sich partiell zu entkleiden, um sie zu untersuchen? Oder kann er den Vater bitten, den Raum zu verlassen, um die Untersuchung durch zu führen? Was, wenn der Vater darauf besteht zu bleiben, weil er auf seine Tochter „aufpassen" wolle? Wie kann oder sollte der Notarzt reagieren, wenn der Ehemann seiner akut erkrankten Ehefrau verbietet, ins Krankenhaus zu gehen? Selbstverständlich kann das Erlernen einer kultursensiblen Versorgung in der Notfallmedizin nicht alle Probleme und Konflikte lösen, aber sie kann es ermöglichen, ihre Anzahl zu reduzieren. Weiter wirken Notärzte und Rettungskräfte mit Migrationshintergrund in beiden Richtungen integrierend. Sie sind zum einen Multiplikatoren und ein Bindeglied zwischen dem Rettungsdienst und Menschen mit Migrationshintergrund, aber zum anderen fungieren sie als Vorbild in der präklinischen Versorgung von Menschen mit Migrationshintergrund für die eigenen Arbeitskollegen.

Literatur

Statistisches Bundesamt (2011) Bevölkerung mit Migrationshintergrund – Ergebnisse des Mikrozensus 2010. Fachserie 1, Reihe 2.2, Berlin

Weiterführende Literatur

Ahnefeld FW, Schröder E (1966) Die Vorbereitungen für den Katastrophenfall aus ärztlicher Sicht (Rettungskette). Med Hygiene 24:1084

Al-Shaqsi S (2010) Models of International Emergency Medical Service (EMS) systems. Oman Med J 25(4):320–323

Bolten J (2007) Internationalisierung und interkulturelle Kompetenz im Gesundheitssektor. Kosmetische Med 1:16–22

Borde T et al (2003) Gibt es Besonderheiten bei der Inanspruchnahme klinischer Notfallambulanzen durch Migrantinnen und Migranten? In: Borde T, David M (Hrsg) Gut versorgt? Migrantinnen und Migranten im Gesundheits- und Sozialwesen. Mabuse, Frankfurt a. M.

Bundesgesundheitsblatt (2016) Gesundheitsforschung – Gesundheitsschutz. Springer, Berlin

Campinha-Bacote J (2002) The process of cultural competence in the delivery of health care services: a model of care. J Trans Nurs 13(3):181–184

Carrasquillo O et al (1999) Impact of language barriers on patient satisfaction in an emergency department. J Gen Intern Med 14(2):82–87

Correa-Velez I et al (2007) Hospital utilisation among people born in refugee-source countries: an analysis of hospital admissions, Victoria, 1998–2004. Med J Aust 186(11):577–580

David M, Pette G, Kentenich H (1998) Unterschiedliche Inanspruchnahme einer gynäkologischen Notfallambulanz durch deutsche Patientinnen und Migrantinnen. Geburtshilfe Frauenheilkd 58:319–323

Diana K (2016) Implikationen für eine bedarfsgerechte präklinische Notfallversorgung von Migrant/innen auf Grundlage von Inanspruchnahme, Versorgungszufriedenheit und nicht-medizinischen Bedürfnissen. Greifswald, 29.02.2016, S 17

Domenig D (2001a) Migration, Drogen, transkulturelle Kompetenz. Huber, Bern

Domenig D (2001b) Professionelle transkulturelle Pflege. Huber, Bern

Domenig D (2007) Das Konzept der transkulturellen Kompetenz. In: Domenig D (Hrsg) Transkulturelle Kompetenz Lehrbuch für Pflege-, Gesundheits- und Sozialberufe. Huber, Bern, S 165–189

Donabedian A (1980) The definition of quality and approaches to its assessment. Health Administration Press, Ann Arbor Literatur 22

Fölsch UR et al (2016) Flucht und Migration: Eine Herausforderung für die Medizin in Deutschland. Der Internist 57:822–830

Goldwag R et al (2002) Predictors of patient dissatisfaction with emergency care. Israel Med Assoc J 4(8):603–606

Hellmich C (2010) Qualitätsmanagement und Zertifizierung im Rettungsdienst. Springer, Berlin

Hultsjo S, Hjelm K (2005) Immigrants in emergency care: Swedish health care staff's experiences. Int Nurs Rev 52(4):276–285

Kluge U et al (2012) Health services and the treatment of immigrants: data on service use, interpreting services and immigrant staff members in services across Europe. Eur Psychiatry 27(2):56–62

Koch B, Kuschinsky B (1998) Die Hilfsfrist im Rettungsdienst in der präklinischen Notfallversorgung als Grundlage der rettungsdienstlichen Konzeption. In: Mendel K, Hennes P (Hrsg) Handbuch des Rettungswesens. Mendel, Aachen

Kofahl C (2007) Heimat in der Gruppe. In: AOK (Hrsg) Zu Hause in der Fremde. Migranten und gesundheitliche Selbsthilfe, Bd 11. G & G Gesundheit und Gesellschaft. KomPart, Bonn, S 4–7

Landesvereinigung für Gesundheit und Akademie für Sozialmedizin Niedersachsen (2009) Fremd oder einfach nur anders. Hannover, Landesvereinigung für Gesundheit und Akademie für Sozialmedizin Niedersachsen

Leininger M (1998) Kulturelle Dimensionen menschlicher Pflege. Lambertus, Freiburg im Breisgau

Machado C (2010) Interkulturelle Kommunikation in der präklinischen Notfallmedizin: Eine empirische Studie bei der Berufsfeuerwehr. VDM, Hamburg

Neumayr A, Baubin M (2013) Von der Patientenzufriedenheit zum IQM. In: Neumayr A, Baubin M (Hrsg) Qualitätsmanagement im prähospitalen Notfallwesen. Springer, Wien

Nielsen S et al (2012) Is there equity in use of healthcare services among immigrants, their descendents, and ethnic Danes? Scand J Public Health 40(3):260–270

Norredam M et al (2004) Emergency room utilization in Copenhagen: a comparison of immigrant groups and Danish-born residents. Scand J Public Health 32(1):53–59

Ong BN et al (2012) Barriers and facilitators to using 9-1-1 and emergency medical services in a limited English proficiency Chinese community. J Immigr Minor Health 14(2):307–313

Ozolins L, Hjelm K (2003) Nurses' experiences of problematic situations with migrants in emergency care in Sweden. Clin Effectiveness Nurs 7(2):84–93

Razum O (2009) Medizinische Rehabilitation für Personen mit Migrationshintergrund-Zwischenergebnisse eines Forschungsprojektes im Auftrag des Bundesministeriums für Arbeit und Soziales. In: Bundesministerium für Arbeit und Soziales (Hrsg) Gesundheitliche Versorgung von Personen mit Migrationshintergrund. Bundesministerium für Arbeit und Soziales, Berlin, S 36–52

Robert Koch-Institut (2008) Migration und Gesundheit. Schwerpunktbericht der Gesundheitsberichterstattung des Bundes. Robert-Koch-Institut, Berlin

Robert Koch-Institute (2009) Kinder- und Jugendgesundheitssurvey (KIGGS) 2003–2006. Kinder- und Jugendliche mit Migrationshintergrund in Deutschland. Beiträge zur Gesundheitsberichterstattung des Bundes. Robert Koch-Institute, Berlin

Rue M et al (2008) Emergency hospital services utilization in Lleida (Spain): a crosssectional study of immigrant and Spanish-born populations. BMC Health Serv Res 8:81

Sabry WM, Vohra A (2013) Role of Islam in the management of Psychiatric disorders. Indian J Psychiatry 55(6):205

Schouler-Ocak M et al (2008) Patients of immigrant origin in inpatient psychiatric facilities. Eur Psychiatry 23:21–27

Sheikh M et al (2011) Equity and access: understanding emergency health service use by newly arrived refugees. Med J Aust 195(2):74–76

Spickhoff A (2010) Spezielle Patientenrechte für Migranten? Juristische und rechtsethische Überlegungen. In: Dokumentation der Jahrestagung des Deutschen Ethikrates 2010: Migration und Gesundheit – Kulturelle Vielfalt als Herausforderung für die medizinische Versorgung

Wesselman E (2009) Sprachmittlung im Krankenhaus durch den hausinternen Dolmetschdienst. In: Bundesministerium für Arbeit und Soziales, Projektgruppe Soziale Sicherheit und Migration (Hrsg) Gesundheitliche Versorgung von Personen mit Migrationshintergrund. Dokumentation des Expertenworkshops am 5. Mai 2009 im Bundesministerium für Arbeit und Soziales. Bundesministerium für Arbeit und Soziales & Projektgruppe Soziale Sicherheit und Migration, Berlin, S 122–130

Wesselman E, Butler J (2010) Datenerfassung von Migrantinnen und Migranten im Städtischen Klinikum München GmbH (StKM). In: Beauftragte der Bundesregierung für Migration, Flüchtlinge und Integration (Hrsg) Migrationssensible Datenerhebung für die Gesundheits- und Pflegeberichterstattung. Dokumentation der Fachkonferenz am 21. November 2008 in Berlin in Kooperation mit dem bundesweiten Arbeitskreis Migration und öffentliche Gesundheit. Beauftragte der Bundesregierung für Migration, Flüchtlinge und Integration, Berlin, S 56–64

Wesselman E, Gutt B (2011) Diabetes mellitus in der stationären Versorgung von Patienten mit Migrationshintergrund. Diabetes aktuell 9(8):363–368

Wesselman E, Herbst H (2012) Migration und Gesundheit: Warum beschäftigt sich der Deutsche Ethikrat mit diesem Thema? WS 12. KTQForum 19./20.10.2012, Berlin

Wesselman E, Singer A (2013) Den Grund des Übels (er)kennen: Was brauchen schwangere Migrantinnen? Hebammenforum 1:28–31

Wesselman E et al (2004) Wenn wir uns nicht verstehen, verstehen wir nichts. Übersetzen im Krankenhaus. Der Klinikinterne Dolmetscherdienst. Mabuse, Frankfurt a. M.

Interkulturelle Kommunikation im Klinik- und Praxisalltag

Inhaltsverzeichnis

Kapitel 13 Krankheitsverständnis und kultursensible Kommunikation – 135
Solmaz Golsabahi-Broclawski, Artur Broclawski und Alma Drekovic

Kapitel 14 Innere Medizin: Krankheitsbilder – 147
Anton Gillessen

Kapitel 15 Innere Medizin: Diabetes mellitus – 159
Alexander Risse und Solmaz Golsabahi-Broclawski

Kapitel 16 Innere Medizin: Infektions- und Tropenkrankheiten – 167
Luise Prüfer-Krämer und Alexander Krämer

Kapitel 17 Chirurgie: Divergierende Krankheitsbilder – 179
Morris Beshay

Kapitel 18 Chirurgie: Diagnostik und Therapie – 187
Pia Jäger und Metin Senkal

Kapitel 19 Gynäkologie: Diagnostik – 201
Bernd Hanswille

Kapitel 20	**Onkologie: Maligne Erkrankungen bei Frauen – 209** *Ute Kelkenberg*
Kapitel 21	**Neurologie: Infektionskrankheiten – 215** *Mimoun Azizi und Solmaz Golsabahi-Broclawski*
Kapitel 22	**Neurologie: Rehabilitation – 227** *Erwin Wehking*
Kapitel 23	**HNO: Diagnostik und Therapie – 237** *Sybille Ellies-Kramme und Solmaz Golsabahi-Broclawski*
Kapitel 24	**Beratung bei ungewollter Kinderlosigkeit – 245** *Judith Zimmermann und André Biakowski*
Kapitel 25	**Psychiatrie und Psychotherapie – 261** *Hamid Peseschkian*
Kapitel 26	**Psychiatrie: Notfälle und Suizidalität – 275** *Meryam Schouler-Ocak und Andreas Heinz*
Kapitel 27	**Psychiatrie: Wahnhafte Störungen und kultursensible Therapieformen – 287** *Mimoun Azizi und Solmaz Golsabahi-Broclawski*

Krankheitsverständnis und kultursensible Kommunikation

Solmaz Golsabahi-Broclawski, Artur Broclawski und Alma Drekovic

13.1 Überblick – 136

13.2 Transkulturelle Kompetenz im Praxis- und Klinikalltag – 136

13.3 Das Verständnis von Krankheit – 137

13.4 Deskriptive Betrachtungen (Vietnam, Montenegro, Japan, Türkei) – 138

13.4.1 Kultursensibler Handlungsansatz – 142

13.5 Einstellung zu Medikamenten und zur apparativen Diagnostik – 143

Literatur – 144

© Springer-Verlag GmbH Deutschland, ein Teil von Springer Nature 2020
A. Gillessen, S. Golsabahi-Broclawski, A. Biakowski, A. Broclawski (Hrsg.), *Interkulturelle Kommunikation in der Medizin*, https://doi.org/10.1007/978-3-662-59012-6_13

13.1 Überblick

Flüchtlinge, Migranten und Spätaussiedler sind extrem heterogene Gruppen, die sich nicht nur von den einheimischen heterogenen Bevölkerungsgruppen unterscheiden, sondern auch in sich Unterschiede aufweisen. Herkunftsland und -region, Ethnie, Migrationsbiografie, Fluchtbewegung, Aufenthaltsstatus zum Zeitpunkt der Diagnose, Erwerbssituation, ausgeübte Religion, ideologische Zugehörigkeit, Weltbild und kulturelle Überzeugungen sind neben dem Alter und dem Geschlecht die wohl prägendsten Aspekte. Das einzige, was alle Genannten verbindet, ist ihre vollständig oder teilweise differierende Sozialisierung und der damit verbundene andere Blick auf Gesundheit und Krankheit im Vergleich zur hiesigen Bevölkerung. Flüchtlinge, Migranten und auch Spätaussiedler stellen das Gesundheitssystem und insbesondere die im Gesundheitssystem Tätigen vor besondere Herausforderungen. So variieren beispielsweise Morbidität und Mortalität, Gesundheitschancen und Krankheitsrisiken sowie das Gesundheits- und Krankheitsverhalten in Abhängigkeit von der jeweiligen Kultur. Die interkulturelle Fragestellung lautet also: Wie kann das kulturneutrale und evidenzbasierte Standardvorgehen mit Leitlinien, Strukturverträgen und sonstige standardisierten Instrumente kultursensibel gestaltet werden?

Die Interaktion von Kostenträgern mit Patienten beziehungsweise deren Angehörigen ist durch unterschiedliche Normen, Werte und alltagsweltliche Vorstellungen kulturell geprägt. So kann das Verständnis von Gesundheit, Krankheit und Tod sowie die Anforderungen und Erwartungen an medizinische Versorgung interkulturell und mit religiösen Bezügen der Menschen mit Flucht- und Migrationshintergrund sehr unterschiedlich ausfallen. Weiter ist es möglich, dass kulturelle und sprachliche Barrieren sowie kulturbezogene Stereotypen eine zielorientierte Behandlung erschweren, was gleichermaßen zu Missverständnissen in der Kommunikation und psychosozialen Betreuung von Geflüchteten und Migranten der ersten, zweiten und dritten Generation, aber auch zu Problemen in Diagnostik, Therapie und insbesondere der Pflege führen kann. Mögliche Folgen sind eine Reduktion von Behandlungsqualität, Patientensicherheit und Patientenzufriedenheit auf der einen Seite, aber auch Irritationen, Hilf- und Verständnislosigkeit bei den Leistungserbringern auf der anderen Seite.

13.2 Transkulturelle Kompetenz im Praxis- und Klinikalltag

Das Erkennen sprachlicher und kultureller Barrieren und deren Erfassung in medizinischen Termini in Checklisten der Diagnostik und Therapie ist das Ziel des Curriculums „Migration und Medizin".[1] Nicht die Faszination für fremde Kulturen und Gewohnheiten steht im Mittelpunkt, sondern der Transfer medizinischer Informationen innerhalb der Arzt-Patienten-Beziehung (▶ Abschn. 25.2). Hierbei sind sowohl der Transfer von Anamnese und Patientendaten für das medizinische Personal von Relevanz wie auch der Transfer von therapeutischen Plänen und diagnostischen Erklärungen an Patienten sowie deren Angehörige.

> Um sich selbst zu verstehen, muss man von einem anderen verstanden werden. Um vom anderen verstanden zu werden, muss man den anderen verstehen. (Hora Thomas)

Alle Menschen sind verschieden gleich und zwischen allen bestehen Unterschiede genauso wie Gemeinsamkeiten. Daher bedarf es Antworten auf die folgenden Fragestellungen:

---

[1] Curriculum: „Migration und Medien", in Zusammenarbeit mit der Ärztekammer Westfalen-Lippe, Medizinische Institute für transkulturelle Kompetenz, als curriculare Fortbildung mit Zertifikat vom ÄKVWL.

- Ist die Migration eine Noxe im Sinne der Terminologie?
- Ist sie Ursache, Trigger, Verstärker oder zu vernachlässigende Variable?
- Wie definiert sich Migration?
- Wie ist die Migration ätiologisch zuzuordnen und anamnestisch zu erfassen?
- Welche Rolle spielen Migrationsrouten, Herkunftsländer und Herkunftskulturen in der Entstehung und Verarbeitung von Krankheiten und beim Umgang mit diagnostischen und therapeutischen Methoden?
- Welche Rolle spielen Ernährungsformen und Verstoffwechselung von Medikamenten?
- Gibt es Unterschiede in Bezug auf Enzyme innerhalb der menschlichen Population?

13.3 Das Verständnis von Krankheit

Viele Kulturen verstehen Krankheit als Strafe, eine Sichtweise, die durch religiöse Ideologien gestützt wird: Die Krankheit als Strafe Gottes für ein bestimmtes Verhalten ist ein sehr verbreitetes Motiv, das in allen Epochen und Kulturen wiederzufinden ist. In der Subsahara wird Gesundheit ebenso wie im Nahen Osten als Reichtum und Krankheit als Mangel gesehen, dies gilt sowohl für in der Region lebende Juden wie auch Christen sowie Moslems und spiegelt sich kulturanthropologisch auch in der Begrüßungsformel wieder: In einem Satz werden dem Gegenüber Reichtum und Gesundheit gewünscht, während er vor Krankheit und Armut bewahrt werden soll.

Die Entstehung von Erkrankungen wird nicht selten mit religiösen/spirituellen Bezügen erklärt. Z. B. wird zwischen guten und bösen Menschen und Ahnengeistern unterschieden, welche auf die Gesundheit als auch auf die Entstehung von Erkrankungen des Menschen Einfluss nehmen. Krankheit wird auch als Strafe für soziales Fehlverhalten betrachtet.[2] Die Ursachen sowohl somatischer wie auch psychischer Erkrankungen werden extern gesehen und eine strikte Trennung zwischen Körper und Geist findet nicht statt.

Kasuistik: Der Dschinn

Eine aus Bosnien stammende 35-jährige Frau stellt sich in der psychiatrischen Sprechstunde im Medizinischen Institut für transkulturelle Kompetenz mit folgenden Symptomen vor: „Ich glaube der Dschinn ist in mir. Wissen Sie, ich war nicht immer brav und habe viel Unsinn gemacht. Ich hatte viele wechselnde Freunde und bis zu meiner Hochzeit habe ich nicht im Sinne meiner Familie gelebt. Nun bin ich verheiratet und habe zwei Kinder, aber nachts kommt der Geist und will von mir Buße. Ich bekomme Atemnot und Bauchschmerzen. Er ergreift meinen Bauch und meine Lunge und erdrückt mich. Nur durch das Beten wird es besser. Nachts schwitze ich stark und morgens bin ich nur am Weinen."
Nach einer Diagnostik im Sinne der ICD 10 und der Leitlinien wird eine Schilddrüsenunterfunktion festgestellt, welche medikamentös eingestellt wird. Außerdem stellt man u. a. Eisenmangel und einen leichten Diabetes mellitus fest. Dieser wird im Gesamtbild als postnatale Entwicklung und Umstellung der Hormone und Ernährung betrachtet. Die letzte Schwangerschaft liegt zwei Jahre zurück. Die Frau hat ihr Kind bis zu dessen 23. Lebensmonat gestillt. Die internistischen Kollegen übernehmen die Schilddrüsenmedikation, die Eiseneinstellung und die edukative Begleitung des noch nicht medikamentös behandlungsbedürftigen Diabetes. In der psychiatrisch-unterstützenden Therapie wird das Verständnis für Krankheit und einen Umgang mit dem Ich, dem Über-Ich und dem

---

2   Z. B. AIDS für nicht koscheren Sex, Infektionen für Lügen und böse Taten, das Fernbleiben von Menstruation für Ungehorsam in der Ehe.

Es im Weltbild der „kulturellen Dschinn"-Theorie der orientalisch-islamisch geprägten Kulturen erarbeitet und auch eine Brücke für ein Verständnis der somatoformen Symptome von Überforderung und Angst geschlagen.

13.4 Deskriptive Betrachtungen (Vietnam, Montenegro, Japan, Türkei)

Das subjektive Verständnis von Krankheit und Gesundheit hat einen tiefergreifenden Einfluss auf den Umgang mit Erkrankung und Gesundheitsfragen. Dies wird im Folgenden anhand verschiedener Fallbeispiele aus der Türkei, Montenegro, Vietnam und Japan dargelegt. Diese exemplarischen Beispiele sollen für die vielfältigen pharmakogenetischen, ernährungsbedingten und genetischen Variationen sensibilisieren.

- **Fokus: Vietnam (Pharmakokinetik, Enzym CYP 450-Wechselwirkung in der Verstoffwechselung)**

Kasuistik: Wahnhafte Psychose bei einem jungen Physikstudenten aus Vietnam

Ein Patient, 26 Jahre alt, erkrankte erstmalig an einer paranoiden Psychose. Er konsumiert nachweislich keine psychotropen Substanzen. Sein Onkel hatte ebenfalls eine paranoide Psychose. Der Patient hört imperative Stimmen links, welche ihm mitteilen, dass er in Gefahr sei. Er habe deshalb Angst, von der chinesischen Mafia entführt zu werden. Er studiert Physik an der Universität und ist als Doktorand angenommen worden. Initial erfolgte eine anxiolytische Behandlung mit Lorazepam, da er zum Zeitpunkt der Aufnahme in der Notambulanz verängstigt agitierte und auch verkrampft am Stuhl saß und keinen Blickkontakt aufnahm. Er berichtete, dass er die angeordneten Neuroleptika des ambulanten Psychiaters abgesetzt habe, da er darunter ein extrapyramidales Syndrom entwickelte. Er könne mit dem Psychiater nicht sprechen, da dieser ihn nicht verstehen würde. Er habe ihm lediglich ein Gegenmittel für die Nebenwirkungen verschrieben.

Nach einem psychoedukativen Gespräch über die Neuroleptika erfolgte eine transkulturell fundierte Aufklärung über Pharmakokinetik. Gemeinsam mit ihm sowie dem Apotheker erfolgte die erforderliche Erstellung eines Interaktionsplans bei Patienten aus Asien für Pharmakotherapie. Mit seinem Einverständnis wurde eine niedrige einschleichende Dosierung – 20 % unter der Normdosierung der Europäer – mit einem Neuroleptikum gestartet und sukzessive eine Erhaltungsdosis nach drei Wochen erreicht. In dieser Phase ist der Patient komplett symptomfrei und wieder in der Lage zu studieren. Nach Rücksprache mit dem Patienten und dem Apotheker erfolgte mit dem Einverständnis des Patienten die Umstellung von oraler Medikation auf Depo-Medikation, was eine enorme Entlastung für den jungen Mann mit sich brachte.

Die Cytochrome 450 (CYP) sind eine Familie von Enzymen, die für den Metabolismus der Arzneimittel und auch u. a. von Alkohol von zentraler Bedeutung sind. Wichtige Mitglieder bzw. Subgruppen spielen eine entscheidende Rolle bei Wirkungen und Interaktionen der Arzneimittel aber auch der Ernährungsformen. CYP 2C19 ist unter anderem bei 2–5 % der Mitteleuropäer und Afroamerikaner ein Poor-Metabolizer (PM), bei Asiaten dagegen liegt der Wert bei 12–23 %. CYP2C19*17 ist eine Genvariante mit verstärkter enzymatischer Aktivität, die bei knapp 20 % der Mitteleuropäer vorkommt. CYP2D6 ist bei 5–10 % der Mitteleuropäer und Afrikaner ein PM, bei Asiaten hingegen bei 1–2 %. 1–5 % der Mitteleuropäer sind Ultrarapid-Metabolizer (UM), bei Nordafrikanern und Orientalen sind es 10–29 %.

- **Fazit Vietnam**

Im klinischen Alltag wird oft von einem Widerstand Hilfe anzunehmen sowie von der fehlenden Bereitschaft zur Einnahme von Medikamenten seitens des Patienten gesprochen. Oft ist allerdings diese fehlende Bereitschaft nicht nur Ausdruck des Misstrauens, sondern hängt mit den enzymbedingten Wechselwirkungen und Nebenwirkungen zusammen. Bei Patienten aus unterschiedlichen Regionen können diese je nach Alter, Geschlecht und Körperbau unterschiedlich ausfallen und sollte in der Gesamtbetrachtung mitberücksichtigt werden.

- **Fokus: Montenegro**

Kasuistik 1: Krankheit als Zeichen mangelnder Virilität

Ein älterer Mann mit erhöhtem Harndrang fällt bei einem Besuch verwandten Landsleuten auf. Auf besorgte Nachfrage hin spricht der Mann von einer besonders guten Funktion seiner Nieren und seiner Vitalität – er deutet das häufige Wasserlassen als Zeichen für die gute Organfunktion. Das darauffolgende betretene Schweigen seiner Angehörigen demütigt ihn.

In dieser Kultur wird der Unversehrtheit eine hohe Bedeutung beigemessen. Krankheit bedeutet, einen Fehler zu haben, nicht intakt, sondern mangelhaft zu sein. Dadurch sinken das Ansehen und die Vermittlungschancen auf dem Heiratsmarkt beispielsweise; Vitalität und Virilität könnten infrage gestellt werden. Die Aussage über die gute Funktionsweise der Nieren ist nicht als Code oder Platzhalter zu verstehen, es ist die Kreation einer eigenen Wahrheit zum Selbst- und Fremdschutz. Bei dem älteren Mann stellte sich viel später ein Prostataproblem heraus, das deutlich früher hätte behandelt werden müssen.

Kasuistik 2: Umgang mit psychischen Erkrankungen

Der erwachsene jüngere Sohn einer aus Montenegro stammenden Familie, welche seit Jahrzehnten in Deutschland lebt, ist psychisch krank. Er leidet an Schizophrenie. Seine Eltern haben ihn schon oft zu Hodschas, islamischen Religionsgelehrten, gebracht, um ihn von dem Bösen zu erlösen. Eine ärztlich-therapeutische Behandlung hat er bisher nie in Anspruch genommen, da allein dies für ihn ein Eingeständnis von Krankheit bedeuten würde – ein Zeichen von Schwäche. Der ältere, gebildete Sohn und Bruder war bewusst in eine andere Stadt gezogen, da er die Unfähigkeit der Familie, einen konstruktiven Umgang mit der psychischen Erkrankung seines Bruders zu finden, nicht aushalten und die Verantwortung für die Folgen nicht tragen kann.

Zwischen psychologischen und psychiatrischen Phänomenen wird in dieser Kultur nicht unterschieden. Belange, die in diesen kulturgeprägten Betrachtungsfokus fallen, werden innerhalb der Familien „gelöst", verschwiegen, beschönigt oder mithilfe des Glaubens/der Spiritualität vermeintlich geklärt. Über jemanden, der einmal eine psychische oder psychologische Leistung genossen hat, sagt man: „Irgendwas stimmt mit ihm nicht." Wer einmal zum Psychiater gegangen ist, ist für immer stigmatisiert.

Kasuistik 3: Der Ruf der Gynäkologie

Eine seit Jahrzehnten geschiedene Frau in den 50ern hat bereits seit vielen Jahren gynäkologische Beschwerden. Sie meidet einen Besuch beim Gynäkologen, da sie in der Praxis nicht gesehen werden will. Nur „schlechte Frauen" würden nach ihrer Auffassung einen Gynäkologen aufsuchen. Wie viele geschiedene Frauen in Montenegro hat auch sie nicht erneut geheiratet.

Begäbe sich die Frau präventiv zu Gynäkologen, so würde ihr sehr wahrscheinlich Freizügigkeit in ihrer Sexualität, vielleicht gar eine Geschlechtskrankheit unterstellt werden.[3] Ihre schwerwiegenden Beschwerden veranlassten

---

3 Gynäkologie wird hier als Geburtshilfe, nicht als Frauenheilkunde verstanden.

sie schließlich doch zu einer gynäkologischen Untersuchung – allerdings in einer Nachbarstadt, in der man sie nicht kennt. Die Frau litt an einem Zervix-Karzinom im fortgeschrittenen Stadium, dem sie nach einiger Zeit erlag.

- **Fazit Montenegro**

Die Fallbeispiele zeigen, dass Krankheit unabhängig von Generation und Bildung einen Makel darstellt und zu Stigmatisierungen führt. Durch die Globalisierung und Öffnung der ex-jugoslawischen Nachbarländer in Richtung EU verändert sich auch in Montenegro die Mentalität, nicht zuletzt unter dem Einfluss der aus Mitteleuropa importierten Werte. Dennoch herrschen in vielen Köpfen starre Strukturen und Ansichten, die an das 19. Jahrhundert erinnern. Für das medizinische Personal ist es wichtig, genau diagnostisch hinzusehen, auch wenn der Patient behauptet, es gehe ihm gut.

- **Fokus: Japan**

Am Beispiel Japan wird deutlich, dass der Umgang mit Krankheit in einer anderen Kultur, auch wenn sie hoch technisiert ist, nicht weniger verkrampft ist – und zu dem hiesigen Umgang differiert. Die Wurzeln hierfür liegen in den verschiedenen kultur- und sozialanthropologischen Aspekten.

Kasuistik: Erschöpfungssyndrom versus depressive Störung

Eine 30-jährige Physik-Doktorandin aus Japan, welche seit fünf Jahren in Deutschland lebt, berichtet über wiederkehrenden Schmerzen und Müdigkeit. Sie habe bereits beim Internisten ihre Blutwerte auf Mangel an Nährstoffen untersuchen lassen und sei überzeugt, dass sie erst seit ihrer Migration nach Deutschland unter diesen Beschwerden leide. Diese führe sie auf das Wetter und mangelnde Sonne einerseits sowie auf die Ernährung andererseits zurück. Auf Empfehlung eines Psychiaters aus Japan habe sie sich bereits eine Lampe für Lichttherapie aus ihrer Heimat bestellt. Eine Besserung stelle sich aber nicht ein.

Die Exploration der Beschwerden sowie der intrapsychische Prozess gestalten sich sehr schwierig, da sie die Ursache und Wirkung von Symptomen und Krankheiten externalisiert. Im Laufe der Gespräche wird jedoch deutlich, dass sie seit Jahren Gefühle für eine Frau habe und sich der Homosexualität[4] bewusst sei, aber aufgrund der daraus für sie resultierenden Schande für ihre Familie diese Gefühle unterdrücke. Die Patientin ist anfänglich nicht bereit für eine Psychotherapie und möchte ausdrücklich Antidepressiva, Vitaminpräparate und engmaschige Lichttherapie. Diesem Wunsch kommt die Psychiaterin nach Prüfung entgegen. Weiter schlägt sie vor, sich einmal in der Woche über die Wechselwirkung der Psyche und Körper im Verständnis der japanischen Kultur zu unterhalten. Nach einem halben Jahr und einem Urlaub in Japan öffnet sich die Patientin sukzessive für die Therapie, aber besteht weiterhin darauf, dass auf ärztliche Briefe die Diagnose der depressiven Störung falsch sei. Sie sei nicht depressiv und nicht schwach, sondern erschöpft und überarbeitet.

- **Fazit Japan**

Die japanische Kultur und Gesellschaft, mit den Errungenschaften der Industrialisierungen und Ausbau der schulmedizinischen Versorgung nach dem zweiten Weltkrieg, hat eine hohe Affinität zur biologischen Psychiatrie. Die Affinität ist in den exogenen Entstehungstheorien für Krankheiten der Psyche zu sehen. Daraus lässt sich die hohe Akzeptanz gegenüber der Pharmakotherapie ableiten. Die Einnahme von Medikamenten

---

4   Seit 2015 sind eingetragene gleichgeschlechtliche Partnerschaften in Japan möglich, wenn auch nicht rechtlich bindend. Die Homosexualität wird zwar nicht geächtet, aber öffentlich tabuisiert.

wird oft auch als ein Garant dafür angesehen, dass sich die Ursache für die Instabilität aus den aus dem Gleichgewicht geratenen Wechselwirkungen der neutralen und humoralen Stoffwechsel ergeben und damit in keinem ursächlichen Zusammenhang mit der eigenen Biografie stehen. Dies führt zu einer Entlastung der Familie und Vermeidung von Stigmatisierung für alle Angehörigen.

Die extrem hierarchische Arbeitswelt in Japan wirkt sich auf die gesamte Gesellschaft aus. Betrachte man nur die daraus resultierenden Aspekte: psychischer Druck, Depressionen oder den sozialen Rückzug[5]. Die Gepflogenheiten in Japan sind sehr diskret, vor allem in der Öffentlichkeit. Gefühle werden selten preisgegeben und die Bewahrung der Haltung und des Gesichts (des eigenen und das des Gegenübers) stehen im Vordergrund. Bei Japanern besteht häufig ein enger Zusammenhang zwischen Krankheit, Überforderung in der Arbeitswelt und den Erwartungen der Gesellschaft. Eine Folge sind Suizide. Japan weist eine der höchsten Selbstmordraten der Welt auf. Der Suizid[6] erscheint oftmals als die einfachste und beste „Lösung", um Stigmatisierungen zu verhindern und die Umwelt von der Last des eigenen Versagens zu befreien.

- **Fokus: Türkei**

Kasuistik 1: Schwangerschaft und Stillkurs
Eine 25-jährige schwangere Frau nimmt die Angebote der Hebamme sowie der Gynäkologin nicht wahr. Sie ist in Deutschland geboren, spricht Deutsch und ist beruflich und privat gut in der Gesellschaft integriert. Ihre Eltern sind kurdisch stämmige Jesiden aus der Region der türkischen Grenze zu Syrien. Die Familie ist sehr eng vernetzt und organisiert. Da der Gynäkologin die zunehmende depressive Verstimmung der jungen Frau auffällt, nimmt die behandelnde Ärztin mit der psychiatrischen Sprechstunde des Medizinischen Instituts für transkulturelle Kompetenz Kontakt auf. Die türkischstämmige Patientin wirkt im Kontakt mit Hebammen und der Gynäkologin ablehnend und zurückhaltend. Die Kontakte beschränken sich lediglich auf die apparativen Voruntersuchungen. Auch gegenüber der Psychiaterin ist sie anfangs sehr abweisend. Erst auf direkte Nachfrage der Ärztin bezogen auf Einstellung und Haltung der Mutter und Schwiegermutter sowie Schwestern und Schwägerinnen zur Schwangerschaft wird die Patientin warm und berichtet sukzessive einerseits über die Unterstützung der Familie, aber auch über die von ihr empfundene Grenzüberschreitung seitens der Angehörigen. Diese versuchen, den Ablauf, ihre Ernährung und auch ihr Verhalten als Schwangere zu bestimmen. Es wird ein weiteres Gespräch gemeinsam mit dem Ehemann und beiden Schwiegereltern anberaumt, um einerseits die Familie psychoedukativ zu stärken und andererseits die junge Frau zu entlasten.[7] Die beiden Schwiegermütter wurden

---

5   Hikikomori: Menschen, die sich freiwillig in ihrer Wohnung oder ihrem Zimmer einschließen und den Kontakt zur Gesellschaft auf ein Minimum reduzieren sowie Karoshi: Tod durch Überarbeitung.
6   Die Wahrnehmung und Bedeutung von Selbstmord sind in Japan anders zu verstehen als in der zentraleuropäischen Kultur. Im Gegensatz zu monistisch geprägten Ländern wird Selbstmord nicht als Sünde, sondern vielmehr als Übernahme von Verantwortung und Bitte um Vergebung verstanden. In der Geschichte Japans wird diese Haltung hoch angesehen: Die Samurais begingen Seppuku, um den eigenen Namen reinzuwaschen. Ein anderes Beispiel sind die Kamikaze-Piloten des Zweiten Weltkriegs.

7   An dieser Stelle ist Brückenbildung ohne erhobenen Zeigefinger wichtig, um eine Entlastung im System zu ermöglichen und zu erhalten.

gebeten, für die kultursensible Psychiaterin eine Liste mit in der Türkei bewährten traditionellen Ernährungsformen sowie Verhaltensregeln für Schwangere zu erstellen. Die Patientin erhielt die Aufgabe, zweimal an dem Schwangerschaftskurs teilzunehmen und die Teilnahme detailliert zu dokumentieren, um den Schwiegermüttern die Gelegenheit zu geben, die hiesigen Formen und Regeln mit ihren gewohnten vergleichen zu können.

Kasuistik 2: „Trinken" von Koransuren bei paranoider Psychose

Ein 18-jähriger Mann, in Deutschland geboren und aufgewachsen, leidet an einer paranoiden Psychose. Seine Eltern stammen aus Ostanatolien und haben insgesamt fünf Kinder. Die ältesten vier studieren und zwei von ihnen promovieren. Das jüngste Kind – der Patient – fiel durch Schreien, Aggressionen und Gedanken über Teufel – Schaitan – bereits als Jugendlicher im Alter von 15 Jahren auf. Ein Psychiater erstellt die Diagnose einer paranoiden Psychose und legt eine Medikation mit u.a. einer Neuroleptika nahe.

Die Familie ist verzweifelt und sucht auf Anraten von Angehörigen einen Hodscha auf, obwohl diese nicht stark religiös verwurzelt ist. Dieser schlägt folgende Behandlungsmethode als Lösung vor: Eine von ihm ausgesuchte Koransure wird auf einem weißen Papier geschrieben und dieses gekocht. Den so entstandenen Sud solle der junge Mann trinken und die Papierreste, auf welchen die Sure steht in einem Stoff eingeschlagen stets bei sich tragen. Somit bleibe der Teufel von ihm fern. Eine Besserung seines Zustandes blieb jedoch unter dieser fragwürdigen Therapie aus. Vielmehr erfolgte bedingt durch den progredienten Verlauf eine stationäre, psychiatrische Behandlung (PsychKG) aufgrund akuter Eigen- und Fremdgefährdung.

Die Psychiaterin nahm Kontakt mit den Eltern sowie mit dem Hodscha auf und ließ sich die gesamte „Suren-Behandlung" beschreiben. Sie schlug dem Hodscha eine Kombinationstherapie mit Neuroleptika als Depot vor, um den Patienten schneller von seinem Leiden zu befreien. Die Familie und der Hodscha stimmten letztlich skeptisch zu. Nach der Einstellung der Medikation kam es zu einer Besserung der akuten Symptome. Der Patient wurde in einer Werkstadt für Menschen mit psychischer Erkrankung integriert und begann nach zwei Jahren eine Ausbildung zum Druckerei-Helfer.

13.4.1 Kultursensibler Handlungsansatz

Kultursensibilität kann als ein bewusst gestalteter Prozess verstanden werden, der (selbst-)reflexive Lern- und Veränderungsprozesse zwischen unterschiedlichen Menschen und Lebensweisen ermöglicht, Zugangsbarrieren und Abgrenzungsmechanismen abbaut und gegenseitige Anerkennung ermöglicht. In der Arbeit mit Menschen wird Interkulturalität nicht mehr nur auf das Verhältnis von Einheimischen und Zugewanderten reduziert, sondern auf verschiedene Formen der Diversität erweitert: Unterschiede im Alter, Geschlecht, Religion, sexuelle Orientierung und sexuelle Identität. Man muss nicht die Sprachen und Kulturen aller Herkunftsländer kennen, sondern bereit sein, zu verstehen und zu reflektieren. Ein Perspektivwechsel ist wichtig. Dies bedeutet weder ein Handeln gegen die Leitlinien noch die uneingeschränkte Anpassung selbiger, sondern Reflexion, Annäherung und Angebote, die Brücken schlagen können.

13.4.1.1 Bewegung

Häufig wird von den Betroffenen Bewegung, gesunde Ernährung und Stress-Management erwartet. Die Leitlinien sehen viel Bewegung im sporttherapeutischen Sinne und auch eine Umstellung der Ernährung vor, jedoch werden Frauen, die in bestimmten Milieus eine traditionelle Rolle innehaben und über einen entsprechenden soziokulturellen Hintergrund verfügen, viele dieser Angebote nicht annehmen. Je nach Aufenthalts- und

Krankheitsverständnis und kultursensible Kommunikation

Erwerbsstatus steht die Versorgung der Familie für diese Menschen im Vordergrund. Sport und Bewegung stellen für sie weder in Hinblick auf zeitliche Planbarkeit noch auf persönliche Umstände eine Möglichkeit dar. Stress und Unsicherheit werden häufig durch Essen kompensiert.

13.5 Einstellung zu Medikamenten und zur apparativen Diagnostik

Das Vertrauen in das Apparative und vermeintlich Unverfälschte ist in Ländern mit Sanktionen und Einschränkungen in Bezug auf Medikamente besonders groß. Wegen Medikamentenverfälschungen, fehlenden Krankenversicherungen und eines als bestechlich gesehenen Gesundheitssystems ist das Misstrauen gegenüber der Schulmedizin und deren Medikamenten alltagsprägend und entsprechend hoch. Heilpflanzen und Nahrungsmittel mit bekannten therapeutischen Wirkungen werden oft ohne Kenntnis der Ärzte eingesetzt. Um Vertrauen aufzubauen und Mitwirkung zu ermöglichen, ist an dieser Stelle neben der leitlinienempfohlenen Zusatztherapie auch eine Anamnese-Erhebung zu den Interventionen, die im Herkunftsland der Patienten mit Kräutern, Massagen, Akupressur etc. durchgeführt wurden, wichtig.

Kasuistik

Ein syrischer Patient schwört bei neuropathischen Schmerzen am Fuß auf Henna. Er ist überzeugt, dass Rucola, Zimtrinde, Schwarzkümmel, Erdbeeren sowie Blattgemüse seinem Diabetes gut tun werden und Medikamente komplett ersetzen können. Er habe sich informiert und habe bei afrikanischen Bekannten die Blätter des Kath-Strauchs bestellen. Diese würden seinen Appetit reduzieren, seien gut gegen Schmerzen und hätten, anders als die ihm verschriebenen Medikamente, keine negative Wirkung auf seine Männlichkeit. Im Gegenteil, sie seien wirksamer und stärkend.[8]

Zu den Nebenwirkungen des Kath-Strauches (Cathaedulis), der gekaut oder als Tee getrunken (meist gesüßt, da sehr bitter) wird, gehören:
a) Psychische Abhängigkeit, psychotrope Wirkung
b) Hypertonie
c) Angstzustände
d) Appetitlosigkeit und in Folge bei Diabetikern Gefahr einer Hypoglykämie

Fazit

Migration stellt eine einzigartige Grundlage zur Verbreitung von Wissen, Bildung, aber auch Optimierung der Resilienz und gleichwohl eine Herausforderung für das psychische und körperliche Gleichgewicht dar. In der globalisierten Welt ist Gesundheit mehr als nur ein nationales Thema. Krankheitsbilder sind in sich weder homogen noch respektieren sie nationale Grenzen. Daher ist es die Aufgabe des Gesundheitswesens, eine Brücke zwischen den Kulturen, Gewohnheiten und Gepflogenheiten zu bauen, wenn es effektiv sein soll. Ein wichtiger Schritt ist eine kultursensible Medizin.
Krankheitsbewältigung ist ein zwischen Krankheit und Kranksein angesiedelter Begriff. Zwischen der Sehnsucht nach einem Verstanden-werden und der Ordnung und Klassifikation besteht eine Differenz, die häufig zu Missverständnissen führt. Die Auswirkungen einer Diagnose für die Betroffenen abzuschätzen, zu beobachten und zu begleiten, ist die ethische und moralische Aufgabe des behandelnden Arztes. Sie endet nicht mit der Diagnosestellung, sondern weist weit hinein

---

8 An dieser Stelle ist es wichtig zu betonen, dass der Patient Vertrauen zum Arzt hat und auch zugibt, dass er die verschriebenen Medikamente wegen der auf dem Beipackzettel aufgeführten Nebenwirkungen nicht einnimmt.

in die Lebenswelt des Patienten. Ein transkulturell versierter Arzt wird dabei erkennbar an seiner Menschenkenntnis und der Kenntnis des soziokulturellen Kontextes sein. Die Vielfalt der aufgezeigten Beispiele versteht sich als Anregung, sich mit Sitten, Gebräuchen, Sprache und Religion auseinanderzusetzen, um dadurch Beratung, Diagnostik, Therapieindikation, Rehabilitation und Reintegration ins soziale Leben zu ermöglichen. Die Bereitschaft und Neugier, dieser Herausforderung im medizinischen Alltag zu begegnen und einen Informationstransfer herzustellen, ist eine notwendige transkulturelle Kompetenz des medizinischen Personals der Zukunft.

Literatur

afp/aerzteblatt.de (2017) Deutsches Ärzteblatt (aerzteblatt.de). Japan will Zahl der Suizide deutlich senken. ▶ https://www.aerzteblatt.de/nachrichten/77205/Japan-will-Zahl-der-Suizide-deutlich-senken. Zugegriffen: 4. Febr. 2019

Ärzte-Zeitung (8. Mai 2012). ▶ https://www.aerztezeitung.de/politik_gesellschaft/krankenkassen/article/812846/migranten-wissen-diabetes.html

Berger F (2018) Typ-2-Diabetes und Migranten: Menschen aus verschiedenen Sprach- und Kulturräumen. Georg Thieme Verlag KG, Stuttgart

Blasche S (2013) Die Welt, 18. Januar. ▶ https://www.welt.de/politik/ausland/article112888587/Japan-kaempft-gegen-seinen-selbstmoerderischen-Geist.html

Curriculum transkulturelle Kompetenz der Ärztekammer Westfalen-Lippe ▶ https://www.akademie-wl.de/fileadmin/user_upload/12_transkulturelle_medizin_11-2016_bal.pdf

Deutsche Diabetes Gesellschaft (2019) Geschichte der AG Diabetes und Migranten. ▶ http://migration.deutsche-diabetes-gesellschaft.de/ueber-uns/historie.html

Deutsche Diabetes Hilfe (2017) Menschen mit Migrationshintergrund und Diabetes interkulturell betreuen. ▶ https://www.diabetesde.org/pressemitteilung/menschen-migrationshintergrund-diabetes-interkulturell-betreuen. Zugegriffen: 20. März 2019

Deutsche Diabetes Hilfe Diabetes-Dolmetscher. ▶ https://www.diabetesde.org/ueber_diabetes/diabetes_dolmetscher. Zugegriffen: 20. März 2019

Frank L et al (2017) Gesundheit und gesundheitliche Versorgung von Asylsuchenden und Flüchtlingen in Deutschland. J Health Monit. ▶ https://doi.org/10.17886/rki-gbe-2017-005

Golsabahi-Broclawski S (2009) Vorwort. In: Golsabahi S, Stompe T, Heise T (Hrsg) Jeder ist weltweit ein Fremder. Beiträge zum 2. Kongress des Dachverbandes der transkulturellen Psychiatrie, Psychotherapie und Psychosomatik (DTPPP), Bd 16. VWB-Verlag, Wien

Golsabahi-Broclawski S (2012) Sprachkenntnisse und Religionskenntnisse im klinischen Alltag. In Kulturfallen im klinischen Alltag. Lit, Münster

Golsabahi-Broclawski S (2014) Einführung in transkulturelle Psychiatrie, Psychotherapie und Psychosomatik. In: Golsabahi-Borclawski S, Özkan I, Broclawski A (Hrsg) Transkulturelle Psychiatrie: Erfahrungen von Experten aus der EU. Reihe: Kulturfallen im klinischen Alltag, Bd 4. Lit, Münster

Golsabahi S (2018) Wenn der Körper in der Fremde schmerzt. Vortrag: Jubiläumssymposium. 40 Jahre Psychotherapie. Otto-Wagner-Spital, Wien

Grüßer M et al (2017) Wie behandele ich meinen Diabetes (Übers. M Dinc), 4. Aufl. Dt. Ärzteverlag, Köln

Hora T (1959) Tao-Zen, existential Psychotherapy: Psychological 2:236–242

Kaffka I (2018) Spiegel.de. Hikikomori. Wie junge Japaner das Leben aussperren, 24. Apr. ▶ http://www.spiegel.de/gesundheit/psychologie/hikikomori-wie-junge-japaner-das-leben-aussperren-a-1202103.html. Zugegriffen: 4. Febr 2019

Kalvelage B, Kofahl C (2013) Behandlung von Migrantinnen und Migranten mit Diabetes. In: Petrak F, Herpertz S (Hrsg) Psychodiabetologie. Springer, Berlin, S 73–91

Kofahl C (2011) Gesundheitskompetenz von türkischstämmigen Diabetikern in Abhängigkeit von Krankheitsverlauf, Versorgungskonzept, sozioökonomischem Status und Integration. Abschlussbericht, Hamburg

Kubini K (2018) Untersuchung neu zugewanderter Kinder und Jugendlicher. Blickpunkt Öffentliche Gesundheit(03/2018)

Meeks KA et al (2016) Disparities in type 2 diabetes prevalence among ethnic minority groups resident in Europe: a systematic review and meta-analysis. Internal and Emergency Medicine 11:327–340. ▶ https://doi.org/10.1007/s11739-015-1302-9

Petersen A (1995) Somatisieren die Türken oder psychologisieren wir? – Gedanken zur angeblichen Neigung der Türken zum Somatisieren. (A. Ethnomedizin, Hrsg.). Curare – Zeitschrift für Medizinethnologie 18(2):531–540

Petri H (2019) Analyse von CYP450-Wechsel-Wirkungen: kleiner Aufwand, große Wirkung. Psychopharmakotherapie 26(1):57

Razum O et al (2008) Deutsches Ärzteblatt (aerzteblatt.de). Themen der Zeit. Migration und Gesundheit: Ähnliche Krankheiten, unterschiedliche Risiken. ▶ https://www.aerzteblatt.de/archiv/62423/Migration-und-Gesundheit-Aehnliche-Krankheiten-unterschiedliche-Risiken. Zugegriffen: 4. Febr. 2019

Robert Koch-Institut (2006) Telefonischer Gesundheitssurvey des Robert Koch-Insituts (2. Welle). Robert Koch-Institut, Berlin

Schmidt CB et al (2017) Ethnic minorities with diabetes differ in depressive and anxiety symptoms and diabetes-distress. J Diab Res. ▶ https://doi.org/10.1155/2017/1204237

Statistisches Bundesamt (2017) Pressemitteilung Nr. 261. ▶ https://www.destatis.de/DE/PresseService/Presse/Pressemitteilungen/2017/08/PD17_261_12511.html

Sultan M (2016) Diabetes bei Migranten: Was ist anders? Deutsches Ärzteblatt 113(43):10. ▶ https://doi.org/10.3238/persdia.2016.10.28.02

Tenkorang EY (2016) Early onset of type 2 diabetes among visible minority and immigrant populations in Canada. Ethn Health 22:266–284. ▶ https://doi.org/10.1080/13557858.2016.1244623

Tillin T et al (2015) Diabetes risk and amino acid profiles: cross-sectional and prospective analyses of ethnicity, amino acids and diabetes in a Sough Asian and European cohort from the SABRE Study. Diabetologia 58:968–979. ▶ https://doi.org/10.1007/s00125-015-3517-8

Tinnemann P et al (2016) Medizinische Versorgung von Flüchtlingen durch den Öffentlichen Gesundheitsdienst: Allzeit bereit – nur wie lange noch? Gesundheitswesen 78:195–199

Vandenheede H, Deboosere PS (2012) Migrant mortality from diabetes mellitus across Europe: the importance of socio-economic change. ▶ https://doi.org/10.1007/s10654-011-9638-6

Vandenheede H, Deboosere PS (2012b) Migrant mortality from diabetes mellitus across Europe: the importance of socio-economic change. Eur J Epidemiol 2(27):109–117. ▶ https://doi.org/10.1007/s10654-011-9638-6

Widders G, Teichert U (2018) Psychosoziale Versorgung von Flüchtlingen ist notwendig. ASU Arbeitsmedizin. Sozialmedizn. Umweltmed. Z med Prävent 53:558–559

Wittgenstein L (1918) Logisch-philosophische Abhandlung (Tractatus logico-philosophicus). Tractatus Logico-Philosophicus. Yet another Hypertext of the Ogden bilingual edition. ▶ http://tractatus-online.appspot.com/Tractatus/jonathan/D.html. Zugegriffen: 7. Jan. 2019

Innere Medizin: Krankheitsbilder

Anton Gillessen

14.1 Internistische Krankheitsbilder – 148

14.2 Hypertonie und Risikofaktoren für kardiovaskuläre Ereignisse – 148

14.3 Tuberkulose und Hepatitis – 149

14.4 Infektionskrankheiten bei Asylsuchenden und Flüchtlingen – 150
14.4.1 Kasuistik: TBC – 152
14.4.2 Kasuistik: Hepatitis B – 154

Literatur – 157

© Springer-Verlag GmbH Deutschland, ein Teil von Springer Nature 2020
A. Gillessen, S. Golsabahi-Broclawski, A. Biakowski, A. Broclawski (Hrsg.), *Interkulturelle Kommunikation in der Medizin*, https://doi.org/10.1007/978-3-662-59012-6_14

14.1 Internistische Krankheitsbilder

Damit wir die uns anvertrauten Menschen mit Zuwanderungsgeschichte medizinisch optimal behandeln können, müssen wir einerseits die Aspekte berücksichtigen, die sich aus unserer unterschiedlichen Herkunft, Sprache und Kultur ergeben und die Kommunikation miteinander beeinflussen, andererseits müssen wir die medizinisch fachlichen Besonderheiten kennen, die unsere Patienten mitbringen, und daher besonders zu beachten sind.

Das Wissen um die Krankheiten, die im Herkunftsland unserer Patienten häufiger sind als bei uns, ihre Symptome und die Grundzüge der Diagnostik und Therapie ermöglicht uns eine gute und sichere Behandlung. Wenn Krankheiten mangels Kenntnis nicht oder nicht rechtzeitig erkannt werden, hat das nicht nur für die Patienten Nachteile, sondern kann – bei einigen Infektionskrankheiten – für ihre Umgebung gefährlich sein.

Bei der Betrachtung von Krankheiten, die bei Menschen mit Zuwanderungsgeschichte bedeutsam sind, wird nicht zu Unrecht meist an die besonderen Infektionskrankheiten gedacht, die in den Herkunftsländern häufiger als bei uns sind. Nicht minder sollten wir unsere Aufmerksamkeit aber auch den häufigen Krankheiten widmen, die nicht nur in der genuin deutschstämmigen Bevölkerung häufig sind, sondern mindestens ebenso häufig auch bei Migranten auftreten. Und so zurecht für alle gemeinsam als Volkskrankheiten bezeichnet werden.

14.2 Hypertonie und Risikofaktoren für kardiovaskuläre Ereignisse

Eine jüngst publizierte Studie zeigt bei der Gruppe der Asylsuchenden keine häufigere Prävalenz von Hypertonie oder Diabetes mellitus als in einem gemachten Kontrollkollektiv, was verdeutlicht, dass diese Gruppe nicht häufiger als die Durchschnittsbevölkerung an diesen Volkskrankheiten erkrankt ist.[1] Eine andere Publikation vergleicht die Risikofaktoren für kardiovaskuläre Erkrankungen bei unterschiedlichen Migrantengruppen und findet die arterielle Hypertonie (> 140/90 mm Hg) bei der deutschen Bevölkerung bei 33,3 %, seltener bei Menschen türkischer Herkunft mit 18,3 %, bei Osteuropäern mit 26,2 % und Russlanddeutschen mit 28,2 %.

Hingegen ist Übergewicht und Rauchen in den jeweiligen Gruppen häufiger vertreten (Haas et al. 2010). Somit ist die arterielle Hypertonie bei 1/3 der Bevölkerung in Deutschland nachzuweisen und damit eindeutig häufiger als bei Menschen vieler anderer Ländern mit einem besonderen, genetisch determinierten Hintergrund.[2] Obwohl Aufklärung, Screenings und Therapiemöglichkeiten weit verbreitet und bestens bekannt sind, ist nur ein kleinem Teil der Patienten mit Hypertonie die Diagnose bekannt und auch nur ein kleiner Teil dieser Gruppe ist kontrolliert gut behandelt. Dies trifft noch deutlicher auf die Gruppe der Patienten mit Zuwanderungsgeschichte zu, deren kulturellen, sprachlichen und sozialen Unterschiede die in der Gesamtbevölkerung schon vorhandenen Probleme umso ausgeprägter zeigen.

Im Schwerpunktbericht des Robert Koch-Institutes (RKI) Migration und Gesundheit von 2018 wurde gezeigt, dass die schon länger bei uns lebende Gruppe der türkischen Mitbürger einen deutlich schlechteren Gesundheitszustand aufweist und schlechter medizinisch versorgt ist. Als Ursache dafür werden viele Faktoren diskutiert. Soziale, kulturelle und sprachliche Ursachen sind hier zu nennen. Die teils immer noch

---

1 Asylum-seekers in Germany differ from regularly insured in their morbidity, utilizations and costs PLoS One. 2018; 13(5): e0197881. Published online 2018 May 24. ▶ https://doi.org/10.1371/journal.pone.0197881.
2 Faktenblatt zu GEDA 2012: Ergebnisse der Studie „Gesundheit in Deutschland aktuell 2012" Gesundheitsberichterstattung des Bundes.

Adipositas nach Alter, Geschlecht und Migrationshintergrund

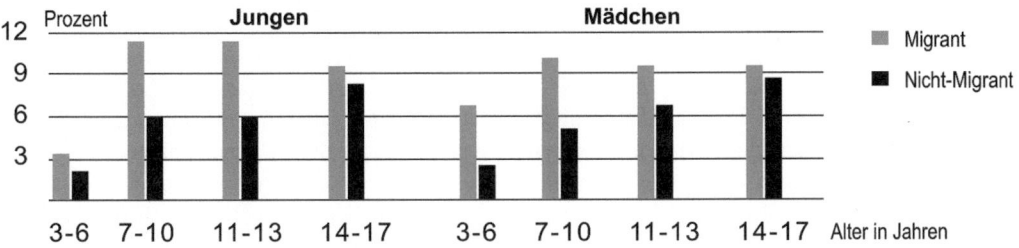

■ Abb. 14.1   Adipositas Jungen vs. Mädchen

bestehende Sprachbarriere macht das Verständnis für diese Krankheit nicht leichter, bei der man keine klaren Beschwerden spürt und deren Behandlung zunächst häufig eine Befindlichkeitsverschlechterung verursacht. Übergewicht bei Kindern gilt als besonders besorgniserregendes Zeichen des wachsenden Problems für unsere Gesellschaft. Kinder mit Migrationshintergrund sind besonders häufig betroffen (RKI 2018) (■ Abb. 14.1).

Der RKI-Schwerpunktbericht zeigt deutlich, dass der Anteil der Raucher unter den männlichen Migranten mit 36,3 % wesentlich höher liegt als bei der deutschen Bevölkerung mit 27,1 %.[3] Zusammenfassend kann festgehalten werden, dass die Bedeutung internistischer Erkrankungen bei Patienten mit Zuwanderungsgeschichte besondere Aufmerksamkeit verdient. Am Beispiel von Hypertonie und Risikofaktoren für kardiovaskuläre Ereignisse wurde deutlich gemacht, dass die arterielle Hypertonie wegen der genetischen Prädetermination bei der deutschstämmigen Bevölkerung häufiger ist als bei Migranten, jedoch andere Risikofaktoren, wie Übergewicht und Rauchen häufiger beobachtet werden.

14.3   Tuberkulose und Hepatitis

Wenn hier Krankheitsbilder wie Tuberkulose und Hepatitis vorgestellt werden, dann sollen damit exemplarisch zwei Infektionskrankheiten thematisiert werden, die – rechtzeitig erkannt – gut behandelbar oder gar heilbar sind und bei Patienten aus Endemiegebieten viel häufiger anzutreffen sind als bei uns. Wir Ärzte sollten bei entsprechenden Symptomen an diese Erkrankungen denken und die notwendige Diagnostik durchführen oder veranlassen.

Die Flüchtlingswelle seit Jahr 2015 stellt für die Ärzteschaft in Deutschland in mehrfacher Hinsicht eine Herausforderung dar. Schwierigkeiten der Kommunikation und mangelnde Kenntnis von Infektionskrankheiten, die bei uns selten sind, führen zu vielfältigen Schwierigkeiten, die es zu überwinden gilt und auch heute noch in weiten Teilen nicht gelöst sind.

Teil dieses Beitrags ist daher einerseits, die Besonderheiten aufzuzeigen, die sich durch die unterschiedlichen kulturellen Hintergründe von Patient und Arzt ergeben, andererseits Symptome, Diagnostik und Therapie der selteneren Krankheiten zu erläutern, die bislang in Deutschland selten, durch Migranten aber jetzt immer häufiger diagnostiziert werden.

Allem voran stehen dabei Infektionskrankheiten, insbesondere die Tuberkulose. Dieser

---

3   Schwerpunktbericht: Migration und Gesundheit Juli 2008 Berlin: Robert Koch-Institut Quelle: Statistisches Bundesamt, Mikrozensus 2003 und 2005, eigene Auswertung.

Infektionskrankheit wurde seit den 1990er Jahren mit ca. 4000 gemeldeten Infektionsfällen pro Jahr in Deutschland wenig Aufmerksamkeit zuteil. Seit 2015 ist die Zahl der Tuberkulosefälle in Deutschland um 50 % gestiegen, wobei der Anteil der Ausländer ca. 75 % beträgt. Die Krankheit geht mit wenigen, unspezifischen Symptomen, wie chronischem Husten einher, und wird nur dann rechtzeitig diagnostiziert, wenn im Blick auf die Herkunfts- und Reiseanamnese der Patienten die Differenzialdiagnose TBC präsent ist. Reihenuntersuchungen und Umgebungsprophylaxe bei identifizierten Fällen sind lange geübte und etablierte Praxis, die aber erst wirksam werden kann, wenn die Erstdiagnose gestellt ist. Das Wissen um die zunehmende Zahl multiresistenter Tuberkulosestämme (MRD und XRD), die insbesondere aus den östlichen Ländern der ehemaligen UDSSR zu uns kommen, macht eine differenzierte Diagnostik und Therapie erforderlich, die dieser Resistenzlage gerecht wird.

Ebenso wie bei der Tuberkulose, so ist auch die Virushepatitis eine weltweit verbreitete, sehr häufige Erkrankung, die schon seit Jahrzehnten in Deutschland bekannt ist und z. B. als Hepatitis C bis 1991 durch Blut und Blutprodukte übertragen wurde. Seither machen Risikogruppen und Menschen aus Endemiegebieten rund um das Mittelmeer den größten Teil der neudiagnostizierten Patienten aus. Rechtzeitig erkannt ist die Weiterverbreitung der Hepatitis einzudämmen, und eine Behandlung kann die Patienten in vielen Fällen heilen, oder zumindest das Fortschreiten der Erkrankung zur Leberzirrhose aufhalten. Zu den wichtigen Aufgaben für Allgemeinmediziner und Internisten gehört die Impfung der Menschen, die zu uns kommen, da nur so die Weiterverbreitung vieler Infektionskrankheiten aufgehalten werden kann.

Nicht nur die Flüchtlingsmigration, sondern auch die stetige Zunahme der weltweiten Reisetätigkeit und der Klimawandel, der die Tigermücke und Malaria in Europa hat Fuß fassen lassen, machen eine umfangreiche infektiologische Kenntnis aller Ärzte erforderlich. Für diese und weitere Infektionskrankheiten bedarf es guter Informations- und Schulungsprogramme, um die Kenntnisse über Prävention, Screening sowie das diagnostische und therapeutische Prozedere flächendeckend in der Ärzteschaft zu verankern. Auf der Internetseite des Bundesgesundheitsministeriums (▶ www.migration-gesundheit.bund.de) findet sich eine gute Zusammenstellung aller relevanten Informationen zum Thema Gesundheit bei Migranten. Hier insbesondere auch Informationsmaterial über wichtige und häufige Erkrankungen in unterschiedlichen Sprachen. Diverse Handreichungen des RKI, wie die Steckbriefe seltener und importierter Infektionskrankheiten, halten darüber hinaus wichtige Informationen in gebündelter Form bereit.

14.4 Infektionskrankheiten bei Asylsuchenden und Flüchtlingen

Daten zur gesundheitlichen Situation und Versorgung von Asylsuchenden und Flüchtlingen in Deutschland sind spärlich (Razum O. et al. 2016). Bei den Erstaufnahmeuntersuchungen, der sich Asylsuchende gemäß § 62 AsylG und § 36 Infektionsschutzgesetz (IfSG) vor oder unmittelbar nach der Aufnahme in eine Gemeinschaftsunterkunft unterziehen müssen, werden Befunde erhoben, die zur Detektion von übertragbaren Erkrankungen, wie der Lungentuberkulose, dienen. Das RKI hat eine Empfehlung (RKI 2015) für Mindeststandards für die standardisierte Erstaufnahmeuntersuchung gemäß Asylgesetz erstellt. Die Untersuchung auf Lungentuberkulose soll danach bundesweit durchgeführt werden.

Betrachtet man die seit 2015 beim RKI erfassten meldepflichtigen Infektionskrankheiten, so zeigt sich ein typisches Bild, bei dem neben saisonal typischen Infektionskrankheiten, wie Influenza und Rotavirusinfektionen, auch Hepatitis und Tuberkulose aufgelistet sind (◘ Abb. 14.2).

Innere Medizin: Krankheitsbilder

Anzahl der übermittelten Fälle von meldepflichtigen Infektionskrankheiten nach Übermittlungskategorie (1. bis 52. Kalenderwoche 2017)

Übermittlungskategorie	Anzahl Fälle Gesamtbevölkerung**	Davon Anzahl Fälle bei Asylsuchenden				
	1.-52. KW	1.-52. KW	49. KW	50. KW	51. KW	52. KW
Tuberkulose*	4.957	1.286	30	25	26	11
Hepatitis B*	3.609	754	19	16	7	7
Windpocken	21.778	294	4	15	12	5
Hepatitis C*	4.773	166	4	5	3	0
Rotavirus-Gastroenteritis	37.278	119	0	0	0	1
Influenza	93.470	117	1	1	0	0
Norovirus-Gastroenteritis	71.963	80	2	4	6	0
Giardiasis*	3.265	71	1	2	1	0
Campylobacter-Enteritis	68.551	46	0	0	0	0
Salmonellose*	14.074	31	0	0	0	0
Hepatitis A	1.217	20	2	0	1	0
EHEC-Erkrankungen	1.987	19	0	0	0	0
Keuchhusten	16.367	10	0	0	0	0
Masern	926	9	0	0	0	0
Mumps	648	9	0	0	1	0
Hepatitis D	31	6	0	0	0	0
Hepatitis E	2.902	6	0	0	0	0
Kryptosporidiose	1.676	6	0	0	0	0
Brucellose	38	5	0	0	0	0
Hantavirus-Erkrankungen	1.692	4	0	0	0	0
Methicillin-resistenter Staphylococcus aureus (MRSA), invasive Infektion	2.635	4	0	0	0	0
Adenovirus-Konjunktivitis	696	3	0	0	0	0
Legionellose	1.263	3	0	0	0	0
Meningokokken, invasive Erkrankung	278	3	0	0	0	0
Leptospirose	126	2	0	0	0	0
Listeriose	762	2	0	1	0	0
Clostridium-difficile-Erkrankung, schwere Verlaufsform	2.757	1	0	0	0	0
Denguefieber	619	1	0	0	0	0
Hämolytisch-urämisches Syndrom (HUS)	95	1	0	0	0	0
Lepra	1	1	0	0	0	0
Trichinellose	2	1	0	0	0	0
Gesamt	360.396	3.080	63	69	57	24

* Krankheiten, auf die bundesweit oder in einigen Bundesländern* während der Erstaufnahme gezielt untersucht wird. KW = Kalenderwoche.
** Vgl. Aktuelle Statistik meldepflichtiger Infektionskrankheiten, Epidemiologischer Bulletin 03/2018.

◘ **Abb. 14.2** Übersicht dem Robert Koch-Institut übermittelte meldepflichtige Infektionskrankheiten bei Asylsuchenden in Deutschland. (Auf Basis d. Quelle: RKI, Gesundheitsmonitoring „Meldepflichtige Infektionskrankheiten bei Asylsuchenden")

Von den im Jahr 2017 insgesamt in der Bevölkerung Deutschlands gemeldeten 360.306 Infektionen entfallen 3080, also weniger als 1 % auf die Gruppe der Asylsuchenden. Während der Anteil der Asylsuchenden mit gemeldeter Tuberkulose und Hepatitis höher liegt, sind andere Infektionskrankheiten, wie Campylobacter-Infektionen bei Asylsuchenden seltener.

Die Altersstruktur der Asylsuchenden spiegelt sich nicht unerwartet auch bei den Infektionskrankheiten wider (◘ Abb. 14.3).

Ebenso sind die Herkunftsländer der Betroffenen Infizierten Patienten in etwa proportional zu denen dieser gesamten Migrantengruppe (◘ Abb. 14.4).

Ausnahmen stellen seltene Infektionskrankheiten dar, die in Abhängigkeit von Herkunftsland, Reiseweg und Alter des Patienten gefunden werden können und in der Diagnostik und Therapie besondere Interventionen erfordern.

Obwohl diese seltenen Infektionskrankheiten hier nicht weiter thematisiert werden, sollte das Wissen um deren Vorkommen bei Patienten mit Zuwanderungs- oder Reiseanamnese bei behandelnden Ärzten Anlass zur umsichtigen und sorgfältigen Diagnostik sein. Ggf. sind Infektiologen oder tropenmedizinische Spezialisten konsiliarisch hinzuzuziehen.

14.4.1 Kasuistik: TBC

Im Folgenden wird anhand einer typischen Fallschilderung die aktuelle Diagnostik und Therapie der Tuberkulose erläutert:

Kasuistik

Patient, männlich, 34 Jahre, aus dem Kongo stammend. Insgesamt 16 Monate dauernde Flucht nach Deutschland mit längeren Zwischenaufenthalten in Libyen (8 Monate) und Süditalien (4 Monate).

Ankunft in Deutschland, Unterbringung in einer Landeserstaufnahmeeinrichtung (LEA).

Ärztliche Erstuntersuchung nach § 62 AsylG und § 34 IfSG. Patient hat bei der Reise mehrere Infekte der oberen Atemwege durchgemacht und insgesamt 5–6 kg an Gewicht verloren. Er leidet an fortgesetztem wenig produktivem Husten und Nachtschweiß. Die körperliche Untersuchung zeigt keinen wesentlichen pathologischen Befund. Insbesondere keinen sicher pathologischen Auskultationsbefund der Lunge. Es folgt die Anfertigung einer Röntgenaufnahme und nachfolgend CT-Untersuchung des Thorax bei suspektem Befund im rechten Oberfeld (◘ Abb. 14.5). Nachfolgend Aufnahme auf der Infektionsstation und Bronchoskopie: Nachweis von Mycobacterium tuberculosis

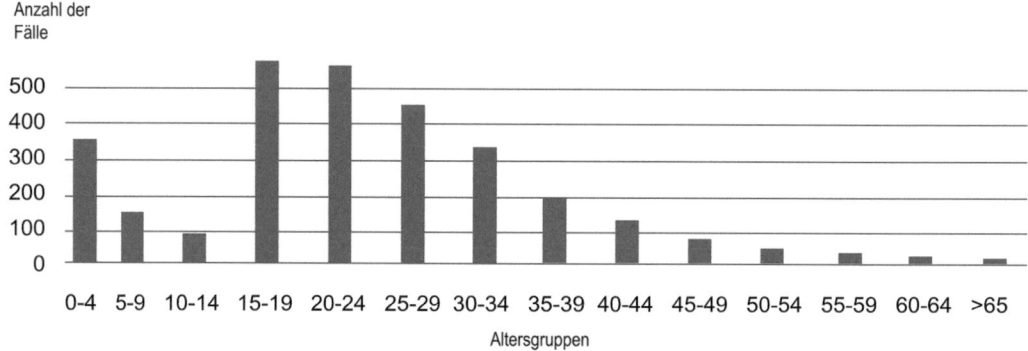

Anzahl der übermittelten Fälle von meldepflichtigen Infektionskrankheiten bei Asylsuchenden nach Altersgruppen (1. bis 52. Kalenderwoche 2017, n = 3.080, medianes Alter: 22 Jahre)

Quelle: Schwerpunktbericht „Migration und Gesundheit 2018", Robert-Koch-Institut

◘ **Abb. 14.3** Anzahl der übermittelten Infektionskrankheiten bei Asylsuchenden

Innere Medizin: Krankheitsbilder

Geburtsland	Anzahl der Fälle
Syrien	339
Eritrea	329
Somalia	268
Afghanistan	185
Sierra Leone	110
Irak	94
Nigeria	94
Pakistan	74
Äthiopien	68
Guinea	67

Abb. 14.4 Zuordnung Anzahl der Fälle zu den Geburtsländern Asylsuchenden

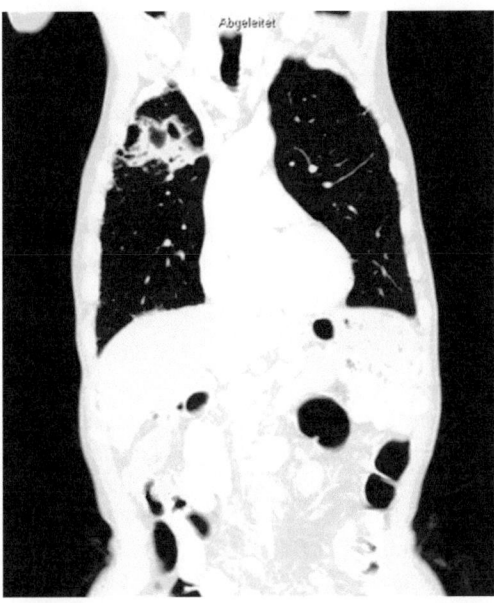

Abb. 14.5 Röntgenbild aus der Abteilung für Radiologie, Herz-Jesu-Krankenhaus Münster

in der Mikroskopie (Ziehl-Neelson-Färbung) und PCR ohne Nachweis von Resistenzen. Ausschluss anderer, auch immunkompromitierender und übertragbarer Erkrankungen, insbesondere HIV, Hepatitis A-E, Lues, Aspergillosen u. a. Einleitung einer Kombinationstherapie mit Rifampicin, Isoniazid, Pyrazinamid und Ethambutol. Während der Therapie Kontrolle des Blutbildes, der Leber- und Nierenfunktionsparameter, des Visus (wg. Etambutol). Regelmäßige Kontrolle des Röntgenbefundes und der Sputum-Mikrobiologie. Nach 11 Wochen Entlassung von der Isolationsstation und ambulante Fortsetzung der Kontinuitätsphase für weitere 4 Monate mit Isoniazid und Rifampicin. Es resultiert Gewichtzunahme und Normalisierung aller Laborwerte. Mit der Diagnosestellung und Meldung folgt unmittelbar Umgebungsuntersuchung durch das Gesundheitsamt.

■ **Erläuterungen zur Kasuistik TBC**

Die Anamnese und Erstuntersuchung von Asylsuchenden und Flüchtlingen soll nach § 62 AsylG und § 34 IfSG vor der Unterbringung in eine Aufnahmeeinrichtung erfolgen und einheitlich die u. a. anamnestischen Angaben und Untersuchungsbefunde umfassen. Gemäß § 36 Absatz 4 IfSG müssen vor Aufnahme in eine Gemeinschaftsunterkunft, alle Personen ab dem vollendeten 15. Lebensjahr, die nicht schwanger sind, zum Ausschluss einer Tuberkulose einer Röntgen-Thorax-Untersuchung unterzogen werden. Der klinische Untersuchungsbefund reicht nicht aus. Asylsuchende sollten grundsätzlich nach den Empfehlungen der STIKO geimpft werden. Bei pathologischem oder suspektem radiologischen Befund wird eine Diagnostik durchgeführt. Die Sensitivität der Probengewinnung ist dabei sehr von der Wahl der Methoden abhängig (**Abb. 14.6**).

Untersuchungsmethoden des gewonnen Materials und deren Sensitivität und Spezifität (**Abb. 14.7**).

Einleitung, Überwachung und Therapiekontrolle der tuberkulostatischen Behandlung erfolgt nach den Leitlinien zur Diagnostik und Therapie, einschließlich Chemoprävention und -prophylaxe des Deutschen Zentralkomitees zur Bekämpfung der Tuberkulose e. V. im Auftrag der Deutschen Gesellschaft für Pneumologie und Beatmungsmedizin e. V. Die Verlaufsbeobachtung und Zwischenkontrollen richten sich ebenfalls nach den o. g. Leitlinien. Bezügliche der Umgebungsuntersuchungen

unsterile Proben	Volumen	Hinweise zu Gewinnung u. Zusätzen

Sputum	möglichst 2(-5) ml	• Möglichst Morgensputum ohne vorherige Mundpflege, Abhusten aus den tiefen Atemwegen
		• Kontamination durch Speichel vermeiden
		• Kein Sammelsputum (nicht länger als 1 Stunde sammeln)
		• Wenn kein Sputum abgehustet werden kann:
		  • ggf. Sputuminduktion durch 5-10%ige NaCl-Inhalation
		    CAVE: Infektionsgefahr für das Personal durch Aerosole
		• Bronchoskopie (bei Erwachsenen)
		• Magennüchternsekret/-spülwasser bei Kindern

Bronchialsekret	möglichst 2-5 ml	• Bronchoskopisch zu gewinnen! • Bei Anwendung von lokal wirksamen Anästhetika: wegen der möglichen bakteriziden Wirksamkeit kann das Untersuchungsergebnis verfälscht werden.
Bronchiallavage	20-30 ml	• Möglichst gezielt das betroffene Segment lavagieren, Recovery-Flüssigkeit ohne weitere Behandlung auffangen
Geschützte Bürste		• Wegen der Gefahr der Austrocknung etwas 1-2 ml sterile physiologische Kochsalzlösung zusetzen

Abb. 14.6 Sensitivität der Probengewinnung und Methoden

und präventiven Behandlungen, insbesondere von kleinen Kindern, die Kontakt zur Indexperson hatten sollte konsequent erfolgen.

14.4.2 Kasuistik: Hepatitis B

Fallbeispiel

Anamnese: Weibliche Patientin 54 Jahre, Russlanddeutsche. Geboren in der Russischen Föderation (ehem. UDSSR). Seit 1996 in Deutschland. Seit ca. 5 Jahren Menopause. Beklagt Haarverlust. Verheiratet, keine Kinder. Arbeitet als Reinigungskraft. Raucht 10 Zigaretten/Tag seit 40 Jahren. (20py) Fühlt sich schon lange abgeschlagen und nicht richtig leistungsfähig. Transaminasen waren vor 3 Monaten beim Hausarzt bestimmt und erhöht gemessen worden.

Körperliche Untersuchung: 95 kg bei 167 cm Körpergröße (BMI: 33,7) Gewicht konstant. Abdomen adipös, Striae, Narbe nach Appendektomie (im Kindesalter). RR 135/86 mmHG Puls 78/min regelmäßig.

Laborbefunde: Blutbild unauffällig. GOT (ALT) 128 U/L (n:<45), GPT (AST) 155 U/L (n:<45), Gamma-GT 255 U/L (n:<55), Normalwerte für Bilirubin ges., alk. Phosphatase, Albumin, Ges.-Eiweiß und Eiweißelektrophorese, Nüchternblutzucker, Kreatinin, Elektrolyte, INR, PTT, TSH, HBA1c, AFP.

Abdomensonografie: Homogen verdichtetes Leberbinnenecho. Aspekt einer Fettleber. Leber- und Milzgröße regelrecht. Leberrand und Oberfläche glatt, kein Aszites. Nieren, Gefäße, übriger Abdomensonografiebefund regelrecht (**Abb. 14.8**).

Methode	Erläuterungen
Kultur	- Nachweisgrenze: 10-100 KBE/ml Probenmaterial - Erfasst Tuberkulose-Erreger (*M. tuberculosis*-Komplex) und Mykobakteriose-Erreger z.B. *M. genavense* und *M. haemophilum* haben spezielle Wachstumsanforderungen und sind schwierig nachzuweisen - Voraussetzung für eine nachfolgende Resistenzbestimmung
Mikroskopie	- Limitierte Sensitivität, Nachweisgrenze: ca. 10^4 KBE/ml Probenmaterial mit hoher Spezifität (>95%) - Erkennung isolierungsbedürftiger hochinfektiöser Fäller („offene Tuberkulose") - Erfasst Mykobakterien ohne nähere Spezifizierung als „säurefeste Stäbchen" - Erlaubt keine Aussage über die Vermehrungsfähigkeit nachgewiesener Mykobakterien - Ungeeignet bei Materialien mit nichttuberkulösen Mykobakterien in der Standortflora (Urin, Ejakulat)
Nukleinsäure-Amplifikations-Techniken (NAT) für *M. tuberculosis*-Komplex	- Hohe Spezifität bei mikroskopisch positiven, geringen Sensitivität bei mikroskopisch negativen Proben - Nachweisgrenze: ca. 10^2 KBE/ml Probenmaterial - Ungeeignet zum Screening oder zur Ausschlussdiagnostik einer Tuberkuloseerkrankung, deshalb sollte parallel immer eine Kultur und ggf. Mikroskopie durchgeführt werden

◘ Abb. 14.7 Auf Basis der Quelle: Präanalytik-Handbuch, Nationales Referenzzentrum, Borstel, 2018

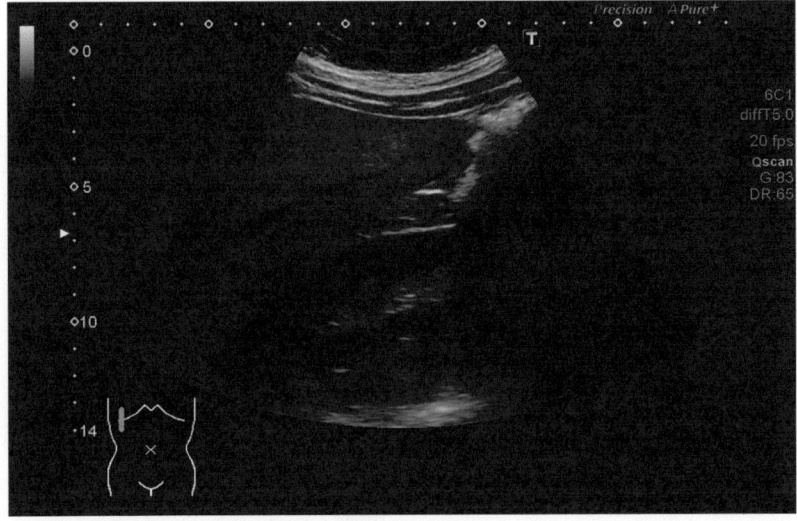

◘ Abb. 14.8 Ultraschallbild der Leber und Niere. Aspekt Fettleber

Elastografie der Leber mittels Fibroscan®: 5,6 kPa (n < 6)
Verdachtsdiagnose: Fettleberhepatitis (NASH), zum Ausschluss relevanter und häufiger Differenzialdiagnosen weiterführende Laboruntersuchungen:

HB-s-AG pos.
Anti HCV: neg
Transferrinsättigung: normal
HBV-DNA-PCR: pos. 125.000 U/ml
HB-e-Ag: neg.
HDV-AK: neg
Diagnose: Hepatitis-B-Infektion

Ausführliche Aufklärung der Patientin über das Infektionsrisiko. Untersuchung des Partners: HB-s-AG neg. sowie einen Anti-HB-s-Ak-Titer von > 1:1000 U. Er ist vor Jahren bei Beginn seiner Tätigkeit als Altenpfleger gegen Hepatitis B geimpft worden. Damit geschützt. Einleitung einer langfristigen virustatischen Therapie mit Tenofovir 245 mg tgl. Aufklärung über die unbedingt einzuhaltende Einnahmetreue, da eine auch nur kurze Therapiepause eine massive Virusvermehrung und folgenden Leberschaden verursachen kann. Exzellente Verträglichkeit der Medikation, praktisch nebenwirkungsfrei. Nach 3 Monaten HBV-PCR: neg. Deutliche Leistungssteigerung und Besserung der AZ-Minderung. Regelmäßige Kontrolle der Viruslast, Transaminasen, Kreatitin, AFP und Ultraschall der Leber.

- **Erläuterung zur Kasuistik: Hepatitis B**

Infektiöse Virushepatitiden gehören zu den häufigen meldepflichtigen Infektionskrankheiten von Asylsuchenden und Flüchtlingen in Deutschland (Abb. 14.2). Das Wissen um die Häufigkeit dieser weltweit häufigsten vertikal von Mutter auf Kinder übertragenen Virusinfektion sollte Anlass zum Screening auf diese Infektionskrankheit sein, die durch Kontakt mit Blut und durch Geschlechtsverkehr übertragen werden kann.

Neben der Hepatitis B sollte auch die parenteral übertragbare Virushepatitis C sowie die anderen typischen Infektionskrankheiten in das Screening mit aufgenommen werden. Das Screening auf die sehr gut therapierbare aber leider häufig übersehene Hämochromatose lässt sich durch die kostengünstige Bestimmung der Transferinsättigung einfach mit einschließen.

Laboruntersuchung und Ultraschalldiagnostik komplettieren die Untersuchungen, die bei erhöhten Transaminasen empfohlen werden. Bei einer chronischen Lebererkrankung kann heute die Fibrose der Leber sehr valide mittels unblutiger Verfahren, wie Fibroscan® oder ARFI gemessen werden.

Beim etablierten Fibroscan®-Verfahren wird mittels einer Schallwelle von 50 Hz die Elastizität des Lebergewebes gemessen. Ist eine fortgeschrittene Leberfibrose oder gar Leberzirrhose nachgewiesen, sollte eine endoskopische Untersuchung (ÖGD) erfolgen um Ösophagus- oder Fundusvarizen identifizieren und ggf. prophylaktisch mittels Gummibandligatur behandeln zu können. Dann ist auch die Diagnostik bzgl. einer hepatischen Enzephalopathie und anderer Folgekrankheiten der Leberzirrhose angezeigt (Abb. 14.9).

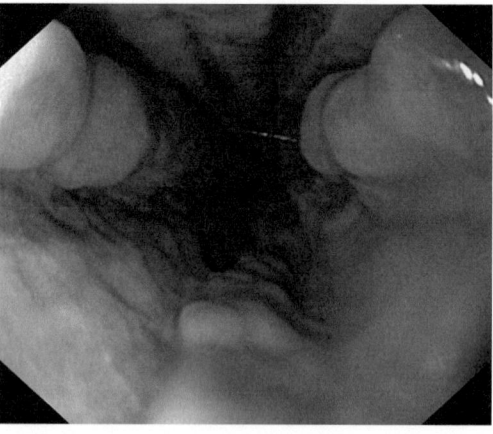

Abb. 14.9 Endoskopisches Bild von Ösophagusvarizen (Bildrechte beim Verfasser)

> **Definition**
>
> Die Diagnose einer chronischen Virushepatitis hat mehrere Konsequenzen:
> 1. Ausführliche persönliche Aufklärung über die Art der Krankheit, Infektionswege und Ansteckungsgefahr.
>   Hierzu gibt es gutes Informationsmaterial in vielen Sprachen.
>   Z. B.: ▶ https://www.migration-gesundheit.bund.de/de/startseite/
> 2. Meldepflicht und Umgebungsuntersuchung ggf. Schutzimpfung von Menschen, die in häuslicher Gemeinschaft mit dem Infizierten leben.
> 3. Einleitung einer gut verträglichen, sehr wirksamen oralen Therapie: bei Hepatitis B lebenslang und bei Hepatitis C über 8–12 Wochen. Immer nur nach geklärtem Aufenthaltsstatus, da meist keine dringliche Therapieindikation der häufig jahrelang bestehenden chronischen Infektion erforderlich ist.
> 4. Regelmäßige Kontrolluntersuchungen mittels ärztlicher Untersuchung, Ultraschall des Abdomens und Laboruntersuchung.

Zusammenfassend kann festgehalten werden, dass die Kenntnis von Symptombild, klinischem Untersuchungsbefund und die richtige Wertung apparativer Untersuchungsergebnisse dieser wichtigen ansteckenden Infektionskrankheiten notwendige Voraussetzung für eine optimale Behandlung aller Patienten sind. Die rechtzeitige Diagnosestellung und Einleitung der angemessenen Behandlung und Prävention ist nur so möglich.

Literatur

Gerda-Maria H et al (2010) Prevalence of cardiovascular disease risk factors in migrants participating in the PEP family heart study, Nuremberg. Int J Prev Med 1(1):19–28

Razum O, Bunte A et al (2016) Gesundheitsversorgung von Geflüchteten – Zu gesicherten Daten kommen. Dtsch Arztebl Int 113(4):A-130–A-133

Robert Koch-Institut (2015) Standardisierte Erstaufnahmeuntersuchung gemäß Asylgesetz, Mindeststandard aus Sicht des RKI

Robert Koch-Institut, Bundeszentrale für gesundheitliche Aufklärung (2008) Erkennen – Bewerten – Handeln: Zur Gesundheit von Kindern und Jugendlichen in Deutschland. Gesundheitsokon Qualitatsmanag 14(1):15

Statistisches Bundesamt (2008) Mikrozensus 2003 und 2005, Schwerpunktbericht: Migration und Gesundheit, Mikrozensus 2003 und 2005

Innere Medizin: Diabetes mellitus

Alexander Risse und Solmaz Golsabahi-Broclawski

15.1 Klinische Prävalenz – 160

15.2 Diabetesrisiko: Ernährung – 160

15.3 Kasuistik: Gewohnte Ernährung aus der Heimat (Pakistan) – 161

15.4 Diabetesrisiko: Lebensstilfaktoren – 161

15.5 Kasuistik: Gesunde Ernährung und Bewegung versus „Fastfood-Couch-Kultur" – 162

15.6 Therapie und Compliance – 162

Literatur – 164

© Springer-Verlag GmbH Deutschland, ein Teil von Springer Nature 2020
A. Gillessen, S. Golsabahi-Broclawski, A. Biakowski, A. Broclawski (Hrsg.), *Interkulturelle Kommunikation in der Medizin*, https://doi.org/10.1007/978-3-662-59012-6_15

- **Einleitung**

2017 haben 18,6 Mio. der Menschen in Deutschland einen Migrationshintergrund und nach Schätzungen leiden hiervon 600.000 an Diabetes mellitus. Betrachtet man nur die türkischstämmigen Migranten in Deutschland (2017 ca. 2 Mio.), so leiden allein aus dieser Gruppe schätzungsweise 300.000 Personen an Diabetes. Zu über 50 % wird bei Diabetikern ohne Migrationshintergrund die Erkrankung im Rahmen einer Routineuntersuchung festgestellt, bei Migranten jedoch nur in knapp 20 % der Fälle. Die Erkrankung wird zumeist spät und in einem fortgeschrittenen Stadium diagnostiziert, häufig handelt es sich um eine Zufallsdiagnose. In der psychiatrischen Sprechstunde ist im Rahmen der Erstuntersuchungen bei Patienten mit Zuwanderungsgeschichte Diabetes mellitus häufig ein Zufallsbefund (Golsabahi-Broclawski und Broclawski 2018) (◘ Abb. 15.1).

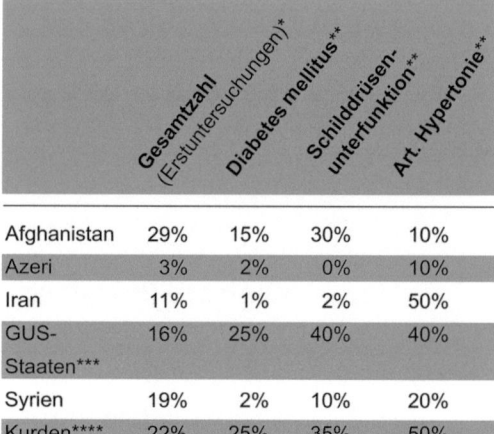

◘ Abb. 15.1 Unveröffentlichte Daten des Instituts für transkulturelle Medizin, Studie 2015 bis dato: Diagnostik und Therapie im Rahmen der Notfallsprechstunde

15.1 Klinische Prävalenz

Zahlreiche amerikanische, australische und kanadische Studien belegen ebenso wie die europäischen, dass Prävalenz, Indiz und Mortalität von Typ-2-Diabetes bei Migranten meist deutlich höher sind als bei der jeweiligen einheimischen Bevölkerung. Darüber hinaus erkranken Menschen, die in ein anderes Land migriert sind, durchschnittlich 5 bis 10 Jahre früher an Typ-2-Diabetes. Sie sind im Vergleich zur Bevölkerung ihrer Heimatländer, aber auch der in ihrer Wahlheimat sowohl in einem jüngeren Alter als auch häufiger von der Krankheit betroffen. Darüber hinaus sind die Folgekomplikationen ihrer Diabeteserkrankung in der Regel ausgeprägter und häufiger als bei Einheimischen. Die folgende Tabelle verdeutlicht die höhere Prävalenz der Erkrankung bei Menschen aus Süd- und Zentralamerika, Nord- und Subsahara, Afrika, Vorder-, Mittel- und Südasien. Die veröffentlichen Metaanalysedaten in Europa der zwischen 1994 und 2014 aufgelegten Studie belegen die um das Zwei- bis Dreifache höhere Prävalenz von

Herkunftsregion	Diabetes mellitus-Prävalenz
Europa	1,00
Südasien	3,70
Mittlerer Osten und Nordafrika	2,70
Subsahara (Afrika)	2,60
Westlicher Pazifik	2,30
Süd- und Zentralamerika	1,30
Indien	4,10

◘ Abb. 15.2 Prävalenz von Typ-2-Diabetes. (Angelehnt an Meeks et al. 2016)

Typ-2-Diabetes im Vergleich zu der in der einheimischen Bevölkerung (◘ Abb. 15.2).

15.2 Diabetesrisiko: Ernährung

Es besteht eine auffällig hohe Prävalenz von Diabetes bei Migranten: „Etwa 15 Prozent der Menschen mit Migrationshintergrund in Deutschland sind an Diabetes mellitus erkrankt. Das sind prozentual doppelt so

viele wie bei den Deutschen" (Ärzte-Zeitung 2012). Die vorliegenden Befunde legen nahe, dass Versorgungs- und Handlungsbedarf vor allem in den Bereichen psychischer und chronischer Erkrankungen sowie bei Kindern asylsuchender Familien besteht (Frank et al. 2017). Die Hauptrisikofaktoren für die Volkskrankheiten Diabetes mellitus, Übergewicht, arterielle Hypertonie, aber auch affektive Störungen wie Sucht (Begleiterscheinungen bei Diabetes u. a.) sind:
- Übergewicht
- Nicht-situationsadäquate Ernährung
- Bewegungsmangel
- Fehlerhaftes Stress-Management
- Fehlende Resilienzfaktoren

Die Analyse der Daten aus der SABRE-Studie (Tillin et al. 2015), die seit 1988 Europäer und Südasiaten mit ursprünglichem Wohnsitz in West- und Nord-London vergleicht, zeigt diesen Zusammenhang deutlich: Bei Südasiaten wurde ein genetisch bedingt höherer Spiegel bestimmter Aminosäuren festgestellt, der mit einem höheren Diabetesrisiko assoziiert ist. Gleichwohl wurde kein signifikanter Unterschied der Aminosäurenkonzentration und der Diabetesinzidenz zwischen Hindus und Muslimen aus Südasien festgestellt, sodass ein Einfluss der Ernährungsgewohnheiten weitgehend auszuschließen ist. Von der von europäischen Diabetologen empfohlenen sogenannten mediterranen Kost unterscheiden sich die von vielen Kulturen präferierten Ernährungsstile zum Teil deutlich und so kann es leicht zu Konflikten kommen insbesondere, wenn der Patient einer Kultur entstammt, die schnell resorbierbare Kohlenhydrate bevorzugt.

15.3 Kasuistik: Gewohnte Ernährung aus der Heimat (Pakistan)

Eine aus Pakistan stammende Frau im Alter von 35 Jahren lebt seit ca. zwei Jahren in Deutschland. Nach der Geburt ihres ersten Kindes entwickelt sie einen Diabetes mellitus und wird hausärztlich versorgt und mit Insulin behandelt. Sie stillt das Kind und arbeitet im Haushalt. Bereits im ersten Monat musste der Notdienst zu vier Einsätzen wegen nächtlicher Unterzuckerung anrücken. Es stellt sich heraus, dass sie mit der Broteinheitentabelle nichts anfangen kann, da sie die aufgelisteten Speisen kaum kennt. Sie ernährt sich ausschließlich nach der vorwiegend vegetarisch geprägten Küche ihrer Heimat. Gemeinsam mit der Diätassistentin wurde über einen Monat ein Protokoll ihrer Essgewohnheiten erstellt, schließlich haben sie gemeinsam die passenden BE-Einheiten im Internet recherchiert und letztlich stabilisierte sich auch der Diabetes mellitus.

15.4 Diabetesrisiko: Lebensstilfaktoren

In der Beurteilung der Risikofaktoren für Diabetes sind laut Leitlinien folgende Faktoren entscheidend:
- Ethnie und Genetik
- Lebensstill
- Ernährung
- Strukturelle Deprivation (Arbeitslosigkeit, psychosoziale Stressfaktoren)
- Umweltbedingte Stressoren (Lärm, Luftverschmutzung)

In der langjährigen schwedischen Studie von White et al. zeigt sich deutlich, dass das Diabetesrisiko für Migranten, die in einem Wohngebiet mit hoher Deprivation leben, im Vergleich zu denen in einem Wohngebiet mit niedriger Deprivation um 22 % erhöht ist. Vandeenheede und seine Kollegen zeigten bereits 2012 in deren Studie über die Prävalenz des Diabetes in Europa, dass die mit Diabetes assoziierte Mortalität um ca. 200 % höher als bei der einheimischen Bevölkerung ist, wenn die Migranten aus einem Land mit niedrigen sozioökonomischen Status stammen (Vandenheede und Deboosere 2012). Migration kann im Rahmen ungünstiger psychosozialer Bedingungen (Rollenverslust, übererfüllte Lebensperspektiven, gesellschaftlicher Anpassungsdruck und kulturelle Konflikte) als ein Mitrisikofaktor zur Entstehung von Diabetes beitragen.

15.5 Kasuistik: Gesunde Ernährung und Bewegung versus „Fastfood-Couch-Kultur"

Ein 40-jähriger Mann, der aus Kirgistan stammt, lebt seit seinem 15. Lebensjahr in Deutschland. Seine Kindheit in dem zentralasiatischen Staat verbrachte er in einem Dorf, das ca. 50 km von der nächsten Ortschaft entfernt lag. Hier spielte er oft im Freien, während seine Großmutter die Mahlzeiten zubereitete. In Deutschland war er als Kind von Zechenarbeitern in seiner Jugend oft nach der Schule allein zu Hause. Sowohl die deutsche Sprache als auch die Kultur im Ruhrgebiet überforderten ihn. Sein Alltag in Deutschland bewegte sich zwischen Schule und Sofa. Seine Mutter hatte nach der Arbeit gekocht, wahlweise durften sich die Kinder auch selbst versorgen. In diesem Rahmen lernte er Fastfood und später auch den Konsum vom Alkohol kennen. Er entwickelte eine Alkoholkrankheit, erlebte bereits mit 25 Jahren seine erste Entgiftung und als er 30 Jahre alt war, wurde eine sechsmonatige stationäre Entwöhnungsbehandlung notwendig. In diesem Rahmen wurde erstmalig der Diabetes mellitus diagnostiziert. Da bereits die Folgeerkrankungen der Polyneuropathie ausgeprägt und auch die Beeinträchtigungen der Leber und Pankreaswerte durch die Doppeldiagnose sehr fortgeschritten waren, erfolgt eine diabetologische internistische Mitbehandlung. Hierbei standen die Umstellung der Ernährung, Einstellung zur Bewegung und die erforderliche Sozialtherapie im Vordergrund der Behandlung.

Die holländische Studie der wissenschaftlichen Forschungsgruppe von Schmidt und Potter van Loon aus dem Jahre 2017 belegt, dass nicht nur die Diabetes-Distress-Prävalenz im Vergleich zur einheimischen Bevölkerung höher ist, sondern sich auch zwischen den ethnischen Untergruppen der untersuchten Migrationsethnien unterscheidet. Hierbei wird gezeigt, dass die untersuchten Marokkaner unter diabetesbedingten Beschwerden aus dem internistischen Krankheitsfolgen leiden, während die untersuchten Türken von den psychischen Folgestörungen betroffen sind. Bei den Angehörigen beider Volksgruppen (Marokkaner und Türken) leiden jene, bei denen im Rahmen der Untersuchungen höhere HbA1c-Werte festgestellt wurden, häufiger an der Zusatzdiagnose depressiver Störungen als jene mit niedrigen HbA1c-Werten. Die quantitative Beschreibung von Gruppen ist nicht aussagekräftig, wenn es um Bewältigungsstrategien im Einzelfall geht. Konsequenterweise helfen jeweils nur die eingehende, kultursensible Anamnese und die hieraus abgeleitete Diagnostik.

15.6 Therapie und Compliance

Bestimmte Vorstellungen über Diabetes mellitus und seine Behandlung sind auch in der einheimischen Bevölkerung weit verbreitet („Einmal Insulin, immer Insulin" „Zimt senkt den Zucker"), ebenso wie bei der einheimischen Ärzteschaft (Wunden bei Diabetes heilen schlecht wegen der diabetischen Mikroangiopathie; Motivation zur Lebensstiländerung ist möglich). Die ärztliche Haltung ist gegenüber Patienten auch in Deutschland ebenso wie in anderen Ländern zum Teil erheblich paternalistisch („Patientenführung"), international von militärmedizinisch geprägter Semantik infiziert (Kampf gegen den Krebs, Patient „verweigert").

Neben der Staatsform, in der die Menschen leben, haben Bildung und Sozialstatus einen wichtigen Einfluss auf die Lebenserwartung der Menschen. Im persönlichen Umgang erweisen sich viele der medial generierten Besonderheiten und Unterschiede als überspitzt, andere gelten bei näherer Betrachtung gleichfalls für Deutsche und Menschen mit Migrationshintergrund, etwa der Kampf gegen das eigene Übergewicht. Infolge der in den letzten Jahren stark steigenden Migrantenzahlen entstand eine erhöhte Aufmerksamkeit für diese Unterschiede, ebenso kam es zu vermehrten Aktivitäten in Bezug auf Diagnostik, Schulung und Therapie. Einen ersten Eindruck können unveröffentlichte Daten der Asylsprechstunde des Medizinischen Instituts für Transkulturelle Kompetenz vermitteln, welche auf eine höhere Prävalenz und komorbide Störungen unter diesen Patienten hinweisen.[1]

Diabetologen engagierten sich in dieser Problematik bereits, bevor die Problematik in den Fokus medialen Interesses gerückt wurde: Bereits 2002 wurde von Dr. Bernd Kalvelage eine systematische Beschäftigung organisiert. Diesbezügliche Aktivitäten decken das gesamte Spektrum von Forschungsaktivitäten, Schulungsangeboten für verschiedene Ethnien sowie konkrete Hilfsmittel ab. Politische Aktivitäten mit dem Ziel der Durchsetzung von Patientenrechten nehmen zu, so heißt es in der Grundsatzerklärung der Deutschen Diabetes-Hilfe: „Der gleichberechtigte Zugang zur gesundheitlichen Versorgung ist ein Grundrecht für alle Bürger in Deutschland und sollte auch für alle Menschen mit Migrationshintergrund unabhängig von ihrer Nationalität, ihrer Herkunft oder ihrerReligionszugehörigkeitselbstverständlichsein." (Deutsche Diabetes Hilfe 2017).

Unterstützt vom Bundesministerium für Gesundheit wurde das Projekt „Diabetesberatung auf Rädern" geschaffen: Ein „Diabetes-Info-Mobil", also eine mobile Diabetesberatungsstelle mit Sofort-Diagnostik und mehrsprachig sowie interkulturell ausgebildeten Diabetesberaterinnen, fährt regelmäßige Einsätze, um Menschen mit Migrationshintergrund über Diabetes zu informieren. Ein weiteres wichtiges Hilfsmittel, der „Diabetes–Dolmetscher" mit Übersetzungshilfen für Englisch, Türkisch, Arabisch, Italienisch, Französisch, Spanisch, Niederländisch, Polnisch, Portugiesisch und Griechisch mit jeweils deutscher Übersetzung kann auf der Seite abgerufen werden.

Fazit

Um sich dem Problem kultureller Einflüsse auf Erkrankungen zu nähern, hat sich der Blick in den Bereich der Kulturwissenschaften bewährt. Kultur kann in diesem Kontext nach Pfeiffer als ein Komplex überlieferter Erfahrungen, Vorstellungen und Werte sowie von gesellschaftlichen Ordnungen und Verhaltensregeln verstanden werden, mit dem Menschen ihre Welt interpretieren und nach dem sie ihr Handeln ausrichten. In der Medizin als kulturellem System folgt die kulturvergleichende medizinische Anthropologie der Schule der amerikanischen Anthropologen Landry und Kleinmann. Man betrachtet Sprache, Religion und Sozialstruktur als kulturelle Leistung, ein System von symbolischen Bedeutungen und Vorstellungen, Praktiken sowie Techniken und Traditionen. Somit bedeutet die Diagnostik und Therapie bei der Diagnose Diabetes mellitus als eine der schwerwiegenden Erkrankungen mit Folgeschäden eine Herausforderung auf der biologischen, psychischen, sozialen und kulturellen Ebene in Diagnostik und Therapie.

Um einer solchen Diagnose bei Patienten mit Zuwanderungsgeschichte gerecht zu werden, ist es unerlässlich, sich im Rahmen der Fort- und Weiterbildung des medizinischen Personals mit einem kulturspezifischen Umgang mit den körperlichen Störungen

---

1 Das MITK bietet seit 2015 eine offene Sprechstunde für Asylsuchende und Migranten an. Hierbei wird in einem multiprofessionellen und interdisziplinären Team die Diagnostik der vorwiegend psychiatrischen Symptome durchgeführt. Die in dem Rahmen erhobene Befunde zeigen die häufigen sogenannten Zufallsbefunde von Diabetes mellitus, Schilddrüsenunter- oder -überfunktion, arterielle Hypertonie, hepatozelluläre Erkrankungen u. a. bei der Einweisungsdiagnose Angststörungen, affektive Störungen sowie posttraumatische Belastungsstörungen.

auseinanderzusetzen; eine konsequente Anamnese der Kultur des Krankheitskonzeptes, Anamnese der sozialhygienischen Lebensbedingungen und das Verständnis für technische Diagnostik in anderen Kulturkreisen sind unerlässlich. Die Migration per se verursacht keinen Diabetes mellitus, vielmehr spielen die viele, unterschiedliche Faktoren eine entscheidende Rolle. Sie können aber auch eine bestehende Diagnose verschlimmern.

Literatur

Ärzte-Zeitung (2012) ▶ https://www.aerztezeitung.de/politik_gesellschaft/krankenkassen/article/812846/migranten-wissen-diabetes.html. Zugegriffen: 8. Mai 2012

Deutsche Diabetes Hilfe (2017) Menschen mit Migrationshintergrund und Diabetes interkulturell betreuen. ▶ https://www.diabetesde.org/pressemitteilung/menschen-migrationshintergrund-diabetes-interkulturell-betreuen. Zugegriffen: 20. März 2019

Frank L et al (2017) Gesundheit und gesundheitliche Versorgung von Asylsuchenden und Flüchtlingen in Deutschland. J Health Monit 2(1):24–46. ▶ https://doi.org/10.17886/rki-gbe-2017-005

Golsabahi-Broclawski S, Broclawski A (2018) Diabetes Mellitus interkulturell und interdisziplinär. Vortrag in Kooperation mit ÄKWL und MITK: „Diabetes Mellitus in der psychiatrischen Sprechstunde". 8.12.2018

Meeks KA et al (2016) Disparities in type 2 diabetes prevalence among ethnic minority groups resident in Europe: a systematic review and meta-analysis. Intern Emerg Med 11(3):327–340

Schmidt CB et al (2017) Ethnic minorities with diabetes differ in depressive and anxiety symptoms and diabetes-distress. J Diabetes Res 2017:1–11. ▶ https://doi.org/10.1155/2017/1204237

Tillin T et al (2015) Diabetes risk and amino acid profiles: cross-sectional and prospective analyses of ethnicity, amino acids and diabetes in a Sough Asian and European cohort from the SABRE study. Diabetologia 58(5):968–979. ▶ https://doi.org/10.1007/s00125-015-3517-8

Vandenheede H, Deboosere PS (2012) Migrant mortality from diabetes mellitus across Europe: the importance of socio-economic change. Eur J Epidemiol 2(27):109–117. ▶ https://doi.org/10.1007/s10654-011-9638-6

Weiterführende Literatur

afp/aerzteblatt.de (2017) Deutsches Ärzteblatt. abgerufen am 04. 02 2019 von Japan will Zahl der Suizide deutlich senken. ▶ https://www.aerzteblatt.de/nachrichten/77205/Japan-will-Zahl-der-Suizide-deutlich-senken

Berger F (2018) Typ-2-Diabetes und Migranten: Menschen aus verschiedenen Sprach- und Kulturräumen. Georg Thieme Verlag KG, Stuttgart

Deutsche Diabetes Gesellschaft (2019) Geschichte der AG Diabetes und Migranten. ▶ http://migration.deutsche-diabetes-gesellschaft.de/ueber-uns/historie.html

Deutsche Diabetes Hilfe Diabetes-Dolmetscher. ▶ https://www.diabetesde.org/ueber_diabetes/diabetes_dolmetscher. Zugegriffen: 20. März 2019

Golsabahi-Broclawski S (2009) Vorwort. In: Golsabahi S, Stompe T, Heise T (Hrsg) Jeder ist weltweit ein Fremder. Beiträge zum 2. Kongress des Dachverbandes der transkulturellen Psychiatrie, Psychotherapie und Psychosomatik (DTPPP) in Wien 2009, Bd. 16. VWB-Verlag, Berlin

Golsabahi-Broclawski S (2012) Sprachkenntnisse und Religionskenntnisse im klinischen Alltag. Kulturfallen im klinischen Alltag. LIT, Münster

Golsabahi-Broclawski S (2014) Einführung in transkulturelle Psychiatrie, Psychotherapie und Psychosomatik. In: Golsabahi-Borclawski S, Özkan I, Broclawski A (Hrsg) Transkulturelle Psychiatrie: Erfahrungen von Experten aus der EU. Reihe: Kulturfallen im klinischen Alltag, Bd. 4. LIT, Münster

Golsabahi-Broclawski S (2018) Wenn der Körper in der Fremde schmerzt. Vortrag: Jubiläumssymposium. 40 Jahre Psychotherapie. Otto-Wagner-Spital, Wien

Grüßer M et al (2017) Wie behandele ich meinen Diabetes (4 Ausg). (M. Dinc, Übers). Dt. Ärzteverlag, Köln

Kaffka I (2018) Spiegel.de. Abgerufen am 04. 02. 2019 von Hikikkomori. Wie junge Japaner das Leben aussperren. ▶ http://www.spiegel.de/gesundheit/psychologie/hikikomori-wie-junge-japaner-das-leben-aussperren-a-1202103.html

Kalvelage B, Kofahl C (2013) Behandlung von Migrantinnen und Migranten mit Diabetes. In: Petrak F, Herpertz S (Hrsg) Psychodiabetologie. Springer, Berlin, S 73–91

Kofahl C (2011) Gesundheitskompetenz von türkischstämmigen Diabetikern in Abhängigkeit von Krankheitsverlauf, Versorgungskonzept, sozioökonomischem Status und Integration. Abschlussbericht, Hamburg

Kubini K (2018) Untersuchung neu zugewanderter Kinder und Jugendlicher. Blickpunkt Öffentliche Gesundheit(03/2018)

Petersen A (1995) Somatisieren die Türken oder psychologisieren wir? – Gedanken zur angeblichen Neigung der Türken zum Somatisieren. (A. Ethnomedizin, Hrsg.). Curare – Z Medizinethnol 18(2):531–540

Razum O et al (2008) Deutsches Ärzteblatt (▶ aerzteblatt.de). Abgerufen am 04. 02. 2019 von Themen der Zeit. Migration und Gesundheit: Ähnliche Krankheiten, unterschiedliche Risiken. ▶ https://www.aerzteblatt.de/archiv/62423/Migration-und-Gesundheit-Aehnliche-Krankheiten-unterschiedliche-Risiken

Robert Koch-Institut (2006) Telefonischer Gesundheitssurvey des Robert Koch-Insituts (2. Welle). Robert Koch-Institut, Berlin

Statistisches Bundesamt (2017) Pressemitteilung 261. ▶ https://www.destatis.de/DE/PresseService/Presse/Pressemitteilungen/2017/08/PD17_261_12511.html

Sultan M (2016) Diabetes bei Migranten: Was ist anders? Deutsches Ärzteblatt 113(43):10. ▶ https://doi.org/10.3238/persdia.2016.10.28.02

Tenkorang EY (2016) Early onset of type 2 diabetes among visible minority and immigrant populations in Canada. Ethnicity Health 22(3):266–284. ▶ https://doi.org/10.1080/13557858.2016.1244623

Tinnemann P et al (2016) Medizinische Versorgung von Flüchtlingen durch den Öffentlichen Gesundheitsdienst: Allzeit bereit – nur wie lange noch? Gesundheitswesen 78(4):195–199

Widders G, Teichert U (2018) Psychosoziale Versorgung von Flüchtlingen ist notwendig. ASU Arbeitsmedizin. Sozialmedizn. Umweltmedizin. Z med Prävent 53(9):558–559

Wittgenstein L (1918) Logisch-philosophische Abhandlung (Tractatus logico-philosophicus). Abgerufen am 07. 01. 2019 von Tractatus Logico-Philosophicus. Yet another Hypertext of the Ogden bilingual edition. ▶ http://tractatus-online.appspot.com/Tractatus/jonathan/D.html

Innere Medizin: Infektions- und Tropenkrankheiten

Luise Prüfer-Krämer und Alexander Krämer

16.1 Einleitung – 168

16.2 Krankheitsepidemiologie in Herkunftsländern (Infektionen und genetische Erkrankungen) – 169
16.2.1 Infektionen – 169
16.2.2 Genetische Erkrankungen – 171

16.3 Erkrankungen während des Migrationsprozesses – 171
16.3.1 Jugendliche unbegleitete Flüchtlinge (UMA) – 172

16.4 Krankheiten beim Aufenthalt im Zielland – 173
16.4.1 Besondere Personengruppe: Visiting Friends and Relatives (VFR) – 174

Literatur – 176

© Springer-Verlag GmbH Deutschland, ein Teil von Springer Nature 2020
A. Gillessen, S. Golsabahi-Broclawski, A. Biakowski, A. Broclawski (Hrsg.), *Interkulturelle Kommunikation in der Medizin*, https://doi.org/10.1007/978-3-662-59012-6_16

16.1 Einleitung

Migranten stellen eine sehr heterogene Population dar. Die Heterogenität ist bedingt durch a) das Herkunftsland, b) den Migrationsbeweggrund (Arbeit, Ausbildung, Flucht vor Konflikten, Armut, Naturkatastrophen und andere Ursachen wie z. B. Familienzusammenführung oder Krankheit), c) Alter und Geschlecht, d) sozioökonomischer Status vor und nach der Migration, e) Kultur und Religion, f) Dauer des Aufenthaltes im Zielland und (damit nicht identisch) g) Stadium der kulturellen und sprachlichen Integration. Das heißt, Migrant ist nicht gleich Migrant und Flüchtling ist nicht gleich Flüchtling. Herkömmliche allgemeinernde medizinische und gesundheitswissenschaftliche Konzepte, wie z. B. der sogenannte Healthy Migrant-Effekt, und ein vereinfachtes Konzept der sozialen und gesundheitlichen Ungleichheit sind in Anbetracht dieser Heterogenität zu überdenken und auf die zu betrachtende Untergruppe zu adjustieren.

Es wird ausdrücklich darauf hingewiesen, dass dieser Beitrag nicht zu einer Stigmatisierung von Migranten führen soll, im Gegenteil, das Ziel des Beitrages ist es, aufmerksam zu machen auf die Besonderheiten bei der ärztlichen Behandlung von Migranten, um deren individuelle Gesundheit beim Aufenthalt in Deutschland bestmöglich zu erhalten und zu verbessern. Die Autoren teilen die Einschätzung eines Konsortiums zur Migrantengesundheit, die 2018 im Lancet publiziert wurde, dass das Risiko einer Übertragung von Infektionskrankheiten von Migrantenpopulationen für die aufnehmende Population bei funktionierendem Surveillancesystem äußerst gering ist und das höchste Risiko einer Übertragung der Infektion für andere Migranten z. B. in Gemeinschaftsunterkünften oder in Migrantenhaushalten besteht (Abubakar et al. 2018).

Migranten der ersten bis dritten Generation stellen einen zunehmenden Patientenanteil im ärztlichen Behandlungsalltag. Dabei handelt es sich bei den zu behandelnden Krankheiten in der Regel um bekannte allgemeinmedizinische Probleme. Trotzdem ist die Kenntnis besonderer Krankheitsentitäten bei Migranten zunehmend wichtig. Diese können bedingt sein durch höhere Krankheitsprävalenzen in den Herkunftsregionen (z. B. Infektionen, genetische Erkrankungen und nicht oder unzureichend behandelte Grunderkrankungen oder Verletzungen), durch Erkrankungen, die auf dem Migrationsweg/Fluchtweg durch entsprechende Exposition erworben wurden oder durch Erkrankungen, die durch die Adaptation eines „westlichen Lebensstils" oder nicht erfolgreiche Integration/Trennung von der Familie nach der Migration entstehen können (◘ Abb. 16.1).

Beispiele für die Manifestation einer anderen Krankheitsepidemiologie in Herkunftsländern sind die Schistosomiasis/Bilharziose, die Sichelzellanämie (eine genetische Erkrankung) und die früh einsetzende Hypertonie vor allem bei afrikanischen Patienten, das familiäre Mittelmeerfieber und die Thalassämie als genetische Erkrankungen bei Migranten aus dem Mittelmeerraum.

Beispiele von erworbenen Erkrankungen während des Migrationsprozesses bzw. der Flucht sind Traumatisierungen, ungewollte Schwangerschaften, Infektionen (auch ggf. Tuberkulose, Skabies, sexuell übertragene Infektionen) und erhebliche Ernährungsdefizite mit der Folge von Anämien. Beispiele für Krankheiten, die durch Umgebungseinflüsse nach Ankunft im Zielland eine Rolle spielen, sind erhebliche Gewichtszunahme mit der Entwicklung von Folgekrankheiten durch hyperkalorische Ernährung (übermäßiger Konsum von billigen Zuckerprodukten und Fetten vor allem bei ostafrikanischen Migranten und Südasiaten) gepaart mit Bewegungsmangel, Beginn von Nikotinabusus, Skabies durch enge Wohnverhältnisse im Aufnahmeland, psychische Störungen durch sekundäre Traumatisierungen aufgrund von Diskriminierung, Arbeits- und Perspektivlosigkeit.

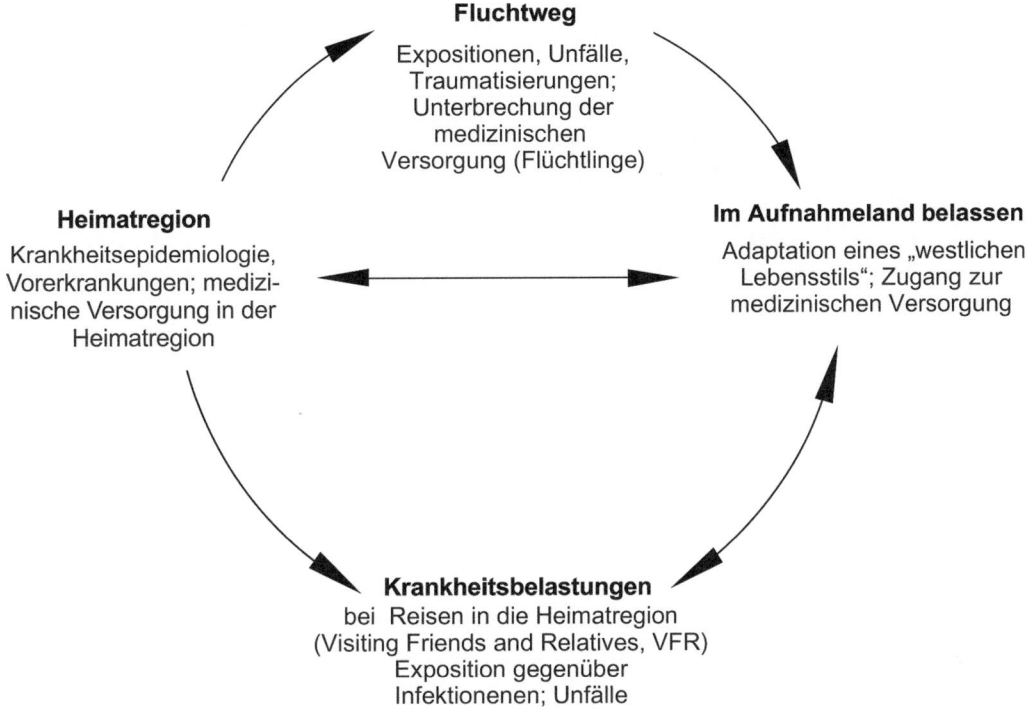

 Abb. 16.1 Krankheitsdeterminanten von Migranten und Flüchtlingen

16.2 Krankheitsepidemiologie in Herkunftsländern (Infektionen und genetische Erkrankungen)

Hier ist zu unterscheiden zwischen Infektionen und genetisch bedingten Erkrankungen. Traumata und Verletzungen werden in diesem Beitrag nicht behandelt.

16.2.1 Infektionen

Grundsätzlich ist die Krankheitslast von Infektionskrankheiten in *Low and Middle Income Countries* deutlich höher als in High Income Countries (World Health Organization 2009). Dies betrifft vor allem Länder in den Tropen und Subtropen aber auch Länder in gemäßigten Zonen. Die wichtigsten Gründe hierfür sind: a) Klima, b) sozioökonomische Bedingungen, c) unzureichende medizinische Versorgung. Die höchsten Krankheitslasten für Infektionskrankheiten finden sich im subsaharischen Afrika. Hier kommen vor allem hohe Prävalenzen von HIV-Infektionen, chronischer Hepatitis B, Malaria, Schistosomiasis/Bilharziose und Tuberkulose vor. Andere Weltregionen, wie vor allem die Nachfolgestaaten der Sowjetunion, haben eine hohe Prävalenz von HIV und Hepatitis C. In südasiatischen Staaten dominieren gastrointestinale Infektionen mit einer hohen Kindersterblichkeit und mückenübertragene akute Virusinfektionen, wobei letztere wegen der kurzen Inkubationszeit selten nach Westeuropa importiert werden. In Südamerika stellt die Chagaserkrankung in armen Bevölkerungsschichten ein größeres Problem dar, welches in Spanien bei Arbeitsmigranten vor allem aus Ecuador häufiger beobachtet wurde (Perez-Ayala et al. 2010).

Wegen der Häufigkeit von bisher nicht behandelten chronischen Infektionen von

Schistosomiasis bei afrikanischen Patienten soll diese exemplarisch näher behandelt werden. Sie gehört zu den sogenannten „neglected tropical diseases" (NTDs), da sie trotz hoher Prävalenzen in Endemiegebieten bisher nicht ausreichend in Forschung und Therapie berücksichtigt wird. Es steht seit Jahrzehnten nur ein einziges Medikament (Praziquantel) zur Behandlung zur Verfügung. Die Schistosomiasis ist eine parasitäre Infektionskrankheit, die durch Hautkontakt mit tropischen Süßgewässern vor allem im tropischen Afrika (herdförmig auch in Ostasien, z. B. China, Philippinen und Südamerika) übertragen wird (Brooker 2007, Richter und Ruppel 2010). Sie erreicht Prävalenzen bis zu > 90 % (z. B. bei Schulkindern im ländlichen Raum Madagaskars, WHO 1987, Spencer et al. 2017). Aus Guinea, woher viele in den letzten Jahren nach Deutschland eingereiste afrikanische Flüchtlinge stammen, liegen Prävalenzdaten aus den 80er Jahren vor, die zwischen 20 und 50 % liegen (WHO 1987).

Die Erreger sind Schistosoma mansoni oder hämatobium im subsaharisches Afrika und Schistosoma japonicum in Asien. Die Übertragung erfolgt durch das Eindringen der Zerkarien durch die Haut bei Süßwasserkontakt. Die erwachsenen getrenntgeschlechtlichen Schistosomen wachsen dann in den Venengeflechten des Bauchraumes heran. Diese legen ihre Eier im Kolon (Sch. mansoni), dem Urogenitaltrakt (Sch. haematobium) und der Leber ab. Pathologisch-anatomisch finden sich in den betroffenen Organen zirkuläre Granulome um die ins Gewebe abgelegten Eier. Diese brechen dann nach Monaten auf, sodass die Eier ausgeschieden werden können. Dabei kann es zu Blutungen aus den betroffenen Organen (typisch ist die Hämaturie) kommen.

Klinisch kann nach Eindringen der Zerkarien selten eine sogenannte Zerkariendermatitis im Sinne einer allergischen Reaktion auftreten. Danach ist klinisch die Entwicklung eines Katayamasyndroms möglich (ebenfalls sehr selten). Nach frühestens drei Monaten können abdominelle Schmerzen und Darmblutungen (Sch. mansoni) oder Hämaturie (Sch. haematobium) auftreten. Spätfolgen sind chronische Darmstörungen, Abflussstörungen im Bereich der ableitenden Harnwege, Fertilitätsstörungen und Leberfibrose mit portaler Stauung. Viele der Infektionen mit Schistosomen sind symptomlos oder bleiben lange unbemerkt. Unbehandelt gehen die Infektionen in ein chronisches Stadium über, bei dem je nach Immunitätslage und Parasitenlast mit erheblichen Organschädigungen (Darm, Leber, Urogenitalsystem) bis hin zu Leberkarzinom zu rechnen ist (Richter u. Ruppel 2010).

Bei unbegleiteten jugendlichen Migranten aus dem tropischen Afrika zeigte sich bei eigenen serologischen Untersuchungen eine Prävalenz der Schistosomiasis von ca. 25 % (Laukamp et al. 2019, Prüfer-Krämer et al. 2019). Dies wird bestätigt durch eine Metaanalyse zur Prävalenz der Schistosomiasis bei Migranten aus dem subsaharischen Afrika mit 24 % (Asundi et al. 2019). Diese Migranten wissen in der Regel nichts von ihrer Erkrankung und können nicht über eine zurückliegende Therapie berichten.

Die AWMF-Leitlinie zur Schistosomiasis empfiehlt daher das serologische Screening bei Migranten aus Endemiegebieten (vor allem aus Afrika) (AWMF Leitlinie 2017). Nur wenige Labore bieten diese Untersuchung an. Zu achten ist darauf, dass mindestens zwei unterschiedliche serologische Testmethoden angewendet und auch geringe Antikörpertiter ernst genommen werden, da die Antikörperantwort oft nur schwach ausfällt. Die Antikörperuntersuchung ist erst dann sinnvoll, wenn die Exposition länger als drei Monate zurückliegt. Die aufwendigen parasitologischen Untersuchungen des Urins und Stuhls auf Schistosomeneier sollten erst dann erfolgen, wenn der serologische Screeningtest positiv ausgefallen ist.

Behandelt wird bereits auf Basis eines serologischen Nachweises. Es sollte aber grundsätzlich sonografisch geprüft werden, ob Organschädigungen im Bereich des Urogenitaltraktes oder der Leber (Leberzirrhose, portale Stauung) vorliegen. Die Behandlung erfolgt durch tropenmedizinisch erfahrene Ärzte mit Praziquantell in einer Dosierung von 40 mg/kg Körpergewicht jeweils als Einzeldosis für drei Tage. Kontrolluntersuchungen sind nach ein und zwei Jahren sinnvoll (◘ Abb. 16.3).

16.2.2 Genetische Erkrankungen

Diese betreffen vor allem Migranten aus der Türkei, dem Nahen Osten und Afrika. Es handelt sich häufig um Erkrankungen des hämatologischen Systems. Sie fallen in der Regel durch ein verändertes rotes Blutbild auf. Hierzu gehören die heterozygote und homozygote Sichelzellanämie und die Alpha- und Beta-Thalassämie.

Die Sichelzellanämie kommt vor allem in hyperendemischen Malariagebieten vor, da sie einen Schutz vor schwerer Malaria bietet und sich deshalb in den betroffenen Endemiegebieten über Jahrtausende positiv selektiert hat. Wegen früherer Migrationen kommt die Sichelzellanämie jedoch auch in Clustern in der Osttürkei und im Nahen Osten vor, sodass wir die Sichelzellanämie auch gelegentlich bei Patienten mit türkischer Herkunft beobachten. Es handelt sich bei Homozygotie um eine sehr schwere chronische Anämie (Hb meist um 8–9 g%) mit Sichelzellkrisen, die durch starke Schmerzen mit weiterem Hb-Abfall, Knochennekrosen, Infektionsgefahren, ggf. chronischen Nierenfunktionsstörungen und erhöhtem Schlaganfallrisiko gekennzeichnet sind. Die Führung der Patienten ist wegen der Chronizität nicht einfach. Die Behandlung gehört in die Hände von hierfür spezialisierten Hämatologen oder Tropenmedizinern mit Anbindung an eine hämatologische Klinik, da stationäre Behandlungen häufig notwendig sind. Zunehmend wird bei schweren Verläufen heute die Knochenmarkstransplantation erwogen.

Alpha- und Beta-Thalassämien fallen in der Regel durch eine mikrozytäre hypochrome Anämie auf. Diagnostisch reicht bei einem auffälligen roten Blutbild in der Regel zunächst eine Hb-Elektrophorese aus. Alpha-Thalassämien werden hierdurch jedoch nicht erfasst. Deshalb sollte bei Verdacht eine molekulargenetische Untersuchung erfolgen.

Das familiäre Mittelmeerfieber wird in der Regel vor dem 20. Lebensjahr mit spontanen Fieberschüben (12 h bis 3 Tage) und Symptomen einer Polyserositis in Gelenken, Bauchraum oder Lunge auffällig. Die Patienten haben einen starken Leidensdruck mit depressiver Komponente. Wichtig ist, diese Erkrankung frühzeitig durch eine molekulargenetische Untersuchung zu diagnostizieren. Die Dauertherapie mit Colchicin als Anfallsprophylaxe vermindert sowohl die Schmerzsymptomatik als auch die Fieberschübe. Weiteres Ziel der Behandlung ist, eine Amyloidose zu verhindern. Die Colchicin-Therapie wird individuell angepasst. Die Patienten sollten regelmäßig bzgl. des Amyloids im Serum und entsprechender Organschädigungen durch Ablagerung (vor allem in der Niere) kontrolliert werden (Mockenhaupt und Bienzle 2010) (◘ Abb. 16.3).

> Bei allen genetischen Erkrankungen sind humangenetische Beratungen anzuschließen. Erkrankungen durch unzureichende Versorgung in den Heimatländern sind vor allem chronische Krankheiten, Unfallfolgen, Augenerkrankungen und Fehlsichtigkeit sowie nicht versorgte Zahnschäden.

16.3 Erkrankungen während des Migrationsprozesses

Hiervon sind fast ausschließlich Flüchtende betroffen. Der Fluchtweg und die Fluchtdauer spielen für die Entwicklung oder die Verschlimmerung dieser Erkrankungen eine wesentliche Rolle. Viele Flüchtlinge berichten über eine bis zu Jahren andauernde Flucht mit Durchquerung von mehreren Ländern mit lebensbedrohlichen Lebensverhältnissen und Erlebnissen sowie Traumatisierungen. Die

Durchwanderung von anderen Klimazonen mit Übertragungsmöglichkeiten von Krankheiten, gegen die zuvor keine Immunität erworben wurde, begünstigen z. B. Malariainfektionen. Schlechte hygienische und beengte Verhältnisse in Unterkünften können zur Übertragung von Tuberkulose und von Ektoparasiten wie Skabies, Läusen, Flöhen mit Übertragungsrisiken, z. B. von Rickettsien, führen.

Die Entwicklung von Mangelzuständen durch unzureichende oder Fehlernährung können Vitaminmangelzustände und Eisenmangelanämien bedingen. Bei der Flucht treten häufig Verletzungen auf, die nicht ausreichend versorgt worden sind und Folgebehandlungen erfordern. Traumatisierungen durch Gewalt oder Miterleben von Tod sind oft Ursache von Depressionen bzw. posttraumatischer Belastungsstörung. Nicht selten werden Frauen von Schleppern zur Prostitution gezwungen mit der möglichen Folge von Traumatisierungen, sexuell übertragenen Infektionen (Lues, Gonorrhoe, Hepatitis B, Chlamydien) und ungewollten Schwangerschaften (Abubakar et al. 2018). Dies findet u. U. auch noch auf europäischem Boden statt.

Eine mangelnde Gesundheitsversorgung auf der Flucht kann bestehende chronische Erkrankungen wesentlich verschlimmern. Deshalb ist dafür zu sorgen, dass ankommende Migranten schnellen Zugang zur ärztlichen Versorgung im Aufnahmeland erhalten. Unter Kenntnis der besonderen Gesundheitsbelange von Flüchtlingen sind eine ausführliche Fluchtanamnese, die sich an der Prävalenz von Erkrankungen im Herkunftsland orientiert, und eine vollständige körperliche Untersuchung mit Laboruntersuchungen wichtige Voraussetzungen für eine Erfassung des Gesundheitszustandes, die dann zu einer adäquaten Behandlung führen sollte.

Die gesetzlichen Vorgaben zum Ausschluss von übertragbaren Erkrankungen, wie offene Tuberkulose, Skabies, Masern und Varizellen bei Aufnahme in Gemeinschaftsunterkünften durch eine gesetzlich vorgeschriebene „Inaugenscheinnahme", werden den Belangen der neuankommenden Flüchtlinge unseres Ermessens nicht gerecht, wie die Analyse der Gesundheitskarten von 2671 Bewohnern einer Erstaufnahmeeinrichtung in Bielefeld zeigte (van den Heuvel und Stamnitz 2018). Eine sensibel durchgeführte gründliche medizinische Untersuchung, die auch zu einem späteren Zeitpunkt erfolgt, ist ein wichtiger Beitrag zur adäquaten Behandlung und damit Voraussetzung für eine raschere Integration von Flüchtlingen (◘ Abb. 16.3).

16.3.1 Jugendliche unbegleitete Flüchtlinge (UMA)

Eigene Untersuchungen zur Prävalenz von übertragbaren und nicht-übertragbaren Erkrankungen bei Erstuntersuchungen innerhalb von wenigen Tagen nach Ankunft in Deutschland von 346 unbegleiteten jugendlichen Asylsuchenden (Alter 15–18 Jahre) im Zeitraum von 2011–2017, die in unserer Praxis nach einem Protokoll systematisch untersucht und teilweise nachverfolgt wurden, zeigen die folgenden Krankheitslasten. Insgesamt waren medizinische Probleme bei afrikanischen Flüchtlingen am häufigsten; dagegen spielten Infektionen bei Migranten aus dem Nahen Osten (Westasien) eine geringere Rolle (hier wurden hauptsächlich H. pylori-Infektionen nachgewiesen).

Untergewicht und die Raucherquote waren bei syrischen Flüchtlingen signifikant höher als bei jugendlichen Flüchtlingen anderer Herkunftsländer- und -regionen. Anämie imponierte vor allem bei Mädchen. Mentale Probleme und Verhaltensauffälligkeiten waren bei jugendlichen Flüchtlingen aus allen Ländern/Regionen häufig zu beobachten. Während des weiteren Aufenthaltes in Deutschland waren akute Infektionen (Erkältungskrank-

Innere Medizin: Infektions- und Tropenkrankheiten

ICD-10 Kapitel (in Klammern)	Alle n=346	W n=76	M n=270	p	Subsaharisches Afrika n=70*	Westasien n=63 ohne Syrien	Syrien n=68	Südasien n=78	Nordafrika n=47	Andere n=17	p
Infektionen (I)	49	55	47	NS	74**	27	28	60	49	47	<0,001
Magen-Darmerkrankungen (XI)	32	42	29	<0,05	57	19	18	33	30	35	<0,001
Eisenmangel & Ernährungsdefizite (IV & III)	28	43	23	<0,001	33	33	23	26	21	29	NS
Erkrankungen des Respirationstraktes (X)	15	17	14	NS	14	18	16	17	11	6	NS
Hauterkrankungen (XII)	12	9	10	NS	19	13	7	15	9	6	NS
Verletzungen	11	9	12	NS	10	11	13	13	11	0	NS
Psych. Erkrankugen, Verhaltensauffälligkeiten (V)	11	8	12	NS	11	10	19	9	15	18	NS

* inkl. serologisches Screenig für Schistosomiasis (%)
** davon 25% Schistosomiasis

Abb. 16.2 Prävalenzen von Diagnosekategorien bei 346 unbegleiteten jugendlichen Flüchtlingen in Bielefeld (in %)

heiten, Tonsillitiden und Magen-Darm-Infekte), gastrointestinale Beschwerden (chronische Gastritis mit und ohne Helicobacter pylori-Infektion), psychische Krankheiten und Symptome sowie Sport- und Arbeitsunfälle häufiger Anlass für Arztbesuche (Laukamp et al. 2019, Marquardt et al. 2015) (**Abb. 16.2**).

16.4 Krankheiten beim Aufenthalt im Zielland

Migranten treffen nach der Migration auf eine klimatisch und kulturell andere Umgebung. Dies leitet einen Umstellungsprozess ein mit Veränderung der Ernährungsgewohnheiten durch große Verfügbarkeit von Billignahrungsmitteln mit hohem Anteil an Fetten, Zucker, Salz und Kohlehydraten. Durch den Konsum dieser Nahrungsmittel kommt es häufig, vor allem bei Afrikanern und Südasiaten, zu erheblicher Gewichtszunahme mit dann versetzt auftretenden Folgekrankheiten wie der Hypertonie und Diabetes. Aus Studien in den USA ist bekannt, dass in der afrikanisch-amerikanischen Bevölkerung Hypertonie ca. 10 Jahre früher einsetzt als bei Kaukasiern. Dies ist bedingt durch eine höhere NaCl-Retention.

Eine vergleichende Studie von Boateng et al. (Rodam-Study, Boateng et al. 2017) zeigte, dass sich der Salzkonsum bei Ghanaern im Heimatland bereits durch die Migration vom Land in die Stadt deutlich erhöhte sowie noch weiter stieg, wenn Ghanaer in Großstädte Europas migrierten. Gleichzeitig verminderte sich auch die körperliche Aktivität, der Nikotinkonsum nahm zu und die Blutdruckwerte stiegen. Das Augenmerk auf eine

mögliche Hypertonie sollte deshalb bei afrikanischen Patienten besonders hoch sein. Die europäische Leitlinie von 2018 zur Behandlung der arteriellen Hypertonie hebt für die in Europa lebende afrikanische Population die folgenden Therapiekonzepte hervor:
1. Der Effekt einer Salzreduktion ist deutlich höher als bei Kaukasiern.
2. Die initiale Zweierkombination sollte entweder ein Diuretikum oder einen Calciumantagonisten enthalten, entweder in Kombination oder mit einem Renin-Angiotensin-Blocker.
3. Das „single pill" (SP)–Konzept sollte verfolgt werden (ESH/ESC 2018).

Beim Vergleich der dänischen Bevölkerung mit Migranten aus Afrika, Asien und dem Mittleren Osten zeigte sich bei den Migranten eine 2,5-fach erhöhte Inzidenz von Diabetes. Dieser Unterschied kann mehrere Ursachen haben: weniger Gesundheitsbewusstsein, Zugangsbarrieren zum Gesundheitssystem, z. B. Sprachbarrieren, Veränderung des sozioökonomischen Status, weniger Bewegung und verändertes Ernährungsverhalten (Andersen et al. 2016). Durch den Mangel an Sonnenlicht vor allem in den Wintermonaten entwickelt sich bei stärkerer Hautpigmentierung schnell ein Vitamin-D-Mangel. Deshalb sollten Migranten mit dunkler Haut grundsätzlich einem Vitamin-D-Screening unterzogen werden. Augenentzündungen sind oft Folge eines Vitamin-A-Mangels.

Langfristige Störungen im psychischen/psychiatrischen Bereich können auch durch Erlebnisse im Aufnahmeland bedingt sein: lange Unterbringung in Gemeinschaftsunterkünften, enge Wohnverhältnisse, sekundäre Traumatisierungen aufgrund von Diskriminierung, verzögertem Zugang zu Sprachkursen und Bildungsangeboten, Arbeits- und Perspektivlosigkeit (◘ Abb. 16.3).

- **Prävention**
1. Die gleiche individuelle medizinische Versorgung wie für die deutsche Bevölkerung ermöglichen (Bozorgmehr und Razum 2015)
2. Impfstatus rechtzeitig prüfen und vervollständigen, um impfpräventable Erkrankungen im Aufnahmeland zu verhindern
3. Präventions- bzw. (Gesundheits-)- und Krebsvorsorgeuntersuchungen allen minderjährigen und erwachsenen Flüchtlingen und anderen Migranten gleichermaßen möglichst schnell nach Ankunft zugänglich machen und das Untersuchungsspektrum an die individuellen Symptome und mögliche Expositionen in der Herkunftsregion und auf dem Migrationsweg anpassen
4. Alle Migranten aktiv auf die Nachteile einer hyperkalorischen Ernährung mit hohem Salz- oder Zuckergehalt (Softdrinks, billige Fette, Fast Food, kurzkettige Kohlehydrate etc.) explizit hinweisen
5. Die Raucherquote von Migranten ist abhängig von der Herkunftsprävalenz im Heimatland (Abubakar et al. 2018). Sie kann niedriger (Afrika) oder höher sein (Syrien). Migranten sind über die negativen Folgen des Nikotinkonsums aktiv aufzuklären
6. Frühzeitig deutsche Sprachkurse und Bildungsangebote machen, um Arbeits- und Perspektivlosigkeit mit psychischen Folgekrankheiten zu verhindern

16.4.1 Besondere Personengruppe: Visiting Friends and Relatives (VFR)

Flüchtlinge werden zu Asylsuchenden, Asylsuchende werden zu anerkannten Flüchtlingen, diese u. U. zu Migranten mit dauerhafter Bleibeperspektive. Auch viele ehemalige ausländische Studierende bleiben in Deutschland mit guten Arbeitsverträgen und holen eines Tages ihre Familie nach. Andere waren ursprünglich Arbeitsmigranten und leben heute mit ihren Familien in Deutschland mit mehreren nachfolgenden Generationen.

Krankheiten aus der Heimatregion	Erworbene Krankheiten während der Migration/Flucht	Erworbene Krankheiten während des Aufenthaltes im Zielland
Infektions- und Tropenkrankheiten, abhängig von der dortigen Prävalenz: z. B. Tuberkulose, chronische Hepatitis B, Schistosomiasis (Afrika), parasitäre Darminfektionen, Helicobacter pylori	Infektionen: Tuberkulose, sexuell übertragene Infektionen (z. B. Lues, Gonorrhoe, Chlamydien, Hepatitis B), Ektoparasiten: Skabies, Läuse, Flöhe mit Übertragungsrisiko anderer Infektionserreger	Infektionen: Mögliche Übertragung von Infektionen in der Flüchtlings-/Migrantenpopulation: z. B. Tuberkulose, Skabies, Hepatitis B
Genetische Erkrankungen: z. B. Sichelzellanämie, Alpha- und Beta-Thalassämie, Familiäres Mittelmeerfieber	Ernährungsdefizite mit Entwicklung von Eisenmangel- und Vitaminmangelzuständen	Fehlernährung durch „westlichen Lebensstil": Gewichtszunahme, Bewegungsmangel
Verletzungen, Traumatisierungen, Mutilationen	Verletzungen, körperliche und psychische Traumatisierungen, Sexueller Missbrauch	Verletzungen, Arbeitsunfälle, sekundäre Traumatisierung und Depressionsentwicklung durch fehlende Integration
Chronische Erkrankungen: Hypertonie, Diabetes, Ernährungsdefizite, unzureichend versorgte Fehlsichtigkeit, Hörminderung, Zahnschäden	Unzureichende Versorgung von chronischen Erkrankungen	Entwicklung oder Verstärkung kardiovaskulärer Risiken: z. B. Hypertonie, Diabetes, chronische Gastritis

◘ Abb. 16.3   Zu erwartende Erkrankungen und ihre Dynamik bei Migranten und Flüchtlingen

Viele von ihnen reisen oft und gerne in ihre Heimatländer, um die dort gebliebene Verwandtschaft zu besuchen oder um Geschäftsbeziehungen zu pflegen. Diese Gruppe der „Visiting Friends and Relatives" (VFR) reist im Heimatland anders als der übliche Tourist oft in abgelegene Regionen und unter deutlich schlechteren hygienischen Bedingungen, häufig auch mit kleinen Kindern. Daraus ergibt sich ein erhöhter Präventionsbedarf, wobei ein geringeres Gefährdungsbewusstsein für präventive Maßnahmen bei dieser Personengruppe bedacht werden sollte.

Die reisemedizinische Beratung sollte die oft knappen finanziellen Mittel in dieser Personengruppe berücksichtigen und die wichtigsten Präventionsmaßnahmen, wie z. B. Malariaprophylaxe für alle reisenden Mitglieder der Familie, voranstellen. Bei den Impfungen sollten Pflichtimpfungen für die Einreise wie die Gelbfieberimpfung (Afrika und Südamerika) erfolgen, dann alle anderen Reiseimpfungen nach den aktuellen Empfehlungen des „Auswärtigen Amtes" bzw. des Ständigen Ausschusses Reisemedizin (StAR) der deutschen Gesellschaft für Tropenmedizin und Globale Gesundheit e. V. (DTG). Viele der Kosten für „Reiseimpfungen" werden zurzeit von den Krankenkassen teilweise oder vollständig erstattet.

Zu achten ist darauf, dass bei erwachsenen Migranten aus Entwicklungsländern oder auch den Nachfolgestaaten der Sowjetunion häufig bereits Antikörper durch frühere Infektion gegen Hepatitis A (bis 95 %) und auch B vorhanden sind. Dies ist vor der Impfung zu testen und spart Ressourcen. Kinder sollten gegen Tollwut geimpft werden, da diese wesentlich häufiger in den Herkunftsländern exponiert sind. Die Eltern sind auf die Häufigkeit von Durchfallerkrankungen mit möglichen schweren Folgen bei Kindern hinzuweisen, mit Bedarfsmedikationen auszustatten und anzuweisen, bei Beschwerden frühzeitig einen Arzt aufzusuchen.

Literatur

Abubakar I et al (2018) On behalf of the UCL–Lancet commission on migration and health. The UCL–Lancet commission on migration and health: the health of a world on the move. Lancet 392:2606–2654. ► https://doi.org/10.1016/s0140-6736(18)32114-7 (Published Online December 5)

Andersen GS et al (2016) Diabetes among migrants in Denmark: incidence, mortality, and prevalence based on a longitudinal register study of the entire Danish population. Diabetes Res Clin Pract 122:9–16

Asundi A et al (2019) Prevalence of strongyloidiasis and schistosomiasis among migrants: a systematic review and meta-analysis. Open Access Published: February, 2019. Lancet Global Health 7(2):e236–e248. ► https://doi.org/10.1016/s2214-109X(18)30490-X

AWMF (2017) Leitlinie 2017: Diagnostik und Therapie der Schistosomiasis (Bilharziose). ► https://www.awmf.org/uploads/tx_szleitlinien/042-005l_S1_Schistosomiasis-Bilharziose-Diagnostik-Therapie_2017-12.pdf

Boateng D et al (2017) Migration and cardiovascular disease risk among Ghanaian populations in Europe: The RODAM study (Research on Obesity and Diabetes Among African Migrants). Circ cardiovasc qual outcomes. 2017 Nov; 10(11). pii: e004013. ► https://doi.org/10.1161/circoutcomes.117.004013, ► https://www.ncbi.nlm.nih.gov/pubmed/29150534

Bozorgmehr K, Razum O (2015) Effect of restricting access to health careon health expenditures among asylum-seekers and refugees: a quasi-experimental study in Germany, 1994–2013. PLoS ONE 10(7):e0131483

Brooker S (2007) Spatial epidemiology of human schistosomiasis in Africa: risk models, transmission dynamics and control. Trans R Soc Trop Med Hyg 101(1):1–8

ESH/ESC (2018) The task force for the management of arterial hypertension of the European Society of Cardiology (ESC) and the European Society of Hypertension (ESH). 2018 ESH/ESC guidelines for the management of arterial hypertension. Eur Heart J 2018(39):3021–3104. ► https://doi.org/10.1093/eurheartj/ehy339

Laukamp A et al (2019) Health of Syrian unaccompanied asylum seeking adolescents (UASA) at frist medical examination in Germany in comparison to UASA of other world regions. BMC International Health and Human Rights

Marquardt L et al (2015) Health status and disease burden of unaccompanied asylum-seeking adolescents in Bielefeld, Germany: a cross-sectional pilot study. Tropical Medicine & International Health. ► https://doi.org/10.1111/tmi.12649

Mockenhaupt FP, Bienzle U (2010) Anämien und Hämoglobinopathien in den Tropen. In: Löscher T, Burchard G-D (Hrsg) Tropenmedizin in Klinik und Praxis, 4. Aufl. Georg Thieme Verlag, Stuttgart

Perez-Ayala A et al (2010) Chagas disease in Latin American migrants: a Spanish challenge. Clin Microbiol Infect 17:1108–1113. doi: ► https://doi.org/10.1111/j.1469-0691.20, ► https://doi.org/10.03423.x

Prüfer-Krämer L et al (2019) Health status and disease burden of unaccompanied asylum seeking adolescents at a single centre in Bielefeld. In: Krämer A, Fischer F (Hrsg) Refugee migration and health: challenges for Germany and Europe, vol 4. Migration, Minorities and Modernity. Springer Nature, Switzerland

Richter J, Ruppel A (2010) Schistosomiasis oder Bilharziose. In: Löscher T, Burchard G-D (Hrsg) Tropenmedizin in Klinik und Praxis, 4. Aufl. Georg Thieme Verlag, Stuttgart

Spencer SA et al (2017) High burden of Schistosoma mansoni infection in school-aged children in Marolambo District, Madagascar. Parasit Vectors 10:307. ► https://doi.org/10.1186/s13071-017-2249-7 Published online 2017 Jun 24

van den Heuvel R, Stamnitz A (2018) Gesundheit von Asylsuchenden in Deutschland: eine Querschnitt-Pilotstudie. Flug und Reisemed 25:261

WHO (1987) Schistosomiasis in Guinea: atlas of the global distribution of schistosomiasis. ▶ https://www.who.int/schistosomiasis/epidemiology/en/guinea.pdf

World Health Organization (2009) Global health risks: mortality and burden of disease attributable to selected major risks. 265. ▶ https://www.who.int/healthinfo/global_burden_disease/GlobalHealthRisks_report_full.pdf

Chirurgie: Divergierende Krankheitsbilder

Morris Beshay

17.1 Lebensverhältnisse und kultursensible Anamnese – 180

17.2 Beschneidungen Typ III – 181

17.3 Multiresistente Erreger – 181

17.4 Epidemiologie und Infektiologie (Tuberkulose, Malaria, Skabies, Rickettsiosen) – 182
17.4.1 Tuberkulose – 182
17.4.2 Malaria – 184
17.4.3 Skabies und Rickettsiosen – 184

17.5 Infektionskrankheiten bei Kindern und Jugendlichen – 185

17.6 Impfungen (Fokus Masern) – 185

17.7 Schistosomiasis und Echinokokken – 185

Literatur – 186

© Springer-Verlag GmbH Deutschland, ein Teil von Springer Nature 2020
A. Gillessen, S. Golsabahi-Broclawski, A. Biakowski, A. Broclawski (Hrsg.), *Interkulturelle Kommunikation in der Medizin*, https://doi.org/10.1007/978-3-662-59012-6_17

17.1 Lebensverhältnisse und kultursensible Anamnese

Das Thema Migration hat den soziokulturellen Aspekten von Krankheit wieder mehr Aufmerksamkeit verschafft. Doch unreflektierte Annahmen über „fremde Kulturen" sorgen auch in der Medizin für Probleme. Behandelnde Ärzte sind unsicher, welche neuen oder in Deutschland seltenen Krankheitsbilder sie wohl sehen werden, ob von den Patienten eine erhöhte Infektionsgefahr ausgeht, wie sie die kulturellen bzw. sprachlichen Barrieren im Praxisalltag überwinden sollen oder wer am Ende für die nicht immer unerheblichen Kosten einer Behandlung aufkommt. Es gehört zu den grundlegenden Aufgaben von Ärzten, jede Intervention, jede diagnostische oder therapeutische Handlung im Hinblick auf ihren Nutzen und das anvisierte Ziel sowie die potenziellen Gefahren zu beurteilen. Ein ähnliches Vorgehen ist, nach bestmöglichem Wissen, auch im Hinblick auf die Begriffe „Migration" und „Asylbewerber" erforderlich.

Im medizinischen Kontext kann der Terminus Migration überall dort sinnvoll verwendet werden, wo ein Zusammenhang zwischen besonderen Krankheitsrisiken, Versorgungsproblemen und/oder konkreten Aspekten des Flucht- und Migrationshintergrunds plausibel erscheint. So gibt es zum Beispiel Hinweise auf Hochrisikogruppen für psychische Erkrankungen oder koronare Herzkrankheiten unter den relativ jungen Migranten der 1. und 2. Generation. Der Migrationsbezug ergibt sich hier aus Beobachtungen bezüglich psychosozialer Belastungen, die das Leben als Migrant in Deutschland mit sich bringen: eine Verortung der eigenen Person zwischen Anpassung und Abgrenzung, Integration und Rückzug (nicht selten mit daraus resultierenden Identitäts- und Loyalitätskonflikten gegenüber der Elterngeneration). Dabei können die Konfliktlinien zum Beispiel zwischen Kindern und Eltern, alter und neuer „Heimat" durchaus unterschiedlich verlaufen und müssen nicht zwangsläufig mit der Herkunft der Patienten und/oder ihrer Eltern und Großeltern korrelieren.

- **Kultursensible Anamnese**

Eine differenzierte Anamneseerhebung, die auch biografischen und sozialen Aspekten Rechnung trägt und diese medizinisch bewertet, ist zentrale Aufgabe des ärztlichen Handelns.

In der klinischen Praxis (und Forschung) sind verschiedenen Faktoren zu beobachten, die sich im Umgang mit Menschen mit Flucht- und Migrationshintergrund als Herausforderungen erweisen können: Stereotypen, schablonenhafte Denkmuster und unreflektierte Annahmen über fremde Kulturen sind oft von signifikanter Bedeutung. Eine sorgsame, sozial- und kulturanthropologisch fundierte und quellenkritische Verwendung der zentralen Begriffe und Konzepte ist daher eine notwendige Bedingung für eine an der realen Lebenswelt der betroffenen Menschen orientierte Medizin. Hinzu kommen eine adäquate Berücksichtigung juristischer (aufenthaltsrechtlicher) und politischer Aspekte sowie die stärkere Beachtung psychosozialer Zusammenhänge von Krankheiten und Gesundheitsversorgungen (mithilfe bedarfsorientierter Dolmetscherdienste), auch jenseits der entsprechenden medizinischen und psychologischen Spezialdisziplinen. Es ist grundlegend, dass das von Flüchtlingen und Migranten Erlebte (z. B. Folterungen) sowie flucht- und migrationsbedingte sowie seltene erbliche Erkrankungen (z. B. Sichelzellanämie) nicht nur medizinisch, sondern auch im kollektivistischen Krankheitsverständnis des Betroffen beleuchtet werden.

> Die Sichelzellanämie sollte bei Verdacht selbst vor kleineren operativen Eingriffen stets abgeklärt werden. Die Betroffenen benötigen aufgrund der veränderten Erythrozyten-Morphologie eine differenziertere Anästhesie- und OP-Planung. Auch bei ungeklärten

> Genitaliensymptomen, wie einer schwer zu therapierenden Epididymitis oder wiederholt auftretenden granulomatösen Entzündungen, sollte bei Flüchtlingen und Migranten immer auch an eine urogenitale Tuberkulose gedacht werden.

17.2 Beschneidungen Typ III

Ein weiteres Problem, die beim behandelnden Arzt zudem mit sehr großer Wahrscheinlichkeit kulturelle Konflikte auslösen wird, ist die weibliche Beschneidung. Diese vor allem in Zentralafrika und arabischen Ländern durchaus weit verbreitete Praxis, unter anderem die Beschneidungen vom Typ III, wird Ärzte hierzulande unvorbereitet sehr hart treffen können. Bei einer Beschneidung des Typs III werden neben der Klitoris auch die kleinen und großen Schamlippen entfernt und die jungen Mädchen anschließend vernäht. Die Aktion verläuft regelhaft unter unsterilen Bedingungen und wird als sehr schmerzhaft empfunden bzw. erinnert. Meist bleibt lediglich ein marginaler Rest einer Harnröhrenöffnung bestehen, durch die die Miktion sehr erschwert ist. Diese Frauen haben daher im weiteren Leben häufige Harntrakt-Komplikationen, die einer urologischen Versorgung bedürfen. Am häufigsten kommt es zu rezidivierenden Harnwegsinfektionen, zur Strahlabschwächung, zu Obstruktionen und zum Harnverhalt mit fortschreitender Niereninsuffizienz sowie zu Harnröhrenfisteln und Blasensteinbildungen. Unabhängig davon geht das wegen der schmerzhaften Narbenbildung und dem undehnbaren Rest der vorhandenen Schamlippen extrem erschwerte Sexualleben mit psychischen Problemen einher.

17.3 Multiresistente Erreger

Sind Migranten häufiger, seltener oder anders krank als Nichtmigranten? Solche Fragen sind zweifellos legitim, führen aber nicht notwendig zu befriedigenden Antworten. Mit zunehmender Komplexität der Kohorten werden entsprechende Aussagen jedoch kritisch betrachtet werden.

Flucht und Vertreibung bringen es mit sich, dass Flüchtlinge viel stärker von Infektionskrankheiten betroffen sind. Aber sind sie deshalb auch ein Ansteckungsrisiko für die Allgemeinbevölkerung? Die Antwort ist ein klares Nein. Aufgrund von Mangelerscheinungen und allgemeiner Schwächezustände sind Flüchtlinge eher durch Infektionskrankheiten gefährdet. Der fehlende Impfschutz und die körperliche Nähe zu anderen Schutzsuchenden in den Erstaufnahmeeinrichtungen fördern das Infektionsrisiko dieser Gruppe dann weiter. Ein Beispiel zur Verdeutlichung: Dass sich seit einigen Jahren bei uns und ebenso in Italien Masernepidemien ihren Weg bahnen, ist keineswegs den Migranten anzulasten. Denen fehlt zwar oft der Impfschutz – was in Zeiten jahrelanger kriegerischer Auseinandersetzungen durchaus nachvollziehbar ist. Das Problem sind aber vielmehr die ungeimpften „Empfänger" in Europa, wodurch ein flächendeckender Masernschutz leider nicht gewährleistet ist.

Ein weiteres Problem bei der medizinischen Versorgung von Flüchtlingen sind multiresistente Erreger, ganz besonders die gramnegativen MRGN-Stämme. Zum einen gibt es in vielen der Herkunftsländer keine Beschränkungen beim Zugang zu Antibiotika, wodurch sie wie Bonbons frei gehandelt und unsachgemäß eingenommen werden können. Schlechte Hygienebedingungen und der Transit durch Länder mit einer hohen MRE-Prävalenz begünstigen zusätzlich die Besiedlung mit resistenten Stämmen. Empfehlung des Robert Koch-Institutes (RKI): Ein generelles Screening von Asylsuchenden auf MRE soll nicht erfolgen.

Allerdings wird ein MRSA-Screening bei Krankenhausaufnahme in den ersten 12 Monaten nach Ankunft in Deutschland empfohlen. Ein Screening auf 4MRGN bei einer Krankenhausaufnahme wird bei Asylsuchenden nur dann empfohlen, wenn sie Kontakt zum Gesundheitssystem im Heimatland oder auf der Flucht hatten sowie bei unklarer Anamnese. Seit Oktober 2015 veröffentlicht das RKI Daten zu den von den Gesundheitsbehörden übermittelten Fällen von meldepflichtigen Infektionskrankheiten bei Asylsuchenden. Hierbei stehen neben der Tuberkulose vor allem impfpräventable Krankheiten wie zum Beispiel Windpocken sowie Magen-Darm-Infektionen im Vordergrund. Einschränkend ist anzumerken, dass eine Zuordnung meldepflichtiger Erkrankungen zum Aufenthaltsstatus bislang nur eingeschränkt möglich ist. Zudem erfolgt nur für die Tuberkulose ein bundeseinheitliches Screening bei der vorgeschriebenen Eingangsuntersuchung vor beziehungsweise bei Aufnahme in eine Gemeinschaftsunterkunft.

17.4 Epidemiologie und Infektiologie (Tuberkulose, Malaria, Skabies, Rickettsiosen)

Neu ist das sogenannte „Syndrombasierte Surveillancesystem (SbSS)". Hier versuchen die Kollegen, welche in den Erstaufnahmezentren arbeiten, anhand der Symptome, die sie bei den Asylsuchenden wahrnehmen, erste statistische Daten zu gewinnen. Viele Migranten stammen aus Ländern mit erhöhter Prävalenz an Infektionen, z. B. Tuberkulose, HIV, Hepatitis B und C (Schenk 2007). Die kulturellen Gewohnheiten als auch körperliche Hygiene weisen in vielen Ländern großen Unterschiede im Vergleich zu den Gebräuchen in Europa auf.

Der Umgang mit Erkrankungen und der medizinischen Informationen ist ein passendes Beispiel dafür. Wenn eine Person durch übertragbare Erreger erkrankt, versucht die betroffene Person den engen Kontakten mit anderen Leuten nicht zu vermeiden oder gar sich und andere zu schützen. Die betroffene Person möchte nicht, dass anderen erfahren, dass sie erkrankt ist. Umgekehrt ist es auch nicht selten, dass die Familie vielmehr über die Krankheit eines Familienmitgliedes weiß als die betroffene Person selbst. Dieser kulturelle Unterschied führt regelrecht zu Irritationen und zur Verbreitung der infektiösen Erkrankungen. Deswegen sollten Screening-Maßnahmen ergriffen werden, um „verdächtige" und klinisch auffällige Asylwerber frühzeitig untersuchen zu können.

17.4.1 Tuberkulose

Ein Drittel der Weltbevölkerung gilt als mit Tuberkulose (Tbc) infiziert. 9,6 Mio. Menschen erkranken jedes Jahr und 1,5 Mio. sterben an dieser Erkrankung. Bei Menschen mit Flucht- und Migrationshintergrund aus bestimmten Herkunftsregionen (dazu zählen Länder wie Somalien, Eritrea, Afghanistan, Syrien und Rumänien) besteht ein erhöhtes Tuberkuloserisiko. Deutschland gehört zu den Ländern mit einer niedrigen Inzidenz der Tuberkulose. Im Jahr 2015 kam es zu einem signifikanten Anstieg um 29 % (Robert Koch-Institut 2015). Die Prävalenz war nach Berechnungen von Sven Stadtmüller vom Leibniz-Institut für Sozialwissenschaften in Köln teilweise deutlich höher als in den Heimatländern. Flüchtlinge aus Eritrea waren 12,7-fach häufiger infiziert als aufgrund der WHO-Zahlen zu erwarten gewesen wäre. Bei Flüchtlingen aus Eritrea lag die Ratio bei 6,8, bei Ägyptern bei 5,4, bei Syrern dagegen nur bei 2,4 (Robert Koch-Institut 2015 und Meier V 2016).

> Die Mehrzahl der Tuberkulosefälle tritt Monate bis Jahre nach dem Zuzug im Asylland auf. Bei entsprechenden Symptomen gilt: Aus Sicht der Infektiologie kommen im Zusammenhang mit multiresistenten Tbc-Erregern die meisten Betroffenen aus dem Gebiet der ehemaligen Sowjetunion und der Türkei (Altpeter E 2015).

Jede fünfte Tuberkulose-Erkrankung in Deutschland wird durch das aktive Screening von Asylsuchenden diagnostiziert (Epidemiologisches Bulletin 2017). Im Jahr 2015 wurden im Rahmen der aktiven Fallfindung 1.255 Tuberkulose-Erkrankungen bei Asylsuchenden gemeldet, was einem Anteil von 21 % an allen in Deutschland gemeldeten Erkrankungen entsprach. Bei 89 % der Fälle war die Lunge betroffen. Von diesen pulmonalen Tuberkulosen war jede vierte mikroskopisch positiv. Es waren demnach Mykobakterien im Sputum vorhanden, was eine hohe Infektiosität bedeutet. Hinzu kommt, dass 5,7 Prozent der untersuchten Erreger multiresistent waren (RKI).

Infektionsrisiko: Das Risiko hängt von der Bakterien-Konzentration in der Luft sowie von der Nähe und Dauer des Kontakts zwischen der erkrankten und exponierten Person ab. Ein Ansteckungsrisiko besteht insbesondere, wenn sich jemand mehrere Stunden lang zusammen mit einer an aktiver Lungentuberkulose erkrankten hustenden Person in einem geschlossenen Raum aufhält. Diese Situation ist leider regelhaft auf der Flucht vorhanden.

Therapie: Die Behandlung der Tuberkulose erfolgt ausschließlich mit einer Kombination von Medikamenten. Zur Behandlung der Tuberkulose stehen die folgenden fünf Standardmedikamente zur Verfügung: Isoniazid (INH), Rifampicin (RMP), Ethambutol (EMB), Pyrazinamid (PZA) und Streptomycin (SM). Darüber hinaus gibt es sogenannte Zweitrang- oder Reservemedikamente (Streptomycin), die bei Resistenzen oder Unverträglichkeiten zum Einsatz kommen. Als Standard-Kurzzeittherapie der Lungentuberkulose bei Erwachsenen wird eine 6-monatige Chemotherapie gegeben, in den ersten beiden Monaten (Initialphase) wird INH, RMP, PZA und EMB gegeben und in den folgenden vier Monaten (Stabilisierungs- oder Kontinuitätsphase) mit INH und RMP weiterbehandelt. Resistenzen der Erreger gegenüber Antituberkulotika spielen eine wichtige Rolle in der Tuberkulose-Kontrolle, denn medikamentenresistente Tuberkulosen sind schwerer behandelbar und bleiben, insbesondere wenn sie nicht korrekt therapiert werden, oftmals länger infektiös. Besonders bedeutsam ist dabei die multiresistente Tuberkulose, bei der eine gleichzeitige Resistenz mindestens gegenüber den beiden wichtigsten Erstrangmedikamenten INH und RMP vorliegt (RKI).

Chirurgischen Behandlung: In manchen Fällen kommt es zu Bildung von Kavernen/Abszessen in der Lunge oder Pleuraempyemen. Hier ist eine chirurgische Behandlung in spezialisierten thoraxchirurgischen Kliniken notwendig. In seltenen Fällen bilden sich Rundherde oder sogar Raumforderungen, die histologisch abgeklärt werden sollten, um ein Lungenkarzinom auszuschließen. Das sogenannte Narbenkarzinom ist ein bekanntes Phänomen nach vorangegangener Tuberkuloseerkrankung.

Kasuistik

Herr Hassan, 65 Jahre alt, wird in eine chirurgische Notfallaufnahme gebracht. Er leidet unter starkem Bluthusten. Er kommt aus dem Mittelost-Raum, lebt seit drei Jahren in Deutschland und spricht einfaches aber gut verständliches Deutsch. Er berichtet von vermehrtem Husten mit blutigem Auswurf vor drei Tagen. An einem Nachmittag hatte er auf einem Mal ein nahezu halb volles Glas Blut gehustet. Die diensthabende Ärztin vermutet eine Tuberkulose-Infektion mit Ansteckungsgefahr. So verordnet sie die sofortige Isolation des Patienten und alarmiert die Kollegen der Klinik für Pneumologie und gleichzeitig die Kollegen der Thoraxchirurgie, um notwendige Untersuchungen und Behandlungen durchzuführen. Als der Patient von seinen Angehörigen isoliert wird, sind seine Kinder schockiert und versuchen die Ärztin zu überreden, bei ihrem Vater bleiben zu dürfen, wenigstens seine Frau. Als die Ärztin dies formell ablehnt, werden sie laut und wollen den Vater wieder mit nach Hause nehmen. Erst nachdem eine Person aus dem Pflegepersonal die dieselbe Sprache spricht, alles erneut erklärt, können sie sich beruhigen.

In dem Fallbeispiel vom Herrn Hassan haben die Angehörigen aus Angst und Loyalität reagiert, der Vater könnte sich alleine nicht helfen, wieder Blut husten, müsste sterben, ohne sich von seinen Kindern zu verabschieden. Den Kindern war die Ansteckungsgefahr nicht klar und sie wollten bei ihrem Vater bleiben, um ihn in dieser schwierigen Situation zu unterstützen. In diesem Beispiel spielen medizinische, sprachliche als auch kulturelle Aspekte (kollektivistische gesellschaftliche Prägung) eine Rolle: Aus medizinischer Sicht ist die Isolation bei Verdacht einer Erkrankung mit Ansteckungsgefahr notwendig. Die behandelnde Ärztin versucht dieses den Angehörigen zu erklären, die die Notwendigkeit infrage stellen.

> Für die Praxis empfiehlt sich, wann immer möglich, in einer ruhigen Art in der Muttersprache die gesamte Situation zu erläutern und vor allem die Vorteile des Vorgehens für den Patienten darzulegen.

17.4.2 Malaria

3,3 Mrd. Menschen leben in Endemiegebieten und 584.000 Menschen sterben jedes Jahr an Malaria. Betroffen sind vor allem die endemischen Gebiete Subsahara in Afrika, manche Teile Südamerikas sowie Südostasien. Malaria wird von einem einzelligen Parasiten hervorgerufen, der sich von roten Blutkörperchen ernährt und durch die Anopheles-Mücke von Mensch zu Mensch übertragen wird. Den schwersten Verlauf nimmt die Malaria tropica, die durch den Erreger Plasmodium falciparum hervorgerufen wird. Durch klinischen Verdacht kann man bei Immigranten aus Malaria-Endemiegebieten eine asymptomatische Parasitämie finden. Infektionskrankheiten nehmen auch deshalb einen anderen Verlauf, weil aufgrund wiederholter Infektionen die Zahl der Parasiten wesentlich höher sein kann.

17.4.3 Skabies und Rickettsiosen

Flüchtlinge, die bis nach Europa kommen, haben einen langen, mühevollen und sehr gefährlichen Weg über die unterschiedlichen Fluchtrouten (siehe auch Mittelmeerroute) hinter sich. Da sie weite Strecken zu Fuß gehen müssen, haben diese Menschen aufgrund von mechanisch bedingten Belastungen der Haut ausgedehnte Blasenbildungen an den Füßen, die oft zu Wundinfektionen führen. Die Therapie solcher Veränderungen ist meist relativ einfach und mit basalen medizinischen Kenntnissen zu lösen. Eine länger dauernde Exposition in feuchtem Milieu begünstigt Fußmykosen und gewisse bakterielle Infektionen, wie z. B. die „pitted keratolysis", eine hauptsächlich plantare Besiedelung mit Micrococcus sedentarius, die zu grübchenförmigen Keratolysen führt. Eine beinahe universelle Behandlungsform bei Mykosen im Fußbereich ist die Lokaltherapie. Die häufigste Komplikation einer Interdigital-Mykose ist das Erysipel, auch Rotlauf genannt. Dies ist eine schwere Erkrankung, sie sollte rasch, hoch dosiert und ausreichend lange antibiotisch behandelt werden. Auch gramnegative Erreger, wie z. B. Pseudomonaden, können Fußinfektionen verursachen. Je nach Verlaufsform und Schweregrad der Infektion sind topische Behandlungen oder auch systemische antibiotische Therapien indiziert.

Skabies ist eine noch immer häufige Ektoparasitose und erst dann sicher diagnostiziert, wenn Sarcoptes hominis nachgewiesen wurde.

Symptome: Beginn mit heftigem Jucken, besonders nachts, sowie ekzemartige Hautveränderungen. Die Prädilektionsstellen sind: Interdigitalräume, Handgelenke, Brustwarzen (perimammilär), Achseln, Ellenbogen, Leisten, Genitalbereich, Knöchel; bei Kindern können auch Kopf und Gesicht betroffen sein.

Behandlung: Immer alle Kontaktpersonen mitbehandeln – bei Patienten aus Asylunterkünften alle Familienmitglieder und Personen, die im gleichen Raum geschlafen und sich dort aufgehalten haben. Alle Personen sollten die Medikamente gleichzeitig erhalten und die notwendigen Hygienemaßnahmen durchführen. Systemische Therapie mit Ivermectin (Stromectol® Tbl 3 mg), Dosierung: 200 μg/kg KG p.o. Topische Therapie mit Permethrin 5 %, bei Säuglingen und Kleinkindern bis 2 Jahre Permethrin 2,5 %. Die Creme auf das gesamte Integument auftragen, bei Erwachsenen unter Aussparung des Kopfes, bei Kindern und Säuglingen auch auf die Kopf- und Gesichtshaut (unter Aussparung von Mund und Augenpartie). Schleimhäute an Körperöffnungen müssen sorgfältig ausgespart werden. Nach 8–12 Stunden abduschen oder abwaschen.

17.5 Infektionskrankheiten bei Kindern und Jugendlichen

Junge Flüchtlinge haben häufig spezifische medizinische Bedürfnisse. Zudem sollten minderjährige Asylsuchende (auch UMA) nach ihrer Ankunft im Asylland einer ganzheitlichen ärztlichen Standarduntersuchung unterzogen werden und eine langfristige Einbindung in die Präventiv-Medizin erhalten. In erster Linie sollten alle Asylbewerber, besonders aber Kinder und Jugendliche, auf akute und chronische Krankheiten untersucht werden. Die empfohlenen Untersuchungen sollten durchgeführt und Impfungen oder entsprechende Therapien eingeleitet werden. Dabei wird mit allen Spezialisten des naheliegenden Krankenhauses sowie mit niedergelassenen Kinderärzten oder Allgemeinpraktikern zusammengearbeitet. Die Idee hinter der systematischen Untersuchung ist, alle minderjährigen Asylsuchenden optimal und zeitnah nach ihrer Ankunft im Asylland zu betreuen und die weitere ambulante Betreuung durch Kinderärzte oder Allgemeinpraktiker einzuleiten.

17.6 Impfungen (Fokus Masern)

Kinder sollten prioritär geimpft und Follow-up-Strategien festgelegt werden. Bei allen Migranten, die in die Praxis kommen, sollte der Impfstatus erhoben und die Impfungen komplettiert werden (idealerweise gleich bei der ganzen Familie).[1] Die Impfungen werden in einem Impfausweis des Asylbewerbers und in der Krankenakte dokumentiert (Bertisch B 2012). Flüchtlingskinder müssen nach ihrer Einreise in Deutschland medizinisch besonders sorgfältig betreut werden. Darauf hat die Deutsche Akademie für Kinder- und Jugendmedizin (DAKJ), Dachverband der kinder- und jugendmedizinischen Gesellschaften, hingewiesen. Besonders wichtig sind laut der DAKJ die Impfungen.[2] In Europa gab es im Jahr 2017 rund 21.000 neue Masern-Fälle. Das sind vier Mal so viele wie im Jahr zuvor. 35 Menschen starben daran in diesem Jahr. In Deutschland sollten Masern schon im Jahr 2015 ausgerottet sein. So lautete das Ziel der Weltgesundheitsorganisation (WHO). Stattdessen kommt es immer wieder zu neuen Ausbrüchen. Für die ersten zwölf Wochen des Jahres 2018 wurden dem Robert Koch-Institut bereits 92 Krankheitsfälle gemeldet.

17.7 Schistosomiasis und Echinokokken

Die Schistosomiasis oder Bilharziose wird durch Trematoden hervorgerufen, die nach Infektion in der menschlichen Leber heranreifen und dann Venengeflechte im Darm oder in der Harnblase befallen. Zwischenwirt sind Süßwasserschnecken. Eine Übertragung erfolgt deshalb bei Süßwasserkontakt in Endemiegebieten, wie der arabischen Halbinsel, Ägypten, Libyen, Ostküste Südamerikas,

---

1 Asylbewerber mit unbekanntem Impfstatus sind als „ungeimpft" zu betrachten.
2 Nachdem es in Syrien 2013 einen Polio-Ausbruch gab, warnte die WHO: „Solange ein einzelnes Kind infiziert ist, bestehe für Kinder weltweit die Gefahr einer Ansteckung". Warnungen, dass beispielsweise Flüchtlinge aus Syrien wieder aufgetretene Poliomyelitis-Erkrankungen nach Deutschland einschleppen könnten, kamen bereits 2014 vom Robert Koch-Institut.

Südostasien und Ostasien; von Mensch zu Mensch kommt eine Übertragung nicht vor. Die akute Schistosomiasis führt zum sogenannten Katayama-Fieber (Exanthem, Urtikaria, Übelkeit, Durchfall, Bauchschmerzen, periphere Eosinophilie), die mehrere Tage bis Wochen dauern kann. Die chronische Form der Erkrankung kann zu Granulombildung, Fibrosierungen, Strikturen und Ulzerationen führen. Auch ein pulmonaler oder zerebraler Befall sind möglich. Therapiert wird mit Praziquantel, bei akuter Form zusätzlich mit Kortikosteroiden und Antihistaminika.

Die Echinokokkose wird beim Menschen meist durch Echinococcus granulosus oder E. multilocularis ausgelöst. Ansteckend ist hier der Kot des befallenen Tiers und nicht der erkrankte Mensch. Die Echinokokkose ist eine zystische Erkrankung, wobei die Zysten häufig in der Leber auftreten (70 %), jedoch auch in anderen Organen, wie z. B. der Lunge (20 %), möglich sind. Therapieoptionen sind je nach Art und Schweregrad der Erkrankung die Chirurgie, die perkutane Punktions-Aspirations-Injektions-Reaspirations-Technik (PAIR) und die medikamentöse Langzeitbehandlung vor allem mit Albendazol.

Kasuistik

Servit Ö., 14 Jahre alt, wird in eine chirurgische Notfallaufnahme gebracht. Er leidet unter starkem Husten, Atemnot und Schmerzen im Oberbauch. Er kommt aus dem Irak, lebt seit 18 Monaten in Deutschland und spricht einfaches aber verständliches Deutsch. Er berichtet von vermehrtem Husten mit blutigem Auswurf seit mehreren Tagen. Er beklagte Fieber bis zu 39 °C. Seit dem Nachmittag hatte er zunehmende Atemnot. Der diensthabende Arzt vermutete eine Lungenentzündung. Die Schmerzen am Oberbauch rechts sind jedoch trotz US-Untersuchung nach wie vor nicht klar. Es wird entschieden, eine CT-Thorax und Abdomen durchzuführen. Es zeigen sich an den Lungen beidseits als auch an der Leber mehrere Zysten mit unterschiedlichen Größen. Erkannt wird hier ein typisches Bild des Echinokokkosis. Es wird entschieden, eine antibiotische Behandlung für 48 Stunden durchzuführen, danach sollte die chirurgische Resektion erfolgen. Die Angehörigen wollten die Gespräche ohne Beteiligung des Kindes. Sie behaupteten, wenn das Kind alles erfährt, würde es nicht mehr essen oder trinken. Nach mehreren Gesprächen mit einem Dolmetscher konnten die Eltern des Patienten davon überzeugt werden, das Kind über die Krankheit aufzuklären. Unter besondere Vorsichtsmaßnahmen wurden alle pulmonalen Zysten entfernt. Die Leberzysten wurden medikamentös behandelt.

Literatur

Altpeter E et al (2015) Tuberkulose in der Schweiz: selten, und manchmal kompliziert. Swiss Med Forum 15(41):925–930

Bertisch B et al (2012) Infektionserkrankungen bei Migranten in der Schweiz. Swiss Medical Forum 12(33):628–635

Epidemiologisches Bulletin (2017) 43: 487–491 und 491–494)

Robert Koch-Institut (2015) Tuberkulose in Deutschland: Ende des rückläufigen Trends? Epid. Bull., 43:461–463. DOI: 10.17886

Schenk L (2007) Migration und Gesundheit – Entwicklung eines Erklärungs- und Analysemodells für epidemiologische Studien. Int J Public Health 52:87–96

Volker M, Artelt T et al (2016) Tuberculosis in newly arrived asylum seekers: a prospective 12 month surveillance study at Friedland, Germany. Int J Hyg Environ Health 2016:811–815

Chirurgie: Diagnostik und Therapie

Pia Jäger und Metin Senkal

18.1 Bedeutung von Flucht und Migration in der medizinischen Versorgung – 188

18.2 Migrationsspezifische und gesundheitliche Aspekte – 188

18.3 Migration in der chirurgischen Diagnostik und Amnese – 190

18.3.1 Kasuistik: Harnverhalt – 190
18.3.2 Kasuistik: „Morbus mediterraneus" – 191
18.3.3 Kasuistik: Diagnostik bei Verdacht auf Kolonkarzinom – 193
18.3.4 Kasuistik: Mittelmeerfieber – 196

Literatur – 198

© Springer-Verlag GmbH Deutschland, ein Teil von Springer Nature 2020
A. Gillessen, S. Golsabahi-Broclawski, A. Biakowski, A. Broclawski (Hrsg.), *Interkulturelle Kommunikation in der Medizin,* https://doi.org/10.1007/978-3-662-59012-6_18

18.1 Bedeutung von Flucht und Migration in der medizinischen Versorgung

Deutschland erfährt in den letzten Jahren eine stetig ansteigende Zahl an Zuwanderung. Allein in den Jahren 2015 und 2016 wurde eine Neuzuwanderung von über 4 Mio. Menschen verzeichnet (Statista 2018), wovon 1.222.194 im Zuge der sogenannten „Migrationsbewegungen nach 2013" als Asylsuchende nach Deutschland kamen (BAMF – Bundesamt für Migration und Flüchtlinge 2016). Die Anzahl von Menschen mit Migrationshintergrund ist dabei weitaus höher. Diese – aufgrund von Schwierigkeiten der Eingrenzung dieser heterogenen Gruppe – zunehmend verwendete Sammelbezeichnung umfasst dabei alle Personen, die selbst oder von denen mindestens ein Elternteil nicht mit deutscher Staatsangehörigkeit geboren sind (BAMF – Bundesamt für Migration und Flüchtlinge 2018). Zu diesem Personenkreis zählten 2015 mit über 17 Mio. 21 % der deutschen Gesamtbevölkerung. In den folgenden Jahren stieg der Anteil von Menschen mit Migrationshintergrund weiter, 2016 auf 22,5 % und 2017 auf 23,6 %. Dabei steigt der Anteil mit sinkendem Alter der Bevölkerung und liegt bei Kindern unter fünf mit 36 % am höchsten (Statistisches Bundesamt 2016a) (◘ Abb. 18.1).

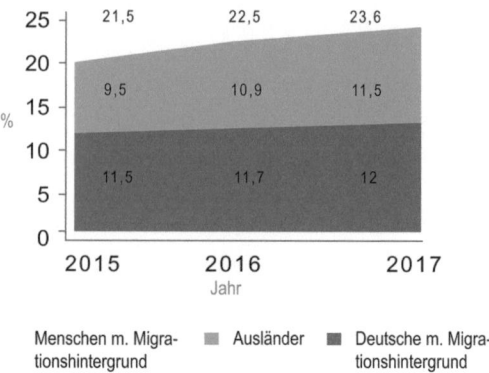

◘ **Abb. 18.1** Eigene Darstellung auf Basis des (Statistischen Bundesamts 2016b, 2017, 2018)

> Eine Person hat gemäß der Definition des Bundesamtes für Migration und Flüchtlinge (BAMF) dann einen Migrationshintergrund, „wenn sie selbst oder mindestens ein Elternteil die deutsche Staatsangehörigkeit nicht durch Geburt besitzen".

Auch in der medizinisch-chirurgischen Praxis stellt die Versorgung der hohen Anzahl von Patienten mit Migrations- oder Fluchthintergrund die behandelnden Ärzte vor neue Herausforderungen. Als Gebiet der Medizin, welches sich mit der operativen – und somit invasiven – Behandlung befasst, ist die Berücksichtigung migrationsspezifischer Aspekte in der chirurgischen Therapie für eine adäquate Behandlung unabdingbar. Hierbei gilt es, sowohl Besonderheiten im Auftreten von Erkrankungen, als auch deren akute sowie elektive Behandlung einschließlich der Nachsorge zu erfassen, zu berücksichtigen und diesen adäquat zu begegnen.

18.2 Migrationsspezifische und gesundheitliche Aspekte

Bei Menschen mit Flucht- und Migrationshintergrund können im Vergleich zur Mehrheitsbevölkerung gesundheitliche Ungleichheiten bestehen. Während eine im Vergleich zur Mehrheitsbevölkerung ähnliche Morbidität und Mortalität als so genannter „Healthy-migrant-Effekts" (Razum 2009) breit diskutiert wird, zeigen sich bei verschiedenen Erkrankungen durchaus deutlich unterschiedliche Prävalenzen. Zum Beispiel sind (v. a. in Abhängigkeit der Prävalenzen in den Herkunftsländern) erhöhte Raten an Infektionserkrankungen wie Tuberkulose, HIV oder Hepatitis B und C zu verzeichnen (Schenk 2007; Razum und Spallek 2009). Andererseits bestehen zum Beispiel für atopische

Krankheitsbilder niedrigere Prävalenzen (Schenk et al. 2008). Ebenfalls zu berücksichtigen sind Erkrankungen, die in Abhängigkeit von der ethnokulturellen Zugehörigkeit auftreten, wie z. B. die Sichelzellanämie (Kurschat et al. 2014) oder das familiäre Mittelmeerfieber (Timmann et al. 2004).

Insbesondere ältere Menschen mit Migrationshintergrund haben ein erhöhtes Risiko für verschiedene Krankheitsbilder wie z. B. Erkrankungen der Verdauungsorgane, Herz-Kreislauf-Erkrankungen oder Mobilitätsbeeinträchtigungen und Inkontinenz auf. Als Ursache werden neben verschiedenen Benachteiligungen in Struktur und Versorgung vor allem auch die hohe und oftmals gesundheitsgefährdende Belastung der sogenannten „Arbeitsmigranten der 1. Generation" angesehen (Robert Koch-Institut 2008).

Zum anderen zeigen sich in Bezug auf Risikofaktoren und gesundheitsbezogenes Verhalten Unterschiede zwischen Menschen mit Migrationshintergrund sowie der Mehrheitsbevölkerung. Adipositas und Übergewicht treten bei Frauen und Kindern mit Migrationshintergrund signifikant häufiger auf. Auch die Annahme vor Vorsorge- und Früherkennungsangeboten ist bei Menschen mit Migrationshintergründen oftmals niedriger. So konnte gezeigt werden, dass Kinder mit Migrationshintergrund seltener Früherkennungsuntersuchungen besuchen und auch eine niedrigere Impfquote als deutsche Kinder aufweisen, während Erwachsene deutlich seltener an Gesundheits-Check-ups, Zahn-Vorsorgeuntersuchungen, Krebsfrüherkennungsuntersuchungen und Grippe-impfungen teilnehmen. Zudem spielt Gesundheitsförderung und Prävention in vielen Herkunftsländern eine untergeordnetere Rolle. Dieses auch nach der Migration bestehende Behandlungsverständnis sowie das Bestehen migrationsspezifischer Belastungsfaktoren kann daher bei Migranten mit einer verminderten Annahme entsprechender Angebote einhergehen. (Robert Koch-Institut 2008; Brand et al. 2015).

In diesem Zusammenhang ist auch die sozioökonomische Situation nicht zu vernachlässigen. Aus Analysen des sozioökonomischen Panels (SOEP) ist bekannt, dass Menschen mit Migrationshintergrund im Durchschnitt ein niedrigeres Einkommen aufweisen als Deutsche. Insbesondere Migranten aus „nichtwestlichen Ländern" haben auf die gesamte Population betrachtet niedrigere Bildungsabschlüsse, ein signifikant niedrigeres Einkommen, sind häufiger von Arbeitslosigkeit betroffen und seltener privat versichert (Deutsches Institut für Wirtschaft 2007). Unter Korrektur des sozioökonomischen Status vermindern sich dabei die gesundheitlichen Divergenzen, ohne jedoch vollständig zu verschwinden, sodass diese Kovariable als signifikanter Einflussfaktor zu berücksichtigen ist (Lampert et al. 2011, 2013).

Resultierend ergeben sich sowohl in der Diagnostik als auch in der Behandlung von Menschen mit Migrationshintergrund für eine adäquate Versorgung zu berücksichtigende Aspekte im Arzt-Patienten Kontakt.

Patienten mit Migrationshintergrund stellen sowohl in Bezug auf ihren Gesundheitszustand als auch ihre gesundheitliche Versorgung eine Population dar, deren Betrachtung besondere Aufmerksamkeit bedarf. Dabei sind die folgenden Punkte von besonderer Relevanz:[1]

— Divergenz in der Prävalenz verschiedener Krankheitsbilder im Vergleich zur Mehrheitsbevölkerung und Auftreten ethnokulturspezifischer Erkrankungen (z. B. Robert-Koch-Institut (RKI) 2016)

---

1 (Quellen: Robert-Koch-Institut (RKI) 2008, 2016, z. B. Kleinman 1978; Teal und Street 2009; Paternotte et al. 2015, Claassen und Jäger 2018).

- Kulturspezifisches Krankheitsverständnis, Gesundheits- und Risikoverhalten (z. B. Kleinman 1978; Teal und Street 2009; Paternotte et al. 2015)
- Bestehende Barrieren zu gesundheitlicher Versorgung und versorgungsrechtliche Aspekte (Claassen und Jäger 2018)
- Sozioökonomische Aspekte, Lebens- und Versorgungssituation (Robert Koch-Institut 2008)

18.3 Migration in der chirurgischen Diagnostik und Amnese

Während einerseits in jeder ärztlichen Behandlung ein individualisiertes, patientenzentriertes Vorgehen gefordert ist, lassen sich andererseits durchaus Situationen beobachten, die gehäuft im Kontakt bei Menschen mit Migrationshintergrund auftreten und die Entwicklung migrationsspezifischer Behandlungsaspekte rechtfertigen. Im Folgenden werden anhand von Fallbeispielen Situationen beschrieben, die ein migrationssensibles Vorgehen erfordern. Anschließend werden auf resultierende Herausforderungen eingegangen und praxisorientierte Lösungsansätze aufgezeigt.

18.3.1 Kasuistik: Harnverhalt

Die 40-jährige Frau Khan wird in eine chirurgische Notfallaufnahme gebracht. Sie kommt aus dem südasiatischen Raum, lebt seit einigen Jahren in Deutschland und spricht gut deutsch. Sie berichtet, am Vortag auf den Rücken gefallen zu sein. Seit 24 h habe sie nicht auf die Toilette gehen können. Der diensthabende Arzt vermutet eine Verletzung des Spinalkanals mit einer Lähmung des Blasenschließmuskels. Bestünde diese gefährliche Verletzung, wäre die Wahrscheinlichkeit hoch, dass auch der rektale Schließmuskel betroffen ist. Die Patientin bittet um eine Untersuchung durch eine Ärztin. Sie gibt an, als fromme Muslimin die Untersuchung durch einen männlichen Arzt abzulehnen. Es ist jedoch kein weibliches ärztliches Personal verfügbar. Schließlich überzeugt der Arzt die Patientin, sodass zumindest eine (neurologische) Untersuchung der Wirbelsäule ermöglicht wird. Die Patientin stimmt dieser Untersuchung mit Handschuhen zu, wodurch der direkte Hautkontakt vermieden wird. Eine rektale Untersuchung lehnt sie jedoch definitiv ab. Der Vorgesetzte des Dienstarztes bemängelt, dass durch die fehlende rektale Untersuchung eine relevante Verletzung des Rückenmarks hätte übersehen werden können.

In dem geschilderten Fallbeispiel wird eine körperliche Untersuchung aus religiösen Gründen von Patientenseite aus verweigert. In der Folge kann eine mögliche Gefährdung der Patientin nicht ausgeschlossen werden. Gemäß gängiger muslimischer Lehrmeinung gibt es aus religiöser Sicht keinen Grund, der gegen eine vollständige Untersuchung auch durch gegengeschlechtliches ärztliches Personal spricht (Padela und Pozo 2010). Dennoch ist es natürlich möglich, dass die Patientin aufgrund ihres persönlichen Religionsverständnisses die körperliche Untersuchung durch einen männlichen Arzt ablehnt (Ilkilic 2002).

In das geschilderte Beispiel spielen zwei wesentliche Aspekte medizinischer und medizinrechtlicher Art hinein: Zum einen besteht seitens behandelnder Ärzte eine **Sorgfaltspflicht** gegenüber den Patienten. Der behandelnde Arzt ist verpflichtet, Frau Khan objektiv ausreichend über mögliche Risiken und Folgen einer unterlassenen Untersuchung aufzuklären und diese Aufklärung auch zu dokumentieren. Diese hinreichende Aufklärung bietet die Basis eines für die moderne medizinische Behandlung angestrebten „informed consent" – oder auch „informed refusal". Zum anderen ist das **Recht auf Selbstbestimmung** der Patientin zu respektieren. In ihrer Autonomie darf die voll einwilligungs- und entscheidungsfähige Frau Khan die rektale Untersuchung ablehnen (Aldeen 2007).

- **Handlungsempfehlungen**

Für die Praxis empfiehlt sich ein individualisiertes, dialog- und kompromissorientiertes Vorgehen. Bei Patienten wie Frau Khan sollte daher versucht werden, weibliches ärztliches oder pflegerisches Personal hinzuzuziehen. Viele Patientinnen fühlen sich schon durch die Anwesenheit einer anderen Frau wohler, da sie nicht mit einem – für sie fremden – Mann allein sind. Möglicherweise können auch Teile der körperlichen Untersuchung oder Behandlung von weiblichen Pflegekräften unter ärztlicher Anleitung durchgeführt werden, sodass bei der Patientin belastende Untersuchungen vermieden oder vermindert werden. Ähnlich unterstützend kann die Anwesenheit von Familienangehörigen sein, sofern dies von den Patienten gewünscht wird.

In Kenntnis muslimischer Religiosität und Sensibilitäten der medizinischen Untersuchung und Behandlung wird in der interkulturellen Forschung die Behandlungspräferenz muslimischer Patienten durch medizinisches Personal wie in ◘ Abb. 18.2 dargestellt (Padela und Pozo 2010) (◘ Abb. 18.2).

> — Ein Migrationshintergrund ist als Bestandteil des individuellen Patientenkontextes zu betrachten und als ebensolcher individualisiert zu behandeln.
> — Von ärztlicher Seite sind eine sorgfältige Aufklärung sowie Diagnostik- und Therapieempfehlung zu gewährleisten, auf deren Basis die Patienten in ihrer Selbstbestimmung eine Entscheidung über die Behandlung treffen.

18.3.2 Kasuistik: „Morbus mediterraneus"

Herr Ceki befindet sich in stationärer chirurgischer Behandlung. Nachdem er einige Male unter einer akuten Sigmadivertikulitis gelitten hat, wird nun geplant, im entzündungsfreien Zustand den ursächlichen Darmabschnitt operativ zu entfernen. Vorab soll eine Darmspiegelung zur Diagnostik erfolgen.

Herr Ceki kommt aus der Türkei, hält sich jedoch seit einigen Jahrzehnten in Deutschland auf und spricht sehr gut deutsch. Er hat eine Ehefrau, vier Kinder und vier Geschwister, die ihn – mit wiederum ihren Familien – häufig besuchen kommen. Bei der Schilderung der Beschwerdesymptomatik spricht er laut im klagenden Tonfall, dabei gestikuliert er heftig. Bei den morgendlichen Blutentnahmen schreit er kurz auf und als ihm vor der geplanten Darmspiegelung ein venöser Zugang gelegt wird beklagt er laut die Schmerzen. Die Stationspflegekräfte belächeln den Patienten mit „Mittelmeersyndrom".

Einige Stunden nach der erfolgten Darmspiegelung beklagt Herr Ceki heftigste Bauchschmerzen. Er schreit und krümmt sich vor Schmerzen im Bett. Der hinzugerufene Stationsarzt sagt zu dem begleitenden Krankenpfleger „Jaja, Morbus mediterraneus" und verabreicht Herrn Ceki ein mildes Schmerzmittel. Nachdem die Beschwerdesymptomatik sich auch durch eine erneute Gabe nicht bessern und Herr Ceki kaltschweißig und blass wird, wird eine CT-Untersuchung des Abdomens veranlasst.

| gleiches Geschlecht, muslimisch | gleiches Geschlecht, nicht muslimisch | anderes Geschlecht, muslimisch | anderes Geschlecht, nicht muslimisch |

◘ Abb. 18.2 (Quelle: Senkal 2018, basierend auf den Ergebnissen von Padela und Pozo 2010)

Diese zeigt eine Perforation des Dickdarms, die wohl als seltene Komplikation bei der Darmspiegelung aufgetreten ist. Herr Ceki wird notfallmäßig in den OP gefahren.

Sowohl in der Wahrnehmung von Schmerzen bzw. Schmerzintensität als auch im individuellen Umgang hiermit können soziokulturelle und ethnokulturelle Unterschiede bestehen. So konnte für Menschen aus dem europäischen Kulturkreis mehrfach gezeigt werden, dass bei gleichem Schmerzreiz die Angaben der Patienten hinsichtlich der Schmerzintensität geringer sind als bei Angehörigen mancher anderen Kulturkreise (Faucett et al. 1994; Campbell et al. 2005).

Auf der anderen Seite ist im westeuropäischen Kulturkreis ein „nach innen gerichteter" Umgang mit Schmerzen – gleich ob körperlicher oder seelischer Art – üblich. Menschen ziehen sich bei Schmerzen oder Trauer eher zurück oder leiden „stumm". In anderen Kulturkreisen ist hingegen ein extrovertierterer Umgang mit Schmerzen üblich. Lautes Klagen als Ausdruck und Verarbeitungsstrategie kann durchaus üblich sein und vor allem im Beisein von Angehörigen, die dann begleiten oder unterstützen (Kurz und Rey 2018, S. 39–41).

Hinzu kommt, dass es bei unzureichenden Sprachkenntnissen im Sinne einer „linguistischen Infantilisierung" eine scheinbar übersteigerte Schmerzdarstellung kommen kann: Da es Patienten, die sich sprachlich nicht adäquat ausdrücken können, nicht möglich ist, präzise Angaben zu machen, kann eine Überbetonung vorhandener Beschwerden resultieren, die dann wiederum als verstärkte Klagsamkeit wahrgenommen werden kann (Schmiedebach 2002). Diese Divergenzen im Umgang mit Schmerzen können es dem behandelnden medizinischen Personal erschweren, die Beschwerdesymptomatik ihrer Patienten anderen kulturellen Hintergrundes adäquat zu erfassen. Oft werden die Patienten als „leidend" und klagsam erlebt, auf der anderen Seite können Risiken auch falsch eingeschätzt werden. Zumeist fällt es leichter, die Beschwerden des Patienten einzuordnen, wenn der Verlauf und der Umgang des Patienten mit Schmerzen dem behandelnden Personal bekannt ist. Insbesondere eine Änderung der geschilderten Symptomatik kann dann wichtige Hinweise geben.

Aber auch objektivierbare Symptome der klinischen Untersuchung sind in die Bewertung mit einzubeziehen. Besteht beispielsweise bei geschilderten abdominellen Schmerzen eine Abwehrspannung oder wird bei muskuloskelettalen Beschwerden eine Schonhaltung eingenommen? Vor allem bei sprachlichen Barrieren oder erschwerter Einordbarkeit der geschilderten Symptome kann auf diese Weise eine Präzisierung ermöglicht werden. In diesem Kontext ist zu betonen, dass Schmerz dabei stets als subjektives und mehrdimensionales Empfinden zu verstehen ist – sowohl körperliche als auch seelische, soziale, kognitive und kulturelle Faktoren haben Einfluss auf die Schmerzwahrnehmung, und als ein solcher Modulationsfaktor ist auch der kulturelle Hintergrund eines Patienten zu betrachten (Baron et al. 2013, S. 64–65). Nichtsdestotrotz dürfen Notfälle nicht übersehen werden, vor allem bei *„red flags"* muss unverzüglich gehandelt werden. Im Zweifel ist dabei die Schmerzäußerung des Patienten kulturunabhängig zu interpretieren und auf die geschilderten Symptome gemäß diagnostischer Empfehlungen adäquat einzugehen – ein „zu viel an Diagnostik" ist dabei einer Untererfassung von Notfällen vorzuziehen.

- Schmerz unterliegt als mehrdimensionales und subjektives Erleben auch soziokulturellen Einflüssen.
- Divergenzen im Umgang mit Schmerzen und Beschwerden können im interkulturellen Kontext eine präzise Einordnung der Symptomatik erschweren, Sprachbarrieren können diese zusätzlich aggravieren.
- Keinesfalls sollte durch eine Stereotypisierung im soziokulturell divergierenden Patientenumgang mit Schmerzen eine adäquate

diagnostische Abklärung, insbesondere von Notfällen, unterlassen werden.

18.3.3 Kasuistik: Diagnostik bei Verdacht auf Kolonkarzinom

Der 63-jährige Herr Sarihi wird mit der Einweisung seiner Hausärztin in der chirurgischen Ambulanz vorstellig. Bei einem milden Ikterus, Gewichtsverlust, Abgeschlagenheit sowie unspezifischen in den Rücken ausstrahlenden Oberbauchschmerzen empfiehlt sie eine weiterführende Abklärung. Herr Sarihi wird hieraufhin stationär aufgenommen. Er soll eine Röntgenuntersuchung der Lunge, eine CT und MRT des Abdomens und eine Ultraschalluntersuchung bekommen. Außerdem sollen das Blutbild und Tumormarker kontrolliert werden.

Herr Sarihi kommt aus dem Iran und spricht kaum Deutsch. Die Anamnese gestaltet sich hierdurch deutlich erschwert – es können kaum weiterführende Informationen erhalten werden. Sein Sohn, der gut Deutsch spricht, besucht Herrn Sarihi gelegentlich gemeinsam mit seiner Mutter, die immerzu für ihren Mann betet. Innerhalb der Besuchszeiten wird durch die behandelnden Ärzte versucht, mithilfe des Sohnes weitere Informationen zu erhalten und über das Vorgehen und die Untersuchungen aufzuklären. Einige anamnestische Angaben können auf diese Weise gewonnen werden. Auf die wichtige Frage, wie denn der Stuhlgang sei, wird jedoch nur kurz angebunden mit „Ja!" geantwortet und schnell das Thema gewechselt. Der anamnestizierende Arzt fragt daraufhin nicht weiter. Während des stationären Aufenthaltes zeigt sich Herr Sarihi gegenüber dem Krankenhausessen sehr zurückhaltend, insbesondere wenn die Angehörigen nicht anwesend sind. Er isst sehr wenig, was das behandelnde Pflegepersonal als Appetitlosigkeit wertet. Auf Nachfrage bei dem Besuch des Sohnes erklärt dieser, dass der Vater skeptisch gegenüber dem Essen sei, da er nicht wisse ob nicht doch versteckt Schweinefleisch in den Speisen sei. Da er ein frommer Muslim sei, wolle er sicher gehen, dass er kein Schweinefleisch esse. Die Krankenpflegerin antwortet, dass Glaube und Religion wichtig seien, Herr Sarihi aber auch essen müsse, wenn er wieder nach Hause entlassen werden wolle.

Die durchgeführte Diagnostik zeigt, dass bei Herrn Sarihi ein Pankreaskarzinom vorliegt. Dieses ist bereits weit fortgeschritten, sodass eine kurative Behandlung nicht mehr erfolgen kann. Die Tumorkonferenz, in der der Fall vorgestellt wird, empfiehlt, Herrn Sarihi eine palliative Chemotherapie anzubieten und ihn ansonsten im Sinne von „best supportiv care" zu behandeln. Die behandelnde Oberärztin Dr. Wagner verabredet einen Gesprächstermin mit Herrn Sarihi und seinen Angehörigen, um die Diagnose und die möglichen Therapien zu besprechen. Sie bespricht den Befund und erklärt auch, dass leider nur noch eine sehr kurze Lebenserwartung besteht. Dabei adressiert die Oberärztin vorrangig den Sohn des Patienten. Sie spricht dabei sehr schnell und wirkt auf Familie Sarihi etwas gehetzt. Herr Sarihis Sohn übersetzt wiederum dem Vater. Die Ehefrau des Patienten begleitet das Gespräch mit lautem Klagen.

In dem Fall von Herrn Sahiri zeigen sich einige Aspekte in der interkulturellen Versorgung von Menschen mit Migrationshintergrund und bestehenden Sprachbarrieren auf. Sprachbarrieren stellen dabei das wohl grundlegendste Hindernis für eine Inanspruchnahme von Gesundheitsmaßnahmen, medizinischer Versorgung und Behandlung von Migranten dar (Bermejo et al. 2012). Familienmitglieder, die oft als Dolmetscher eingesetzt werden, können einerseits zwar oft eine sprachliche Verständigung ermöglichen, andererseits kann durch ihren Einsatz auch der Aufbau einer vertrauensvollen Arzt-Patienten-Beziehung behindert werden (Balic 2009). Insbesondere schambehaftete Aspekte werden so mitunter nicht angesprochen. Dieser Aspekt wird im Fallbeispiel besonders daran deutlich, dass eine genaue Anamnese in Bezug auf Stuhlgang und Verdauung mit dem Patienten und dessen übersetzenden Sohn kaum möglich ist.

Auch kann – durch unzureichende Übersetzung – die Compliance in der Behandlung v. a. im Vergleich zu einer Behandlung mit Einsatz interkultureller Dolmetscher vermindert werden (Gehrig und Graf 2009). Hürden bei der Inanspruchnahme von professionellen Dolmetschern bestehen im praktischen Versorgungskontext vor allem in Bezug auf den organisatorischen Aufwand und die Finanzierung (Langer et al. 2013). Darüber hinaus wird neben einer Verminderung der Sprachbarriere durch den Einsatz von kultursensiblen Dolmetschern auch zunehmend eine migrationsspezifische Anamnese und Versorgung durch Untersuchende mit transkulturellen Kommunikationskompetenzen gefordert (Haffner 1992; Sabbioni und Kuhn 2003; Göbber et al. 2008).

Eine Analyse des Gesprächs würde dabei folgende Übersetzung aufzeigen (◘ Abb. 18.3).

Die Oberärztin sprach immer wieder den Sohn des Patienten an, der für den Vater übersetzte. Es zeigt sich, dass der Sohn „falsch" übersetzt hat. Aus seinem Kulturverständnis heraus konnte er seinen Vater nicht mit solchen Nachrichten konfrontieren. Herr Sarihi ist frustriert und verwirrt, da er aufgrund des Übersetzungsprozesses sowie der -qualität nicht zu einer patientenautonomischen Entscheidung befähigt wurde.

Weiterhin zeigt sich in dem Fallbeispiel, dass einige umgebende Faktoren die Kommunikation im interkulturellen Kontext zusätzlich erschweren. Die aufklärende Oberärztin stand unter Zeitdruck während des Gespräches. Allein die Übersetzung benötigte zusätzliche Kapazität, sodass der behandelnden Ärztin wenig Zeit blieb, auf die individuellen Bedürfnisse ihres Patienten einzugehen. Offensichtlich entging ihr so, dass bei Herrn Sarihi die von ihr vermittelte Botschaft nicht ankam. Rückfragen seitens des Patienten fanden nicht statt, von ihr wurden keine offenen oder Verständ-

Dr. Wagner	Herr Sarihis Sohn
Herr Sarihi hat einen fortgeschrittenen Pankreaskarzinom, der die umliegenden Gefäße bereits infiltriert hat (Truncus coeliacus / A. mesenterica inf.)	Der Arzt glaubt, dass Herr Sarihi sehr krank ist.
Herr Sarihi hat sehr wahrscheinlich nicht lange zu leben.	Der Sohn hat diesen Satz nicht übersetzt.
Es gibt insgesamt zwei mögliche Therapien für diesen Krebs: Chemotherapie oder nur noch die Symptome bestmöglichst zu behandeln („best supportiv care").	Der Doktor sagt: „Du musst zwei Dinge tun, um gesund zu werden: besser essen und mehr ruhen."
Die Chemotherapie kann das Leben etwas verlängern, meistens jedoch nur wenige Monate. Weil es auch Nebenwirkungen gibt, kann man sich überlegen, ob man diese Therapie möchte.	Herr Sarihi kann einige starke Medikamente einnehmen, die ihm helfen werden, sich besser zu fühlen.

◘ Abb. 18.3 Eigene Darstellung basierend auf Senkal 2018

nisfragen gestellt. Für die klinische Praxis ist es vor allem bei Patienten mit Sprachbarrieren oder divergierendem kulturellen Hintergrund wichtig, sicherzugehen, dass die zu vermittelnden Botschaften von Patienten richtig verstanden werden. Durch offene Rückfragen an den Patienten läßt sich dies sicherstellen. Ein „echter Dialog" mit dem Patienten ermöglicht es zudem, individuelle und unter Umständen kulturabhängige Krankheitskonzepte und Behandlungswünsche zu besprechen.

In diesem Zusammenhang ist die Bedeutsamkeit von kultursensiblen Dolmetschern in der ärztlichen Diagnostik zu betonen (z. B. Jäger et al. 2018; Kölfen 2018). Nicht zuletzt, um die Angehörigen zu schützen, ist der Einsatz von Dolmetschern in medizinischen Aufklärungs- und Therapiegesprächen sowie in der Anamnese der Übersetzung durch Angehörige zu favorisieren. Hierbei ist der Einsatz von professionell ausgebildeten, kultursensiblen Dolmetschern dem von (Laien-)Sprachmittlern vorzuziehen (Schouler-Ocak und Bering 2017).

Da gezeigt werden konnte, dass der „Nicht-Einsatz" von Dolmetschern vor allem an organisatorischen und finanziellen Barrieren liegt (Blum und Steffen 2015), ist eine Optimierung dieser Strukturen auch auf Versorgungsebene vonnöten. Kurzfristige Lösungsansätze können in Kliniken selbst durch zum Beispiel feste Einbindung von zur Verfügung stehenden Übersetzern innerhalb des eigenen Personals oder durch externe Personen geschaffen werden, die – vor allem bei elektiv durchführbaren Gesprächen – kultursensibel übersetzen können (Tagay 2015).

Resultierend ergibt sich für den klinischen Alltag eine Favorisierung übersetzender Personen in der folgenden Reihenfolge (◘ Abb. 18.4).

> **Umgang mit Sprachbarrieren**
>
> - Sprachbarrieren stellen die größte Herausforderung in der gesundheitlichen Versorgung von Patienten mit Migrationshintergrund dar und können die Compliance und Therapieadhärenz negativ beeinflussen.
> - Wichtige medizinische Botschaften benötigen einen neutralen „Mediator", der die Informationen objektiv vermittelt und eine suffiziente Verständigung zwischen Behandelnden und Patienten ermöglicht.
> - Besonders bei Patienten mit Sprachbarrieren ist auf ein hinreichendes sprachliches und inhaltliches Verständnis der erfolgten Aufklärung zu achten.

In dem stationären Aufenthalt von Herrn Sarihi zeigen sich außerdem Missverständnisse durch religiöse Aspekte: Herr Sarihi befürchtet, dass in der Krankenhauskost Schweinefleisch „versteckt" ist und verweigert aus diesem Grund das Essen. Nachdem dieses Verhalten anfänglich als „Appetitlosigkeit" fehlinterpretiert wurde, wird nur unzureichend auf die religiösen Bedürfnisse des Patienten eingegangen. Statt dem Patienten zu versichern, dass kein Schweinefleisch in den Speisen enthalten ist, wird ihm lediglich gesagt, das „Essen sei wichtig, um gesund zu werden". Üblicherweise ist es in Klinikküchen problemlos möglich, individuelle Unverträglichkeiten oder Vorlieben der Patienten

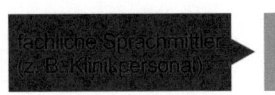
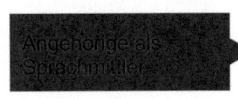

kultursensible, professionelle Dolmetscher → fachliche Sprachmittler (z. B. Klinikpersonal) → fachfremde, neutrale „Laien-Sprachmittler" → Angehörige als Sprachmittler

◘ Abb. 18.4 Eigene Darstellung

zu berücksichtigen – eine vegetarische Kost oder auch Kost ohne Schweinefleisch wird fast immer angeboten. Eine kurze Rücksprache mit der Küche und anschließende Erklärung an dem Patienten hätte vermutlich dazu geführt, dass dieser sich in Bezug auf seine religiösen Vorstellungen angenommen und verstanden gefühlt hätte. Wahrscheinlich hätte er auf diese Weise seine Bedenken verloren und die Krankenhauskost uneingeschränkt zu sich nehmen können.[2]

> Auf kulturelle und religiöse Bedürfnisse der Patienten sollten soweit möglich eingegangen werden. Wichtig ist v. a. die Verfügbarkeit von Kost, die den religiösen Vorschriften entspricht; weitere Möglichkeiten für integrationsfördernde Rahmenbedingungen innerhalb des stationären Krankenhausaufenthaltes bieten sich z. B. in der Bereitstellung von Gebetsräumen oder muttersprachlichem Lesematerial.

18.3.4 Kasuistik: Mittelmeerfieber

Die 19-jährige Frau Mulif ist 2016 mit ihren Eltern aus Jordanien nach Deutschland gekommen und spricht fließend Deutsch. Mit starken abdominellen Schmerzen wird sie in einer chirurgischen Notaufnahme vorstellig. Sie beschreibt die seit dem Vortag bestehenden Schmerzen als krampfartig, einhergehend mit einem generellen Schwächegefühl. Auch leide sie unter leichter Übelkeit und Fieber.

Bei der körperlichen Untersuchung fällt dem behandelnden Arzt Narben im Bereich des Abdomens auf. Frau Mulif berichtet auf Nachfrage, in den letzten fünf Jahren bereits zweimal unter Episoden mit ähnlichen Symptomen und dreimal unter ähnlichen Episoden mit jedoch deutlich milderer Symptomatik gelitten zu haben. Man habe zuletzt eine Blinddarmentzündung vermutet und bei der letzten Vorstellung diesen dann auch entfernt. Im Nachhinein habe sich in der pathologischen Untersuchung herausgestellt, dass dieser gar nicht entzündet gewesen sei. Eine gynäkologische Abklärung habe jedoch auch keine Ursache feststellen können.

Frau Mulif war damals verzweifelt und dachte „Jetzt, wo ich doch in den Händen der westlichen Medizin bin, kann mir doch nichts mehr passieren. Wie kann es sein, dass die Ursache für meine Beschwerden nicht gefunden wurde?".

Nachdem Frau Mulif stationär aufgenommen wird, wird schließlich nach weiterführenden genetischen Untersuchungen die Diagnose des autosomal-rezessiv vererbbaren „familiären Mittelmeerfiebers" gestellt. Der behandelnde Stationsarzt Dr. Kürklü erklärt ihr, dass die Fieberschübe grundsätzlich harmlos sind, bei stärkeren Beschwerden jedoch die Einnahme einer medikamentösen Prophylaxe möglich wäre. Dieses Medikament könnte das Auftreten weiterer Episoden verhindern, könne jedoch auch Nebenwirkungen verursachen. Er erklärt Frau Mulif die Einzelheiten zu der medikamentösen Prophylaxe aber auch der Alternative – nämlich der symptomatischen Behandlung der Schübe, sofern diese nicht allzu häufig und stark auftreten. Frau Mulif ist verunsichert. Sie denkt: „Was ist das für ein Arzt, der nicht weiß, was das Beste für mich ist? Er muss mir doch sagen, was ich tun soll, und mir ein Medikament geben, das meine Erkrankung heilt".

Wie eingangs beschrieben, bestehen hinsichtlich einiger Krankheitsbilder und Infektionen in Abhängigkeit von der geografischen

---

2 Neben diesen individuellen Aspekten in der interkulturellen Versorgung sowie der Verfügbarkeit von kultursensiblen Dolmetschern ist es auch mit wenig Aufwand möglich, Patienten mit Migrationshintergrund möglichst gute Rahmenbedingungen innerhalb der stationären Versorgung zu schaffen. Möglichkeiten wären zum Beispiel, dass man Menschen mit Migrationshintergrund anderen Glaubens einen gesonderten Raum für Gebete oder Lesen von Büchern in ihrer Sprache ermöglicht. Auf diese Weise würden Ansätze der Integrationsforschung auf der Mikroebene – im stationären Krankenhausaufenthalt – angewandt und umgesetzt werden.

Lage und dem ethnokulturellen Kontext Unterschiede in der Prävalenz. Frau Mulif leidet an dem so genannten „familiären Mittelmeerfieber". Dieses hereditäre periodische Fiebersyndrom, dem eine genetische Mutation zugrunde liegt, ist besonders in Ländern des östlichen Mittelmeerraumes verbreitet (Kallinich et al. 2017). Vermutlich aufgrund der niedrigen Prävalenz in Deutschland wurde das Krankheitsbild bei Frau Mulif auch erst spät erfasst – zuvor war irrtümlicherweise eine akute Appendizitis vermutet worden.

Doch nicht nur bei dem familiären Mittelmeerfieber sind die Herkunftsregion sowie ethnokulturelle Hintergründe der Patienten ausschlaggebend für das Risiko des Auftretens. Weitere „klassische" Beispiele sind zum Beispiel die Sichelzellanämie, M. Behçet oder auch der Lupus erythematodes (Somers et al. 2014; Maldini et al. 2018). Auch Infektionserkrankungen und Parasitosen treten je nach geografischer Lage in unterschiedlicher Prävalenz auf. So sind vor allem in afrikanischen und asiatischen Ländern die sexuell übertragbaren Erkrankungen Hepatitis B, Hepatitis C und die Infektion mit dem HI-Virus aber auch Polio (Kinderlähmung) und Tuberkulose, Hepatitis A oder Pertussis (Keuchhusten, auch im osteuropäischen Raum) verbreiteter als in den westlichen Industrienationen (Bart et al. 2014; Kurschat et al. 2014; Joon et al. 2015; Schweitzer et al. 2015; Wang et al. 2016; Blach et al. 2017; Jones et al. 2017). Auch Parasitosen wie z. B. Echinokokkose, Malaria oder Darminfektionen mit Band- oder Madenwürmern (Ascariasis bzw. Oxyuriasis) treten außerhalb von Mitteleuropa gehäuft auf (Herbinger et al. 2016; Khuroo et al. 2016). Neben der mangelnden Verfügbarkeit von therapeutischen Maßnahmen in den betroffenen Regionen sind hierfür oft auch fehlende Präventions- und Schutzmaßnahmen (wie Impfungen oder ausreichende hygienische Bedingungen) ursächlich; doch auch klimatische Bedingungen können die Verbreitung bestimmter Erreger begünstigen (Prüss-Ustün et al. 2014).

> Neben der Durchführung einer Familienanamnese ist auch eine Reiseanamnese sowie die Erfassung der Herkunft des Patienten (Migrationsanamnese) und die Berücksichtigung herkunfts- und ethnokulturabhängiger Prävalenzen verschiedener Erkrankungen für eine adäquate Diagnostik und Behandlung unabdingbar.

Bei Frau Murif fällt zudem in der Behandlung auf, dass eine wahrscheinlich kulturabhängige Erwartungshaltung seitens der Patientin an die Behandlung sowie Rolle des behandelnden Arztes besteht. Frau Murif ist verwundert, dass die behandelnden Ärzte nicht sofort die richtige Diagnose gestellt haben. Aus ihrer Perspektive ist die „westliche Medizin unfehlbar", dass seitens des behandelnden Arztes ein Irrtum vorliegen könnte, ist für sie daher nicht verständlich. Auch mit der „partizipativen Entscheidungsfindung" seitens des behandelnden Arztes Dr. Kürklü ist sie überfordert. Ein Behandlungskonzept, in dem sie selbst an einer Entscheidung über die weitere Therapie beteiligt ist, ist ihr nicht geläufig. Die fehlende paternalistische Verordnung einer Medikation wird von ihr als Inkompetenz des behandelnden Arztes interpretiert.

Häufig bestehen Unterschiede in Rollenverständnis und Erwartungshaltung der Patienten in Abhängigkeit von Alter, Herkunft und Behandlungserfahrungen. Behandlungsansätze der modernen westlichen Medizin wie die „partizipativen Entscheidungsfindung" sind vor allem älteren Patienten und Patienten anderer Herkunft oft nicht bekannt und können daher zu Verunsicherung führen. Eine zusätzliche Idealisierung der behandelnden Ärzte oder eine übersteigerte Erwartungshaltung an die „westlichen Medizin" im Allgemeinen kann die Situation zusätzlich aggravieren (Merz 2016; Ries et al. 2018).

- In der Behandlung von Menschen mit Migrationshintergrund sind kulturabhängige Behandlungserwartungen und Rollenverständnisse der Patienten offen zu kommunizieren.
- Ggf. sind Ansätze der *„partizipativen Entscheidungsfindung"* oder des *„informed consent"* anzusprechen und zu erklären, um eine entsprechende Behandlungsgrundlage zu schaffen.
- Erwartungshaltung und Rollenverständnis von Patienten und Behandelnden sind offen zu kommunizieren um eventuellen Missverständnissen vorzubeugen.

Fazit

Interkulturelle Aspekte der medizinischen Versorgung nehmen in der chirurgischen Versorgung einen immer größeren Stellenwert ein. Divergenz in der Prävalenz verschiedener Krankheitsbilder und ein kulturspezifisches Krankheitsverständnis sind dabei ebenso zu beachten wie religions- und kulturspezifische Besonderheiten bei der körperlichen Untersuchung, Aufklärung und stationären Behandlung von Patienten.

In einer modernen, medizinischen Versorgung, die ein individualisiertes, patientenzentriertes Vorgehen anstrebt, ist dem kulturellen und religiösen Kontext eines Patienten dabei als ein wichtiger Bestandteil zu begegnen. Besonders zentral ist dabei die Überwindung sprachlicher Barrieren. Der Einsatz von professionellen kultursensiblen Übersetzern ist anzustreben; aber auch der Einsatz „neutraler Sprachmittler" ist der Übersetzung durch Angehörige vorzuziehen. Neben einer migrationsspezifischen Anamnese ist auch die Kommunikation und Berücksichtigung religiöser und kultureller Bedürfnisse des Patienten im Klinikaufenthalt zu forcieren. Unter Umständen sind kulturabhängige Erwartungen an Behandelnde und Behandlung zu klären oder auch Prinzipien der *„partizipativen Entscheidungsfindung"* zu erläutern. Auch im Sinne eines *„informed consent"* sollte so eine professionalisierte Information des Patienten erfolgen, die Patientenautonomie bezüglich der Entscheidung über diagnostische und therapeutische Maßnahmen jedoch gewahrt werden. Nichtsdestotrotz ist die spezielle Berücksichtigung kulturspezifischer Verhaltensweisen mit Vorsicht zu genießen, insbesondere im Hinblick auf Stereotypisierung und migrationsspezifische Vorurteile der klinischen Praxis. Auch für Patienten mit Migrationshintergrund ist eine Verallgemeinerung unzulässig und eine individualisierte, leitlinienbasierte und risikoadaptierte medizinische Behandlung angezeigt.

Literatur

Aldeen AZ (2007) Commentary: the muslim ethical tradition and emergent medical care: an uneasy fit. Acad Emerg Med 14:277–278

Ärzteblatt, Deutscher Ärzteverlag GmbH (2018) Sichelzellkrankheiten: G-BA prüft Erweiterung des Neugeborenenscreenings. Dtsch Ärztebl

Balic M (2009) Familienangehörige als Dolmetscher. Universität Wien, Wien

BAMF – Bundesamt für Migration und Flüchtlinge (2016) Aktuelle Meldungen – 476.649 Asylanträge im Jahr 2015. ▶ https://www.bamf.de/SharedDocs/Meldungen/DE/2016/201610106-asylgeschaeftsstatistik-dezember.html. Zugegriffen: 3. Okt. 2018

BAMF – Bundesamt für Migration und Flüchtlinge (2018) Glossar. ▶ https://www.bamf.de/DE/Service/Left/Glossary/_function/glossar.html?lv3=3198544. Zugegriffen: 3. Okt. 2018

Baron R et al (2013) Praktische Schmerzmedizin: Interdisziplinäre Diagnostik – Multimodale Therapie. Springer, Berlin

Bart MJ et al (2014) Global population structure and evolution of bordetella pertussis and their relationship with vaccination. mBio 5:e01074-14

Bermejo I et al (2012) Subjektiv erlebte Barrieren von Personen mit Migrationshintergrund bei der Inanspruchnahme von Gesundheitsmaßnahmen. Bundesgesundheitsblatt – Gesundheitsforschung – Gesundheitsschutz 55:944–953

Blach S et al (2017) Global prevalence and genotype distribution of hepatitis C virus infection in 2015: a modelling study. Lancet Gastroenterol Hepatol 2:161–176

Blum K, Steffen P (2015) Kultursensibilität im Krankenhaus. Public Health Forum 23:95–96

Brand T et al (2015) Prävention bei Menschen mit Migrationshintergrund. Bundesgesundheitsblatt – Gesundheitsforschung – Gesundheitsschutz 58:584–592

Campbell CM et al (2005) Ethnic differences in responses to multiple experimental pain stimuli. Pain 113:20–26

Claassen K, Jäger P (2018) Impact of the introduction of the electronic health insurance card on the use of medical services by asylum seekers in Germany. Int J Environ Res Public Health 15(5):856

Deutsches Institut für Wirtschaft (DIW) (2007) DIW Berlin: Migranten in Deutschland: Soziale Unterschiede hemmen Integration. ▶ https://www.diw.de/sixcms/detail.php?id=diw_01.c.364487.de. Zugegriffen: 28. Juli 2018

Faucett J et al (1994) Differences in postoperative pain severity among four ethnic groups. J Pain Symptom Manage 9:383–389

Gehrig M, Graf I (2009) Kosten und Nutzen des interkulturellen Übersetzens im Gesundheitswesens. Bern: Büro für arbeits- und sozialpolitische Studien BASS AG. ▶ https://www.ssoar.info/ssoar/bitstream/handle/document/37791/ssoar-2009-gehrig_et_al-Kosten_und_Nutzen_des_interkulturellen.pdf?sequence=1. Zugegriffen: 16. Okt. 2018

Göbber J et al (2008) Migration. PiD – Psychotherapie im Dialog 9:265–271

Haffner L (1992) Translation is not enough. Interpreting in a medical setting. West J Med 157:255–259

Herbinger K-H et al (2016) Spectrum of imported infectious diseases: a comparative prevalence study of 16,817 German travelers and 977 immigrants from the tropics and subtropics. Am J Trop Med Hyg 94:757–766

Ilkilic Ilhan (2002) Bioethical conflicts between muslim patients and german physicians and the principles of biomedical ethics the experiences of islamic minorities in non-islamic states. Med Law 21:243–256

Jäger P et al (2018) Diagnosis of mental disorders and behavioral problems among refugee children in the context of communal prevention – Potentials of medical screening for school entry. eingereicht. Z Flüchtl 2(2):231–261

Jones KM et al (2017) A systematic review of the worldwide prevalence of survivors of poliomyelitis reported in 31 studies. BMJ Open 7:e015470

Joon A et al (2015) Prevalence of Hepatitis A virus (HAV) and Hepatitis E virus (HEV) in the patients presenting with acute viral hepatitis. Indian J Med Microbiol 33:102

Kallinich T et al (2017) Rolle der Genetik beim familiären Mittelmeerfieber. Z Rheumatol 76:303–312

Khuroo Mohammad S et al (2016) Hepatobiliary and pancreatic ascariasis. World J Gastroenterol 22:7507–7517

Kleinman Arthur (1978) Culture, illness, and care: clinical lessons from anthropologic and cross-cultural research. Ann Intern Med 88:251

Kölfen W (2018) Ärztliche Kommunikation mit Patienten und Eltern aus anderen Kulturkreisen. In: Kölfen W (Hrsg) In Ärztliche Gespräche, die wirken: Erfolgreiche Kommunikation in der Kinder- und Jugendmedizin. Springer, Berlin, S 291–307

Kurschat C et al (2014) Sichelzellerkrankung. In: Lehnert H (Hrsg) SpringerReference Innere Medizin. Springer, Berlin, S 1–6

Kurz A, Rey J (2018) Pflege konkret Innere Medizin. München, Elsevier Health Sciences

Lampert T et al (2011) Gesundheitliche Ungleichheit. Abgerufen von Robert-Koch-Institut. ▶ https://edoc.rki.de/bitstream/handle/176904/1686/25hQnjbYsdVfk.pdf?sequence=1&isAllowed=y

Lampert T et al (2013) Sozioökonomischer Status und Gesundheit. Bundesgesundheitsblatt – Gesundheitsforschung – Gesundheitsschutz 56:814–821

Langer T et al (2013) Sprachbarrieren in der Betreuung von Patienten mit Migrationshintergrund – Ergebnisse einer Pilotstudie zu den Erfahrungen von Kinder- und Jugendärzten. Klinische Pädiatrie 225:96–103

Maldini Carla et al (2018) Exploring the variability in Behçet's disease prevalence: a meta-analytical approach. Rheumatology 57:185–195

Merz R (2016) Trotz Kulturunterschied zur richtigen Diagnose. MMW – Fortschritte der Medizin 158:38

Padela AI, del Pozo PR (2010) Muslim patients and cross-gender interactions in medicine: an Islamic bioethical perspective. J Med Ethics. ▶ https://doi.org/10.1136/jme.2010.037614

Paternotte E et al (2015) Factors influencing intercultural doctor–patient communication: a realist review. Patient Educ Couns 98:420–445

Prüss-Ustün A et al (2014) Burden of disease from inadequate water, sanitation and hygiene in low- and middle-income settings: a retrospective analysis of data from 145 countries. Tropical Med Int Health 19:894–905

Razum O (2009) Migration, Mortalität und der Healthy-migrant-Effekt1. In: Richter Matthias, Hurrelmann Klaus (Hrsg) Gesundheitliche Ungleichheit. VS Verlag, Wiesbaden, S 267–282

Razum O, Spallek J (2009) Wie gesund sind Migranten? Hamburg. ▶ http://www.hwwi.org/uploads/tx_wilpubdb/KD_12_Migranten_Gesundheit.pdf

Ries Z et al (2018) Auf dem Weg zu kultursensitiven Patienteninformationsmaterialien: Ergebnisse einer Fokusgruppenuntersuchung. PPmP – Psychotherapie · Psychosomatik · Medizinische Psychologie 68:242–249

Robert-Koch-Institut (RKI) (2008) Migration und Gesundheit. Berlin, Robert-Koch-Institut

Robert-Koch-Institut (RKI) (2016) Schwerpunktthema Gesundheit von Migranten und Geflüchteten.

▶ https://www.rki.de/DE/Content/Service/Presse/Pressemitteilungen/2016/08_2016.html. Zugegriffen: 22. Juli 2017

Sabbioni M, Kuhn ME (2003) Die migrationsspezifische Anamnese. continuous professional development, Jahrestagung der SGAM. ▶ http://www.transkulturellepsychiatrie.de/pdf/PrimaryCare2004.pdf. Zugegriffen: 7. Apr. 2017

Schenk L (2007) Migration und Gesundheit – Entwicklung eines Erklärungs- und Analysemodells für epidemiologische Studien. Int J Public Health 52:87–96

Schenk L et al (2008) Migration und gesundheitliche Ungleichheit. Public Health Forum 16(2):18–19

Schmiedebach H-P (2002) Der Schmerz – Kulturphänomen und Krankheit. Bundesgesundheitsblatt – Gesundheitsforschung – Gesundheitsschutz 45:419–424

Schouler-Ocak M, Bering R (2017) Geflüchtete im Versorgungssystem. DNP – Der Neurologe & Psychiater 18:20–27

Schweitzer Aparna et al (2015) Estimations of worldwide prevalence of chronic hepatitis B virus infection: a systematic review of data published between 1965 and 2013. Lancet 386:1546–1555

Senkal M (2018) Transkulturelle Medizin – Fallbeispiele aus dem klinischen Alltag

Somers EC et al (2014) Population-based incidence and prevalence of systemic lupus erythematosus: the michigan lupus epidemiology and surveillance program. Arthritis & Rheumatology 66:369–378

Statista (2018) Einwanderung nach Deutschland bis 2016|Statistik. Statista. ▶ https://de.statista.com/statistik/daten/studie/28347/umfrage/zuwanderung-nach-deutschland/. Zugegriffen: 3. Okt. 2018

Statistisches Bundesamt (2016a) Bevölkerung mit Migrationshintergrund auf Rekordniveau. Wiesbaden

Statistisches Bundesamt (2016b) Bevölkerung und Erwerbstätigkeit Bevölkerung mit Migrationshintergrund – Ergebnisse des Mikrozensus 2015 –.

▶ https://www.destatis.de/DE/Publikationen/Thematisch/Bevoelkerung/MigrationIntegration/Migrationshintergrund2010220157004.pdf?__blob=publicationFile

Statistisches Bundesamt (2017) Bevölkerung und Erwerbstätigkeit Bevölkerung mit Migrationshintergrund – Ergebnisse des Mikrozensus 2016 –.
▶ https://www.destatis.de/DE/Publikationen/Thematisch/Bevoelkerung/MigrationIntegration/Migrationshintergrund2010220167004.pdf?__blob=publicationFile

Statistisches Bundesamt (2018) Bevölkerung und Erwerbstätigkeit Bevölkerung mit Migrationshintergrund – Ergebnisse des Mikrozensus 2017 –.
▶ https://www.destatis.de/DE/Publikationen/Thematisch/Bevoelkerung/MigrationIntegration/Migrationshintergrund2010220177004.pdf?__blob=publicationFile

Tagay S (2015) Andere Länder, andere Sitten: Patienten mit Migrationshintergrund verstehen. DMW – Deutsche Medizinische Wochenschrift 140:1702–1704

Teal CR, Street RL (2009) Critical elements of culturally competent communication in the medical encounter: a review and model. Soc Sci Med 68:533–543

Timmann C et al (2004) Genetisch bedingte Fiebersyndrome: Klinik, Genetik, Diagnose und Therapie. Dtsch Ärztebl 101:3262–3269

Wang H et al (2016) Estimates of global, regional, and national incidence, prevalence, and mortality of HIV, 1980–2015: the global burden of disease study 2015. Lancet HIV 3:e361–e387

Gynäkologie: Diagnostik

Bernd Hanswille

19.1 Kasuistik: Geburtshilfe – Malaria tropica – 202

19.2 Kasuistik: Onkologie – Endometrium-Karzinom – 203

19.3 Kasuistik: Dysplasiesprechstunde – Kondylomdiagnostik – 205

19.4 Kasuistik: Primäre Sterilität – Sterilitätssprechstunde – 206

19.5 Kasuistik: Harninkontinenz – 206

© Springer-Verlag GmbH Deutschland, ein Teil von Springer Nature 2020
A. Gillessen, S. Golsabahi-Broclawski, A. Biakowski, A. Broclawski (Hrsg.), *Interkulturelle Kommunikation in der Medizin*, https://doi.org/10.1007/978-3-662-59012-6_19

■ **Einleitung**

Im Zusammenhang mit der migrationsspezifischen Entwicklung der Bevölkerungssituation in Deutschland ergeben sich Einflüsse auf die Alterskohorte sowie die Zusammensetzung der Patientengruppen im Fachgebiet Frauenheilkunde und Geburtshilfe. Die ambulante und stationäre Betreuung von Patientinnen mit Zuwanderungsgeschichte und ihrer Angehörigen erfordert Einfühlungsvermögen und höheren Zeitaufwand gegenüber bisher selten gesehenen akuten und chronischen Krankheitsbildern, wie zum Beispiel Genitaltuberkulose, fortgeschrittene Malignomerkrankungen oder Status nach Infibulation. Patientinnen mit Flucht- und Migrationshintergrund stammen aus allen Altersgruppen von der Adoleszenz bis zum hohen Greisinnenalter. Aufgrund der Komplexität der Fachgebiete Gynäkologie sowie der Geburtshilfe als auch aufgrund des begrenzten Umfanges des Beitrages, sollen im Folgenden fünf signifikante Fallbeispiele dargestellt und analysiert sowie aus diesen mögliche (kultursensible) Handlungsempfehlungen aus der Praxis abgeleitet werden.

19.1 Kasuistik: Geburtshilfe – Malaria tropica

Eine 34-jährige Patientin aus Guinea-Conakry wird in der Frauenklinik im Kreißsaal in einem schlechten Allgemeinzustand aufgenommen. Sie ist rechnerisch in der 36. Schwangerschaftswoche. Die Patientin hat keinen Mutterpass, sie ist erst seit kurzem in Deutschland und war zuvor in Italien. Die bisherige Betreuung in Deutschland erfolgt durch die Bahnhofsmission. Die Patientin wurde nach Erstuntersuchung und sonografisch festgestelltem Small-for-date-Fetus stationär aufgenommen. Sie spricht kein Englisch, Französisch nur sehr eingeschränkt. Zwei Tage später erfolgt eine zunehmende Verschlechterung des Allgemeinzustands mit hohem therapiefraktären Fieber und beginnenden CTG-Veränderungen. Mit Beginn der Verschlechterung des Allgemeinzustandes der Patientin erfolgt nach Information der Bahnhofsmission die Information einer freiwilligen Mitarbeiterin dort, die die Patientin am Krankenbett begleitet. Die freiwillige Helferin ist eine Studentin mit sehr guten französischen Sprachkenntnissen. Im Folgenden übersetzt die Studentin die Informationen und Aufklärungsinhalte soweit als möglich an die Patientin. Schließlich bei Verschlechterung des CTG und geburtshilflich unreifem Befund Durchführung einer Notsektio in Allgemeinanästhesie. Nach dem erfolgten Eingriff ist die Patientin intensivpflichtig. Das neugeborene Kind ist wegen Frühgeburtlichkeit und Anpassungsstörung auf der neonatologischen Intensivstation in Behandlung. Noch im Verlauf nach der Sektio erfolgt die Diagnosesicherung: Malaria tropica.

■ **Betrachtung des Falles**

Die Aufnahme der zentralen Daten, ihre Dokumentation im Krankenblatt und die Übertragung zentraler Informationen aus dem Mutterpass. Hierzu gehören die Angaben zum erwarteten Geburtstermin, die Eintragungen zur regelmäßigen Vorsorge im Schwangerschaftsverlauf, die Hinweise auf mögliche Risikoprofile und die entsprechenden Prüfungsergebnisse. So zum Beispiel Serodiagnostik, Blutgruppenbestimmungsergebnisse, Hinweise auf Lageanomalien des Fetus, auf Retardierung des Fetus oder auf fetale Makrosomie. Zusätzlich sind im Mutterpass auch gewichtige Angaben zu sonstigen schwangerschaftsbedingten Auffälligkeiten oder aber möglichen Blutungen bei dieser oder einer vorangegangenen Schwangerschaft vermerkt.

Liegt ein Mutterpass nicht vor oder ist keine Vorsorge nach den deutschen Mutterschafts-Richtlinien erfolgt, ist natürlich bei Sprachproblemen oder einer direkt bestehenden akuten Risikosituation von vorne herein sowohl für die Patientin als

Gynäkologie: Diagnostik

Medizinische Herausforderung	Religiöse & kulturelle Aspekte	Kommunikative Herausforderungen	Kultursensible Lösungsansätze
Schwierige Diagnosestellung Malaria, fehlende Schwangerschaftsdokumentation	Konfrontation mit fremden medizinischem Versorgungssystem	keine/mangelnde Sprachkenntnisse	**Zusammenarbeit mit Dolmetscher**

Abb. 19.1 Darstellung der Herausforderungen, relevanter als auch tragender Aspekte sowie eines kultursensiblen Lösungsansatzes in Bezug auf den vorangestellten Fall

auch für den behandelnden Arzt die Situation verkompliziert. Zusätzlich muss bei einer Patientin, wie im Fallbeispiel geschildert, ein vaginaler Untersuchungsbefund erhoben, eine abdominale ggf. auch eine vaginale Sonografie durchgeführt werden. Ferner muss eine Blutentnahme erfolgen sowie ein dauerhafter venöser Zugang platziert werden. Dieses alles geschieht unter erheblichem Zeitdruck. Die anwesende Dolmetscherin muss die Auskünfte ins Französische übersetzen. Jedoch ist für die Patientin aber diese Sprache auch eine Fremdsprache ist. Diese additiven Stressfaktoren beim Behandlungsteam als auch bei der Patientin erhöhen die Belastungssituation erheblich (Abb. 19.1).

Handlungsempfehlungen
Außerhalb einer akuten Risikosituation, aber bei sprachlichen und kulturellen Barrieren sind folgende Themen, noch standardisiert zu erörtern:
— Aufklärung über mögliche Risiken nach erfolgter Fetometrie bei Makrosomie des Fetus oder Small-for-Date-Situation des Fetus
— Bei ausgeprägter Makrosomie auch Risikoerläuterung über Schulterdystokie
— Erläuterung zum Ablauf von CTG-Kontrollen und zur Beurteilung der fetalen Herztonkurve
— Besprechung alternativer Möglichkeiten zur vaginalen Entbindung

— Erläuterung zu präpatalen Anästhesieverfahren unter der Entbindung, zum Beispiel peridurale Anästhesie
— Bei der Aufklärung über diese Analgesie-Verfahren liegt die Entscheidung über deren Anwendung bei der Schwangeren selbst. Ärzte und Hebammen fungieren lediglich als Berater
— Ausgedehnte Aufklärung und Besprechung zum Geburtsprozedere bei kindlichen Lageanomalien zum Beispiel Beckenendlage des Fetus
— Grundsätzliche Spezialfälle Mehrlingsgravidität und Geburt und Frühgeburtlichkeit

19.2 Kasuistik: Onkologie – Endometrium-Karzinom

Eine 56 Jahre alte adipöse Patientin, die aus dem Libanon stammt und bei welcher sonografisch und klinisch der Verdacht auf ein fortgeschrittenes Adeno-Karzinom des Uterus (Endometrium-Karzinom) besteht, stellt den behandelnden Arzt vor kommunikative Herausforderungen. Die Patientin verfügt nur über einfache Deutschkenntnisse und ist in Begleitung ihres Ehemannes und ihrer Schwester erschienen, die ebenfalls nur rudimentär Deutsch sprechen. Es wird zunächst ein zweiter Termin verabredet, hierzu wird ein Termin mit einem akkreditierten Dolmetscher verabredet. Im normalen Tagesablauf wird für diese Fälle ein Dolmetscher

Medizinische Herausforderung	Religiöse & kulturelle Aspekte	Kommunikative Herausforderungen	Kultursensible Lösungsansätze
Untersuchungsabläufe zur Diagnosestellung und Behandlung der malignen Erkrankung des Corpus uteri zu übermitteln und zu erklären	Mit Patient und Angehörigen erschließen, welche kulturelle Bewertung eine maligne Erkrankung der Gebärmutter in der Herkunftsgesellschaft hat	Im Gespräch der Patientin und den Angehörigen mittels Dolmetscher den medizinischen Sachverhalt transparent vermitteln und gleichzeitig prüfen, ob notwendige Maßnahmen verstanden und akzeptiert wurden	Ermutigung der Patientin zum Gespräch Vertrauenspersonen aus persönlichem Umfeld mitzubringen

◻ Abb. 19.2 Darstellung der Herausforderungen, relevanter als auch tragender Aspekte sowie eines kultursensiblen Lösungsansatzes in Bezug auf den vorangestellten Fall

bestellt, der sowohl für Krankenhäuser als auch Versicherungen und Justizabteilungen tätig ist. Bei diesem zweiten Termin wird erläutert, dass der bestehende Verdacht diagnostisch durch eine Spiegelung der Gebärmutter überprüft werden muss. Mit Vorliegen des histologischen Ergebnisses wird erneut ein Termin mit der Patientin und einem offiziellen Dolmetscher zur Erläuterung des malignen Befundes und Planung des weiteren operativen Prozederes besprochen. Nach Vorliegen des histologischen Ergebnisses der endgültigen Operation (Hysterektomie und Adnexektomie) erfolgt nochmals Terminvereinbarung und Besprechung der weiteren Anschlussbehandlung mit Dolmetscher und den Angehörigen der Patientin.

- **Betrachtung des Falles**

Die Mitteilung von Untersuchungsergebnissen im Zusammenhang mit Karzinomdiagnosen ist im Arzt-Patienten-Verhältnis immer eine schwierige und problematische Situation. Im Sonderfall der Mitteilung einer solchen Diagnose durch einen Dolmetscher erhöht sich die Problematik der Situation deutlich. Das Erwartungsverhalten der Patientin und ihrer Angehörigen ist im Zusammenhang mit einer solchen Diagnose von Angst und Anspannung geprägt.

Die Komplexität der Situation ist ungleich vielfältiger, wenn die Mitteilung über einen Dolmetscher erfolgt, der in der Regel natürlich auch ein medizinischer Laie ist. In einem Teil der Fälle sind die Dolmetscher jedoch auch Familienangehörige oder Freunde. In der ungünstigsten aller Konstellationen manchmal auch die Kinder der Patienten. Bei gynäkologischen Tumorerkrankungen besteht zusätzlich die Problematik, dass die Mitteilungen die weiblichen Sexualorgane und die Sexualität selbst mit Inhalt der Gesprächssituation sind (◻ Abb. 19.2).

Handlungsempfehlungen
Standardisierte Gesprächsinhalte bei der Aufklärung über diagnostische und operative Maßnahmen zur Ausschlussdiagnostik bei Corpus-Karzinomen:
- Sicherung der Diagnose durch Histologie
- Operative Maßnahme hierzu Hysteroskopie und Abrasio
- Jede postmenopausale Blutung (PMB) muss durch den oben erwähnten Eingriff abgeklärt werden
- OP-Methoden müssen klar mit den dadurch entstehenden Risikoprofilen erläutert werden

- Mögliche Komplikationen und deren Folgen erläutern
- Technische Möglichkeiten verschiedener operativer Verfahren erläutern, zum Beispiel Lapratomie oder Laparoskopie (LSK)
- Erläuterung des stadienabhängigen Vorgehens bei dieser Tumorentität
- Erläuterung des Einflusses der operativen oder ggf. strahlentherapeutischen Therapien auf das Allgemeinbefinden und die Sexualität
- Vorstellung der Nachsorgekonzepte

19.3 Kasuistik: Dysplasiesprechstunde – Kondylomdiagnostik

Eine 22-jährige Patientin aus Eritrea stellt sich in Begleitung einer Freundin, die ebenfalls wie die Patientin nur gebrochen Englisch spricht, vor. Bei der Patientin sind zunehmend Condylomata acumintata aufgetreten. Aufgrund der Ausprägung des Befundes wird zunächst ein zweiter Termin vereinbart und ein Dermatologe hinzugezogen. Bei dem Zweittermin ist die dermatologische Kollegin mitanwesend. Der Patientin werden zwei Therapieoptionen angeboten. Einmal ein konservatives Verfahren und als zweite Möglichkeit, ein operative Laserbehandlung.

■ **Betrachtung des Falles**

Zu den häufig auftretenden sexuell übertragbaren Erkrankungen zählen die spitzen Analregion, Vagina und des Mons pubis. Bei dieser Erkrankung handelt es sich um eine papilläre Epitheliose, ausgelöst durch HPV Viren des Typ 6 oder Typ 11. Unter den Bedingungen einer leichten Immunsuppression einer Schwangerschaft kommt es häufig zu einem schubartig verstärkten Wachstum der Kondylome. Die Therapie der Erkrankung erfolgt zumeist durch lokale Laserbehandlung. Gegen sexuell übertragbare, viral induzierte Erkrankungen gibt es in Deutschland die Möglichkeit einer Impfprophylaxe. Die gesetzlichen Krankenkassen tragen die Kosten für die Impfungen von Jungen und Mädchen zwischen dem 9.–18. Lebensjahr. Möglicher Impfstoff Gardasil[9]. Gegen HPV-Viren, die als Auslöser des Zervixkarzinoms identifiziert sind, HPV-Virus Typ 16 und Typ 18, gibt es einen weiteren Impfstoff: Cervarix. Bei der frühen Impfung von Jungen und Mädchen zwischen dem 9. und 14. Lebensjahr zweimaliges Impfschema im Abstand von sechs Monaten (◘ Abb. 19.3).

Medizinische Herausforderung	Religiöse & kulturelle Aspekte	Kommunikative Herausforderungen	Kultursensible Lösungsansätze
Sichere Bestätigung der Diagnose durch Entnahme von Probeexzisionen. Bei operativer Therapie der Kondylome Erläuterung des Standardverfahrens Lasertherapie	Sichere Übermittlung des Übertragungsweges der Erkrankung trotz ggf. vorherrschender kultureller Tabuisierung des Themas	Offizieller, möglichst weiblicher Dolmetscher Erläuterungen zum Schutz vor erneuter Reinfektion bei Sexualverkehr (Übertragungsrisiko bei ungeschütztem Sexualverkehr)	Berücksichtigung der speziellen politischen und gesellschaftlichen Situation in Eritrea und Äthiopien

◘ Abb. 19.3 Darstellung der Herausforderungen, relevanter als auch tragender Aspekte sowie eines kultursensiblen Lösungsansatzes in Bezug auf den vorangestellten Fall

Handlungsempfehlungen
- Sicherung der Diagnose durch Histologie
- Operative Maßnahme: Lasertherapie der Kondylome
- Patientin muss darüber aufgeklärt werden, dass Wiederauftreten der Erkrankung möglich ist
- Postoperative Situation, sowie Postoperatives Verhalten bereits Präoperativ erläutern

- Primäre Sterilität: trotz Kinderwunsch und Sexualverkehr tritt innerhalb eines Jahres keine Schwangerschaft ein
- Sekundäre Sterilität: bei Zustand nach Geburt oder Fehlgeburt oder Extrauterin Gravidität tritt über einem ungefähr gleichen Zeitraum keine Schwangerschaft ein
- Infertilität: einer der Partner ist zeugungsunfähig

19.4 Kasuistik: Primäre Sterilität – Sterilitätssprechstunde

Vorstellung eines jungen Ehepaares aus der Türkei. Die Ehefrau ist 19 Jahre alt und hat vor gut einem Jahr ihren Ehemann geheiratet und ist seit ca. 8 Monaten in Deutschland. Ihr Ehemann ist 30 Jahre alt und in Deutschland geboren. Seine Eltern sind Anfang der 1970er Jahre nach Deutschland gekommen. Seit der Hochzeit hat das Ehepaar starken Kinderwunsch. Die Ehefrau hat einen etwas unregelmäßigen Zyklus. Bei dem Ehemann ist bisher kein Spermiogramm erfolgt. Anamnestisch sind beide Eltern des Ehemannes DiabetesPatienten. Er selbst ist übergewichtig.

- **Betrachtung des Falles**

Bei Ehepaaren mit unerfülltem Kinderwunsch kommt es sehr häufig zu erheblichen Störungen des Gesundheitsbefindens. Bei Migrationshintergrund lastet häufig ein besonderer Druck auf den Frauen, bei denen keine Schwangerschaft eintritt bzw. nach Schwangerschaft häufig eine frühe Fehlgeburt eingetreten ist. Der Druck betrifft dann häufig auch mehrere Generationen der Familie, die Diagnostik läuft in vielen Fällen vollständig am männlichen Partner vorbei (▶ Kap. 18). Grundsätzlich gilt, Sterilitätsproblematik und Therapie betrifft immer beide Partner.

Bei Patienten mit Migrationshintergrund wird häufiger die Ursache der Kinderlosigkeit bei der Frau vermutet. Es besteht häufig keine Information über den Unterschied zwischen Impotentia generandi und Impotentia coeundi. Etwa 50 % der Sterilitätsursache liegt bei den männlichen Partnern. Daher ist in der Sterilitätssprechstunde zwingend die Einbindung des männlichen Partners erforderlich.

- **Handlungsempfehlungen**

Sub- oder Infertilität des Mannes müssen ausgeschlossen werden. Erst danach sollten operative Maßnahmen bei den weiblichen Partner wie Laparoskopie und Chromopertubation erfolgen (◘ Abb. 19.4).

19.5 Kasuistik: Harninkontinenz

52 Jahre alte Patientin mit türkischem Migrationshintergrund klagt über ungewollten Harnabgang bereits unter leichter Belastung wie z. B. Husten, Niesen oder nach dem Aufstehen aus einem Sessel. Die Patientin hat 4 Kinder spontan geboren, wiegt bei 168 cm Körpergröße 96 kg und leidet seit 2 Jahren an Diabetes mellitus. Zunächst erfolgt im Rahmen der Diagnostik nochmals genaue Beurteilung unter welchen Bedingungen es wie oft zum Urinverlust kommt. Klärung, ob z. B. noch weitere Erkrankungen zuzüglich des Diabetes mellitus vorliegen. Sichere Überprüfung einer

Gynäkologie: Diagnostik

Medizinische Herausforderung	Religiöse & kulturelle Aspekte	Kommunikative Herausforderungen	Kultursensible Lösungsansätze
Erläuterung der komplexen Sterilitätsdiagnostik (50% der Fälle Ursache bei männlichem Partner) Aufgrund geringerer Invasivität zunächst Spermiogramm	Großer Altersunterschied der Ehepartner, hoher Erwartungsdruck für Eintritt einer Schwangerschaft, Tabus zum Bestehen bestimmter Erkrankungen innerhalb der Familie (wie Diabetes)	Die Ehepartner müssen gemeinsam an Lösungsansätze herangeführt werden, keine ursächlichen Faktoren sind bei Einzelpersonen zu finden	Sensible Herangehensweise und Aufklärung über gemeinschaftliches Problem, Heranführung der Partner an Untersuchungsmöglichkeiten für beide Personen

◻ **Abb. 19.4** Darstellung der Herausforderungen, relevanter als auch tragender Aspekte sowie eines kultursensiblen Lösungsansatzes in Bezug auf den vorangestellten Fall

Medizinische Herausforderung	Religiöse & kulturelle Aspekte	Kommunikative Herausforderungen	Kultursensible Lösungsansätze
Genaue Feststellung, welche Form einer Inkontinenz vorliegt, anamnestische Klärung von Kofaktoren (Adipositas, Medikamente, neurolog. Begleiterkrankungen, anatom. Varianzen)	Schambehaftete Situation bei Inkontinenzleiden Furcht vor Organverlust (z. B. bei operativem Verfahren, welches Hysterektomie miteinschließt)	Übermittlung der möglichen verschiedenen Ursachen der Inkontinenz und ihrer Wechselwirkungen indirekt über einen Dolmetscher. Erläuterung angstbelegter Vorgänge bei konservativer oder operativer Therapie einer Inkontinenz	Ansetzen von zwei Besprechungsterminen, falls ein Dolmetscher erforderlich ist. Der Patientin Möglichkeiten aufzeigen eine Vertrauensperson mit in das zweite Gespräch einzubeziehen

◻ **Abb. 19.5** Darstellung der Herausforderungen, relevanter als auch tragender Aspekte sowie eines kultursensiblen Lösungsansatzes in Bezug auf den vorangestellten Fall

Medikamenten Anamnese um z. B. bei vorliegen einer arteriellen Hypertonie zu klären, ob auch eine Entwässerungsmedizin erfolgt.

- **Betrachtung des Falles**

Die Harninkontinenz ist in Deutschland ein weit verbreitetes Leiden. Ungefähr fünf Millionen Menschen in Deutschland leiden unter Inkontinenzproblemen. Die Anzahl der Geburten pro Frau und deren Auswirkung auf den Beckenboden erhöhen das Risiko einer Inkontinenzentwicklung. Aufgrund der teilweise höheren Geburtenrate bei Patienten mit Zuwanderungsanamnese besteht die Möglichkeit eines gesteigerten Risikos zur Entwicklung einer Inkontinenz (◻ Abb. 19.5).

> **Handlungsempfehlungen**
> Wichtig: Zur Unterscheidung verschiedener Formen der Inkontinenz, wie Belastungsinkontinenz oder Dranginkontinenz, ist eine genaue Erhebung der Anamnese erforderlich. Sie muss auf alle Fälle folgende Inhalte abfragen:
> – Miktionsfrequenz
> – Trinkmenge
> – Bisher erfolgte Schwangerschaften und Geburten

- Genaue Erhebung über die Einnahme von Medikamenten
- Sichere Angaben zu möglichen neurologischen Erkrankungen oder Stoffwechselerkrankungen
- Klärung, ob gelegentlich schmerzhafte Situationen bei der Miktion eintreten
- Gynäkologische Untersuchung:
  - Vaginale Untersuchung mittels Spekula
  - Feststellung einer Blasen- oder Gebärmuttersenkung
  - Überprüfung, ob Urinabgang beim Husten/Pressen stattfindet

Fazit

Die hier aufgeführten Fallbeispiele spiegeln einen großen Bereich des Faches Gynäkologie und Geburtshilfe wider. In den zuvor geschilderten Situationen steht die große Problematik bei der Übermittlung von Befunden und möglichen Maßnahmen und Therapien im Zusammenhang mit den beschriebenen Krankheitsbildern im Vordergrund. Für Patientinnen mit Migrationshintergrund besteht im Klinikalltag – der in der Geburtshilfe immer 24 h umfasst – ein erhöhter Betreuungs- und Aufklärungsbedarf. Um diesem nachzukommen, benötigt man häufig die Hilfe von Dolmetschern, Begleitpersonen oder Kollegen, die dann die Übersetzung medizinischer Inhalte übernehmen. Hierbei muss möglichst eine Vertrauensbasis erreicht werden, die die Übermittlung wesentlicher Inhalte sachgerecht ermöglicht. Die vorherrschende Herausforderung dabei ist das Aufbauen eines positiven Arzt-Patienten-Verhältnisses über den vermittelnden Dolmetscher und jegliche kulturellen Hürden hinweg.

Onkologie: Maligne Erkrankungen bei Frauen

Ute Kelkenberg

20.1 Tumorerkrankungen – 210

20.2 Kommunikation schafft Vertrauen – 212

Literatur – 213

20.1 Tumorerkrankungen

Tumorerkrankungen, hier maligne Erkrankungen, sind einschneidende Erfahrungen im Leben einer jeden Frau. Dies gilt unabhängig davon, aus welchem Kulturkreis sie stammt und welcher Religion sie angehört. Karzinomerkrankungen bedeuten in der Regel, dass spätestens durch die adjuvante Chemotherapie, die meist folgt, die Fertilität zumindest eingeschränkt, wenn nicht sogar gänzlich beendet wird. Im jungen Alter muss sich eine betroffene Patientin somit nicht nur mit der Diagnose „Krebs", sondern auch noch mit der Tatsache auseinandersetzen, einen Kinderwunsch nicht verwirklichen zu können oder die Familienplanung vorzeitig abschließen zu müssen.

Anders sieht es bei dem gynäkologischen Krankheitsbild der Hypermenorrhö aus. Betroffene Patientinnen lassen sich nach Überwinden der Sprachbarriere genauso gut und unkompliziert behandeln wie Frauen ohne Migrationshintergrund. Schließlich geht es bei der Therapie des Symptoms der starken Blutung um Linderung von Beschwerden, in der Regel ohne weitere Konsequenzen in Bezug auf körperliche Unversehrtheit. Man befreit die Frauen zudem vor einer Situation der Unreinheit, nämlich der Blutung, welches speziell für muslimische Patientinnen eine große Bedeutung hat.

Patientinnen mit Endometriose wiederum befinden sich in einer anderen Situation. Diese Erkrankung äußert sich normalerweise mit Unterbauchschmerzen perimenstruell, z. T. auch chronisch und dauerhaft ohne Zeitbezug zur Regelblutung. Ebenso kann lediglich Dyspareunie als Symptom auftreten, je nach Offenheit der Frauen führt dieses Beschwerdebild zu einer Untersuchung beim Frauenarzt. Die endgültige Diagnose der Endometriose wird bei einer meist laparoskopischen Operation geklärt, bei der die Endometriose mindestens klinisch, in der Regel auch durch eine pathologische Untersuchung bestätigt wird. Mit der Diagnose Endometriose wird eine eingeschränkte Fruchtbarkeit einhergehen, letzteres hat bei Kinderwunsch der Frauen eine sehr viel schwerwiegendere Bedeutung als die Belastung durch chronische Schmerzen. Während Schmerzen mithilfe von Hormonpräparaten und die sanierende Operation behoben bzw. zumindest meist beherrscht werden können, ist ein sich womöglich nicht mehr zu erfüllender Kinderwunsch bei jungen Frauen von durchaus fataler Bedeutung für die Lebenseinstellung der betroffenen Frauen. Letzteres betrifft aber gleichermaßen Patientinnen mit und ohne Migrationshintergrund.

Die Behandlung von Migranten mit hohem sozialen Status und damit meist verbundener guter sprachlicher Kompetenz, zumindest im Englischen, stellt grundsätzlich weniger Probleme dar. Bei Patientinnen mit niedrigem sozialen Status gibt es große Verständigungsprobleme schon allein aufgrund mangelnder Sprachkenntnisse. Letzteres wird immer noch als das Hauptproblem beim Umgang mit Migranten angesehen (Wesselmann und Singer 2013). Das zweite große Problem entsteht durch geringe Schulbildung in den Heimatländern. Es fehlt meist jede Kenntnis über Krankheitsentstehung oder Gesundheitsverhalten. Auch eine sexuelle Aufklärung wird weder von der Schule noch von den Elternhäusern geleistet. Besonders Frauen der 1. Migrantengeneration sind häufig schlecht informiert über Krebsfrüherkennungsprogramme (Rommel et al. 2015).

Unter diesen Umständen gelingt die Erläuterung der Krankheit sowie der Situation, die diese Krankheit mit sich bringt, wegen fehlender Sprachkompetenz nur mit Dolmetschern. Bei diesen Dolmetschern handelt es sich in der Regel um medizinische Laien, in vielen Fällen hat man es sogar mit minderjährigen Familienangehörigen zu tun. Als Mediziner muss man also immer damit rechnen, dass es nur zu einer reduzierten Informationsweitergabe kommt, Tatsachen können verzerrt oder sogar falsch

Onkologie: Maligne Erkrankungen bei Frauen

übermittelt werden. Empathie geht möglicherweise gänzlich verloren.

Viele Patientinnen mit Migrationshintergrund stammen aus der Türkei, Syrien oder dem Irak. Es handelt sich dabei einerseits um Ehefrauen ohne deutsche Sprachkompetenz, die sich einen deutschen Mann, mittlerweile in zweiter oder dritter Generation aus dem Ursprungsland wie der Türkei, gewählt haben. Andererseits behandeln Ärzte Asylsuchende aus Ländern mit Kriegsschauplätzen. Letzteren fehlt nicht nur die Sprachkompetenz auf beiden Seiten, sondern zusätzlich wird der behandelnde Arzt zum Teil mit schlimmsten traumatischen Erfahrungen konfrontiert.

In den meisten Fällen sind Frauen aus diesen zumeist muslimisch geprägten Herkunftsländern mit den dort herrschenden Traditionen noch fest verhaftet. Mit diesen alten Traditionen, die auch von den Ehemännern gelebt werden, wird die Wertigkeit der Frau immer noch vorrangig von der Fähigkeit, Kinder zu gebären, bestimmt. Zusätzlich spielt auch im Islam die Nachkommenschaft eine zentrale Rolle als Fundament für die Erhaltung der menschlichen Gattung (Yüksel 2016). Geht es also um die Entfernung von Organen, die für die Fertilität der Frau wesentlich sind, kommt es unwiederbringlich zu einem Konflikt von Prognose für die Patientin versus Ansehen und Stellung in der Familie.

Im Weiteren werden Entscheidungen von den Frauen niemals allein, sondern im Einverständnis mit den Ehemännern, oder – wenn nicht verheiratet – mit Vätern oder anderen männlichen Familienangehörigen getroffen.

Kasuistik
Eine 27-jährige Patientin wird vom Facharzt zur Abklärung eines seit über zwei Jahren unerfüllten Kinderwunsches in die Frauenklinik überwiesen. Das Paar stammt aus Syrien und ist ihm Rahmen der Kriegsereignisse 2016 nach Deutschland geflohen. Die Muttersprache der Patientin ist Arabisch, sie spricht ebenfalls schlecht Türkisch, ihre Deutschkenntnisse beschränken sich trotz der erwähnten Aufenthaltsdauer in Deutschland auf einfache Begrüßungsformeln. Der Ehemann beherrscht einen etwas weitergehenden deutschen Basiswortschatz. Die Aufklärung zur den unerfüllten Kinderwunsch abklärenden Operation erfolgt mit dem Ehemann als Dolmetscher, genauso wird auch die Anamnese erhoben. Zu keinem Zeitpunkt sind die Ärzte aufgrund der Sprachbarriere in der Lage, eine persönliche kommunikative Arzt-Patienten-Beziehung mit der Patientin aufzubauen. Die Operation erfolgt schließlich komplikationslos. Dabei werden die Durchgängigkeit der Eileiter überprüft, eine seit längerem bekannte Ovarialzyste entfernt und Flüssigkeit aus dem Bauchraum entnommen. Die histopathologische Untersuchung ergibt, dass sich hinter der länger bestehenden Ovarialzyste ein mäßig differenziertes endometrioides Karzinom verbirgt. Zu diesem Zeitpunkt kann man in der Pathologie nicht entscheiden, ob es sich dabei um ein Ovarialkarzinom oder um eine Metastase eines endometrioiden Korpuskarzinoms handelt. Beide Varianten bedeuten, dass der Patientin die Entfernung von Organen empfohlen werden muss, ohne die ein Kinderwunsch nicht verwirklicht werden kann. Das Paar wird zur Befundbesprechung einbestellt. Es ist möglich, das für das Paar zu erwartende sehr belastende Beratungsgespräch durch eine libysche Kollegin führen zu lassen, deren Muttersprache arabisch ist. Während des über eine Stunde andauernden Gespräches übernimmt der Ehemann die Gesprächsführung komplett. Die Patientin fragt selbst bzw. äußert sich selbst nicht. Es ist selbst für die arabisch sprechende ärztliche Kollegin nicht zufriedenstellend möglich, eine direkte Bindung mit der Patientin aufzubauen. Es wird vom Ehemann wiederholt der dringende Kinderwunsch angeführt, trotz schlechter Prognose der Erkrankung für die Patientin. Von ärztlicher Seite wird nach Leitlinie die klare Empfehlung einer radikalen Operation inkl. Hysterektomie, Ovarektomie, Lymphknotenentfernung und

Netzentfernung ausgesprochen. Der Ehemann erbittet sich daraufhin Bedenkzeit.

Nach einem Zeitintervall von drei Wochen teilt der Ehemann mit, dass zunächst nur die Abklärung der Situation der Gebärmutter gewünscht sei, der Kinderwunsch sei nach wie vor vorrangig. Das aus der Ausschabung gewonnene Material zeigt nach Untersuchung durch die Pathologen eine komplexe Hyperplasie mit Atypien des Endometriums und der Übergang in ein Adenokarzinom kann nicht sicher ausgeschlossen werden. Unter Zusammenschau aller Befunde aus nun zwei Operationen erfolgen noch weitere Gespräche mit dem Paar mit der klaren Empfehlung für eine radikale Operation. Es fällt dem Paar – es spricht weiterhin nur der Ehemann – sichtlich sehr schwer, die Familienplanung kinderlos abzuschließen.

Sämtliche Gespräche nach Diagnose des Karzinoms erfolgten grundsätzlich mit einer libyschen Fachärztin, um eine verlässliche und fachlich korrekte Übersetzung zu erreichen und Missverständnissen vorzubeugen. Aber auch in ihrer Anwesenheit erfolgt das Gespräch hauptsächlich über den Mann. Die Wünsche und Bedürfnisse der Frau bleiben im Dunkeln, da sich kein adäquates Arzt-Patientinnen-Verhältnis aufbauen lässt, solange die Beratungen ausschließlich nur in Anwesenheit des Ehemanns stattfinden.

Die Operation findet schließlich zwei Monate nach Erstdiagnose komplikationslos statt. Es ergibt sich nach vollständiger histopathologischer Aufarbeitung, dass bei der jungen Patientin sowohl ein Ovarialkarzinom als auch ein Endometriumkarzinom vorgelegen haben. Die Entdeckung erfolgte rückblickend nur zufällig aufgrund der Problematik eines unerfüllten Kinderwunsches. Aufgrund des noch frühen Stadiums kann auf eine adjuvante Chemotherapie verzichtet werden. Aufgrund der Hormonmangelsituation wird eine Hormonersatztherapie empfohlen, die von der Patientin im weiteren Verlauf zunächst nicht zuverlässig eingenommen wird. Als Erklärung gibt sie an, sie habe aufgrund der Hormone mehr Bauchschmerzen.

20.2 Kommunikation schafft Vertrauen

Das Fallbeispiel zeigt sehr deutlich, mit welchen Herausforderungen Gynäkologen im Umgang mit Migranten zu tun haben. Das Hauptproblem und damit an erster Stelle steht die fehlende Sprachkompetenz, die einen vertrauensvollen Umgang vom Arzt mit der Patientin nahezu unmöglich macht. Kommunikation gilt als wichtiger Einflussfaktor auf das Wohlbefinden (Stupka 2011). Bei fehlender Sprachkompetenz muss also immer, auch bei den intimsten Themen, ein Dritter, der (Fach-)Dolmetscher, dabei sein.

An zweiter Stelle steht der kulturelle Hintergrund mit einer anderen oder sogar fehlenden sexuellen Aufklärung. In diesen Fällen haben insbesondere Gynäkologen nicht nur mit der Sprachbarriere, sondern auch mit einem anders gelebten Schamgefühl zu tun. Es handelt sich dabei vor allem um einen erlernten, traditionellen Umgang mit der Scham. Der Wunsch nach körperlicher Unversehrtheit erfordert einen distanzierten körperlichen Umgang mit dem anderen Geschlecht, welcher auch vom Islam verlangt wird, wenngleich der Kontakt im Zusammenhang mit medizinischer Versorgung nicht mit dem im Alltag gleichzusetzen ist („Not kennt kein Verbot"). Die „kleine" Unreinheit wird durch die Berührung des Unreinen hervorgerufen. Als Mediziner schafft man also durch Berühren des Intimbereichs oder durch das Berühren einer Person des anderen Geschlechts „unreine" Verhältnisse. Hier helfen manchmal schon einfache Maßnahmen wie ein respektvolles wertschätzendes Abdecken entblößter Genitalien. Weiter kann Vertrauen geschaffen werden, wenn Untersuchungen durch gleichgeschlechtliche Kollegen und Kolleginnen vorgenommen werden (Yüksel 2016). Aufgrund der schlechten bis fehlenden (sexuellen) Aufklärung in den Ursprungsländern ist auch die Selbstverständlichkeit, mit der in westlichen Industrienationen die mindestens jährliche Krebsvorsorgeuntersuchung wahrgenommen wird, nicht gegeben. Es kommt erschwerend dazu, dass das Attribut der Jungfräulichkeit der unverheirateten muslimischen Frau auch durch eine gynäkologische Untersuchung zerstört werden kann. Möglicherweise klärend notwendige Ultraschalluntersuchungen können somit nur von abdominell durchgeführt werden, PAP-Abstriche fallen gar gänzlich weg.

An dritter Stelle kommt die Stellung der Frau in den Herkunftsländern, die sich durchaus abhängig vom Bildungsniveau und von den Umgangsformen in den Familien sehr unterscheiden kann. Leider müssen wir feststellen, dass – wie in unserem Fallbeispiel auch dargestellt – die Selbstbestimmung der Frau in der Regel nicht existiert. Lebenswichtige Entscheidungen werden vom Ehemann getroffen. Wir erleben Frauen, die im Umgang in Abwesenheit der Ehemänner sehr unsicher reagieren und sogar jede Form der Kommunikation meiden.

Das vierte große Problem ist die mit Nachkommen verbundene Wertigkeit der Frau und Familie (Yüksel 2016). Kommt es zur Diagnose einer Krebserkrankung bei jungen Frauen, scheint die ungewollte Beendigung der Familienplanung wie im oben beschriebenen Fall gefühlt für das Paar schwerwiegender als die eigentliche Krebserkrankung mit der konsekutiv schlechten Prognose für ein langes gesundes Leben. Das Ansehen in der Familie und Gesellschaft ist beschädigt durch die fehlende Nachkommenschaft. Kinder gelten in einer Ehe als sichtbarer Segen Gottes.

Fazit

Die wichtigste Voraussetzung für einen guten Umgang mit Patientinnen ist eine gemeinsame Sprache und das gegenseitige Verständnis für den kulturellen Hintergrund. Kommunikation hat für alle Frauen eine hohen Stellenwert und damit einen großen Einfluss auf das Wohlbefinden (Stupka 2011). Während man Verständnis für interkulturelle Unterschiede mit Empathie als Arzt erlernen kann, sind die Sprachbarrieren und mangelhafte Bildung/Aufklärung eine Hürde.

Probleme bei der Betreuung von Patientinnen mit Migrationshintergrund entstehen dort, wo Frauen gefangen sind in traditionell bedingten Gesellschaftsnormen. Wie anfangs erwähnt gibt es Schwierigkeiten bei der Verständigung, beim Krankheitsverstehen und beim Umsetzen von Gesundheitsverhaltensregeln vor allem bei Migranten mit niedrigerem sozialen Status. Dass Bildung notwendig ist für ein gutes Gesundheitsverhalten sowie für den richtigen Umgang mit Krankheit zeigt sich auch bei deutschstämmigen Patientinnen, in diesem Fall eindeutig ohne religiösen Einfluss. Auch ohne Sprachbarrieren haben deutsche Patientinnen mit niedrigem sozialen Status Probleme, Krankheit und Krankheitsentstehung zu verstehen (Quenzel und Schaeffer 2016). Die Probleme im Umgang mit Tumorerkrankungen bei der Frau liegen nach Erfahrungen hauptsächlich im Bereich der Kommunikation und sind weniger abhängig von Religion als vielmehr von Tradition und Bildungsstand. Eine aufgrund der Vielschichtigkeit der Probleme dringend notwendige psychologische oder sogar psychotherapeutische Begleitung der Patientinnen wird durch die Sprachbarriere nahezu unmöglich gemacht, denn Grundlage der Psychotherapie oder der psychologischen Begleitung ist das Gespräch.

Literatur

Quenzel G, Schaeffer D (2016) Health Literacy – Gesundheitskompetenz vulnerabler Bevölkerungsgruppen. Ergebnisbericht Universität, Bielefeld

Rommel A et al (2015) Die gesundheitliche Lage von Menschen mit Migrationshintergrund und die Bedeutung des sozioökonomischen Status. Bundesgesundheitsblatt-Gesundheitsforschung-Gesundheitsschutz 58(6):543–552

Stupka E (2011) Interkulturelle Kommunikation im Gebärsaal – wie kommunizieren die Hebammen mit Frauen mit nicht deutscher Muttersprache unter der Geburt. In: David M, Borde T (Hrsg) Schwangerschaft, Geburt und frühe Kindheit in der Migration. Wie beeinflussen Migration und Akkulturation soziale und medizinische Parameter. Mabuse, Frankfurt a. M.

Wesselmann E, Singer A (2013) Den Grund des Übels (er)kennen: Was brauchen schwangere Migrantinnen? Hebammenforum 14:28–31

Yüksel NE (2016) Kulturelle Erkenntnisse verbessern das Arzt-Patienten-Verhältnis. Gynäkologie und Geburtshilfe 21(1):31–34

Neurologie: Infektionskrankheiten

Mimoun Azizi und Solmaz Golsabahi-Broclawski

21.1 Situationsanalyse – 216

21.2 Fokussierte Krankheiten (Ätiologie und Symptomatik) – 217
21.2.1 Bewusstseinsstörungen – 220
21.2.2 Schlaganfall – 221
21.2.3 Myelitis und Poliomelitis – 221

21.3 Fluchtrouten-indizierte Erkrankungen – 222
21.3.1 Korrelation zwischen Herkunftsländern und Infektionskrankheiten – 222

21.4 Sprachbarrieren und die Rolle des Dolmetschers – 224

21.5 Diskussion – 225

Literatur – 225

© Springer-Verlag GmbH Deutschland, ein Teil von Springer Nature 2020
A. Gillessen, S. Golsabahi-Broclawski, A. Biakowski, A. Broclawski (Hrsg.), *Interkulturelle Kommunikation in der Medizin*, https://doi.org/10.1007/978-3-662-59012-6_21

21.1 Situationsanalyse

Europa erlebt seit dem Ausbruch der Bürgerkriege in Syrien 2011, im Irak sowie in der Ukraine 2014 sowie seit den politischen Verfolgungen in Tschetschenien und Tadschikistan einen immensen Zustrom von Flüchtlingen. Die meisten von ihnen kamen in den Jahren 2015 bis 2017 über die West- und Ostbalkanroute.

Am Anfang der Flüchtlingssituation 2011, um das deformierende Wort Krise zu meiden, stand nicht die West-, sondern die Ostbalkanroute im internationalen Fokus. So verzeichnete Frontex 2012/2013 für die Ostbalkanroute 12.000 und für die Westbalkanroute 4000 Passagen. Mit der Errichtung des griechischen Grenzzaunes zur Türkei 2012 sowie des bulgarischen 2014 zur Türkei wurde die Ostbalkanroute abgeschnitten. Darauf folgend verlagerte sich die Migration auf unterschiedliche Routen über die griechischen Ägäisinseln, wie Lesbos, Samos oder auch Kos: die Mittelmeerroute. 2015 verlief für viele Flüchtlinge die bedeutendste Fluchtroute nach Deutschland über den inneren Balkan – Griechenland, Mazedonien, Albanien, Bosnien-Herzegowina und Kroatien sowie Österreich. Alleine in den ersten zehn Monaten 2015 flohen laut der EU-Kommission nahezu 700.000 Menschen über Griechenland nach Zentraleuropa. Betrug die Gesamtzahl der Asylanträge 2010 in Deutschland noch 41.332 explodierten diese 2015 förmlich auf 441.889 Anträge (Bundesamt für Migration und Flüchtlinge 2016).

Durch die verschiedenen Kriegserlebnisse sowie aufgrund von Flucht erkrankten sehr viele Flüchtlinge psychisch und bedürfen nicht selten einer psychiatrischen Behandlung der unterschiedlichen Traumata. Doch auch (somatische) Erkrankungen treten im Flucht- und Migrationskontext verstärkt auf.

Dabei fällt auf, dass insbesondere neurologische Infektionskrankheiten vermehrt vertreten sind, die für die hiesigen Neurologen eine Chance wie auch eine Herausforderung darstellen, sowohl in der Diagnostik als auch in der Therapie. Die Herausforderungen für die Neurologen liegen darin, seltene (Infektions-)Erkrankungen, wie zum Beispiel Morbus Adamantiades-Behçet (ABD) zu diagnostizieren. Darin liegt aber auch die Chance, Erfahrungen zu sammeln, wie neurologische Symptome kulturell geprägt sein können, Erfahrungen, die in der Behandlung von weiteren Flüchtlingen und Migranten mit neurologischen Symptomen sehr hilfreich sein oder sogar Leben retten könnten, nämlich dann, wenn „unspezifische" neurologische Symptome nicht als „Morbus bosporus" oder „Mittelmeersyndrom" abgestempelt werden, sondern richtig diagnostiziert und adäquate Therapien eingeleitet werden.

> Morbus Behçet (maligne Aphthose) ist eine Erkrankung, die in Europa äußerst selten zu finden ist, im Mittleren und Nahen Osten sowie in Ostasien jedoch häufiger auftritt. Wird diese Krankheit nicht diagnostiziert oder zu spät behandelt, kann sie zu neurologischen und kognitiven Komplikationen führen.

Kasuistik: Borreliose

Frau Majidowa floh 2016 über den Landweg von Tadschikistan nach Deutschland und wurde mit einer dissoziativen Störung am linken Bein distal in der psychiatrischen Notaufnahme vorstellig; zuvor wurde sie in einer zentralen Notaufnahme in einem Krankenhaus diesbezüglich untersucht. Dabei waren die Laboruntersuchungen sowie das EKG unauffällig. Der Patientin wurde eine psychiatrische Vorstellung nahegelegt. Daraufhin wurde sie in der psychiatrischen Sprechstunde vorstellig. In der psychiatrischen Exploration mit ausführlicher biografischer Anamnese, zeigten sich bei der Patientin keine schwerwiegenden psychiatrischen Erkrankungen, wie z. B. BTBS. Die Patientin wurde aufgrund fortbestehender

Symptomatik erneut neurologisch vorstellig. Die laborchemischen Untersuchungen wurden daher ausgedehnt, u. a. wurde eine Lumbalpunktion durchgeführt. Dabei zeigte sich ein deutlicher Nachweis einer Borreliose-Infektion. Nach einer erneuten Exploration berichtete sie über eine von ihr als Grippe interpretierte Phase während des Aufenthaltes in Polen. Auf dem Weg nach Deutschland hielt sie sich dort mit Fieber für eine Woche auf. An einer Rötung der Gelenke könne sie sich nicht erinnern, da sie unter Stress stand. Sie habe dem Fieber und dem Unwohlsein auch deswegen keine Beachtung geschenkt. Frau Majidowa wurde leitliniengerecht antibiotisch behandelt. Der Verlauf zeigte eine Rückläufigkeit der Symptome.

Neurologische Erkrankungen von Menschen mit Fluchthintergrund sind für die Gesundheitssysteme eine Herausforderung, doch bringen sie auch neue Erkenntnisse, stellen sie doch gerade für Mediziner eine Forschungsgrundlage bezüglich der Kausalität zwischen gen- sowie umweltspezifischer Faktoren und den jeweiligen Erkrankungen dar.

> » „Eine norwegische Studie untersuchte die Verbreitung von Multipler Sklerose (MS) bei Immigranten. Dabei stellten die Forscher fest, dass MS bei jenen Menschen am stärksten verbreitet war, die aus Europa oder Nordamerika nach Norwegen gekommen waren. Afrikanische oder asiatische Einwanderer waren hingegen in nur geringem Ausmaß betroffen. Die MS-Prävalenz der Migranten in Norwegen spiegelte somit die ungleiche weltweite Verbreitung der Krankheit wider. Die Studie wies aber auch einen starken Anstieg an MS-Fällen unter pakistanischen Immigranten der zweiten Generation nach." (Ärzte Zeitung 2019)

21.2 Fokussierte Krankheiten (Ätiologie und Symptomatik)

Eine Umfrage unter ca. 30.000 deutschen Medizinern zeigte, dass 63 % der befragten selbstständigen Ärzte einen Anstieg der Anzahl der zu behandelnden Migranten und/oder Flüchtlinge im Verlauf der Jahre 2015 und 2016 verzeichneten. 74 % der angestellten Ärzte schätzen auch die Anzahl der hospitalisierten Migranten und Flüchtlinge als zunehmend ein (Fölsch et al. 2016).

Es hat sich herausgestellt, dass bestimmte neurologische Infektionskrankheiten bei Flüchtlingen entweder neu auftreten oder häufiger auftreten, als dies bei der einheimischen Bevölkerung der Fall ist. 2016 wurden pro Quartal in Deutschland mehr als 2000 meldepflichtige Erkrankungen bei Flüchtlingen dokumentiert (Robert Koch-Institut (RKI) 2016; Beermann et al. 2015). Es zeigt sich, dass bei kranken Migranten der Anteil an Infektionskrankheiten […], zum Beispiel bei Tuberkulose, durchaus höher sein kann als in der durchschnittlichen mitteleuropäischen Bevölkerung (Beermann et al. 2015; Stich 2016; Monge-Maillo et al. 2015). Akute neurologische Infektionserkrankungen sind allerdings bei Flüchtlingen seltener anzutreffen als bei Touristen, aber auch häufiger bei Einheimischen diagnostiziert.

Bei Flüchtlingen sind sehr viel häufiger chronische und unter den Fluchtbedingungen erworbene und damit nicht unmittelbar aus dem Herkunftsland stammende Infektionskrankheiten wie auch nicht infektiöse Erkrankungen wie Herpes-Zoster-Infektionen zu beobachten. Auch die Anzahl der meldepflichtigen Erkrankungen hat aufgrund dieser Fluchtbewegung zugenommen. Pro Quartal werden in Deutschland mehr als 2000 meldepflichtige Erkrankungen bei Flüchtlingen dokumentiert (RKI 2016; Beermann et al. 2015), wie zum Beispiel Varizella-Zoster-Virusinfektion, Influenza, Hepatitis, insbesondere aber auch Tuberkulose, die zunehmende, inklusive ZNS-Tuberkulose, Läuserückfallfieber, Brucellose und Typhus.

Diese Erkrankungen treten aus verschiedenen Gründen häufiger bei Migranten auf. Zum einen spielen die mangelnde Hygiene und das schwache Gesundheitssystem in diesen Ländern eine wichtige Rolle als auch die mangelnde Aufklärung bezüglich eben dieser Infektionserkrankungen und ihren Übertragungswegen. Zum anderen sind viele Länder, aus denen die Flüchtlinge stammen, Epidemiegebiete bezüglich bestimmter Erreger. Diese Erreger können mit den Flüchtlingen als Wirt in die neue Heimat importiert werden und dort erst zum Ausbruch kommen, wenn die Flüchtlinge durch die Flucht selbst geschwächt sind. In der Literatur werden folgende Infektionskrankheiten des Nervensystems als häufigste bei Flüchtlingen (Thakur und Zunt 2011, O'Brien et al. 2006) aufgeführt:

Krankheit	Indikatoren/Ätiologie	Symptomatik
Neurotuberkulose	Infektion mit Mykobakterien Prädisposition: Diabetes, Alkoholkrankheit, HIV **Herkunftsländer:** – Zentral- oder Südostasien – Nord- oder Zentralafrika	Erstmalige epileptische Anfälle, Vigilanzminderung, Vorliegen von Stauungspapillen, intrazerebralen Abszessen, tuberkulösen Meningitis, Meningoenzephalitiden, psychische Verhaltensauffälligkeiten
Neurozystizerkose	Würmer, **Schweinebandwurm** **Herkunftsländer** (gehäuft in: Mittel- und Südamerika, Afrika, Südostasien und Osteuropa)	Zysten und/oder Meningitis, Hydrocephalus occlusus oder aresorptivus, Vaskulitis mit Infarkten, epileptische Anfälle, neurologische Herdsymptome, diffuses hirnorganisches Psychosyndrom, Hirndruckzeichen
Schistosomiasis	Krankheitserreger sind 1–2 cm lange Saugwürmer der Gattung Pärchenegel. Wimpernlarven der Saugwürmer befallen in warmen ruhigen Süßwasser-Gewässern lebende Wasserschnecken. In ihnen entwickeln sich die Wimpernlarven zu Sporosysten. Diese vermehren sich ungeschlechtlich und entwickeln sich zu Zerkarien. Die werden dann von den Wasserschnecken ausgeschieden und schwimmen frei im Wasser. Wenn die Zerkarien auf im Wasser schwimmende, oder watende Menschen treffen, bohren sie sich durch deren Haut. **Herkunftsländer:** gesamtes Afrika, östliches Brasilien, Venezuela, Yemen, Oman, Irak, Syrien, China, Laos, Kambodscha, Philippinen, Sulawesi	Myelitis bzw. Paraparese – Radikulopathie – Meningoenzephalitis unklarer Ursache – Hemiplegie – lokalisierte Raumforderungen im ZNS oder erhöhter Hirndruck, Erschöpfungssyndrom
Larva migrans	Ansteckung mit Larven des Hakenwurms, wenn Menschen mit dem Kot infizierter Tiere – meist von Katzen oder Hunden – in Kontakt kommen **Herkunftsländer:** an warmen, sandigen Orten (vor allem Strände) in Südamerika, Afrika, in der Karibik, Südostasien, südöstliche Staaten der USA, teilweise auch am Mittelmeer	Psychische Belastung, Superinfektion

Neurologie: Infektionskrankheiten

Krankheit	Indikatoren/Ätiologie	Symptomatik
Eosinophile Meningitis	Die häufigste Ursache der eosinophilen Meningitis ist Angiostrongylus cantonensis, ein Fadenwurm, der in den Lungenarterien von Ratten parasitiert. Der Mensch infiziert sich mit Larven im Tertiärstadium durch den Verzehr von Schnecken, Krabben und kontaminierten Nahrungsmitteln **Herkunftsländer**: Südostasien und Pazifikregion.	Kopfschmerzen, Fieber, Vigilanzminderung, Hirnödem, epileptische Anfälle, Hirnnervenläsionen
HIV	Afrika ist der am stärksten vom HIV-Virus betroffene Kontinent der Welt. Bei der Zahl der Infizierten mit HIV besteht dabei ein großes Gefälle zwischen dem nördlichen und südlichen Teil Afrikas. Südlich der Sahara lebten im Jahr 2007 über 22 Mio. Infizierte. Das macht einen Anteil von 67 % aller HIV-infizierten Menschen der Erde aus. Der häufigste Übertragungsweg des HI-Virus ist in Afrika mit über 50 % der heterosexuelle Geschlechtsverkehr.	Kopfschmerzen, Schwierigkeiten zu essen, Schlafstörungen, Impotenz, Antriebslosigkeit oder tiefe Traurigkeit, psychomotorische Verlangsamung, Sehstörungen, Paresen, Enzephalopathie, Sensibilitätsstörungen, epileptische Anfälle, Gangstörungen, Schwindel, PNP
Lepra	Lepra wird durch *Mycobacterium leprae* hervorgerufen. **Herkunftsländer:** Asien, Afrika, Südamerika	Asymmetrischer Befall von Hautnerven sowie assoziierten peripheren Nerven, knotige Schwellung der Nervenscheiden, umschriebene Sensibilitätsstörungen im Bereich der Hautläsionen. Im Verlauf Paresen und Muskelatrophien
Rückfallfieber, inkl. ZNS-Affektion	Eine Ansteckung mit Rückfallfieber erfolgt durch Läuse oder Zecken, die verschiedene Arten von *Borrelia* übertragen. Läuse-Rückfallfieber (epidemisch) durch *Borrelia recurrentis*, Zecken-Rückfallfieber (endemisch) hauptsächlich durch *Borrelia duttoni, Borrelia hispanica* und einige andere Spezies. **Herkunftsländer:** Zentral-, Süd- und Ostafrika *(B. duttonii)*, westlicher und südlicher Mittelmeerraum *(B. hispanica)*, Naher Osten, China, Indien und Osten Russlands *(B. persica)*	Paresen, epileptische Anfälle, Kopfschmerzen, Schwindel, psychische Störungen
Malaria	– Malaria tropica (Erreger: Plasmodium falciparum) – Malaria durch Plasmodium knowlesi, auch als Malaria quotidiana bezeichnet – Malaria tertiana (Erreger: Plasmodium vivax und ovale) – Malaria quartana (Erreger: Plasmodium malariae) Die ungeschlechtliche Vermehrung findet im Menschen statt. Die im Laufe der „Blutmahlzeit" der Anophelesmücke (Überträgermücke) aufgenommenen Sporozoiten dringen aus der Blutbahn rasch in die Leberparenchymzellen ein. **Herkunftsländer:** Tropen und Subtropen. Malaria kommt in mehr als hundert Ländern vor, hauptsächlich in Afrika.	Bewusstseinsstörung bis zum Koma, fakultativ Anfälle und fokalneurologische Ausfälle sowie Vaskulinomyelinopathie Uncharakteristische zerebrale Verläufe (z. B. mit zerebellärer Ataxie, Chorea etc.) sowie spinale Erkrankungen, Polyradikulitiden, Erkrankungen der peripheren Nerven und insbesondere psychiatrische Störungen Die zerebrale Malaria wird für bis zu 50 % der Todesfälle bei Malaria verantwortlich gemacht.

Krankheit	Indikatoren/Ätiologie	Symptomatik
Neuroborelliose	Eine Infektion mit der Spirochäte *Borrelia burgdorferi* sensu lato, die durch den Stich der Zecke Ixodes rizinus übertragen wird. **Herkunftsländer:** häufigste vektorassoziierte Erkrankung in den gemäßigten Klimazonen der Nordhalbkugel, endemisch verbreitet	Hirnnervenparese, Sensibilitätsstörung, Schmerz, Paresen, Gangunsicherheit, Schwindel, Ataxie, kognitive Einschränkungen, Kopfschmerzen, Fatigue, Depressionen
Neurolues	Die Syphilis wird durch Treponema pallidum (TP), ein gramnegatives spiralig gewundenes Bakterium aus der Familie der Spirochaetaceae verursacht. **Herkunftsländer:** In Westeuropa Spanien und Griechenland, in Zentral- und Osteuropa die Tschechische Republik und Bulgarien, in Übersee Thailand, Kuba und Brasilien. Die meisten in Westeuropa und Amerika erworbenen Infektionen sind auf sexuelle Kontakte zwischen Männern zurückzuführen. Ein heterosexuelles Übertragungsrisiko überwiegt bei Infektionen aus Zentral- und Osteuropa, während in Südostasien beide Risiken etwa gleich häufig genannt wurden.	Die Neurosyphilis hat verschiedene Manifestationsformen: die syphilitische Meningitis, die meningovaskuläre (Neuro-)Syphilis, die Tabes dorsalis und die progressive Paralyse. Kopfschmerzen, Hirnnervenläsionen, Optikusschädigung und selten Hydrozephalus. Die vaskulische Variante ist breit gefächert (Hutchinson: „the great imitator") mit Mono- oder Hemiparesen, Gesichtsfeldausfällen, Hirnstammläsionen, Schwindel, Hörverlust, spinalen Syndromen, symptomatischer Epilepsie und hirnorganischen Psychosyndromen. Reflexverlust an den unteren Extremitäten, Pallanästhesie, Pupillenstörungen (reflektorische Pupillenstarre Argyll-Robertson-Zeichen), Gangataxie, Überstreckbarkeit der Knie- und Hüftgelenke, Miktionsstörungen im Sinn einer deafferenzierten Blase, Optikusschädigung. Kognitive Defizite, Kritik- und Urteilsschwäche, psychotische Episoden, Sprechstörungen, Kopfschmerz und Schwindel, abnorme Pupillenreaktion (zumeist reflektorische Pupillenstarre), Zungentremor, „mimisches Beben", epileptische Anfälle, Reflexanomalien, schließlich schwere Demenz, Harn- und Stuhlinkontinenz, Marasmus

21.2.1 Bewusstseinsstörungen

Differenzialdiagnostisch muss bei Bewusstseinsstörungen insbesondere an folgende Infektionen gedacht werden, die einer akuten Behandlung bedürfen.
1. Bakterielle Meningitis
2. Rickettsiosen
3. Salmonellose
4. Virale ZNS-Infektionen/Enzephalitis (Arbovirosen/hämorrhagische Virusinfektionen)
5. Zerebrale Malaria

Gleichwohl muss bei einer akuten Bewusstseinsstörung auch an zerebrale Ischämien, Hirnblutungen, Hirnabszesse und andere zerebrale Raumforderungen gedacht werden. Auch Hypovitaminosen wie ein Vitamin-B12-Mangel können zu spinalen und zerebralen Symptomen führen, einhergehend mit Bewusstseinsstörungen (Wernicke-Enzephalopathie, Nikotinamidmangel). Eine zu rasche Gabe von NaCl bei exsikkierten Flüchtlingen kann andererseits zu einer pontinen Myelinolyse führen, die ebenfalls mit Bewusstseinsstörung einhergehen kann.

> Eine akute Bewusstseinstrübung mit meningealem Syndrom lässt auf eine akute bakterielle Meningitis, eine virale aber auch auf durch Protozoen bedingte Enzephalitis schließen.

21.2.2 Schlaganfall

Bei akuten Schlaganfällen mit einem subfebrilen Zustand ist auch an eine Endokarditis zu denken, die als Ursache für zerebrale Infektionen (Enzephalitiden) in Betracht gezogen werden muss. Akute Kopfschmerzsymptomatik bei Flüchtlingen, die eine lange und entbehrungsreiche Flucht hinter sich haben, kann unterschiedlicher Genese sein. In erster Linie muss an eine Exsikkose gedacht werden. In den heißen Sommermonaten insbesondere an hitzebedingte Erkrankungen wie Sonnenstich. Allerdings können sowohl eine Subarachnaidalblutung, eine Sinusvenenthrombose als auch andere zerebrale Infektionen wie virale Meningitiden als Ursache infrage kommen. Bei chronischen Kopfschmerzen ist bei Flüchtlingen aus einem Endemiegebiet an Neurozystizerkose, aber auch an Meningitis (Mycobacterium tuberculosis, Kryptokokken) zu denken. Differenzialdiagnostisch ist ein psychogener Kopfschmerz im Rahmen einer PTBS-Erkrankung in Betracht zu ziehen. Diese Diagnose ist jedoch eine Ausschlussdiagnose. Zunächst ist eine somatische Abklärung indiziert.

21.2.3 Myelitis und Poliomelitis

Häufig sind akute Myelitiden bei Flüchtlingen zu diagnostizieren. Ursächlich hierfür sind Enteroviren und Arboviren. Diese Viren sind beide Infektionsrisiken auf der Flucht. Aber auch auch FSME-Viren und West-Nil-Virus können eine schwerpunktmäßige Poliomyelitis verursachen. Weitere Erreger, die eine akute Myelitis verursachen können und die häufiger bei Flüchtlingen anzutreffen sind, sind das Varizella-Zoster-Virus, Herpes-Simplex-Viren Typ1, das Epstein-Barr-Virus, das Zytomegalievirus oder Masernviren. Mykobakterien können eine subakute bis chronische Myelitis bedingen. Nematodenlarven können eine eosinophile Myelitis oder Radikulomyelitis verursachen. Diese sind häufiger bei Flüchtlingen aus Asien zu finden (z. B. bei Flüchtlingen aus Afghanistan). HIV 1/2 oder eine humane T-lymphotrope-Virus-1/2-(HTLV-1/2-) Infektion sind insbesondere bei Flüchtlingen, die aus Regionen südlich der Sahara stammen, anzutreffen. Diese führen sehr häufig zu Myelopathien. Polyradikuloneuritis, wie das Guillain-Barré-Syndrom, wird bei Menschen aus tropischen Ländern gehäuft mit HIV assoziiert beobachtet. Ferner sind aber auch CMV und ein Campylobacter-jejuni-assoziertes GBS bei Flüchtlingen gehäuft vertreten. Periphere Neuropathien können infektiös und/oder toxisch bedingt sein. Hierbei kommen neben Lepra, Varizella-Zoster-Virus oder Borrelien spp. sowie Corynebacterium-diphtheriae als Ursache infrage.

Bei Flüchtlingen führen angesichts der Fluchtstrapazen Fehl-und Mangelernährung zu chronisch-entzündlichen Prozessen (Brucella spp., mykobakterielle Spondylitis mit paravertebraler/epiduraler Abszessbildung etc.). Gerade bei aus der Türkei sowie aus dem Nahen Osten stammenden Migranten ist häufig Morbus Behçet anzutreffen. Diese Erkrankung manifestiert sich nicht selten in Form einer Meningoenzephalitis mit Migräne-ähnlichen Symptomen. Folgen können u. a. motorische, sensible und kognitive Einschränkungen sein. Nicht selten entwickelt sich ein Neuro-Behçet bei Männern und geht mit einer Phase erhöhter Krankheitsaktivität einher, insbesondere unter Fluchtbedingungen, und der konsekutiv daraus resultierenden Mangelernährung (Adnan und Desmond 2009).

21.3 Fluchtrouten-indizierte Erkrankungen

Es existieren keine verlässlichen Daten oder gar ausgewiesene Studien über eine Korrelation zwischen Fluchtrouten und den möglicherweise daraus resultierenden neurologischen Infektionskrankheiten. Es kann jedoch mit gewissen Wahrscheinlichkeiten gearbeitet werden.

Eine HIV-Infektion ist in Schwarzafrika häufiger als zum Beispiel im Nahen Osten anzutreffen, während Morbus Behçet im Nahen Osten häufiger auftritt als in Schwarzafrika. Es ist demnach wahrscheinlicher, dass unter den Flüchtlingen aus Schwarzafrika mehr Menschen, die an HIV erkrankt sind, zu finden sind als bei Flüchtlingen aus dem Nahen Osten. Flucht bedeutet Strapazen und eine enorme Belastung des Immunsystems. Wer zuvor zum Beispiel in Somalia oder Kenia an HIV erkrankt war und dennoch klinisch bis dato unauffällig blieb, dessen Zustand kann sich während der Flucht dramatisch ändern, dann, wenn das Immunsystem durch Flucht, Hunger und Stress geschwächt wird und die Erkrankung zum Vorschein kommt.

Neben der HIV-Erkrankung können auch und insbesondere opportunistische Infektionen auftreten. Diese können sogar die Grunderkrankung kaschieren. Für einen Schwarzafrikaner auf der Flucht, der an HIV erkrankt ist, spielt die Fluchtroute, wenn wir die bekannten Fluchtrouten zugrunde legen, keine Rolle, sondern die Strapazen der Flucht an sich. Diese sind am ehesten die Auslöser bzw. ermöglichen den Durchbruch einer solchen Erkrankung. Andererseits können sich gesunde Schwarzafrikaner auf der Flucht, wenn sie zum Beispiel die Balkan-Route nehmen, durchaus mit Lues infizieren, weil Neurolues in Griechenland, Bulgarien und auch Serbien nicht selten ist. Der Unterschied könnte lediglich darin liegen, dass ein HIV-Erkrankter auf der Flucht im Falle einer Neuinfektion mit Lues wesentlich schneller klinisch-neurologische Symptome aufweist als ein Flüchtling, der sich ausschließlich mit Lues auf der Flucht angesteckt hat.

Wir können also konstatieren, dass es wahrscheinlicher ist, dass Menschen, die aus Regionen nach Europa fliehen, in denen bestimmte neurologische Infektionskrankheiten häufiger auftreten, auch häufiger an diesen auf der Flucht erkranken. Gleichwohl muss berücksichtigt werden, dass Flucht mehr bedeutet als sich auf die Reise machen. Flüchtlinge werden geschlagen, gedemütigt und für harte Arbeit während der Flucht missbraucht. Alleine dadurch leidet das Immunsystem erheblich. Dazu kommen Hunger, Durst und fehlende Hygiene, die sowohl den Ausbruch einer bereits vorhandenen Infektion begünstigen kann als auch eine Neuinfektion auslösen kann.

An dieser Stelle sei gesondert auf die Rolle der Frau im Kontext Flucht hingewiesen. Flucht bedeutet für viele abhängig zu sein. Abhängig von Menschen, die einen Weiterzug ermöglichen, nicht verraten, befördern – ein Überleben und Schutz zusichern. Nicht selten ist die Devise für einen Gefallen oder ein falsches Versprechen die Frau selbst. Für viele ist Prostitution der einzige Weg zu Geld und damit nach Europa. Konsekutiv können Flüchtlinge, die an neurologischen, durch Geschlechtsverkehr übertragenen Infektionskrankheiten erkrankt sind, diese auf der Flucht auf andere übertragen. Im Umkehrschluss können neurologische Infektionskrankheiten auf diesem Wege auch von Einheimischen auf Flüchtlinge übertragen werden.

21.3.1 Korrelation zwischen Herkunftsländern und Infektionskrankheiten

Flüchtlinge auf den unterschiedlichen Routen sind meist sehr lange zu Fuß unterwegs und durchqueren verschiedene Länder mit verschiedenen Expositionen für neurologische Infektionskrankheiten. So können sich

Flüchtlinge aus Eritrea im Jemen oder im Sudan mit Würmern infizieren und in Westeuropa mit Borreliose. Daraus kann, sollte aber nicht die Schlussfolgerung gezogen werden, dass auf bestimmten Fluchtrouten spezifische neurologische Infektionskrankheiten so gehäuft auftreten, dass eine Korrelation hergestellt werden könnte. Vielmehr gilt es, die vorherrschenden neurologischen Infektionskrankheiten in den Herkunftsländern zu berücksichtigen.

Viele afghanische Flüchtlinge leben z. B. bereits in der dritten Generation im Iran. Die Flucht dieser Generation nach Europa ist die präsente Kohorte innerhalb der aktuellen Flüchtlings- und Migrationssituation seit 2015. Hier stellt sich die Frage, wie die neurologischen Infektionskrankheiten in dieser Kohorte interpretiert werden soll(t)en. Betrachten wir beide Länder in diesem Kontext als eine Einheit oder müssen wir differenzieren, denn bei einigen Erkrankungen wie Morbus Behçet existieren große Unterschiede. Im Iran kommt diese Erkrankung häufiger vor als in Afghanistan. In Afghanistan tritt wiederum die Tuberkulose häufiger auf als im Iran.

Andererseits ist natürlich die Wahrscheinlichkeit kleiner, dass ein Flüchtling aus Marokko, der über Spanien nach Deutschland gelangt, an einer HIV-Infektion leiden könnte, weil die HIV-Rate im Herkunftsland niedriger ist als zum Beispiel im Kongo oder Kenia. Hingegen ist die Wahrscheinlichkeit, dass ein Flüchtling, der aus Schwarzafrika stammt, zum Beispiel aus Kenia oder Kongo, an einer HIV-Infektion erkrankt ist, wesentlich höher. Folglich existiert eine Korrelation zwischen den Herkunftsländern und neurologischen Infektionskrankheiten.

Aber existiert eine Korrelation zwischen den unterschiedlichen Fluchtwegen und neuauftretenden neurologischen Infektionskrankheiten? Es ist davon auszugehen, dass Flüchtlinge, die z. B. aus Zentralasien kommen, neben den neurologischen Infektionskrankheiten in ihren Herkunftsländern auch an den neurologischen Infektionserkrankungen der durchquerten Länder erkranken können. Ein Tadschike zum Beispiel, welcher über Russland und Polen nach Deutschland gelangt, könnte eher an Neuroborreliose erkranken als an HIV. Ein Flüchtling aus dem Kongo erkrankt hingegen auf der Flucht mit höherer Wahrscheinlichkeit an Malaria, HIV oder Neurotuberkulose.

> Nicht nur die Wahl der Fluchtroute ist entscheidend, sondern auch die Länge der gewählten Fluchtroute.

21.3.1.1 Westliche Mittelmeerroute

Betrachten wir die westliche Mittelmeerroute, dann erkennen wir zwangsläufig, dass nur dann eine Korrelation diskutiert werden kann, wenn die Flüchtlinge den gleichen Ausgangspunkt haben. Das ist jedoch nicht der Fall. Ein Flüchtling aus Ägypten, der über diese Route nach Deutschland gelangt, überquert, wenn er aus Südägypten kommt, Ägypten selbst, dann Jordanien, danach gelangt er über den Libanon in die Türkei, um von da aus mithilfe einer Schleuserbande über das Mittelmeer nach Griechenland zu gelangen. In allen Ländern, die er überquert, ist die Wahrscheinlichkeit, sich mit dem HIV-Virus oder mit Würmern zu infizieren, sehr niedrig.

Ein Kongolese, der aus dem Südkongo kommt, überquert Kenia, Äthiopien, um von da aus entweder über den Sudan nach Ägypten zu gelangen oder über den Jemen, Saudi-Arabien, um nach Jordanien zu kommen. Für beide Flüchtlinge beginnt die gemeinsame Route entweder in Ägypten oder in Jordanien. Der Kongolese hat aber bereits Länder überquert, die im Hinblick auf neurologische Infektionskrankheiten wesentlich gefährlicher sind als Ägypten und Jordanien. Somit wären die Bedingungen nicht gleich und ein Vergleich wissenschaftlich nicht haltbar. Auch dann nicht, wenn beide Flüchtlinge ab Jordanien den gleichen Bedingungen unterworfen wären.

Wenn also von einer Korrelation zwischen einer Fluchtroute und einer bestimmten neurologischen Infektionskrankheit die Rede ist, dann muss sich das auf die gemeinsame

Route beziehen, die auch beide tatsächlich durchlaufen. Diese Konstellation gilt für alle Fluchtrouten. Es sei denn, man diskutiert z. B. die Korrelation zwischen den beiden Fluchtrouten, der östlichen und der westlichen Mittelmeerroute, und den neurologischen Infektionskrankheiten bei Flüchtlingen aus Nordafrika. In diesem Falle hätten die Flüchtlinge bis auf die unterschiedlichen Fluchtrouten nahezu die gleichen Ausgangsbedingungen. Man kann somit konstatieren, dass zum aktuellen Zeitpunkt der Forschung keine valide Korrelation zwischen den verschiedenen neurologischen Infektionskrankheiten hergestellt werden kann. Wir können nur mit einer gewissen Wahrscheinlichkeit sagen, welche Flüchtlinge im Hinblick auf bestimmte neurologische Infektionskrankheiten stärker gefährdet sind und entsprechend auch untersucht werden.

21.4 Sprachbarrieren und die Rolle des Dolmetschers

Beim Auftreten von neurologischen Symptomen, wie Bewusstseinsstörungen, Verwirrtheitszuständen, epileptischen Anfällen, Wesensveränderungen im Sinne einer Apathie oder aggressivem Verhalten wie auch spinalen Symptomen, ist bei Flüchtlingen eine eingehende neurologisch internistische Abklärung zu empfehlen. Dabei stellen Sprachbarrieren sowie kulturelle Unterschiede eine wesentliche Hürde dar, die nicht selten auch mithilfe von Dolmetschern nicht adäquat behoben werden können.

Hierfür gibt es unterschiedliche Erklärungen: Die gesamte Anamnese, einschließlich der daraus resultierenden Therapie, sowie die Aufklärung über die entsprechenden Untersuchungen und Behandlungen werden dem Patienten mittels Dolmetscher vermittelt. Dabei besteht keine Möglichkeit zu eruieren, ob der Dolmetscher den Patienten richtig verstanden hat und die Angaben des Patienten dem behandelnden Arzt richtig übersetzt hat oder nicht. Auch ist nicht sicher, ob die Anweisungen des Arztes durch den Dolmetscher dem Patienten adäquat übersetzt werden.

Angesichts der hohen Anzahl der Flüchtlinge und der damit einhergehenden großen Nachfrage nach Dolmetschern erfolgt keine Kontrolle hinsichtlich der (fachlichen) Qualifikation. Viele Dolmetscher sind einfache Mitarbeiter in Vereinen und Moscheen, die zwar die Muttersprache beherrschen, aber im Hinblick auf die kultursensible Übersetzung (auch unter Berücksichtigung von Dialekten) im medizinischen Kontext sichtbare Probleme haben. Man darf nicht vergessen, dass die medizinische Sprache eine „eigene" Sprache ist, insbesondere wenn es darum geht, komplexe Symptome zu beschreiben oder unangenehme bzw. Tabuthemen zu kommunizieren.

Hinzu kommt, dass es verschiedene Glauben- und Volksgruppen innerhalb eines Landes gibt. Auch wenn alle Volksgruppen eines Landes dieselbe Sprache sprechen, so können doch enorme kulturelle Unterschiede vorherrschen, die es in der Übersetzung ins Deutsche zu berücksichtigen gilt oder sogar inhaltsprägend sein können. Beleuchtet man zum Beispiel die arabischen Länder näher, wird schnell übersehen, dass in Nordmarokko und Nordalgerien eine andere Sprache (Tamazight) gesprochen wird. Auch existieren zwischen den Arabern und den Berbern in Nordafrika erhebliche kulturelle Unterschiede, die sich auch auf die Beschreibung von Krankheitssymptomen auswirken. Diese Differenzen und sprachlichen Nuancen werden in der Dolmetschertätigkeit kaum berücksichtigt.

Eine ähnliche Konstellation finden wir bei Irakern und Syrern. Denn hier sind nicht wenige dieser Flüchtlinge Kurden mit einer eigenen Sprache und Kultur; wie auch bei Schwarzafrikanern. In den sich in den Jahren 2014–2016 schnell gebildeten Übersetzerzentren wurden solche Aspekte kaum berücksichtigt. Das Ziel dieser Zentren war nicht die Auswahl von qualifizierten Dolmetschern, sondern eine möglichst schnelle Rekrutierung von Übersetzern. Die Leidtragenden waren die betroffenen Flüchtlinge in den Praxen, Notaufnahmen, Ambulanzen und auf den Stationen. Der Dolmetscher ist das Sprachrohr des Flüchtlings. In der Mehrheit der Fälle wird wie im folgenden Fallbeispiel diese Rolle von Angehörigen, Freunden, Familienmitgliedern oder Ehrenamtlichen wahrgenommen.

Kasuistik
Ali B., ein jesidischer Kurde, kam zusammen mit einigen Familienmitgliedern 2005 als Flüchtling aus dem Irak nach Deutschland. Herr Ali B. konnte weder Deutsch noch Englisch. Die Enkelin von Ali B. (Nareen D.) ist zum Zeitpunkt des im Folgenden beschriebenen Krankheitsverlaufes 25 Jahre alt. Während der onkologischen Therapie waren für die Onkologen der Sohn Heydar B. sowie die Enkelin Nareen D. Hauptansprechpartner. 2007 erkrankte Ali B. an einem kleinzelligen Bronchialkarzinom, welches bei Diagnosestellung schon metastasiert war und mit einer palliativen Chemotherapie behandelt wurde. Die Enkelin Nareen D., die am besten Deutsch sprach, fungierte als Übersetzerin der Diagnose.

21.5 Diskussion

Flucht und Vertreibung führen offensichtlich zu einem höheren Risiko, an einer neurologischen Infektionskrankheit zu erkranken. Die meisten neurologischen Infektionskrankheiten bei Flüchtlingen entstehen auf der Flucht. Nur wenige dieser Erkrankungen werden aus den Herkunftsländern mit auf die Flucht genommen. Das bedeutet im Umkehrschluss, dass es bei Flüchtlingen auf der Flucht zur Schwächung des Immunsystems kommen muss.
Die Ursachen hierfür sind multifaktoriell. Sicherlich spielt die Flucht an sich und die Ungewissheit sowie der lange Fluchtweg eine Rolle. Es ist aber auch unbestritten, dass die Hauptursachen in der Mangelernährung und den katastrophalen hygienischen Zuständen während der Flucht zu finden sind und in der mangelnden Aufklärung aufgrund der Sprachbarrieren und der unterschiedlichen kulturellen Färbungen. Wie ist es sonst zu erklären, dass auch Flüchtlinge, die sich bereits seit Monaten in den Erstaufnahmelagern befinden, häufiger an neurologischen Infektionskrankheiten erkranken als Einheimische.

Folglich könnte eine adäquate Versorgung mit Nahrung und Wasser während der Flucht sowie ausreichende Hygiene und eine kultursensible Versorgung am Ende der Flucht in den Ankunftsländern die Häufigkeit, eine neurologische Infektionskrankheit zu erleiden, mindern. Die Vorstellung, dass Flüchtlinge, weil sie häufiger an neurologischen Infektionen erkranken als Einheimische, eine Gefährdung für die hiesige Gesellschaft sein können, ist medizinisch unbegründet. Offensichtlich ist ein Umdenken in der Behandlung dieser Patienten erforderlich. Hierzu sind allerdings weitere Studien erforderlich.

Literatur

Adnan Al-Araji, Desmond P Kidd (2009) Neuro-Behçet's disease: epidemiology, clinical characteristics, and management. Lancet Neurol 8(2):192–204

Ärztezeitung (2019). ▶ https://www.aerztezeitung.de/medizin/krankheiten/neuropsychiatrische_krankheiten/article/966269/neurologische-erkrankungen-neurologie-fluechtlingskrise-profitiert.html

Beermann S et al (2015) Asylsuchende und Gesundheit: Epidemiologisch relevante Infektionskrankheiten. Dtsch Arztebl 112:1717–1721

Bundesamt für Migration und Flüchtlinge (2016) Das Bundesamt in Zahlen 2015, Asyl, Migration und Integration, Bundesamt für Migration und Flüchtlinge, S 20

Fölsch UR et al (2016) Flucht und Migration: Eine Herausforderung für die Medizin in Deutschland. Der Internist 57:822–830

Monge-Maillo B et al (2015) Screening of imported infectious diseases among asymptomatic sub-Saharan African and Latin American immigrants: a public health challenge. Am J Trop Med Hyg 92:848–856

O'Brien DP et al (2006) Illness in returned travelers and immigrants/refugees: the 6-year experience of two Australian infectious diseases units. J Travel Med 13:145–152

R.K.I. (2016) Dem Robert-Koch-Institut übermittelte meldepflichtige Infektionskrankheiten bei Asylsuchenden in Deutschland; August 2016 (31.–35. Kalenderwoche), Stand: 21. September 2016. ▶ https://www.rki.de/…/Asylsuchende/…/meldepflichtige_Infektionskrankheiten

Stich A (2016) Häufige Infektionskrankheiten bei Migranten. Der Internist 57:409–415

Thakur K, Zunt J (2011) Neurologic parasitic infections in immigrants and travelers. Semin Neurol 31:231–244

Treib J, Haaß A (1999) Infektionskrankheiten des Nervensystems: mmögliche Auslöser der multiplen Sklerose, Dtsch Arztebl. 1996, 96(45): A-2906/B-2468/C-2312

Neurologie: Rehabilitation

Erwin Wehking

22.1 Rehabilitation im Fachgebiet Neurologie – 228
22.1.1 Medizinische Voraussetzungen für die Durchführung einer Anschlussheilbehandlung bzw. Rehabilitationsmaßnahme in der Trägerschaft der Rentenversicherung – 229

22.2 Erfahrungen und Fallbeispiel aus der Neurorehabilitation – 230
22.2.1 Bewertung der Kasuistiken – 233

22.3 Handlungsempfehlung bei Rehabilitationsmaßnahmen – 235

Literatur – 235

© Springer-Verlag GmbH Deutschland, ein Teil von Springer Nature 2020
A. Gillessen, S. Golsabahi-Broclawski, A. Biakowski, A. Broclawski (Hrsg.), *Interkulturelle Kommunikation in der Medizin*, https://doi.org/10.1007/978-3-662-59012-6_22

- **Allgemeine Betrachtung**

Im Zuge der Migration ist während der letzten Jahre in der Bundesrepublik Deutschland die Zahl der sozialversicherungspflichtigen Beschäftigungsverhältnisse beständig angestiegen und erreicht mittlerweile den historischen Höchststand von nahezu 43 Mio. sozialversicherungspflichtigen Beschäftigungsverhältnissen. Dabei zahlen die Arbeitgeber und Arbeitnehmer jeweils hälftig in die gesetzliche Rentenversicherung ein, wobei der Arbeitnehmer einen Anspruch auf Rentenleistungen erwirbt, sofern er wenigstens 60 Monatsbeiträge in die gesetzliche Rentenversicherung geleistet hat. Darüber hinaus begründet bereits die Zahlung des ersten Monatsbeitrages Ansprüche auf Leistungen zur medizinischen Rehabilitation für den Fall einer Erkrankung mit so erheblichem Ausmaß, dass hierdurch die Erwerbsfähigkeit gefährdet ist. Die Leistungen zur Rehabilitation werden von den Rentenversicherungsträgern in der Form einer Anschlussheilbehandlung bewilligt, wenn der Arbeitnehmer durch plötzliche Erkrankung oder die Folgen eines Unfalles Einschränkungen seiner körperlichen, geistigen oder seelischen Gesundheit hinnehmen muss bzw. für den Fall von chronischen Erkrankungen, welche durch ambulante Behandlung nicht hinreichend therapierbar sind und insofern die Erwerbsfähigkeit des Arbeitnehmer gefährden.

Gegenwärtig werden nach der Statistik der Rentenversicherungsträger etwa 82 % der bewilligten Rehabilitationsmaßnahmen stationär in den von den Rentenversicherungsträgern zugelassenen Rehabilitationskliniken durchgeführt, 18 % teilstationär bzw. ambulant in zugelassenen Einrichtungen ohne Übernachtungsmöglichkeit, insbesondere in Ballungsgebieten, wo die An- und Abfahrt der Patienten zur Rehabilitationseinrichtung bzw. von dieser nach Hause mit öffentlichen Verkehrsmitteln möglich ist.

22.1 Rehabilitation im Fachgebiet Neurologie

Im Fachgebiet der Neurologie werden Rehabilitanden mit den nachfolgenden häufigen Erkrankungsbildern wie folgt betreut:

- Patienten mit den Folgen eines Schlaganfalls bzw. einer akuten Hirnblutung stellen die größte Indikationsgruppe dar. Das Durchschnittsalter für erwerbstätige Patienten liegt in der stationären Rehabilitation bei 55 Jahren, wobei weibliche und männliche Rehabilitanden etwa gleich betroffen sind.
- Die zweitgrößte Indikationsgruppe stellen Rehabilitanden mit stattgehabten traumatischen Hirnschädigungen dar. Hierbei sind männliche Rehabilitanden häufiger betroffen als weibliche in einem prozentualen Verhältnis von etwa 60 zu 40 %. Die Rehabilitationsmaßnahme wird bei stattgehabten Privatunfällen in der Trägerschaft der Rentenversicherung durchgeführt, bei Rehabilitanden mit einem Arbeits- oder Wegeunfall ist die betroffene Berufsgenossenschaft bzw. Unfallkasse zuständig für die Bewilligung des berufsgenossenschaftlichen stationären Weiterbehandlungsverfahrens (BGSW). Das durchschnittliche Lebensalter dieser Rehabilitandengruppe liegt bei 35 Jahren und somit um circa 20 Jahre niedriger als bei den vom Schlaganfall betroffenen Patienten.
- Die drittgrößte Rehabilitandengruppe wird aufgrund einer akuten entzündlichen Erkrankung des zentralen Nervensystemes zur Rehabilitation überwiesen, insbesondere stehen hier MS-Erkrankungen im Vordergrund. Von diesem Erkrankungsbild sind insbesondere Frauen häufiger betroffen in einem Verhältnis von 3 zu 1 gegenüber den männlichen Patienten, ohne dass die Gründe hierfür bekannt sind. Das

Lebensalter dieser Patienten liegt bei der Erstdiagnosestellung einer Multiple-Sklerose-Erkrankung in einem Bereich zwischen 20 und 40 Jahren, sodass insbesondere junge Erwerbstätige von diesem Erkrankungsbild schwerpunktmäßig betroffen sind. Nach dem aktuellen Stand der wissenschaftlichen Lehrmeinung handelt es sich bei der Multiple-Sklerose um eine Autoimmunerkrankung mit hoher Rezidivgefahr, sodass bei einem Großteil der betroffenen Patienten abgesehen von den neurorehabilitativen Behandlungsverfahren zusätzlich auch eine immunsuppressive Therapie indiziert ist.
- Zu den rein neurologischen Erkrankungsbildern werden in der Neurorehabilitation zusätzlich Patienten mit stattgehabten neurochirurgischen Eingriffen am zentralen Nervensystem aufgrund von gut- und bösartigen Tumorbildungen zugewiesen. Eine Geschlechterpräferenz besteht für diese Erkrankungsbilder nicht. Bei etwa 10 % der Patienten kommt es zu Ausprägung einer symptomatischen Epilepsie (Deutsche Rentenversicherung Bund 2016; Welsch 1997).

Die Zuweisung der Patienten in die Rehabilitationseinrichtung erfolgt entweder durch das behandelnde Akutkrankenhaus auf der Grundlage einer Anschlussheilbehandlung zulasten der gesetzlichen Rentenversicherung, wobei der zeitliche Abstand zwischen Krankenhausentlassung und Aufnahme in der Rehabilitationseinrichtung wenige Wochen nicht überschreiten soll. Ansonsten können die Versicherten bei chronischen Erkrankungsverläufen mit Gefährdung der Erwerbstätigkeit die Rehabilitationsmaßnahme direkt beim Versicherungsträger durch Vorlage eines ärztlichen Attestes beantragen. In diesem Fall überprüft der sozialmedizinische Dienst des Versicherungsträgers das Antragsverfahren, wobei in den zurückliegenden Jahren die Bewilligungsrate über 70 % betragen hat.

Die Durchführung von Rehabilitationsmaßnahmen in der Trägerschaft der gesetzlichen Rentenversicherung betrifft ausschließlich erwerbstätige Rehabilitanden bzw. Versicherte, welche bereits Beiträge in die Rentenversicherung geleistet haben und beschäftigungslos sind. Die Behandlungsmaßnahmen für Kinder, Jugendliche sowie für Altersrentner fallen in die Zuständigkeit der Krankenversicherung, hier spielt bei der Ausgestaltung des Rehabilitationsverfahrens der Aspekt der gefährdeten Erwerbstätigkeit praktisch keine Rolle.

22.1.1 Medizinische Voraussetzungen für die Durchführung einer Anschlussheilbehandlung bzw. Rehabilitationsmaßnahme in der Trägerschaft der Rentenversicherung

In erster Linie soll die Fortsetzung der Erwerbstätigkeit in Bezug auf Prognose und Verlauf der Erkrankung gewährleistet sein. Speziell wird eine hinreichende Frühmobilisierung der Patienten, z. B. nach Schlaganfallgeschehen, gefordert, die weitgehende Selbstständigkeit für Körperpflege, Ankleiden, Wegefähigkeit in der Rehabilitationseinrichtung muss vorliegen. Für Rehabilitanden mit Migrationshintergrund gibt es keine speziellen Vorgaben bzw. Regulierungen.

Im praktischen Ablauf der Rehabilitationsmaßnahme wenden sich Patienten mit unzureichenden Kenntnissen der deutschen Sprache im Regelfall an Mitarbeiter der Klinik mit ähnlichem Migrationshintergrund, zumal sich in der Zwischenzeit das Mitarbeiterteam der Rehabilitationskliniken zunehmend multikulturell ausgestaltet hat. In ländlichen Regionen von Westfalen erreichen Ärzte mit Migrationshintergrund in Rehabilitationskliniken einen prozentualen Anteil von 47 % (Dr. Hofstadt-van Oy), auch im Bereich der Pflege und der Therapeuten ist der Anteil von Mitarbeitern mit Migrationshintergrund kontinuierlich angestiegen. Hier finden in der Praxis also Rehabilitanden mit

Migrationshintergrund im Regelfall einen muttersprachlichen Ansprechpartner. Lediglich bei Patienten ohne jedwede Kenntnisse der deutschen Sprache kann die Beiziehung eines externen Dolmetschers z. B. bei der Anamneseerhebung oder Durchführung einer psychologisch orientierten Gesprächstherapie erforderlich werden.

Für die Belange dieser Patienten halten einzelne Rehabilitationseinrichtung Stationen für die Aufnahme und Betreuung von Patienten der zahlenmäßig größten Migrationsgruppe vor, so existieren z. B. Stationen für das Indikationsgebiet der Psychosomatik für türkischstämmige Rehabilitanden, hier werden auch Einzel- und Gruppensitzungen in türkischer Sprache durchgeführt.

Für den Bereich der Neurorehabilitation erworbener Hirnschädigungen werden für die Betreuung von Patienten der Rentenversicherung keine ausschließlich fremdsprachlichen Behandlungseinrichtungen vorgehalten, Ausnahmen gibt es in Bezug auf die privatärztliche Behandlung, z. B. für Patienten mit russischer oder arabischer Nationalität, insbesondere in gehobenen wirtschaftlichen Verhältnissen.

22.2 Erfahrungen und Fallbeispiel aus der Neurorehabilitation

Nach insgesamt 25-jähriger Tätigkeit in diesem Bereich lässt sich die Feststellung treffen, dass wesentliche Unterschiede in Bezug auf das Erreichen der Rehabilitationsziele nicht festzustellen sind. Die Motivation neurologischer Patienten ohne und mit Migrationshintergrund zur Wiedererlangung ihrer vollen körperlichen, geistigen und seelischen Leistungsfähigkeit ist uneingeschränkt hoch, dies belegen die jahrelangen Beobachtungen aus den Bereichen der Physio- und Ergotherapie sowie auch aus den kognitiven Therapiesegmenten (Sprachtherapie, Neuropsychologie).

Unterschiede ergeben sich allenfalls in Bezug auf die Aspekte der Krankheitsbewältigung und den Langzeitverlauf vor allem bezüglich der Wiedererlangung der Arbeits- bzw. Erwerbsfähigkeit. Hier kommt es nach den Erfahrungswerten bei Probanden mit Migrationshintergrund deutlich häufiger zur Ausprägung depressiver Störungen. Als Indiz hierfür ist der Umstand anzuführen, dass Probanden mit Migrationshintergrund (hierzu zählen im Übrigen auch deutschstämmige Spätaussiedler) im Begutachtungsverfahren vor den Sozialgerichten überrepräsentiert sind, wenn es um die Zuerkennung einer beantragten Erwerbsminderungsrente oder eines Schwerbehinderungsgrades geht. Insofern sollte bei dieser Patientengruppe verstärkt schon im Rahmen laufender Rehabilitationsmaßnahmen auf die Möglichkeit einer sich entwickelnden depressiven Störung geachtet werden.

■ **Literatur über die Neurorehabilitation**
Eine umfangreiche Literaturrecherche zu diesem Thema ergab, dass bezüglich der neurorehabilitativen Behandlung von hirngeschädigten Patienten mit Migrationshintergrund praktisch keine wissenschaftlichen Beiträge greifbar sind.

Größer ist die Anzahl von Arbeiten in Bezug auf psychische Erkrankungsbilder, so unter Hinweis auf die Bachelor-Arbeit von Amelie Schwarzer vom 22.06.2016 (Universität Bamberg). Diese Arbeit beschäftigt sich speziell mit der Psychotherapie muslimischer Geflohener aus dem arabischen Raum. In ihrer Arbeit weist Frau Schwarzer auf das maßgeblich von Welsch formulierte Konzept der Transkulturalität hin, wobei es zu einer gegenseitigen Durchdringung von Kulturen und deren Mischungen kommt. Hiernach kommt es im Rahmen der Globalisierung zu einer Abnahme von Trennschärfen zwischen Eigen- und Fremdkulturen. Wichtige Aufgaben der transkulturellen Psychologie sind die Aufstellung und Überprüfung allgemein gültiger Verhaltens- oder Erlebensregeln für Menschen, die aus deutlich unterschiedlichen kulturellen Kontexten stammen. Das Wissen darüber, inwiefern sich kulturelle

Neurologie: Rehabilitation

Vorstellungen in den Begriffen von Gesundheit und Krankheit manifestieren, sei bei der Behandlung von Mitgliedern anderer Kulturen von großer Bedeutung.

Kasuistik: Deutschland – das gelobte Land
Frau Ani M., 32 Jahre, Herkunftsland Armenien. Frau M. hat in Armenien eine Berufsausbildung zur Friseurin abgeschlossen. Sie ist verheiratet und hat eine drei Jahre alte Tochter. Kenntnisse der deutschen Sprache bestehen zum Zeitpunkt der Behandlung nicht und es wird ein ausgedehnter Hirntumor (Vestibularisschwannom) der hinteren Schädelgrube nachgewiesen. Im April 2018 erfolgt in Armenien die Durchführung einer MRT-Untersuchung des Schädels, weil bei Frau M. bereits seit sieben Jahren zunehmende Kopfschmerzen bestehen. Es wird ein ausgedehnter Hirntumor der hinteren Schädelgrube nachgewiesen. Bei zunehmendem Drehschwindel mit Gangunsicherheit verlässt die Patientin Anfang Juni 2018 ihr Heimatland, weil ihr dort von den Neurochirurgen bedeutet worden sei, dass ein operativer Eingriff in Armenien nicht möglich sei. So kommt Frau M. am 6. Juni 2018 zu einer in Ostwestfalen lebenden Freundin, welche sie sofort in eine große neuro-chirurgische Klinik bringt und dort auch die gesamte Krankengeschichte dolmetscht. Im weiteren zeitlichen Verlauf wird am 18. Juni 2018 der Tumor entfernt, woraufhin es zunächst zu einer Nachblutung kommt und im weiteren Verlauf sich eine Hirnhautentzündung entwickelt. Es schließt sich ein längerer Aufenthalt auf der Intensivstation an, sodass die Patientin insgesamt zwei Monate in der Neurochirurgie verbleibt. Anschließend erfolgt die Verlegung zur neurologischen Rehabilitationsbehandlung, wobei als wesentliche neurologische Schädigungsfolgen eine Lähmung des linken Gesichtsnervs und eine Taubheit auf dem linken Ohr verbleiben. Zudem besteht noch immer eine Gangunsicherheit mitsamt Fallneigung zur linken Seite.

Die aus einer ländlichen Region stammende Patientin war dem Rat ihrer behandelnden Ärzte und Angehörigen gefolgt, wonach die technisch schwierige Operation des Hirntumors am besten in Deutschland durchzuführen sei. Insofern erfolgte die Ausreise aus pragmatischen Erwägungen bei gleichzeitiger Antragstellung auf Zuerkennung des Asylstatus auch für die begleitende Familie. Über drei Monate nach dem operativen Eingriff ist die weitere Zukunft der Patientin ungeklärt, aufgrund anhaltender Komplikationen ist weitere stationäre Therapie erforderlich. Über den Asylantrag ist nicht entschieden, vom Amtsgericht ist allerdings eine professionelle Betreuerin bestellt worden, da weder die Patientin selbst, noch ihre Angehörigen über Kenntnisse der deutschen Sprache verfügen bzw. die einzige in Deutschland lebende Freundin der Patientin die Übernahme der Betreuung abgelehnt hat. So obliegt nun vorerst die letzte Entscheidung über die Bewilligung von Maßnahmen der Gesundheitsfürsorge und über die Aufenthaltsbestimmung der Berufsbetreuerin. Diese hat vorerst die letzte Entscheidung über die Bewilligung von Maßnahmen der Gesundheitsfürsorge und über die Aufenthaltsbestimmung.

Kasuistik: Rentenantrag bei Epilepsie
Frau B. wurde am 4. Februar 1987 in Palanka/Serbien geboren, einer Kleinstadt etwa eine Autofahrstunde von Belgrad entfernt. Dort wuchs die Patientin zusammen mit der ein Jahr jüngeren Schwester im Elternhause auf, wobei sich die Eltern im weiteren zeitlichen Verlauf scheiden ließen. Nach dem Besuch der achtstufigen Schule nahm die Patientin eine Berufsausbildung zur Verkäuferin auf. Dabei erlitt sie im 15. Lebensjahr ihren ersten epileptischen Anfall, nach der Beschreibung einen Grand-mal-Anfall. Drei Monate später wanderte die Patientin zusammen mit ihrer Mutter und der jüngeren Schwester nach Deutschland aus und wurde in Ostwestfalen ansässig. Hier schloss die Patientin im Jahre 2005 die Hauptschule in der 9. Klasse ab. Das Zeugnis zum Abschluss der 10. Klasse weist insgesamt 222 dokumentierte Fehlstunden auf. Zu dieser Zeit hatte sich die

Patientin längerfristig in einer Epilepsie-Klinik befunden.

Berufliche Tätigkeiten verrichtete die Patientin in den Jahren 2006 bis 2013 mit Unterbrechungen unter anderem in einem Eiskaffee, in einem Restaurant und in einer Kinderbetreuungseinrichtung. Sie ist mit einem libanesisch stämmigen Mann verheiratet, aus der Ehe hat sie eine im Jahre 2009 geborene Tochter sowie einen im Jahre 2011 geborenen Sohn. Streitigkeiten in der Ehe werden von der Patientin verneint, auch wenn diese aufgrund ihrer zunehmenden Erschöpfung und Gereiztheit im Tagesverlauf kaum noch erotische Bedürfnisse hat. Der Ehemann zeigt hierfür Verständnis, auch gebe es aufgrund der verschiedenen Religionszugehörigkeiten (Frau B. sei serbisch-orthodoxe Christin, der Ehemann Moslem) keine Probleme.

Die Zuweisung zur neurologischen Rehabilitation erfolgte, nachdem Frau B. aufgrund anhaltend ärztlich attestierter Arbeitsunfähigkeit bei einem bislang nicht hinreichend eingestellten epileptischen Anfallsleiden einen Antrag auf Zuerkennung einer Erwerbsminderungsrente (im 32. Lebensjahr!) gestellt hatte. Von den im Antragsverfahren beteiligten neurologischen Gutachtern waren die Voraussetzungen für die Zuerkennung einer Erwerbsminderungsrente eher negativ beurteilt worden, es wurde aber auf die Erfordernis einer stationären neurologischen Rehabilitationsmaßnahme hingewiesen. Hier gelang nach 5-wöchiger stationärer Behandlung die medikamentöse Neueinstellung des Anfallsleidens, sodass sich der Gesundheitszustand der Patientin durchgreifend besserte und die Wiederaufnahme einer geeigneten beruflichen Tätigkeit insofern möglich war.

Kasuistik: berufliche Neuorientierung nach Schädelhirntrauma

Herr A. wurde am 17. März 1998 im kurdischen Landesteil der Türkei geboren als Sohn einer syrischen Mutter und eines kurdischen Vaters mit türkischem Pass. In seinem Geburtsland verbrachte Herr A. nur die frühe Kindheit. 2000 wanderten die Eltern mit der gesamten Familie nach Deutschland aus und wurden in Hannover sesshaft. Hier erlernte Herr A. die deutsche Sprache, besuchte die Hauptschule und schloss diese im Jahre 2015 erfolgreich ab. Anschließend trat er in den Dienst eines Discount-Unternehmens und wurde dort als Verkäufer beschäftigt. Mit gesundheitlichen Vorerkrankungen ist Herr A. niemals belastet gewesen.

Am 14. November 2017 erlitt Herr A. als Fahrer seines PKW auf der Anfahrt zur Arbeitsstelle einen schweren Unfall, indem das Fahrzeug ins Schleudern geriet und gegen einen Baum prallte. Hierbei zog sich Herr A. ein schweres Gesichtsschädeltrauma mit Verletzung des linken Auges sowie eine Einblutung in das linke Frontalhirn zu. Nach neurochirurgischer Notversorgung folgten insgesamt fünf augenärztliche Operationen, um das Sehvermögen auf dem linken Auge zu bewahren. Im Januar 2018 wurde Herr A. dann in der Trägerschaft der zuständigen Berufsgenossenschaft in die Rehabilitationsklinik verlegt. Im Rahmen der stationären Behandlungsmaßnahmen zeigten sich in den neuropsychologischen Testungen erhebliche Verlangsamungen im Reaktionsvermögen sowie auch in der Merk- und Lernfähigkeit bei Herrn A. Zugleich klagte Herr A. über erhebliche Kopfschmerzen bei der Durchführung der Testuntersuchungen. Die Physiotherapie sowie balneologischen Anwendungen wurden von dem Patienten hingegen gut toleriert. Nach insgesamt 6-wöchiger stationärer Behandlung wurde Herr A. zunächst nach Hause entlassen, wobei am Entlassungstag der zuständige Reha-Manager der Berufsgenossenschaft Herrn A. noch in der Klinik aufsuchte und zusammen mit Herrn A. und dem behandelnden Arzt einen Heilverfahrensplan zur Strukturierung des weiteren Therapieprogramms erstellte. Fortan wurde Herr A. in Hannover bei einer niedergelassenen Neuropsychologin über mehr als sechs Monate intensiv betreut und erreichte letztendlich eine Normalisierung seines kognitiven Leistungsvermögens, wobei zum Abschluss der

Behandlung alle kognitiven Leistungstests im Normbereich lagen. Parallel hierzu bildete sich auch die Kopfschmerzbelastung bei dem Patienten deutlich zurück. Das Sehvermögen auf dem linken Auge verblieb bei einem Visus von 50 % bei vollem Sehvermögen auf dem rechten Auge, sodass im Herbst 2018 über acht Wochen hinweg eine schrittweise Arbeits- und Belastungserprobung in seiner zuletzt ausgeübten Berufstätigkeit als Verkäufer durchgeführt wurde. Mitte November 2018 nahm er die berufliche Tätigkeit wieder vollschichtig auf.

Sofern nun auch im weiteren zeitlichen Verlauf die Fortführung der Berufstätigkeit möglich ist, würden sich Maßnahmen in Bezug auf eine berufliche Neuorientierung nicht begründen lassen. Sollte es aber in der Zukunft noch zu Schwierigkeiten bei der Berufsausübung kommen, so müsste nach den Vorgaben des berufsgenossenschaftlichen Heilverfahrens über das zuständige Reha-Management über berufsfördernde Maßnahmen entschieden werden. Bei Herrn A. handelt es sich um einen Verletzten ohne qualifizierte Berufsausbildung, sodass prinzipiell die Umsetzung in eine anderweitige, leidensgerechte berufliche Tätigkeit möglich ist, alternativ käme aber vor allem unter Berücksichtigung des jungen Lebensalters auch die Einleitung berufsqualifizierender Maßnahmen in Betracht, z. B. im Rahmen eines Berufsförderungswerkes.

Inwieweit sich nun die berufliche Zukunft des Verletzten gestalten wird, muss derzeit noch offen bleiben. Vereinbart wurde mit Herrn A., dass sein zuständiger Reha-Manager engen Kontakt zu ihm hält und dass neurologische Nachuntersuchungen in etwa 3-monatigen Abständen durchgeführt werden.

22.2.1 Bewertung der Kasuistiken

Im Fall der Frau Ani M. ist bemerkenswert, dass die aus Armenien stammende Migrantin auf den Rat ihres Familien- und Freundeskreises einen Asylantrag für sich und ihre Familie in Deutschland stellte, mit dem Ziel, hier eine geeignete medizinische Heilbehandlung zu erfahren. Prinzipiell wäre diese nach Meinungsbildung von Neurochirurgen auch in Russland möglich gewesen, wobei die Patientin während der Schulausbildung Russisch als erste Fremdsprache hatte. Entscheidend war aber letztlich für die Entscheidungsfindung, dass Deutschland mit seinen medizinischen Behandlungsmöglichkeiten im armenischen Umfeld der Patientin höchste Priorität genoss und sich Frau M. diese Sichtweise zu eigen machte. Sie ist dann im Vertrauen auf die Aufenthaltsduldung für sich und ihre Familie nach Deutschland ausgereist, ohne zu bedenken, dass hier Maßnahmen für operative Eingriffe bei Asylantragsstellern nur für den Fall von dringlichen Indikationen bewilligt werden. Der Hirntumor hatte bei Frau M. bereits mehrere Jahre vorbestanden, zum Zeitpunkt der erstmaligen Vorstellung in der Neurochirurgie war aber bereits eine Hirndrucksymptomatik aufgetreten, welche ein sofortiges operatives Eingreifen erforderte.

Im weiteren Verlauf entwickelten sich dann tragische Komplikationen und letztendlich auch eine erhebliche neurologische Defektsymptomatik vor allem in Bezug auf eine Gesichtsnervenlähmung und Gangstörung bei der Patientin. Voraussichtlich wird auch eine Sehminderung auf dem linken Auge verbleiben, und zwar als Folge einer Austrocknung der Hornhaut. Wahrscheinlich wären all diese Komplikationen zu vermeiden gewesen, wenn Frau M. die zweifelsohne indizierte Operation zu einem früheren Zeitpunkt im Heimatland oder im angrenzenden Russland hätte vornehmen lassen.

Die Falldarstellung der epilepsiekranken Patientin B. belegt, dass sich ein medikamentös unzureichend eingestelltes Anfallsleiden deutlich limitierend auf die Lebensqualität und auch die Arbeitsfähigkeit gerade bei jungen Patienten auswirken kann. Bemerkenswert ist hierbei, dass Frau B. von sich aus während der letzten Jahre vor ihrer Rentenantragstellung keine qualifizierte medizinische Hilfe mehr gesucht hat, obwohl diese z. B. in der Form einer stationären Behandlung mit medikamentöser Neueinstellung ohne Weiteres möglich gewesen wäre. Stattdessen hat sich die Patientin mit ihren Einschränkungen abgefunden, sich in ihr familiäres Umfeld zurückgezogen, sogar die Unterstützung ihrer Schwiegereltern in Anspruch genommen. Erst die Antragstellung auf Zuerkennung einer Erwerbsminderungsrente führte dann zwar nicht zur Bewilligung dieser Rentenleistung, wohl aber zur Zuweisung der Patientin in ein stationäres neurologisches Rehabilitationsverfahren nach dem Prinzip „Rehabilitation vor Rente". Auf diese Weise konnte die Patientin dann mit einiger zeitlicher Verspätung eine qualifizierte medizinische Therapie in Anspruch nehmen, welche auch noch erfolgreich verlief.

Die Kasuistik des schädelhirntraumatisierten Patienten A. belegt zunächst die Besonderheiten des berufsgenossenschaftlichen Heilverfahrens für Patienten, welche einen unter dem Schutz der gesetzlichen Unfallversicherung stehenden Arbeits- oder Wegunfall erlitten habe. Hier fällt vor allem die stringente Planung des gesamten Heilverfahrens auf mit straffer Organisation der zunächst stationären Rehabilitationsmaßnahme mitsamt anschließender hochfrequenter ambulanter Nachbehandlung, wobei alle diese Maßnahmen in der Trägerschaft der Berufsgenossenschaft erbracht und durch den zuständigen Rehabilitationsmanager überwacht und gesteuert werden. Auf diese Weise kann schließlich sogar die vollschichtige Wiedereingliederung des Patienten erreicht werden, bei Bedarf wäre ansonsten die Durchführung berufsfördernder Maßnahmen zum Tragen gekommen. Besonderheiten des Rehabilitationsverfahrens aufgrund des Migrationshintergrundes von Herrn A. ergeben sich praktisch nicht, da der Patient in Deutschland aufgewachsen und sozialisiert worden ist sowie auch die deutsche Sprache störungsfrei beherrscht. Er hat auch während des einjährigen Rehabilitationsverlaufes eine sehr gute Motivation bei den gesamten Therapiemaßnahmen gezeigt, wobei ihm sein familiärer Rückhalt und die positive Haltung seines Arbeitgebers in Bezug auf die Durchführung der beruflichen Wiedereingliederung sehr geholfen hat.

Fazit

Die stationäre Rehabilitation von Patienten mit neurologischen Erkrankungen hat sich mittlerweile zu einem Schmelztiegel der Kulturen entwickelt, wobei abgesehen von einer steigenden Anzahl von Patienten mit Migrationshintergrund gerade in den Rehabilitationseinrichtungen zunehmend auch die dort tätigen Mitarbeiter eine Migrationshintergrund aufweisen. Nach einer aktuellen Statistik der Ärztekammer Westfalen-Lippe beträgt der Anteil der in neurologischen Fachkliniken tätigen Ärzte unter 35 Jahren knapp 50 %, in ländlichen Kreisen – und hier liegen bevorzugt neurologische Rehabilitationskliniken – ist dieser Anteil deutlich höher. Auch die Mitarbeiter aus den Bereichen der Pflege, der Therapie sowie des Küchen- und Reinigungspersonals weisen einen entsprechend hohen Anteil mit Migrationshintergrund auf.

In der Praxis führt dies zu der Situation, dass auch Patienten mit geringen Kenntnissen der deutschen Sprache im Regelfall innerhalb des Mitarbeiterteams einer Rehabilitationsklinik ihre muttersprachlichen Ansprechpartner finden. Auf diese Weise wird die Durchführung einer zielgerichteten Rehabilitationsmaßnahme oftmals erst ermöglicht, abgesehen von den angezeigten Therapieverfahren erfolgt dann auch eine hinlängliche Information der Patienten bezüglich des Krankheitsbildes und insbesondere auch in Bezug auf die weitere Gestaltung der beruflichen und privaten Lebensführung.

Berücksichtigt man den Umstand, dass die durchschnittliche Dauer eine AHB- bzw. Rehabilitationsmaßnahme im Fachgebiet der Neurologie bundesweit bei 29 Tagen liegt, so wirkt sich dies in der Betreuung und Information der Patientengruppe mit Migrationshintergrund durchweg positiv aus. Es besteht einfach genügend Zeit, auf die medizinischen und psychosozialen Belange dieser Patientengruppe einzugehen, während hingegen im Rahmen der ambulanten Behandlung, z. B. in Arztpraxen oder in der akutneurologischen Versorgung, kaum zeitliche Spielräume für Beratung und psychosoziale Betreuung vorhanden sind.

22.3 Handlungsempfehlung bei Rehabilitationsmaßnahmen

Insofern sollte von der Beantragung einer Rehabilitationsmaßnahme gerade bei Patienten mit Migrationshintergrund verstärkt Gebrauch gemacht werden, vor allem wenn es in der Behandlung deren Erkrankungen im ambulanten Rahmen nicht befriedigend vorangegangen ist. Bei der Auswahl der Rehabilitationsklinik sollte allerdings im zeitlichen Vorfeld ermittelt werden, ob hier tatsächlich ein muttersprachlicher Ansprechpartner aus dem Mitarbeiterkreise für die Patienten vorhanden ist, gerade wenn die Kompetenzen der deutschen Sprache bei den Patienten gering sind. Tendenziell entwickeln sich die neurologischen Rehabilitationskliniken zu einer multikulturell ausgestalteten Institution, wobei das verbindende Element zwischen Patienten und Mitarbeitern in dem Auftrainieren der defizitären Krankheitserscheinungen wie Lähmungen oder kognitiven Leistungsstörungen besteht, dieses vorrangige Behandlungsziel genießt bei allen Beteiligten hohe Akzeptanz und bedingt ein durchweg konstruktives Klima der Motivation und gegenseitiger Unterstützung. Hier treten trennende Elemente zwischen den Kulturen in den Hintergrund. Das gemeinsame Bestreben aller Beteiligten in Bezug auf die Wiedererlangung von Gesundheit und Leistungsfähigkeit stellt ein einigendes Band auch bei scheinbar inhomogenen Patientengruppen aus verschiedensten Kulturkreisen dar.

Literatur

Deutsche Rentenversicherung Bund (Hrsg) (2016) DRV-Schriften, Bd 22, S 224

Schwarzer A (2016) Transkulturelle Konzepte psychischer Gesundheit und Krankheit – praktische Implikationen für die psychotherapeutische Flüchtlingsarbeit. Bachelorarbeit Universität Bamberg

Welsch W (1997) Transkulturalität zur veränderten Verfassung heutiger Kulturen. In: Schneider I (Hrsg) Hybridkultur. Medien, Netze, Künste. Wienand-Medien, Köln

HNO: Diagnostik und Therapie

Sybille Ellies-Kramme und Solmaz Golsabahi-Broclawski

23.1 Divergenz der Kranken- und Arztrolle – 238

23.2 Aufklären: Angst und Scham nehmen – 238
23.2.1 Die von Gott gegebene Krankheit – 239

23.3 Migrationsspezifische Erkrankungen in der HNO-ärztlichen Sprechstunde – 241
23.3.1 Leishmaniose – 241

23.4 Kasuistik: Kutane Leishmaniose – 241

23.5 Kasuistik: Septumperforation (Kokainkonsum) – 241

23.6 Kasuistik: Syphilis – 242

Literatur – 244

© Springer-Verlag GmbH Deutschland, ein Teil von Springer Nature 2020
A. Gillessen, S. Golsabahi-Broclawski, A. Biakowski, A. Broclawski (Hrsg.), *Interkulturelle Kommunikation in der Medizin*, https://doi.org/10.1007/978-3-662-59012-6_23

23.1 Divergenz der Kranken- und Arztrolle

Nahezu alle Praxen betreuen mittlerweile Menschen mit Flucht- und Migrationshintergrund. Die dabei auftretenden Herausforderungen sind hauptsächlich durch Sprachbarrieren sowie kulturelle als auch religiöse Unterschiede geprägt. Weiter ist verstärkt zu beobachten, dass gerade Patienten der Flüchtlingswelle ab 2015, die primär über die Balkan- und Mittelmeerroute nach Europa und Deutschland flohen, aus tropischen und subtropischen Regionen stammen. Nicht selten führen mangelnde Hygiene (u. a. während des teils langen Fluchtweges), inhumane Wohnverhältnisse (z. B. in Flüchtlingslagern[1]), oder nicht adäquat behandelte Erkrankungen im Kindesalter auch zu HNO-Erkrankungen.

Darüber hinaus gibt es entlang der unterschiedlichen Fluchtrouten, aber auch in den jeweiligen Herkunftsländern Erkrankungen, die in Deutschland nicht endemisch sind. Gerade Tinnitus und Schwerhörigkeit führen nicht selten auch zu psychischen Belastungen mit einem be-/erdrückenden Krankheitsspektrum, welches sich teils von demjenigen einer mitteleuropäischen Bevölkerung unterscheidet (Graham-Brown et al. 1990).

Waren es in den 1980er Jahren vermehrt Migranten der 1. und 2. Generation sowie (Spät-)Aussiedler ehemaliger UdSSR-Gebiete, die zur Verifizierung ihrer Beschwerden fachärztliche HNO-Praxen aufsuchten, ließen sich in der 1990er Jahren signifikant mehr Flüchtlinge aus dem Balkan und seit 2015 exorbitant viele Geflüchtete aus dem Nahem Osten HNO-ärztlich untersuchen. Viele dieser Patienten verfügen aufgrund ihrer „Verwurzelung" (Werte- und Kulturverständnis) über eine andere Perspektive auf das Verständnis von Krankheit und Versorgung. Für viele von ihnen ist eine Erkrankung nicht etwas, was einem Individuum attestiert wird, sondern ein Prozess, der eine kollektive Dimension (Familie oder Sippe) beinhaltet. Letztlich ist das Verständnis für die Kranken- und Arztrolle divergent.

Ein weiterer grundlegender und auf die Arzt-Patienten-Kommunikation einflussnehmender Unterschied liegt im Verständnis von Zeit. Wird diese in Deutschland als monochrom (Takt, Rhythmus) verstanden, so ist für viele Menschen mit Flucht- und Migrationshintergrund polychrom (von äußeren Begebenheiten bestimmt). Schnell kann so aufgrund von vollen Warteräumen Patienten eine Unzuverlässigkeit unterstellt werden, welche sie selbst anders empfinden. Entsteht u. a. aus diesen Gründen Frust auf der Seite des medizinischen Personals wie auch auf der Seite des Patienten.

Grundlegend gilt es zu verstehen, dass jede Immigration für die Betroffenen eine psychosoziale Umstellung bedeutet, die auch zu psychosomatischen Beschwerden (z. B. bei traumatischen Erfahrungen) führen kann. Die Schnittstelle zur Hals-Nasen-Ohren-Heilkunde ist z. B. bei folgenden Diagnosen zu finden:

- Tinnitus
- Schwindel
- Schwerhörigkeit

Ein weiteres Spektrum stellen mitgebrachte Krankheiten dar, die durch Bakterien, Viren, Parasiten und Pilze verursacht werden. Durch toxische Substanzen (z. B. Kaukraut, Kokain) werden Patienten im Fach HNO vorstellig.

23.2 Aufklären: Angst und Scham nehmen

Der Kontakt mit Patienten mit Flucht- und Migrationshintergrund ist zeitintensiv, da sie oft die Abläufe in deutschen Arztpraxen nicht kennen. Darüber hinaus verfügen viele über nur sehr geringes Wissen bezüglich der Aus- und Verbreitung von Krankheiten. Oft ist das Sprechen über eine Erkrankung mit

---

1 An dieser Stelle sei stellvertretend das Flüchtlingslager im griechischen Idomeni oder der „Dschungel" von Calais erwähnt.

Scham und der Angst vor einer Stigmatisierung (kollektivistisches Krankheitsverständnis) innerhalb des sozialen Umfeldes (z. B. Familie und Verwandtschaft) verbunden. Viele Flüchtlinge und Migranten schweigen daher. Letztlich spiegelt sich in ihrem Schweigen das Gefühl des Ausgegrenzt-seins und damit ihrer gesamten Migration oder Flucht wider. Unter der Erschwernis der Sprachbarrieren und kulturellen Unterschiede gilt es, die Angst und Scham bestmögliches abzubauen. Dies kann u. a. durch die kommunikativen Aspekte Anerkennung und Wertschätzung – dem „Raumgeben" durch den Arzt – geschehen.

> **Anerkennung**
>
> Flucht und Migration ist eine von außen erzwungene körperliche und psychische Ausnahmeleistung[2]. Gerade viele Flüchtlinge (aus Kollektivkulturen) fühlen sich in Deutschland nach ihrer Ankunft „gesichtslos" und beäugt. Durch das aktive, dialogische Miteinbeziehen in die Behandlungs- und Therapieplanung wird nicht nur Anerkennung vermittelt, sondern ein kulturimminenter Konsens erzielt und über die differierende Rolle des Arztes in Deutschland aufgeklärt.

> **Wertschätzung**
>
> Menschen mit Flucht- oder Migrationshintergrund sind Experten. Ihr Wissen über das Herkunftsland, die kulturellen und gesellschaftlichen Ansichten sind einmalig. Wenn sie dieses Wissen in die Arzt-Patienten-Kommunikation einbringen können, wird dies meist als sehr wertschätzend wahrgenommen.

---

2 Das Wort „Leistung" beschreibt hier nicht einen Aspekt von Erfolg, sondern drückt vielmehr das Aushalten und Ertragen von Strapazen während der Flucht oder Migration aus.

Neben diesen beiden Aspekten in der Arzt-Patienten-Kommunikation ist es grundlegend, die ärztliche Schweigepflicht sowie die Patientenautonomie als vertrauensbildende „Säulen" im deutschen Gesundheitssystem zu betonen (◘ Abb. 23.1).

23.2.1 Die von Gott gegebene Krankheit

Es ist grundsätzlich, zu betonen, dass das Verständnis von Gesundheit und Erkrankungen unmittelbar mit der jeweiligen Kultur (Kultur- und Werteraum) verbunden ist. Ist im heutigen Deutschland die gesundheitliche Versorgung primär auf einem naturwissenschaftlichen, medizinischen Wissen aufgebaut, folgt diese in anderen Ländern eher einem ganzheitlichen Verständnis, welches teils eng mit religiösen oder religionsanthropologischen Ansätzen verknüpft ist (Robert Koch-Institut, Statistisches Bundesamt 2008). In Deutschland führt diese Herangehensweise oft zu Unverständnis (Greifeld 1995; vgl. Petersen 1995).

Bei Patienten aus kollektivistischen Kulturkreisen existiert ein autoritäres Verständnis von Erkrankungen. Hierbei ist der Arzt jene Autorität, die die Therapie vorgibt. Eine Befähigung zur patientenautonomen Entscheidung wird so in der Arzt-Patienten-Kommunikation oft als Irritation aufgefasst und kann auch als Schwäche des Arztes angesehen werden. Da sich die Patientenautonomie auf das Individuum bezieht, steht es im starken Gegensatz zur kollektivistischen Fällen von Entscheidungen – dem „Abnicken" der Familie oder des Vormundes. Nicht selten wird daher gewünscht, dass Angehörige bei der Behandlungsbesprechung mit im Untersuchungsraum sind und der Behandlung zustimmen.

Gerade bei der Beschreibung und Bewertung der Symptome kommen in Patientengesprächen in HNO-ärztlichen Praxen oft verstärkt kulturelle und religiöse Faktoren/Bezüge zum Tragen. Gerade von Flüchtlingen und Migranten aus dem orientalischen Kulturkreis oder im Mittelmeerraum wird die

Fakt	Inhaltliche Herausforderung	Kultureller Aspekt	Kultursensibler Lösungsansatz
Ärztliche Schweigepflicht	Der Begriff Ärztliche Schweigepflicht ist im Vergleich zum Gebrauch in Deutschland in anderen Ländern teils stark abweichend besetzt. Nicht zuletzt deswegen, da nicht immer ein Arzt bei Erkrankungen aufgesucht wird.	In vielen Ländern haben Ehepartner, Eltern und Angehörige 1. Ranges das Recht, sich über die Krankheiten des Partners zu informieren. Es stehen ihnen jegliche Informationen vom Rechtswesen zu, inkl. Entscheidungsgewalt.	**Aufklären:** Unterschiedliches Verständnis für ärztliche Aufklärung sowie ärztliche Schweigepflicht erläutern. **Versichern:** Informationen/Details zur Diagnostik und Therapie nur an Personen ersten Grades oder EheparterIn, Ärztliche Schweigepflicht erklären (z. B. Einfluss auf Asylanträge).
Patientenautonomie	Innerhalb eins kollektivistischen Verständnisses von Krankheit ist der Begriff „Autonomie" nur schwer zu verankern. „Autonomie" wird nicht als emanzipiertes „Ich", sondern als eher altruistisches „Wir" verstanden.	Zur Patientenautonomie muss durch den Arzt (Gespräch) befähigt werden. Weitere Autonomie prägende Faktoren sind Kranken-, Pflege- und Rentenversicherung.	Patienten mit Flucht- und Migrationhintergrund wissen oft nicht über ihren rechtlichen Anspruch an Versicherungsleistungen Bescheid. An dieser Stelle ist eine sozialarbeiterische Aufklärung (Wegweiser durch das Deutsche Versicherungssystem) von Nöten.
Meldepflichtige Krankheiten	In Deutschland sind durch viele Novellierungen die meldepflichtigen Krankheiten definiert. Diese Meldpflicht ist im Sinne des Allgemeinwohles.	In vielen Ländern, basierend auf ideologischen Überlegungen und religiösen Vorschriften, sind bestimmte Krankheiten bei der Polizei (Sittenpolizei) meldepflichtig. Nach der Einschaltung dieser ist der Patient nicht mehr in Obhut der Ärzte, sondern der Exekutiven sowie der Justiz.	Eine kultursensible Aufklärung (gerade bei intimen Erkrankungen) ist stets von Nöten. Diese umfasst: **Abnahme der Angst vor Behörden, Aufklärung über Meldepflicht in Deutschland, Aufklärung über Versorgungsstrukturen in Deutschland.**

◘ **Abb. 23.1** Verständnis der Abläufe des ärztlichen Handelns unter Berücksichtigung der kulturellen Hintergründe

Erkrankung mit einem „Handeln" Gottes in Verbindung gebracht: „Es ist die Strafe Gottes!" oder „Gott wird für mich sorgen!" Viele dieser Patienten nehmen Schulungs- und Aufklärungsangebote nicht wahr, was einen erhöhten Behandlungsaufwand in der HNO-Praxis nach sich zieht. An dieser Stelle ist es aber wichtig, zu betonen, dass neben religiösen

Ansichten zu Themen wie Behandlungspflicht, Gesundheit und Krankheit auch persönliches Schamgefühl und die Angst vor Stigmatisierungen ein Nichtwahrnehmen von Informations- und Aufklärungsveranstaltungen begründen.

23.2.1.1 Bezug zu apparativen Therapien

Oft steht für die Patienten die apparative und medikamentöse Therapie im Vordergrund. Bereits aus den Heimatländern wird qualitativ die Anzahl der apparativen Diagnostik und die Zahl der Medikamente als Maxime für eine gute Behandlung angesehen. Die Patienten erwarten entsprechend hohe medikamentöse Behandlungen und viele Untersuchungen. Dies wird bei z. B. armenischen, aserbaidschanischen Patienten, bzw. Patienten aus den arabischen Ländern deutlich, welche explizit nach Europa kommen, um eine hohe apparative Diagnostik und Medizin zu erhalten. Diese sind umso enttäuschter und teils gekränkt, wenn ihnen eine konservative Therapie oder eine Psychotherapie angeboten wird. Sie fühlen sich nicht ernst genommen und nicht selten entsteht daraus fälschlicherweise das Gefühl, diskriminiert zu werden.

23.3 Migrationsspezifische Erkrankungen in der HNO-ärztlichen Sprechstunde

23.3.1 Leishmaniose

Wirft man einen Blick auf die Top 3 Herkunftsländer von Flüchtlingen im Jahr 2015[3], so wird verständlich, dass mit dieser Flüchtlingswelle (insbesondere aus muslimischen Ländern) auch bereits „vergessene" Erkrankungen wie z. B. die Kutane Leishmaniose – auch *Orient-* oder *Aleppo Beule* genannt – die HNO-ärztlichen Praxen erreichten. Diese Infektionskrankheit wird durch Mücken übertragen, deren Weibchen Parasiten übertragen. Dieser Parasit frisst die Haut weg und es entwickelnd sich an den Inokulationsstellen juckende Knötchen, die zu einem geschwürartigen Gewebe (multiple Satellitenlaesionen) entarten (Buchen 2016). Sehr häufig ist davon das Gesicht betroffen. In Abhängigkeit von der Leishmanien-Spezies und der Immunantwort des Infizierten führt die Infektion mit Leishmanien zu einer Haut-, Schleimhaut- oder viszeralen Erkrankung. Meist heilen diese Geschwüre innerhalb mehrerer Monate ab; hinterlassen jedoch eine präsente Narbenbildung. Eine Sekundärinfektion ist selten (Noedl 2013; ◘ Abb. 23.2).

23.4 Kasuistik: Kutane Leishmaniose

» Ein 17-jähriger syrischer Mann aus traditionell geprägter Familie ist über den Landweg nach Deutschland geflüchtet. Er ist drei Tage vor der Untersuchung in Deutschland im Flüchtlingsheim angekommen. Zum Zeitpunkt der Untersuchung ist er besorgt über eine Veränderung an der Haut insbesondere am Ohr. Der Dolmetscher übersetzte, dass er diese schon einmal als Kind gehabt habe, diese aber von alleine weggegangen sei. Er habe keine Schmerzen. Am Anfang hätte es gejuckt, aber jetzt würde es eigentlich nicht mehr wehtun. Aufgrund des Verdachts auf eine Leishmaniose wurde eine histologische Probe entnommen (◘ Abb. 23.3).

23.5 Kasuistik: Septumperforation (Kokainkonsum)

Im Gegensatz zum Fall kutane Leishmaniose kommt es im Alltag oft zu Begegnungen mit Patienten aus unterschiedlichen soziokulturellen

---

3   Im EASY-System erfasste Zugänge von Asylsuchenden in 2015: Syrien (428.468), Afghanistan (154.046), Irak (121.662); Quelle: Bundesamt für Migration und Flüchtlinge.

Klinik	Wichtigste Erreger	Vorkommen
Kutane Leishmaniose	Alte Welt: L. major, L. tropica, L. aethiopica Neue Welt: L. mexicana	Mittlerer Osten, Arabische Halbinsel, Nordafrika, Brasilien, Peru
Mucokutane Leishmaniose	L. braziliensis Cave HIV/AIDS	Besonders Lateinamerika
Viszerale Leishmaniose	L. donovani complex (L. donovani, L. infantum = L. chagasi)	Indien, Bangladesh, Nepal, Sudan, Brasilien

Abb. 23.2 Formen der Leishmaniose, Erreger und Vorkommen

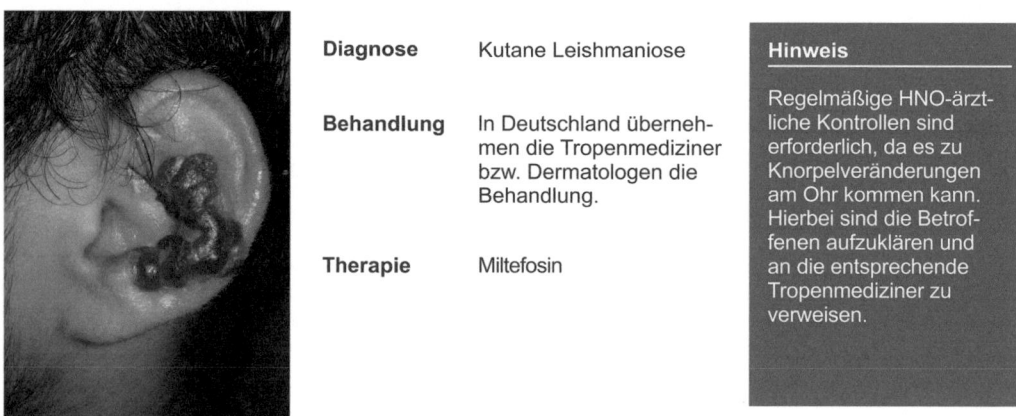

Diagnose	Kutane Leishmaniose
Behandlung	In Deutschland übernehmen die Tropenmediziner bzw. Dermatologen die Behandlung.
Therapie	Miltefosin

Hinweis

Regelmäßige HNO-ärztliche Kontrollen sind erforderlich, da es zu Knorpelveränderungen am Ohr kommen kann. Hierbei sind die Betroffenen aufzuklären und an die entsprechende Tropenmediziner zu verweisen.

Abb. 23.3 Differenzierung der Leishmaniose

Hintergründen, welche psychotropen Substanzen konsumieren. Diese werden verheimlicht, sind dem HNO-Arzt aber sofort sichtbar.

> Demir, 25 Jahre alt, aus Marokko stammend, stellt sich wegen Schnupfen und Nasenpfeifen vor. Er habe stets eine laufende Nase. Er sei oft in warmen Ländern und sei der Meinung, dass die Klimaanlangen der Auslöser ist (Abb. 23.4).

In Ländern, in denen die religiösen Vorschriften alltagsprägend und bestimmend sind, wird Suchtmittelkonsum nicht nur tabuisiert, sondern auch drakonisch bestraft. Der Missbrauch illegaler Rauschmittel erfordert eine Beratung, aber auch die Bereitschaft zur Therapie.

23.6 Kasuistik: Syphilis

Die primäre Syphilis ist durch Ulkus genitale, perigenital, perianal, außerdem oral (bei Oralverkehr) u. a. und eine regionale Lymphadenopathie charakterisiert. Die sekundäre und latente Form kann an einem Exanthem und kondylomatösen Wucherungen genital

HNO: Diagnostik und Therapie

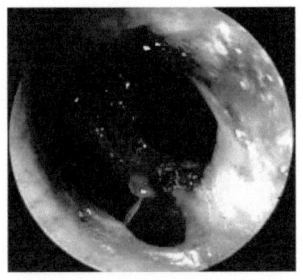

Diagnose V.a. Kokainkonsum, Septumperforation

Behandlung Eine Überweisung an den Psychiater und Einleitung einer Suchtbehandlung

Therapie Kokainkarenz und pflegende Nasensalben auf Vitamin A Basis.

Hinweis

Kokainabusus kann zu einer Septumperforation führen, die zu Verborkungen der Nase führen und bei kleiner Perforation ein pfeifendes Atemgeräusch verursachen.

Abb. 23.4 Septumperforation nach Kokainkonsum

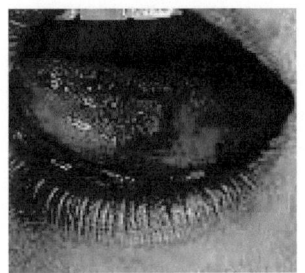

Diagnose Zungenrandulcus

Behandlung Histologie, Abstrich, Blutabnahme spez. IgM Nachweis (EIA) auf Syphilis

Therapie Penicillin

Hinweis

Es besteht Meldepflicht (nicht namentlich).

Abb. 23.5 Zungenrandulcus

und perianal erkannt werden. Die spätere oder tertiäre Syphilis und Neurosyphilis sind durch entsprechende neurologische Ausfälle und psychiatrische Krankheitsbilder charakterisiert. Im Ulkus der primären Form kann T. pallidum mikroskopisch z. B. mit dem Dunkelfeldverfahren nachgewiesen werden. Sekundäre und latente Form werden serologisch nachgewiesen.

▪ Soziokulturelle Ausprägung der Erkrankung

Die Betroffenen fühlen sich oft geoutet und sie haben auch Angst. Die Angst ist durch die drakonischen Strafen der Heimatländer bei sexuellen Handlungen bedingt. An dieser Stelle besteht dringender Bedarf an Aufklärung über die ärztliche Schweigepflicht in Europa und auch die Entkoppelung der Medizin von der Exekutive, um Vertrauen und Compliance zu gewinnen.

» Ali ist 25 Jahre alt und stammt aus Afghanistan. Er hat 15 Jahre im Iran gelebt und hat dort auch seine Zeit beim Militär abgeleistet. Er kommt mit einem akuten Zungenrandulcus. Auf dem Überweisungsschein wird V. a. Infektion der Mundhöhle seitens des Hausarztes beschrieben (Abb. 23.5).

▪ Diskussion

Die fachärztlichen Sprechstunden sind zunehmend mit einem Phänomen der Kommunikationsstörung konfrontiert, die weniger mit den Diagnosen und Therapieleitlinien in ursächlichen Zusammenhang, sondern vielmehr mit den soziokulturellen Faktoren stehen. Hierbei sind nicht nur Sprache, Religion und Kulturen per se gemeint, sondern auch das Verständnis für Kranksein, Krankenrolle und Rolle des Arztes und des medizinischen Personals. Bedingt durch Embargos, diktatorischen Gesetzeslagen in den Heimatländern, Armut und fehlende sozialversicherungsrechtliche Grundstrukturen in vielen Teilen der Welt ist eine Diskrepanz zwischen der medizinischen

Versorgungsstruktur in Europa, insbesondere Zentraleuropa, und der vieler Herkunftsländer der Patienten mit Zuwanderungsgeschichte festzustellen.

Ohne sozialarbeiterische Aufklärung über das Versorgungssystem in Deutschland und auch der Austausch der Angebote per se wird an dieser Stelle das Arzt-Patienten-Verhältnis scheitern. Hierbei wird deutlich, dass wir nicht nur eine rein sprachliche Übersetzung der Begrifflichkeiten, u. a. der Schweigepflichte benötigen, sondern eine Vermittlung der Begrifflichkeiten im Sinne des medizinischen Alltags und Rechtsprechung in Deutschland.

Literatur

Buchen S (2016) Ausbreitung der "Aleppo-Beule" in Syrien: Die hässliche Fratze des Syrienkrieges: ▶ Qantara.de

Greifeld K (1995) Was ist »krank«? Wohlbefinden und Missbefinden im interkulturellen Vergleich. Mabuse 96(22–26):13

Institut Robert-Koch, Bundesamt Statistisches (2008) Schwerpunktbericht der Gesundheitsberichterstattung des Bundes. Migration und Gesundheit, Berlin, S 110

Petersen A (1995) Somatisieren die Türken oder psychologisieren wir? Gedanken zur angeblichen Neigung der Türken zum Somatisieren. Curare 18(2):531–540

Beratung bei ungewollter Kinderlosigkeit

Judith Zimmermann und André Biakowski

24.1 Infertilität: Einleitung – 246

24.2 Die jüdische Perspektive auf die assistierte Reproduktion – 247
24.2.1 Damit die Seele in die Welt kommt – 247
24.2.2 Reproduktionsmedizin zwischen Utilitarismus und Schöpfungsethik – 248

24.3 Muslimische Perspektive auf reproduktionsmedizinische Verfahren – 250
24.3.1 Beseelung eines Menschen aus islamischer Sicht – 250
24.3.2 Gametenspenden im Islam – 251
24.3.3 Pro- und Contra-Positionen im Islam zur PID – 251

24.4 Die Position des Christentums zur Reproduktionsmedizin – 252
24.4.1 Verfügbarkeit über das Leben – 252

24.5 Zusammenfassung: Kritische Würdigung der christlichen Position – 254

24.6 Gesellschaftliche Dimension der ungewollten Kinderlosigkeit – 254
24.6.1 Kasuistik: (Nigeria) Degradierung aufgrund Kinderlosigkeit in der Familie – 256

24.7 Religiös und kulturell geprägte Werte in der Beratung – 256

Literatur – 258

© Springer-Verlag GmbH Deutschland, ein Teil von Springer Nature 2020
A. Gillessen, S. Golsabahi-Broclawski, A. Biakowski, A. Broclawski (Hrsg.), *Interkulturelle Kommunikation in der Medizin*, https://doi.org/10.1007/978-3-662-59012-6_24

> „Ich mache die Kinder nicht. Das kann nur Gott." Sie marschierte auf mich zu, und als sie so dicht vor mir stand, dass sie mit den Zehen meine Schuhe berührte, sagte sie: „Hast du Gott je in einem Kreißsaal ein Kind zur Welt bringen sehen? Los, sag schon, Yejide, hast du Gott je auf einer Entbindungsstation gesehen? Frauen machen Kinder, und wenn du das nicht kannst, bist du nur ein Mann, und verdienst es nicht, eine Frau genannt zu werden" ….

> Baba Lola räusperte sich. „Yejide, ich möchte dich preisen. Ich möchte Dir danken, dass Du all diese Mühen auf Dich nimmst, damit unser Sohn ein Kind hinterlässt, wenn er stirbt. Darum wissen wir auch, dass Du seine neue Frau nicht als Rivalin betrachten wirst. Sie heißt Funmilayo, und wir wissen und vertrauen darauf, dass Du sie annimmst wie eine jüngere Schwester". „Eine Freundin", sagte Iya Martha. „Eine Tochter", sagte Baba Lola (Adebayo 2018).

24.1 Infertilität: Einleitung

Weltweit bleibt etwa jedes sechste bis zehnte Paar ungewollt kinderlos, insgesamt sind etwa 48,5 Mio. Paare davon betroffen. Eine noch größere Anzahl von Frauen wird zu irgendeinem Zeitpunkt ihres Lebens damit konfrontiert, dass sie Schwierigkeiten damit hat, schwanger zu werden oder zu bleiben, und dass sie deshalb möglicherweise weniger Kinder haben wird als ursprünglich geplant. In etwa einem Drittel der Fälle liegt die Ursache für die Kinderlosigkeit beim Mann, in einem weiteren Drittel der Fälle bei der Frau. Beim letzten Drittel wird die Kinderlosigkeit von beiden gemeinsam verursacht oder bleibt ungeklärt. Kommt es innerhalb von zwei Jahren bei regelmäßigem Geschlechtsverkehr nicht zu einer Schwangerschaft, gilt das Paar laut Weltgesundheitsorganisation als unfruchtbar.

In Deutschland ist fast jedes 10. Paar ungewollt kinderlos (BMFSFJ 2012). Ungewollte Kinderlosigkeit verursacht in allen Teilen der Welt großes Leid. Stresslevel und die dadurch entstehende depressive Symptomatik, insbesondere bei den Frauen (Peterson et al. 2010), sind vergleichbar mit Menschen, bei denen eine schwere chronische Erkrankung wie HIV oder Krebs diagnostiziert wurde. Die psychische Beeinträchtigung durch das Ausbleiben von Kindern ist für Menschen in den unterschiedlichen Kulturen vergleichbar groß (Miles et al. 2009; Sexty et al. 2016).

Inzwischen ist es unumstritten, dass Paaren, die von Infertilität betroffen sind, eine psychosoziale Beratung angeboten werden sollte. Ursprünglich eher als Instrument zur besseren Bewältigung einer Lebenskrise gedacht, informiert und begleitet die Kinderwunschberatung inzwischen auch bei anderen Themen wie der Entscheidungsfindung für oder gegen eine Behandlung, Gametenspenden, Adoption oder Pflegschaft sowie bei der Neuorientierung nach dem Abbruch von Behandlungen. Zudem unterstützt sie bei der Bewältigung einer medizinischen Kinderwunschbehandlung (Thorn und Wischmann 2009). Einige Länder schreiben eine solche Beratung verpflichtend vor der Inanspruchnahme einer assistierten Reproduktion vor, insbesondere wenn es sich um eine Gametenspende handelt. In anderen Ländern sind Ärzte verpflichtet, darauf hinzuweisen, dass eine psychosoziale Beratung in Anspruch genommen werden kann. In vielen Ländern der Welt ist eine qualifizierte Kinderwunschberatung jedoch kaum verfügbar.

Obwohl es in allen Kulturen der Welt wichtig ist, Kinder zu haben, und obwohl das verursachte Leid etwa vergleichbar groß ist, wird ungewollte Kinderlosigkeit in verschiedenen Kulturkreisen unterschiedlich bewertet. Dies führt dazu, dass in der Beratung von Klienten aus unterschiedlichen Kulturkreisen unterschiedliche Bedürfnisse im Vordergrund stehen. Inzwischen leben in vielen Ländern der Welt Menschen mit Migrationshintergrund. Weiterhin nehmen viele Wunscheltern Behandlungsangebote im Ausland in Anspruch, weil in ihren Heimatländern benötigte Therapien nicht oder nicht in der Form, in der sie gewünscht werden, angeboten werden.

Beispielsweise reisen viele deutsche Paare in Länder, in denen Eizellspenden angeboten werden, um sich dort ihren Kinderwunsch zu erfüllen. Paare aus dem arabischen Raum reisen häufig in den Iran, dessen relativ liberale Haltung zur Reproduktionsmedizin viele Arten der Kinderwunschbehandlung ermöglicht (Moaveni 2014). Migranten in Deutschland lassen sich vor einer Behandlung beraten. Dies erfordert von den Beratern zunehmend ein Hintergrundwissen über die verschiedenen kulturell und religiös bedingten Sichtweisen auf reproduktionsmedizinische Behandlungen und Kinderlosigkeit.

Die Haltungen aller Weltreligionen und Kulturen zur assistierten Reproduktion zu beschreiben, würde den Rahmen dieses Beitrags sprengen. Stellvertretend sollen daher die Werte der jüdischen, christlichen und islamischen Religion in Bezug auf ungewollte Kinderlosigkeit und Reproduktionsmedizin kompakt dargestellt werden.

24.2 Die jüdische Perspektive auf die assistierte Reproduktion

Mit Inkrafttreten des neuen Zuwanderungsgesetzes im Januar 2005 endete die große Einwanderungswelle jüdischer „Kontingentflüchtlinge" in die Bundesrepublik. Seit 2005 können jüdische Zuwanderer nur unter bestimmten Aufnahmevoraussetzungen ins Regelverfahren aufgenommen werden.[1] Jedoch wanderten in den Jahren 2003 und 2004 mehr Juden aus der ehemaligen UdSSR nach Deutschland als nach Israel aus: 19.000 kamen nach Deutschland und 11.000 zogen nach Israel (Belkin 2017). Daher ist auch die jüdischen Perspektive auf das (ungeborene sowie geborene) Leben sowie deren Konsequenzen für die jüdische Sicht auf reproduktionsmedizinische Verfahren von Relevanz für deutsche Berater.

24.2.1 Damit die Seele in die Welt kommt

» „Wider deinen Willen wurdest du gebildet, wider Willen geboren, wider Willen stirbst du, und wider Willen wirst du einst Rechenschaft und Rechnung ablegen vor dem König aller Könige, dem Heiligen, gelobt sei Er." (Pirqe Avot – Sprüche der Väter 4,29)

Nach dem Babylonischen Talmud sind drei Parteien an der Erschaffung des Menschen beteiligt: Gott, Vater und Mutter. Will man die jüdische Perspektive auf das Leben – das Neugeborene – im Kontext der Reproduktionsmedizin verstehen, so ist eine Auseinandersetzung mit dem Zusammenhang zwischen Seele – der Neschema – und dem Leben zwingend notwendig. Das menschliche Leben auf dieser Welt ist nur ein Teil der Reise der Neschema. Demnach durchreist diese vier Phasen oder Welten (Nida 31a) in einem Kreislauf. Das Verlassen der einen Phase oder Welt in eine neue hinein geht im jüdischen Verständnis mit (spiritueller) Unreinheit einher.

Das Verständnis der dargestellten Reise der *Neschema* unterstreicht das Fortpflanzungsgebot, welches sich aus dem biblischen „Seid fruchtbar und mehret Euch" (hebr. *p'ru u'rvu*) (Gen.1,28; 9,1 und 7; 35,11) ableitet.[2] Weiter heißt es im Babylonischen Talmud: „Niemand unterlasse die Fortpflanzung" (Jewamot 61b). Als erfüllt gilt dieses Gebot, wenn mindestens

---

1 Aufnahmevoraussetzungen kompakt: Staatsangehörige/r eines Nachfolgestaates der ehemaligen Sowjetunion, jüdische Nationalität, Deutschkenntnisse A1 des Gemeinsamen Europäischen Referenzrahmens für Sprachen (GERR), dauerhaftes Bestreiten des eigenen Lebensunterhalts in der Bundesrepublik Deutschland, Aufnahme in einer jüdischen Gemeinde im Bundesgebiet.

2 Sefer ha-hinukh, Bd. 1, S. 1.

eine Tochter und ein Sohn geboren wurden (Berger 2003). Diese Pflicht (Mizwa) gilt ursprünglich nur für den Mann und nicht für die Frau.[3] Das Reformjudentum überträgt jedoch das Fortpflanzungsgebot auch auf Frauen.

Die Wahl, in welcher Form und ob überhaupt Kinder gezeugt werden sollen, liegt allerdings alleine bei denjenigen, die diese Entscheidung zu treffen haben, also bei den Wuscheltern (Werren 2014). Das Leid am Ausbleiben des Nachwuchses ist ein Thema, das in den religiösen Schriften viel Raum einnimmt. Ein Beispiel dafür lässt sich in dem Verhältnis zwischen Sara und ihrem Mann Abraham erkennen:

> Sarai, Abrams Frau, gebar ihm kein Kind. Sie hatte aber eine ägyptische Magd, die hieß Hagar.[2] Und Sarai sprach zu Abram: Siehe, der HERR hat mich verschlossen, dass ich nicht gebären kann. Geh doch zu meiner Magd, ob ich vielleicht durch sie zu einem Sohn komme. Und Abram gehorchte der Stimme Sarais.

Da Sara – übersetzt: die Kämpferin – (zunächst) selbst keine Nachkommen hat, da sie unfruchtbar ist, stimmt sie einer Leihmutterschaft durch ihre Sklavin Hagar – übersetzt: die Fremde – zu. Hagar jedoch verspottet sie aufgrund ihrer Unfruchtbarkeit, weswegen Sara die Sklavin bereits während der Schwangerschaft gerne wieder los werden möchte. Als Sara in hohem Alter doch noch selbst einen Sohn gebiert, versucht sie dessen Rechte zu sichern und es kommt zunehmend zu Schwierigkeiten zwischen beiden Söhnen und Müttern. Auch in den vielen anderen Geschichten um (zunächst) kinderlos bleibende Frauen in der Thora klingen die Themen an, die auch heute noch in den Kinderwunschberatungen eine Rolle spielen: Das Gefühl der eigenen Wertlosigkeit, die Sorge um das Fortbestehen der Familie, Neid auf fruchtbare Frauen sowie die Bereitschaft, auch Lösungen jenseits der klassischen Zeugung von Kindern zu finden.

24.2.2 Reproduktionsmedizin zwischen Utilitarismus und Schöpfungsethik

Grundsätzlich stützt sich die jüdische Medizinethik auf die Halacha, d. h. auf Tora und Talmud, sowie den späteren Kommentaren und Schlussfolgerungen rabbinischer Entscheidungsträger, Poskim genannt. „Das Judentum ist absolut für die In-vitro-Fertilisation, wenn sie notwendig ist, um den Kinderwunsch zu ermöglichen", sagt Weisz, der als Beobachter der österreichischen Bioethikkommission von der jüdischen Kultusgemeinschaft nominiert wurde. „Wenn die Medizin nachhelfen kann, dann soll sie es tun" (Labudoviv 2012). „Kinder zu haben, hat bei uns eine große Bedeutung. Für die meisten Familien, nicht nur orthodoxen Juden, gilt ‚Seid fruchtbar und mehret euch!', so der Rabbiner und Mathematiker Daniel Herschkowitz" (Lenzen-Schulte 2011).

„Nach den Grundprinzipien der Tora (Pikuach Nefesch und Pru Urwu) müssen wir alles tun, um Leben zu retten und zu zeugen. Wenn jemand keine Kinder bekommen kann, sollen wir helfen, das Gebot zu erfüllen und dafür den wissenschaftlichen Fortschritt in Dienst nehmen. […] Daher sind wir verpflichtet, die Möglichkeiten, die die moderne Medizin bietet, zu nutzen. Dazu gehören IVF und PID" (Heinz und Trutwin 2011).

In diesem Sinne ist auch das Fortpflanzungsgesetz des säkularen Staates Israel formuliert. Es erlaubt die In-vitro-Fertilisation (IVF), die Präimplantationsdiagnostik (PID), die Verwendung gespendeter Eizellen und das Forschen an Embryonen. Lediglich

---

3   Grund dafür ist die Auffassung, dass eine religiöse Pflicht kein Anlass bieten darf, sich in eine lebensbedrohliche Situation zu begeben, mit welcher eine Schwangerschaft in vormoderner Zeit verbunden war.

gespendeter Samen wird teilweise als problematisch angesehen. Seine Verwendung wird in Einzelfällen aber ebenfalls erlaubt. Auch bei der Kostenübernahme zeigt sich der Staat Israel großzügig. Jedem Versicherten werden so viele Versuche finanziert, bis er zwei Kinder gezeugt hat (Walser 2014).

Die Präimplantationsdiagnostik – Untersuchungen im Kontext einer künstlichen Befruchtung auf bestimmt vererbliche Erkrankungen, um zu entscheiden, ob ein Embryo in die Gebärmutter eingepflanzt werden soll – ist nach jüdischer Auffassung nicht nur möglich, sondern auch geboten, wenn sie ungewollt kinderlosen Paaren zu Nachwuchs verhilft oder wenn beim Kind genetisch bedingte, schwere Krankheiten zu befürchten sind, etwa die hauptsächlich bei aschkenasischen Juden vorkommende rezessive Erbkrankheit Tay-Sachs. Viele Familien lassen daher vor der Hochzeit ein Heterozygotenscreening auf die Trägerschaft der Anlagen durchführen (z. B. Dor Yeshorim).

Zur Beantwortung der medizinethisch relevanten Frage, ab wann ein Embryo als Person anzusehen sei, wird in der jüdischen Betrachtung des Lebens zwischen der biologischen und der rechtlichen Existenz unterschieden. Der Embryo erhält nach jüdischem Glauben mit fortgeschrittener Entwicklung zunehmend mehr Rechtsschutz, wird aber von vielen Rechtsgelehrten erst nach der Geburt als vollwertiges menschliches Lebewesen angesehen. Die Beseelung eines Kindes ist auch mit der Geburt noch nicht vollständig abgeschlossen. Kinderseelen, die vor dem 13. Lebensjahr versterben, gehen nach jüdischem Verständnis wieder an den Ort zurück, von dem sie gekommen sind, und werden nicht in den Erwachsenenhimmel aufgenommen (Shlomo Raskin, „Was passiert nach dem Tod", youtube Video vom 08.09.2016). Anders als beispielsweise bei den Christen ist ein früher Embryo daher nach jüdischem Verständnis noch nicht als vollwertiger Mensch anzusehen.

Die Schöpfung wird nicht als von Gott vollendet betrachtet, sondern nach jüdischem Verständnis ist der Mensch als Ebenbild und Partner Gottes eingeladen, Gottes Schöpfung nachzuahmen *(Imitatio Dei,* hebr. *ve-halachta bi-derachav)* und weiter zu entwickeln (Tikkun Olam). „Der Mensch ist in diesem Sinne ein Mit-Schöpfender. Wissenschaften und technische Fortschritte sind Ausdruck der kreativen Schöpferkraft des Menschen. Da sie jedoch immer auf der Weiterentwicklung bereits existierender Prozesse basieren, werden Interventionen nicht als Infragestellung der Macht Gottes gesehen. Daher werden auch Eingriffe in biologische Abläufe im Kontext von Zeugung, Schwangerschaft und Geburt nicht als anmaßendes Eingreifen in göttliches Handeln gewertet, sondern als legitim angesehen" (Heinz und Trutwin 2011). Das Argument des „Gott Spielens", das viele christliche Kritiker gegen reproduktionsmedizinische Maßnahmen anführen, ist der jüdischen Denkweise daher völlig fremd (Werren 2014). „Wir möchten bestimmt nicht Gott spielen, aber unsere ganze Weltanschauung und Philosophie [des Lebens] setzt der Wissenschaft nicht von vorne herein Grenzen" (Herschkowitz 2011). Der Rabbiner und renommierte Bioethiker Abraham Steinberg argumentiert daher, dass die Methoden der medizinisch assistierten Reproduktion schon alleine deshalb erlaubt seien, weil der Mensch durch sie keine *creatio ex nihilo* (Schöpfung aus dem Nichts) vollziehe, zu der nur Gott fähig sei, sondern einer schöpferischen Tätigkeit mit bereits vorhandenem Material nachgehe (Abraham 2002–2004).

Fragen, die von den unterschiedlichen Strömungen der jüdischen Religionsgemeinschaften kontrovers diskutiert werden, sind beispielsweise, wer bei einer Eizellspende oder Leihmutterschaft als Mutter anzusehen ist und ob bei einer Gametenspende jüdische oder nicht-jüdische Spender vorzuziehen seien. Laut Halacha wird die jüdische Abstammung von der Mutter hergeleitet (Lahodinski 2015). Da nur ein Kind einer jüdischen Mutter Jude sein kann und Kinder aus illegitimen Verbindungen als „*Mamser*" mit vielen religiösen Tabus belegt sind, sind diese Themen für strenggläubige Juden von großer Bedeutung (Ziemer 2006)[4].

Die Sorge um verwaiste Kinder und deren Annahme als Pflegekinder hat auch im Judentum eine Tradition. In der gesamten klassischen Halacha findet sich allerdings kein Ausdruck für eine Adoption nach westlichem Verständnis. Auf der religionsrechtlichen Seite steht einer Adoption das Prinzip entgegen, dass die Abstammung und auch der religionsrechtliche Status eines jüdischen Menschen nicht verändert werden kann. Dies schließt auch die Beziehung zwischen einem Kind und seinen biologischen Eltern ein. Ein Kind bleibt, traditionell-halachisch betrachtet, auch nach einer Adoption das Kind seiner biologischen Eltern, und sein Status ist weiterhin durch den Status seiner biologischen Eltern und die Umstände seiner Geburt determiniert. Weiterhin kann das Fortpflanzungsgebot nicht durch eine Adoption erfüllt werden. Unfruchtbare Menschen, die sich auch nicht mit medizinischer Hilfe fortpflanzen können, sind daher vom Fortpflanzungsgebot befreit (Jüdische Allgemeine 2014).

24.3 Muslimische Perspektive auf reproduktionsmedizinische Verfahren

Wie auch im Judentum wird im Islam wissenschaftlicher Fortschritt und die Anwendung technischer Neuerungen als positiv angesehen und so steht der Islam den Möglichkeiten, dem unerfüllten Kinderwunsch mithilfe der Reproduktionsmedizin abzuhelfen, grundsätzlich positiv und dennoch kritisch gegenüber. Die religiöse Diskussion über die moderne Fortpflanzungsmedizin beginnt Ende der 1970er-Jahre und geht fast nahtlos in die Debatten zur Verwendung überzähliger Embryonen für die Embryonenforschung in den 1980er-Jahren über und führt letztlich in den bis heute anhaltenden medizin- und religionsethischen Diskurs zum reproduktiven sowie therapeutischem Klonen (Fischer 2014).

Unter der Voraussetzung, dass Wissenschaft mit Ethik einhergeht, befürwortet der Islam die Reproduktionsmedizin „als eine Errungenschaft, wenn sie dem Wohle der Menschheit dient und Schaden und Krankheiten von ihr abwendet."[5] „Der Glaube soll es Euch leicht machen, nicht schwer" (Sure 2, Vers 185). Die wohl narrativste Stelle, welche die „Embryologie des Korans" veranschaulicht ist in der Sure 23,12–14 nachzulesen:

> „Wir haben doch den Menschen aus einer Portion Lehm geschaffen. Hierauf machten Wir ihn zu einem Tropfen (nutfa) in einem festen Behälter (qarar makin). Hierauf schufen Wir den Tropfen zu einem Blutklumpen ('alaqa), diesen zu einem Fleischklumpen (muḍġa) und diesen zu Knochen. Und Wir bekleideten die Knochen mit Fleisch. Hierauf ließen Wir ihn als neues Geschöpf entstehen."

24.3.1 Beseelung eines Menschen aus islamischer Sicht

Da der Zeitpunkt der Beseelung im Koran nicht eindeutig definiert ist, stützt sich die islamische Jurisprudenz auf einen Ḥadīṯ (Lahodinski 2015): für alle Entwicklungsstadien bis zum Einhauchen der Seele – vom Samentropfen (nutfa) über den Embryo ('alaqa) bis zum Fötus (muḍġa) – werden jeweils 40 Tage anberaumt; insgesamt dauert es also 120 Tage bis zur Beseelung.

---

4 ▶ https://www.jewishvirtuallibrary.org/assisted-reproduction-and-judaism Zugriff vom 23.10.2018.

5 Präimplantationsdiagnostik (PID) aus islamischer Sicht – Stellungnahme bei der Anhörung des Ausschusses für Gesundheit im Deutschen Bundestag am 25. Mai 2011.

> „Wahrlich wird einer von euch hinsichtlich seiner Erschaffung im Bauch seiner Mutter 40 Tage als Same zusammengebracht, darauf ist er ebenso lange ein Blutgerinnsel, darauf ebenso lange ein Fleischklumpen, darauf sendet er zu ihm den Engel und bläst ihm die Seele ein. Und er befiehlt vier Worte aufzuschreiben: seinen Lebensunterhalt, den Todestermin, sein Tun und verdammt oder selig" (Yaḥyā Ibn-Šaraf an-Nawawī 2007).

Die Phase bis zur Beseelung bezeichnet der syrische Rechtsgelehrte Muḥammad Saʿīd Ramaḍān al-Būṭī (1929–2012) als „einfaches Leben" oder „Keimesleben". Bei dieser islamischen Sichtweise können IVF/ICSI oder auch eine PID mit Verwerfen von Embryonen unproblematisch zur Anwendung kommen.

Andere islamische Gelehrte vertreten, dass das menschliche Leben bereits mit der Verschmelzung von Spermium und Eizelle beginne. Dabei stützen sie sich auf die Sure 95, Vers 4, in der es heißt, dass Gott den Menschen „in bester Form" *(fī ahsani taqwīmi)* erschaffen hat. Nach ihrer Auffassung wiederholt sich in der göttlichen Erschaffung eines Menschen die ursprüngliche Entstehung des Adams als Abbild (Fischer 2014). Diese Gelehrten setzen das Verwerfen eines Embryos (auch ohne Beseelung) im Rahmen einer IVF/ICSI oder bei einer PID einem Schwangerschaftsabbruch gleich. Dieser ist nach Ansicht vieler Gelehrten grundsätzlich verboten, bei gesundheitlicher Gefährdung der Mutter (wie auch im Judentum) gestattet.[6]

24.3.2 Gametenspenden im Islam

Im Islam hat die Klarheit der Abstammungslinie einen großen Stellenwert. Die Abstammung von einem Vater garantiert die Zugehörigkeit zu dessen „Stamm", die Patrilinearität ist für gläubige Muslime zentral. Daher betonen viele Rechtsgelehrten, dass reproduktionsmedizinische Maßnahmen nur in Zentren durchgeführt werden sollten, bei denen sichergestellt sei, dass es zu keinerlei Verwechslung der Keimzellen kommen könne (Binder-Klinsing 2014). Bezüglich der Haltung zu Gametenspenden gibt es zwischen Sunniten und Schiiten deutliche Unterschiede. Für Sunniten ist die „Reinheit der väterlichen Linie" zentral, eine Samenspende kommt daher nicht in Betracht. Weiterhin ist Fortpflanzung unter nicht miteinander Verheirateten strafbar und eine Gametenspende wird als Ehebruch angesehen. Der Kritiker Ǧād al-Ḥaqq betont beispielsweise, dass die Beteiligung „einer dritten Person als außerehelicher und damit schariarechtlich verbotener Geschlechtsverkehr gewertet werden müsse" (Fischer 2014) und warnt vor der Zerstörung der Familie.

Im schiitischen Islam reflektiert man dagegen sehr „kreativ", inwiefern auch Gametenspenden mit dem islamischen Glauben vereinbar sein können. Teilweise wird das Problem über Zeitehen gelöst, indem beispielsweise der Ehemann die Eizellspenderin für die Dauer der Spende ehelicht. Im schiitischen Islam gibt es mehrere führende Geistliche, darunter den Ayatollah Chamenei, die auch Gametenspenden ohne Zeitehen befürworten. Diese Haltung wird damit begründet, dass ungewollte Kinderlosigkeit in der Ehe zu massiven Problemen führen könne. Da außerdem kein körperlicher Kontakt zwischen Gametenspender/in und Empfängerin stattfände, handele es sich nicht um Ehebruch. Dies zeigt auch, dass der schiitische Islam die sozialen familiären Bindungen für wichtiger als die biologischen Beziehungen hält (Brandes 2011).

24.3.3 Pro- und Contra-Positionen im Islam zur PID

Befürworter der PID berufen sich darauf, dass der medizinische Fortschritt mit dem göttlichen Willen vereinbar ist (Kaddor 2011), denn „wenn die PID von Gott

---

6 Eine Abtreibung kann nur bis zum 120 Entwicklungstages des Fötus vorgenommen werden.

ungewollt sei, wäre sie auch nicht möglich" (Kaddor 2011). PID wird bei Vorliegen einer ernsthaften genetischen Erkrankung (Gesundheit) als gerechtfertigt angesehen, da der Menschstatus des Embryos mit dem Einhauchen der Seele *(Rūḥ)* verknüpft wird.[7] Daher ist aus Sicht der islamischen Befürworter vor der Beseelung des Embryonen eine PID anwendbar. Der vom libanesischen Ethikrat (CCNLE) 2001/2002 vorgebrachte Gesetzentwurf zur Reproduktionsmedizin führt aus, dass Untersuchungen an Embryonen das Ziel verfolgen sollten, die „menschliche Existenz" zu verbessern. Jedoch betont der Zentralrat der Muslime in Deutschland e. V. (ZMD) folgende Aspekte zur PID:

> „Es steht dem Menschen nicht zu, zwischen lebenswert und lebensunwert zu entscheiden. Jeder Embryo hat aus islamischer Sicht Recht auf Leben. Missbräuche der PID müssen vermieden werden. Die diagnostischen Verfahren müssen sicher sein und die postpartalen Behandlungsmöglichkeiten müssen (vorher) gewissenhaft geprüft werden. Der Mensch sollte grundsätzlich bereit sein, Krankheiten zu akzeptieren. Dies darf nicht in Selektion und Luxus ausarten. PID sollte nur zulässig sein, wenn ein Elternteil oder beide die Veranlagung für eine schwerwiegende Erbkrankheit in sich tragen oder mit einer Tot- oder Fehlgeburt zu rechnen ist. Nach eingehender Aufklärung und Bestätigung der infausten Prognose kann dann eine Tötung des Embryos verantwortet werden."[8]

---

[7] Der Koran spricht vom Einhauchen der Seele. Er sagt aber nicht, wann das geschieht. Nach herrschender Auffassung erfolgt dieser göttliche Akt frühestens am 40., spätestens am 120. Entwicklungstag des Embryos. Dies lässt den Gedanken zu, dass die Beseelung erst nach der Ausformung zur menschlichen Gestalt erfolgt.

[8] Präimplantationsdiagnostik (PID) aus islamischer Sicht – Stellungnahme bei der Anhörung des Ausschusses für Gesundheit im Deutschen Bundestag am 25. Mai 2011.

Ähnlich wie bei den Juden kennt man im Islam zwar die Annahme von Kindern in eine Familie zur Pflege, statusrechtlich werden die Kinder aber immer ihren Geburtseltern bzw. der Familie des biologischen Vaters zugeordnet. Ein zur Pflege angenommener Junge darf ab dem Teenageralter die Frauen seiner Pflegefamilie nicht mehr unverschleiert sehen, da er als zur Familie zugehörig gesehen wird. Eine Adoption/Pflege ist daher aus islamischer Sicht zwar ein wohltätiger Akt, führt aber nicht zu einem „eigenen Kind".

24.4 Die Position des Christentums zur Reproduktionsmedizin

24.4.1 Verfügbarkeit über das Leben

Im Grundsatz positionieren sich die Kirchen in Deutschland gegenüber allen modernen reproduktionsmedizinischen Technologien, der „technisierten Fortpflanzung" (Arens 2017) mit ablehnender Haltung. Grund dafür ist eine Ethik des Lebens als Erfahrungs- und Handlungsraum Gottes selbst, welcher sich nicht in eine irdische Nützlichkeitserwägung des Menschen stellt. „Zeugung und Geburt eines Kindes werden immer mehr zum technischen Prozess degradiert. In Deutschland muss Leihmutterschaft oder Eizellspende ausnahmslos verboten bleiben" (Fürst 2017). „Als Kirchen drängen wir auf eine umfassende ethische und gesellschaftspolitische Debatte über die Frage, ob wir alles medizintechnisch Machbare möglich machen sollen, eine Debatte darüber, ob es den Menschen, der Gesellschaft dient. Wir sind keine Selbstproduzenten des Lebens, können es gar nicht sein, wir sind und bleiben Empfangende", bringt der württembergische evangelische Landesbischof Dr. h. c. Frank Otfried July die gemeinsame Position auf den Punkt. Für den Moraltheologen Prof. em. Dr. Johannes Reiter darf das Leben nicht zu einem herstellbaren Gut werden; vielmehr muss diesem ein unbedingter Würdeschutz für das geborene wie auch für das ungeborene Leben beigemessen werden.

Bei dieser Positionierung und der damit verbunden Fragestellung nach dem Beginn des Lebens sowie dem damit eng verknüpften Würdeaspekt stützt sich die katholische Kirche auf die päpstlichen Enzykliken *Casti cannubii*, *Humanae vitae* und *Evangelium vitae* sowie die Instruktion *Donum vitae*:[9] Gottes Liebe zeige sich in der Liebe zwischen den Zeugenden. Weiterhin sei es nur Gott vorbehalten, neues Leben entstehen zu lassen. Mit dieser allgemeinen Lehrmeinung beruft sich die Kirche auch auf die Predigten von Augustinus, welcher die Sexualität zwischen Mann und Frau nur durch die Zeugung von Kindern legitimiert.[10] Im Umkehrschluss legitimierte die katholische Kirche die Zeugung von Kindern nun ebenfalls nur, wenn diese mittels eines sexuellen Aktes erfolge. Mit der Zeugung in der Petrischale spiele der Mensch Gott, und Leben würde künstlich „hergestellt". Da dem werdenden Leben die volle Menschenwürde ab der Verschmelzung von Ei- und Samenzelle zugesprochen wird (embryonaler Mensch)[11], ist das in diesem Prozess mögliche Verwerfen eventueller überzähliger Embryonen ein weiteres Argument gegen die Nutzung von IVF/ICSI. Aus diesem Grund wird auch die Präimplantationsdiagnostik, die mit dem Verwerfen erkrankter Embryonen einhergeht, abgelehnt. Ebenfalls sieht die katholische Kirche die Beteiligung einer dritten Person (Samenspende, Eizellspende oder Leihmutterschaft) nicht vor. Kinder könnten nur innerhalb einer Ehe entstehen, und die Eheleute sollten nur wechselseitig durch den jeweils anderen Ehepartner zu Eltern werden können.

Zum Zeitpunkt, an dem einem Embryo die volle Menschenwürde zugesprochen werden solle, gibt es insbesondere in der evangelischen Kirche allerdings unterschiedliche Haltungen.[12] Der Theologe und Medizinethiker Prof. Dr. Körtner definiert beispielsweise den Moment der Entstehung des Lebens bewusst nicht exakt und führt den Terminus der „Unbestimmtheit des Anfangs" in die Debatte ein: „Der Embryo im Reagenzglas – ist er schon ein Mensch? Das lässt sich nicht mit Sicherheit sagen, denn auch bei der natürlichen Zeugung sterben viele Embryonen ab, ehe sie sich in der Gebärmutter einnisten und als Fetus heranwachsen. Begönne menschliches Leben bereits mit der Verschmelzung, hieße dies, dass auch bei der natürlichen Empfängnis Menschen stürben" (Reinmann 2010). Diskutierte Zeitpunkte, an denen der Embryo die volle Menschenwürde erlange, umfassen nach der Einnistung beispielsweise die Ausbildung einer Längsachse, den Abschluss der Organogenese sowie das Ausbilden eines Schmerzempfindens.

1987 betonte die EKD (Evangelische Kirchen in Deutschland) auf ihrer Synode: „Ein Embryo ist ein menschliches Wesen mit eigener Identität und eigenem Wert." In der evangelischen Kirche wurde bis 1997 offiziell noch von der In-vitro-Fertilisation abgeraten. Allerdings gab es hier von Anfang an gleichberechtigt neben den überwiegend ablehnenden Stellungnahmen der offiziellen Kirchenvertreter (EKD 1987) immer auch den Verweis auf die Gewissensentscheidung des Einzelnen. Die 2017 herausgebrachte

---

9 „Casti connubii" (31.12.1930), „Humanae vitae" (25.07.1968), „Donum vitae" (22.02.1987) und „Evangelium vitae" (25.03.1995).

10 Später wurde von der katholischen Kirche daraus abgeleitet: Die Zeugung von Kindern solle nur durch einen sexuellen Akt zwischen miteinander Verheirateten geschehen, da dies die einzige würdige Form sei, menschliches Leben entstehen zu lassen.

11 Diese Semantik bezieht die frühesten Phasen menschlichen Lebens in utero oder in vitro in das Leben eines Geborenen mit ein. Die „Menschenwürde" wird daher schon der einzelnen befruchteten weiblichen Eizelle zugesprochen.

12 Auch die katholische Kirche verlegte diesen Zeitpunkt mit Thomas von Aquin noch vor etwa einem Jahrhundert auf einen deutlich späteren Zeitpunkt als heute.

Orientierungshilfe zur Reproduktionsmedizin der Gemeinschaft Evangelischer Kirchen in Europa rückt von der ursprünglich ablehnenden Haltung zunehmend ab: „Die IVF kann als Weg betrachtet werden, Verantwortung in einem Geist der Liebe zu übernehmen, um den legitimen Bedürfnissen, Hoffnungen und Sehnsüchten von Menschen zu begegnen." Auch Gametenspenden werden nicht kategorisch abgelehnt, obwohl auf mögliche körperliche und psychologische Risiken hingewiesen wird. Ausdrücklich betont wird das Recht der Kinder auf Wissen um die eigene Abstammung. Die Leihmutterschaft wird weiterhin abgelehnt (Gemeinschaft Evangelischer Kirchen in Europa 2017).

24.5 Zusammenfassung: Kritische Würdigung der christlichen Position

„Man kann sich alles ausreden, nur nicht einen Kinderwunsch" (Seidel 2017). Dieser Wunsch ist für viele ungewollt kinderlose Paare in Deutschland mit großem psychischem Leid verbunden. Hinzu kommt, dass durch die Haltung der christlichen Kirchen dieser Kinderwunsch und die Möglichkeiten, diesen mithilfe der Reproduktionsmedizin zu verwirklichen, stigmatisiert werden. Paare wünschen sich Kinder nicht als ein „Konsumgut" unter anderen, sondern wollen mit der Gründung einer Familie ein tief im Menschen angelegtes Bedürfnis verwirklichen. Auch geht es den Paaren nicht darum, sich ein perfektes Kind zu „designen" oder sicherzustellen, dass nur völlig gesunde Kinder geboren werden. Schnell gerät bei all den ethischen und moraltheologischen Reflexionen sowie Diskursen die psychische Dimension dieses Wunsches für die Paare aus dem Blick, wenn diese von Kritikern als „Hersteller" des Lebens verstanden werden.

Weiter basiert die Argumentation der katholischen Kirche auf dem gemischtgeschlechtlichen Partnerschaftsverständnis und bezieht meist den Kinderwunsch von gleichgeschlechtlichen Paaren nicht oder nicht zufriedenstellend in ihren Diskurs zum Leben mit ein. „Wir bringen Menschen mit homosexueller Orientierung den gleichen Respekt entgegen wie allen anderen Menschen und wünschen ihnen ein geglücktes Leben. Aber die Zeugung und Erziehung von Kindern hat ihren Platz in der Ehe als lebenslange Verbindung von Mann und Frau" (Fürst 2017, vgl. Bohl 2017). Das Leid ungewollt Kinderloser wird anerkannt, allerdings soll es als von Gott gegebene Aufgabe ertragen werden[13] (Marx 2009). Als ethisch „saubere" Lösung zur Erfüllung eines Kinderwunsches bei ungewollter Kinderlosigkeit führt die katholische Kirche die Adoption auf. Einen Überblick über die unterschiedlichen religiösen Positionen gibt (Abb. 24.1).

> Alle Bevölkerungsgruppen zusammenfassend betrachtet wurden alleine im Jahr 2015 in Summe 97.796 Behandlungszyklen aufgrund einer ungewollten Kinderlosigkeit durchgeführt und ca. 10.000 Kinder geboren (Arens 2017).

24.6 Gesellschaftliche Dimension der ungewollten Kinderlosigkeit

Wunscheltern erleben ihren Kinderwunsch jedoch nicht nur vor dem Hintergrund der Vorschriften, die ihre Religion zum Thema Reproduktion macht. In säkularer werdenden Gesellschaften verlieren die Religionsgemeinschaften ohnehin zunehmend an Einfluss. Der Wunsch nach einem Kind kann in unterschiedlichen Kulturen auch jenseits des jeweiligen Glaubens eine völlig andere Bedeutung haben und daher auch andere Konsequenzen nach sich ziehen, wenn ein Paar kinderlos bleibt.

Gesellschaften, die eher individualistisch organisiert sind, beispielsweise Nordeuropa,

---

13 Katechismus der katholischen Kirche. München; Wien: Oldenbourg; Leipzig: Benno; Freiburg, Schweiz: Paulusverl.; Linz: Veritas 1993.

Haltung zu	Judentum	Islam	Christentum
Menschenwürde Embryo	In den ersten 40 Tagen Teil der Mutter, dann sukzessive mehr Rechte, voller Lebensschutz ab Geburt	In den ersten 40 Tagen Teil der Mutter, dann sukzessive mehr Rechte	Voller Lebensschutz ab Befruchtung der Eizelle
IVF/ICSI	erlaubt	erlaubt	Katholisch: verboten Evangelisch: erlaubt, wenn zuvor sorgfältig abgewogen wurde
Eizellspende	erlaubt	erlaubt (Bei Sunniten je nach Schule teilweise verboten)	Katholisch: verboten Evangelisch: erlaubt, wenn Eizellspenderin würdevoll und fürsorglich behandelt wird und alle Risiken sorgfältig abgewogen wurden
Samenspende	Im Einzelfall erlaubt	Sunniten: verboten Schiiten: im Einzelfall erlaubt	Katholisch: verboten Evangelisch: erlaubt, wenn zuvor alle Risiken sorgfältig abgewogen wurden
Leihmutterschaft	erlaubt	Sunniten: verboten Schiiten: im Einzelfall erlaubt	Katholisch: verboten Evangelisch: wird abgelehnt
Adoption	Möglich, aber eher Ultima Ratio	Nicht vorgesehen, Pflege möglich	Wird moralisch allen Möglichkeiten assistierter Reproduktion vorgezogen

◘ Abb. 24.1 Positionen zu den verschiedenen Lösungsansätzen und Verfahren bei ungewollter Kinderlosigkeit

Kanada, Australien und US-Amerika, sehen das Ausbleiben von Kindern eher als nicht verwirklichtes Lebensziel an. Die Problematik der Kinderlosigkeit bleibt auf das Paar begrenzt, das Leid bleibt individuell. Wird ein Paar nicht zu Eltern, stehen zahlreiche andere soziale Rollen zur Verfügung, beispielsweise eine Verwirklichung im Beruf. Wunscheltern können sich aus Sicht der Gesellschaft ihren Kinderwunsch auch anderweitig erfüllen, beispielsweise im Rahmen einer Adoption oder Patenschaft/Pflegeelternschaft.

In Kulturen, die eher kollektivistisch organisiert sind, ist es besonders wichtig, als wertvolles Mitglied der Gruppe (meist große, hierarchisch organisierte Familienverbände) angesehen zu werden und die zugewiesene Rolle gut auszufüllen. Junge Frauen erhalten selten andere Aufgaben als die, Kinder auszutragen, um als Mutter einen angesehenen

Platz in der Familienhierarchie (meist der Familie des Ehemannes) einnehmen zu können. Bleiben Kinder aus, geht dies häufig mit einer Degradierung der Frau bis hin zur bloßen Bediensteten einher. Die Kinderlosigkeit eines Paares ist hier eine Katastrophe, die die ganze Gruppe betrifft. Mögliche Lösungen schließen oft Polygamie oder Scheidung und Neuheirat mit ein (Hynie und Burns 2016). Die Verwirklichung individueller Ziele oder das Leiden an der Unmöglichkeit der Verwirklichung eigener Wünsche ist selten ein Thema in diesen Gesellschaften.

Der kulturell bedingte unterschiedliche Umgang mit der ungewollten Kinderlosigkeit zeigt sich auch in dem eingangs zitierten Roman.

24.6.1 Kasuistik: (Nigeria) Degradierung aufgrund Kinderlosigkeit in der Familie

Die in Nigeria lebende muslimische Yejide und ihr Ehemann Akin ziehen frühzeitig Ärzte zurate, nachdem der Kindersegen ausbleibt. Ärztliche Hilfe wird als legitim angesehen, auch wenn Yejide mit zunehmender Verzweiflung zusätzlich verschiedene schamanistische Rituale ausprobiert. Die Familie ist stets mit guten Ratschlägen und Vorschriften, was als nächstes zu tun sei, präsent. Schließlich wächst der Druck auf das kinderlose Paar ins Unermessliche, sodass Yejides Schwiegermutter durchsetzen kann, dass ihr Sohn eine Zweitfrau nimmt. Akin weiß um seine Zeugungsunfähigkeit. Männliche Infertilität ist aber derart tabuisiert, dass selbst unter den Eheleuten nicht darüber gesprochen werden kann. Akin sorgt schließlich dafür, dass sein Bruder Yejide verführt, um doch noch zu Kindern zu kommen. Die Beziehung zerbricht letztendlich an der Sprachlosigkeit zwischen den Eheleuten und den zahlreichen Vertrauensbrüchen.

Yejide und Akin können die an sie gestellten Rollenanforderungen nicht erfüllen, indem sie keine Eltern werden. Yejide, der die Schuld an der Kinderlosigkeit automatisch zugesprochen wird, leidet an der Degradierung in der Familie und weniger daran, dass sie keine Kinder hat. Ihr beruflicher Erfolg kompensiert die Kinderlosigkeit in keinster Weise. Auch als sie schließlich durch ihren Schwager schwanger wird, geht es ihr darum, ihre Mutterrolle bestmöglich auszufüllen, und wenig darum, ein bisher erträumtes Leben mit Kindern nun auch zu leben.

24.7 Religiös und kulturell geprägte Werte in der Beratung

Aus dem bisher Gesagten wird deutlich, dass die Anforderungen an Beratungsfachkräfte hoch sind, wenn sie kompetent und wirksam interkulturell zum Thema ungewollte Kinderlosigkeit und assistierte Reproduktion beraten wollen. Neben dem Wissen um die religiösen Hintergründe der Ratsuchenden muss der Berater immer sorgfältig prüfen, welche Rolle der unerfüllte Kinderwunsch für die Wunscheltern spielt, und welche kulturellen Meme hierbei eine Rolle spielen[14].

Bei Migranten der 2. oder 3. Generation können hier natürlich auch Werte der Herkunfts- und der Aufnahmekultur nebeneinander stehen und teilweise zu intrapsychischen Konflikten führen (beispielsweise, indem eine Frau sich trotz positiver

---

14 Je nachdem, wie hoch der Bildungsstand ist, kann der Berater auch mit sehr unterschiedlichen Vorstellungen zur Reproduktion konfrontiert werden, die mit den biologischen Gegebenheiten teilweise wenig zu tun haben. Ein niedriger Bildungsstand geht außerdem häufig damit einher, dass die Infertilität ohne weitere Untersuchung der Frau zugesprochen wird. Allerdings ist männliche Infertilität auch in westlichen Kulturen teilweise noch sehr tabuisiert, sodass auch deutsche Frauen teilweise nach außen hin „die Schuld auf sich nehmen".

beruflicher Biografie vor allem in ihrer Rolle als Mutter als wertvoll erlebt). Häufig vertreten auch Paare nicht genau dieselben Werte, insbesondere, wenn sie aus unterschiedlichen Kulturen stammen oder unterschiedlich lange im Aufnahmeland leben.

Des Weiteren muss sich der Berater sehr genau seiner eigenen Werte (beispielsweise in Bezug auf Partnerschaft, Kinderwunsch, Fortpflanzung, Beginn des Lebens, assistierte Reproduktion) sowie seiner Haltung zu den Werten anderer Religionen und Kulturen bewusst sein, damit eigene Vorurteile möglichst keinen Raum in der Beratung finden. Gerade wenn Polygamie oder Zeitehen als Abhilfe erörtert werden, wird es wichtig sein, sich als westlicher Berater an die Prinzipien der Allparteilichkeit und Lösungsneutralität zu erinnern.

Aus dem bisher Dargelegten tritt ebenfalls zutage, dass die ursprünglich für westliche Klienten entwickelten Beratungskonzepte stark an Wunscheltern aus eher kommunitären Kulturen angepasst werden müssen. Typische Beratungsinhalte bestehen hierzulande unter anderem darin, neue Ziele in einem Leben als Kinderloser zu entwickeln, zu akzeptieren, dass auch mit Anstrengung nicht jeder Wunsch erfüllt werden kann, die Kinderlosigkeit in das eigene Selbstbild zu integrieren und zu überlegen, wie man die Infertilität nach außen hin kommunizieren möchte.

Es geht darum, die ungewollt Kinderlosen wieder hin zu einem Gefühl der eigenen Handlungsfähigkeit zu führen, damit sie sich trotz der Ohnmacht, die sie in Bezug auf die ungewollte Kinderlosigkeit erfahren haben, wieder als selbstwirksam erleben. Die Klienten werden darin bestärkt, ganz individuelle Lösungen zu entwickeln und zu überlegen, inwiefern sie ihre mütterlichen/väterlichen Seiten auch ohne eigene leibliche Kinder ausleben können.

Versuchen die Klientinnen noch mithilfe der Reproduktionsmedizin, schwanger zu werden, besteht eine wichtige Aufgabe auch darin, die Paare dazu zu beraten, wie lange sie eine medizinische Behandlung fortsetzen wollen, und zu erarbeiten, wo ihre persönlichen Grenzen in Bezug auf die körperliche und psychische Belastung, aber auch die ethischen Einstellungen liegen. Werden Paare auf eine Gametenspende vorbereitet, so liegt ein Schwerpunkt darauf, das Paar zu einem offenen Umgang mit der Art ihrer Familiengründung zu ermutigen und zu einer frühzeitigen und umfassenden Aufklärung der Kinder zu beraten.

Für kommunitär geprägte Klienten wird all dies weniger hilfreich sein. Die ungewollte Kinderlosigkeit ist in diesen Kulturen häufig mit einem massiven Statusverlust, insbesondere auch für die Frauen verbunden. Erfahrungsgemäß sind Klienten, die eine solche Degradierung befürchten müssen, wenig bereit, frühzeitig über ein Ende der Behandlung nachzudenken, da sie sich genötigt fühlen, jede Chance, doch noch ein Kind zu zeugen, zu nutzen. Eigene ethische oder religiöse Grenzen kollidieren teilweise mit den befürchteten Konsequenzen der Kinderlosigkeit.

Häufig werden solche Entscheidungen auch nicht individuell als Paar, sondern gemeinsam mit älteren Familienmitgliedern getroffen. Hier ist womöglich die Einbeziehung wichtiger familiärer Bezugspersonen in die Beratung erforderlich, um gemeinsam eine wertgeschätzte neue Aufgabe und Position in der Großfamilie auch für die kinderlose Frau zu finden. Teilweise ist es als Berater auch notwendig, mit den „weisungsbefugten" älteren Familienmitgliedern biologische Grundlagen zu Infertilität und medizinischer Behandlung zu erörtern, da hier häufig wenig Wissen vorhanden ist und traditionell der Frau die Schuld an der Kinderlosigkeit gegeben wird.

> **Eigene Erklärungsversuche für die ungewollte Kinderlosigkeit von Frauen und Männern mit Migrationshintergrund**
>
> 50 % der ungewollt kinderlosen Männer können mangels einer Partnerin keine Familie gründen. Jeder fünfte Mann und jede vierte Frau mit Migrationshintergrund gibt beruflichen Stress als Erklärung für den unerfüllten Kinderwunsch an. Je 7 % der Migranten geben an, familiärer Stress könne eine Ursache für ihre Kinderlosigkeit sein. Häufiger als männliche Migranten (8 %) suchen weibliche Migranten (20 %) bei unerfülltem Kinderwunsch eine Ärztin oder einen Arzt auf, um die Ursache für die Kinderlosigkeit medizinisch abzuklären. Nur 5 % der Männer und 8 % der Frauen haben eine medizinische Diagnose zur eigenen Unfruchtbarkeit oder eingeschränkten Fertilität.

In Familien mit sehr patriarchal geprägter Struktur wird es aber sehr viel Erfahrung und Fingerspitzengefühl erfordern, männliche Infertilität zu thematisieren. In der Einzelberatung werden Themen wie das Gefühl der eigenen Wertlosigkeit für die Gruppe stärker im Vordergrund stehen als die Enttäuschung über die fehlende eigene Selbstverwirklichung. Sollte beispielsweise ein konservativ muslimisch geprägtes Paar eine Samenspende in Anspruch nehmen, so kann es notwendig sein, diese geheim zu halten, um die Kinder vor den Konsequenzen (Ausschluss aus der Familie, Status als illegitime Kinder) zu schützen.

Interkulturelle Beratung zu so intimen Themen wie ungewollte Kinderlosigkeit erfordern eine ständige Weiterbildung und ein immenses Feldwissen nicht nur zur Reproduktionsmedizin an sich, sondern auch zu den kulturellen Besonderheiten der Ratsuchenden. Die Konsequenzen ungewollter Kinderlosigkeit können in den unterschiedlichen Kulturen sehr unterschiedlich sein und erfordern daher angepasste Beratungskonzepte. Religiöse Werte der Ratsuchenden können dazu führen, dass Aspekte der Reproduktionsmedizin ganz anders bewertet werden, als der Berater dies von westlich und christlich geprägten Klienten kennt. Eine gute Beratungsfachkraft wird daher immer auch die religiöse und kulturelle Prägung der Klienten sorgfältig erfragen und in die Beratung mit einbeziehen. Nicht zuletzt wird ein guter Berater aber akzeptieren, dass er nicht mit allen kulturellen Nuancen vertraut sein kann, und vor Übernahme eines Beratungsauftrags sorgfältig klären, ob er den Bedürfnissen seiner Klienten gerecht werden kann.

Nicht zuletzt kann das Wissen darum, dass andere Religionen und Kulturen mit einem völlig anderen Blick auf die Reproduktionsmedizin schauen, auch die Beratung von christlich bzw. westlich geprägten Klienten bereichern. Die Information, dass beispielsweise ein jüdischer Rabbi ein Paar ermutigen würde, eine IVF in Anspruch zu nehmen, anstatt diese für einen anmaßenden Eingriff in den göttlichen Willen zu halten, kann das Spektrum der Sichtweisen für den Klienten erweitern und einen Impuls setzen, die bisher halb bewusst übernommenen kulturellen Meme für sich zu hinterfragen. Eine Beschäftigung mit den Haltungen anderer Religionen und Kulturen erweitert daher letztlich auch das Spektrum des Beraters.

Literatur

Abraham S (2000–2004) Nishmat Avraham. Medical Halachah for doctors, nurses, health-care personnel and patients, 3 Bde (Bd 1: 2000, Bd 2: 2002, Bd 3: 2004). Mesorah, Brooklyn

Adebayo A (2018) Bleib bei mir. Piper, München

Ahren Y (2017) Jüdische Gebete um Gesundheit von Seele und Körper. In: Probst SM (Hrsg) Die Begleitung Kranker und Sterbender im Judentum. Bikkur Cholim, jüdische Seelsorge und das jüdische Verständnis von Medizin und Pflege. Heintrick & Hentrich Verlag, Berlin, S 17

Arens C (2017) Reproduktionsmedizin boomt. Katholische Nachrichten Agentur (KNA), Bonn

Albertz R (1992a) Artikel Mensch II. In: Müller G (Hrsg) Theologische Realenzyklopädie, Bd. XXII. De Gruyter, Berlin, S 464–474

Albertz R (1992b) Artikel Mensch II, TRE XXII, S 465 f.

Belkin D (2017) Jüdische Kontingentflüchtlinge und Russlanddeutsche. Bundeszentrale für politische Bildung

Berger R (2003) Sexualität, Ehe und Familienleben in der jüdischen Moralliteratur (900–1900). Harrassowitz, Wiesbaden, S 26

Binder-Klinsing G (2014) Kinderkriegen heute. In: Wahl P, Lehmkuhl U (Hrsg) Seelische Wirklichkeiten in virtuellen Welten. Vandenhoeck & Ruprecht, Göttingen

BMFSFJ (2012) Ungewollte Kinderlosigkeit – Unterstützung und Begleitung für betroffene Paare

Bohl G (2017) Diese Art von Selektion ist ethisch verwerflich. Katholische Nachrichten Agentur (KNA), Berlin

Brandes R (2011) Seid fruchtbar und mehret Euch. Deutschlandfunk

Di Vito RA (2012) Alttestamentliche Anthropologie und die Konstruktion personaler Identität. In: Janowski B (Hrsg), Der ganze Mensch. Zur Anthropologie der Antike und ihrer europäischen Nachgeschichte. Akademie-Verlag, Berlin, S 133 (zur persönlichen, ökonomischen und rechtlichen Einbettung des hebräischen Individuums s. insg. S 133–138)

EKD (1987) Kundgebung der Synode der EKD „Zur Achtung vor dem Leben" Reihe EKD-Texte 20

Fischer N (2014) Der Status des Embryos im Islam, Konrad-Adenauer-Stiftung e. V. Sankt Augustin, S 18

Fürst (2017) ► https://www.diakonie-wuerttemberg.de/nachrichten/pressemitteilungen/2017/28042017-reproduktionsmedizin-kritisch-begleiten/

Gemeinschaft Evangelischer Kirchen in Europa (2017) „Bevor ich Dich im Mutterleib gebildet habe", 1. Aufl. GEKE, Wien

Gerstenberger ES (2015) Arbeitsbuch Psalmen. Kohlhammer, Stuttgart

Gmainer-Pranzl F (2018) Migration als locus theologicus. Überlegungen und Anstöße aus interkulturell-theologischer Perspektive. In: von Bendemann R, Tiwald M (Hrsg), Migrationsprozesse im ältesten Christentum (Beiträge zur Wissenschaft vom Alten und Neuen Testament Bd 218); Kohlhammer, Stuttgart, S 279–297

Heinz H, Trutwin W (Hrsg) (2011) Aktuelle Probleme am Anfang des Lebens – Juden und Christen im Dialog mit Ethik, Recht und Medizin; Julien Chaim Soussan – Jüdische Überlegungen zur Reproduktionsmedizin, Zentralkomitee der deutschen Katholiken, S 87

Herschkowitz (2011) ► https://www.faz.net/aktuell/feuilleton/israels-wissenschaftsminister-im-gespraech-wir-helfen-dem-der-sich-vergeblich-kinder-wuenscht-11208.html

Hoesch O (2017) Reproduktionsmedizin kritisch begleiten. Evangelische Landeskirche. Baden-Württemberg

Hossfeld FL, Zenger E (1993) Die Psalmen I. Psalm 1–50, Die Neue Echter Bibel. Kommentar zum Alten Testament mit der Einheitsübersetzung Lfg. 29, (NEB.AT 29). Echter-Verlag, Würzburg

Hynie B (2016) Cross-cultural issues in infertility counseling, in covington and burns infertility counseling. Cambridge University Press, Cambridge

Janowski B (2002) Artikel Mensch IV. Altes Testament, In: Betz HD et al (Hrsg), Religion in Geschichte und Gegenwart (RGG), Bd 5. Verlag Mohr Siebeck, Tübingen, S 1057

Janowski B (2008) Der ganze Mensch im Alten Israel. In: Janowski B (Hrsg), Die Welt als Schöpfung. Beiträge zur Theologie des Alten Testaments 4. Neukirchener Verlag, Neukirchen-Vluyn, S 112; dies geht soweit, dass zahlreiche Funktionen der Körperteile (Ohr, Nase, Hand, Gesicht, Auge, Kopf, Fuß u. a.) in ihrer Kommunikations- und Handlungsfähigkeit als Stellvertreterausdrücker der Person fungieren und bestimmte, s. dazu: Anm. 4, S 36, 55

Janowski B (2009) „Heile mich, denn ich habe an dir gesündigt" (Ps 41,5): Zum Konzept von Krankheit und Heilung im Alten Testament. In: Thomas G, Karle I (Hrsg), Krankheitsdeutung in der postsäkularen Gesellschaft. Theologische Ansätze im interdisziplinären Gespräch. Kohlhammer, Stuttgart, S 49

Janowski B (2013) Konfliktgespräche mit Gott. Eine Anthropologie der Psalmen. Neukirchener Verlag, Neukirchen-Vluyn, S 36 ff., S 44 [„Wie Unversehrtheit und Gesundheit zur Leibsphäre gehören, so Integrität und Lebendigkeit zur Sozialsphäre" (konstellativer Personenbegriff)]

Janowski B (2016) Wie spricht das Alte Testament von „Personaler Identität"? Ein Antwortversuch. In: Bons E, Finsterbusch K (Hrsg), Konstruktionen individueller und kollektiver Identität (!) Biblisch-theologische Studien 161. Neukirchener Verlag, Neukirchen-Vluyn, S 34

Jüdische A (2014) ► https://www.juedische-allgemeine.de/religion/wenn-die-seele-in-die-welt-kommt/

Kaddor L (2011) PID – aus islamischer Sicht umstritten, aber möglich. Deutschlandfunk Kultur

Labudoviv I (2012) Was Juden und Muslime zur künstlichen Befruchtung sagen. Die Presse, 31. Januar

Lahodinski V (2015) Medizinethik am Lebensanfang in den abrahamitischen Religionen. Universität Wien, S 72

Lenzen-Schulte M (2011) Wir helfen dem, der sich vergeblich Kinder wünscht. Frankfurter Allgemeine, Feuilleton

Marx R (2009) Lebensschutz als Einsatz für die Menschenwürde, Familia et vita. Anno XIV 2009(1):36–48

Miles LM et al (2009) Predictors of distress in women beeing treated for infertility. J Reprod Infant Psychol 27(3):238–257

Moaveni A (2014) Retortenbabies mit Allahs Segen. Welt-sichten, Verein zur Förderung der entwicklungspolitischen Publizistik

Morgenstern M (2012) Der ganze Mensch der Tora, Anmerkungen zur Anthropologie des rabbinischen Judentums. In: Janowski B (Hrsg), Der ganze Mensch. Zur Anthropologie der Antike und ihrer europäischen Nachgeschichte. Akademie-Verlag, Berlin, S 235–264

Nachama A et al. (2015) Basiswissen Judentum. Herder-Verlag, Freiburg

Otto E (2005) Magie – Dämonen – göttliche Kräfte. Krankheit und Heilung im Alten Orient und im Alten Testament. In: Ritter WH, Wolf B (Hrsg), Heilung – Energie – Geist. Heilung zwischen Wissenschaft, Religion und Geschäft, Ritter. Verlag Vandenhoeck & Rupprecht, Göttingen, S 208–225

Peterson B et al (2010) An introduction to infertility counseling: a guide for mental health and medical professionals. J Assist Reprod Genet 29(3):243–248

Polak R (2018) Flucht und Migration als „Zeichen der Zeit": Eine Provokation für die Kirche(n) Europas. In: Katholisches Bibelwerk (Hsrg), Bibel und Kirche, Bd 4. Katholisches Bibelwerk, Stuttgart, S 191–198

Reimann RP (2010) Künstliche Befruchtung: Position der EKD überdenken. ▶ evangelisch.de

Schoeps HJ (1980) Ein weites Feld. Haude & Spener, Berlin

Seidel (2017) ▶ https://www.onetz.de/amberg-in-der-oberpfalz/vermischtes/donum-vitae-und-reproduktionsmediziner-aergern-sich-das-ist-diffamierend-d1750070.html

Sexty RE et al (2016) Cross-cultural comparison of fertility specific quality of life in German, Hungarian and Jordanian couples attending a fertility center. Health Qual Life Outcomes 14:27

Thorn P, Wischmann T (2009) German guidelines for psychosocial counseling in the area of gamete donation. Hum Fertil 12:73–80

Walser B (2014) Künstliche Befruchtung: Israel geht viel weiter als die Schweiz. Berner Zeitung, 25. Juni

Werren S (2014) Bioethik und Judentum. Bundeszentrale für politische Bildung

Wiesenhütter E (1979) Sinne-Hand-Handlung. In: Wichmann H (Hsrg), Der Mensch ohne Hand oder die Zerstörung der menschlichen Ganzheit. Ein Symposion. dtv, München, S 43

Wolff HW (2002) Anthropologie des Alten Testaments, München

Yaḥyā Ibn-Šaraf an-Nawawī (2007) Das Buch der Vierzig Hadithe, 1. Aufl. (Hrsg und aus dem Arab. übers. von M Schöller). Verlag der Weltreligionen, Frankfurt a. M., S 53–57

Ziemer A (2006) Schwangerschaftsabbruch, Stammzellforschung und Präimplantationsdiagnostik: Wie Judentum und andere Weltreligionen bioethische Fragen beantworten. Jüdische Allgemeine

Psychiatrie und Psychotherapie

Hamid Peseschkian

25.1	Transkulturelle Psychiatrie und Psychotherapie – 263	
25.2	Leitprinzipien für ein transkulturelles Verständnis – 265	
25.2.1	Individualismus und Kollektivismus – 265	
25.3	Kulturelle Missverständnisse: Wer ist der Patient und wer der Arzt? – 266	
25.3.1	Die westlich-individualistische Perspektive – 267	
25.3.2	Die östlich-kollektivistische Perspektive – 268	
25.4	Transkulturell kompetente Ärzte und Ärztinnen – 271	
	Literatur – 273	

© Springer-Verlag GmbH Deutschland, ein Teil von Springer Nature 2020
A. Gillessen, S. Golsabahi-Broclawski, A. Biakowski, A. Broclawski (Hrsg.), *Interkulturelle Kommunikation in der Medizin*, https://doi.org/10.1007/978-3-662-59012-6_25

> Man hatte einen Elefanten zur Ausstellung bei Nacht in einen dunklen Raum gebracht. Die Menschen strömten in Scharen herbei. Da es dunkel war, konnten die Besucher den Elefanten nicht sehen, und so versuchten sie, seine Gestalt durch Betasten zu erfassen. Da der Elefant groß war, konnte jeder Besucher nur einen Teil des Tieres greifen und es nach seinem Tastbefund beschreiben. Einer der Besucher, der ein Bein des Elefanten ergriffen hatte, erklärte, dass der Elefant wie eine starke Säule sei; ein zweiter, der die Stoßzähne berührte, beschrieb den Elefanten als spitzen Gegenstand; ein dritter, der das Ohr des Tieres ergriff, meinte, er sei einem Fächer nicht unähnlich; der vierte, der über den Rücken des Elefanten strich, behauptete, dass der Elefant so gerade und flach sei wie eine Liege. (Orientalische Geschichte, zitiert nach: N. Peseschkian 1977)

Unsere Welt hat sich verändert. Eine globale, vernetzte Gesellschaft ist im Entstehen, deren Hauptmerkmal ihre kulturelle Vielfalt ist. Bedingt durch wirtschaftliche Abhängigkeit, technische Kommunikationsmittel, wissenschaftliche Zusammenarbeit, Zunahme von Migration, wachsende Mobilität des Einzelnen, interkulturelle Partnerschaften und Ehen, Erleichterung von Reisemöglichkeiten und viele andere Faktoren entwickeln wir uns in die Richtung einer Weltgemeinschaft – ob wir wollen oder nicht. Vor zwanzig Jahren wurde die Hypothese aufgestellt, dass nach Beendigung des Kalten Krieges die meisten Weltprobleme kultureller Art sein werden und dass der Unterschied zwischen individualistischen und kollektivistischen Kulturen zu größeren Spaltungen führen kann (Huntington 1996).

Heute ist dies Realität und kulturelle Herausforderungen beeinflussen unsere alltägliche Arbeit. Diese wachsende kulturelle Vielfalt stellt uns alle vor große Herausforderungen. Die Berücksichtigung des Faktors „Kultur" in Medizin und Psychotherapie erfordert ein Umdenken – von einer monokulturellen Betrachtungsweise hin zu einer multikulturellen. Der Rahmen, in dem die therapeutische Begegnung zwischen Arzt und Patient stattfindet, hat sich verändert, sodass wir heute, im Zeitalter multikultureller Gesellschaften und Globalisierung, vom Ende der Ära monokultureller Psychiatrie und Psychotherapien sprechen müssen.

Transkulturelle Überlegungen in der Medizin unterscheiden sich gewaltig je nach der Fachrichtung: Das Spektrum reicht dabei von der Pathologie über die Chirurgie bis hin zur Psychiatrie. In den meisten medizinischen Disziplinen geht es vorwiegend um die Sachebene: Der Blinddarm ist meistens rechts unten – relativ kulturunabhängig. Psychiater und Psychotherapeuten geht es jedoch eher wie Lehrern: Sie müssen sowohl auf der Sach- als auch auf der Beziehungsebene tätig werden und beide Ebenen einbeziehen. Genau das macht jenes Fachgebiet spannend und faszinierend und stellt zugleich vor große Herausforderungen.

Untersuchungen haben die Bedeutung kultureller Faktoren für das Verständnis, die Diagnosestellung, die Epidemiologie, den Verlauf und die Behandlung psychischer Erkrankungen herausgestellt (van Quekelberghe 1991; Mezzich et al. 1996), ist doch die Diagnose selbst bereits einer kulturellen Wertung unterworfen. Sie stellt die Interpretation – die des Arztes – einer anderen Interpretation dar, nämlich der Wahrnehmung des Patienten, basierend auf seinem kulturellen Verständnis. Wir können Krankheiten nur „im Kontext der konkreten Kultur und der konkreten historischen Periode, in der sie auftritt" verstehen (Polozhy 1997).

Eine fehlende „kulturelle Sensitivität" (Kleinmann 1996) hat zu Fehldiagnosen geführt, insbesondere bei ethnischen Minderheiten (Parron 1982; Good 1993), sodass sich in den 1960er Jahren zunächst die sogenannte Minderheitenpsychiatrie entwickelte, die man wohl zu Recht als Vorläufer der kulturellen und transkulturellen Psychiatrie bezeichnen kann. Die Minderheitenpsychiatrie ist sehr kulturspezifisch und beschäftigt sich mit den Besonderheiten bestimmter Gruppen, wie zum Beispiel Farbigen oder Einwanderern aus bestimmten Regionen, und den Krankheitsbildern, die besonders häufig sind.

25.1 Transkulturelle Psychiatrie und Psychotherapie

Auch wenn kulturelle Aspekte (noch) nicht in der Psychotherapie-Richtlinie explizit erwähnt werden, wird in den letzten zwanzig Jahren dem Einfluss kultureller Faktoren eine zunehmende Rolle zugewiesen bzw. die Aufmerksamkeit darauf gelenkt. Insbesondere die Aufnahme eines entsprechenden Kapitels im Diagnostischen und Statistischen Manual Psychischer Störungen (DSM-IV) (Saß et al. 1998) der Amerikanischen Psychiatrie-Gesellschaft (vgl. Anhang F: Leitfaden zur Beurteilung kultureller Einflussfaktoren und ein Glossar kulturabhängiger Syndrome, Seite 895–902) und die neuerliche Veröffentlichung des „DSM-5 Cultural Formulation Interview (CFI)" (Lewis-Fernandez 2016) haben die internationale Diskussion (Lim 2015) auf eine neue Ebene gebracht.

Es existieren jedoch auch weiterhin Missverständnisse und recht unterschiedliche Auffassungen darüber, was die Berücksichtigung der Kultur konkret für die Praxis bedeutet. Im Wesentlichen geht es um den Unterschied zwischen einer allgemeinen kultursensiblen Psychotherapie und einer spezifischen Migrantenpsychotherapie. Ein kurzer historischer Rückblick (Peseschkian 2002, 2012) mag hilfreich sein, um die Entwicklung des Begriffs und die Entwicklung zu verstehen.

Wie diese spezielle Richtung der Psychiatrie und Psychotherapie zu benennen sei, darüber gab es lange Diskussionen, die auch bis heute noch nicht abgeschlossen sind (Pfeiffer 1994). Der Begriff „vergleichende Psychiatrie" stammt von Kraepelin (1904). Als erste systematisch angelegte Untersuchung zum Kulturvergleich psychischer Krankheiten ist seine damalige Studie auf Java in die Geschichte der Psychiatrie eingegangen.

Der von Wittkower geprägte Begriff „transkulturelle Psychiatrie" hat international die größte Verbreitung erfahren, sowohl in Publikationen als auch in Fachorganisationen, wie z. B. der World Psychiatric Association durch die Errichtung einer Sektion „transkulturelle Psychiatrie" Nach Wittkower und Rin (1965) stellt die transkulturelle Psychiatrie den Zweig der Sozialpsychiatrie dar, der sich mit dem kulturellen Aspekt der Entstehung, Häufigkeit, Form und Therapie der psychischen Störungen in verschiedenen Kulturen befasst. Die Vorsilbe „trans" verweist auf einen kulturübergreifenden Standpunkt, obwohl es zunächst wichtig ist, den Patienten und sein Krankheitsbild aus der eigenen Kultur heraus zu verstehen.

Im Amerikanischen hat sich vorwiegend der Begriff „cross-cultural" etabliert, der uns jedoch sprachlich nicht weit genug gefasst ist, obwohl möglicherweise das Gleiche gemeint ist. In diesem Zusammenhang wurden auch Begriffe wie „Ethnopsychiatrie" und „Ethnopsychoanalyse" (Devereux 1961; Wulff 1978), „Kulturpsychiatrie", „kulturbezogene", beziehungsweise „kulturorientierte Psychiatrie" und „anthropologische Psychiatrie" eingeführt (Pfeiffer 1994).

Wichtige Gemeinsamkeiten verbinden die transkulturelle Psychiatrie mit der transkulturellen Psychologie; letztere wurde umfassend von Triandis und Lambert (1980), van Quekelberghe (1991) dargestellt. Die „kulturelle Psychologie" (Price-Williams 1980) erweitert das Verständnis der kulturvergleichenden Psychologie und beschäftigt sich mit dem sozio-kulturellen Kontext eines beliebigen psychologischen Prozesses. Auch wurde der Begriff des „multicultural counseling" von amerikanischen Psychologen geprägt (Ponterotto et al. 1995), definiert als eine Beratung, die entweder zwischen oder mit Personen verschiedener kultureller Hintergründe stattfindet (Jackson 1995) (zur Geschichte des „multicultural counseling" siehe Jackson 1995).

Zunehmend werden auch Arbeiten über die Anwendung der Psychoanalyse im interkulturellen Feld publiziert (Möhring und Apsel 1995). In der deutschsprachigen Psychotherapie haben Wissenschaftler wie Pfeiffer, Kluge, Boroffka, Schmidt, Parin, Morgenthaler, Nossrat Peseschkian und andere den Begriff der „transkulturellen Psychotherapie" verwendet und verbreitet. Sie etabliert sich jedoch erst langsam als Subspezialität und stellt noch kein eigenständiges Fach dar, zumindest nicht im deutschsprachigen Raum.

In Deutschland etabliert sich in den letzten Jahren im Sinne einer Migrantenpsychotherapie der Begriff der interkulturellen Psychotherapie (Machleidt und Heinz 2011). Welcher dieser Begriffe oder gar ein neuer sich schließlich weltweit etablieren wird, ist zwar sprachlich von Interesse, aber inhaltlich lässt sich feststellen, dass alle verwendeten Begriffe im Wesentlichen das Gleiche beschreiben wollen: die Beobachtung, Anerkennung, Erfassung, Berücksichtigung und den Einfluss kultureller Faktoren im weitesten Sinne auf den Patienten, den Arzt/Therapeuten und die therapeutische Beziehung.

Kronsteiner (2009) unterscheidet in diesem Zusammenhang zwischen einem kulturspezifischen und einem migrationsspezifischen Ansatz in der Psychotherapie. Kulturspezifisch bedeutet, dass wir uns bewusst machen, dass es keinen Menschen ohne Kultur gibt, dass Kultur immer in einer Beziehung mitschwingt und dass wir unsere eigene Reaktion (Gegenübertragung) auch kulturell reflektieren sollten.

„Spezifisches Wissen über die eine oder andere Kultur ist in der Psychotherapie mit Migranten und Exilierten hilfreich, aber nicht unbedingt erforderlich. Das Verständnis einer anderen Kultur erleichtert den Zugang zu anderen Kulturen, vergleichbar mit dem Erlernen einer anderen Sprache – habe ich Erfahrung damit, weiß ich, dass andere Sprachen anders aufgebaut sind als die eigene und das Erlernen weiterer Sprachen ist leichter. Wichtig ist die Bedeutung von Kultur und Religion als Ordnungssystem, das handlungsorientierend, Bedeutung gebend und Sicherheit spendend wirkt – als das Innen und Außen strukturierend – zu erkennen" (Kronsteiner 2009, S. 368).

„Wann immer der Psychotherapeut seine konkrete Vertrautheit mit der Kultur des Patienten nutzbar macht, übt er sich in interkultureller Psychotherapie. Wenn er sein Wissen über das Wesen von Kultur an sich verwendet und von universalen kulturellen Kategorien, betreibt er transkulturelle Psychotherapie…" (Devereaux, zit. nach Kronsteiner 2009).

Transkulturelle Psychotherapie ist als übergreifender Begriff zu verstehen, nicht nur als ein Vergleich zwischen verschiedenen Kulturen. Im Grunde geht es um die kulturelle Dimension menschlichen Verhaltens. Die Rede von einer transkulturellen oder kulturorientierten Psychotherapie wird nur sinnvoll, wenn zugleich gesagt wird, was unter dem Wort „Kultur" zu versehen ist.

▪ Der Kulturbegriff

Interessanterweise ist der Kulturbegriff selbst auch kulturabhängig. In diesem Zusammenhang wollen wir nur zwei Definitionen anführen: Nach Pfeiffer (1994) „ist mit Kultur ein Komplex gemeint, der überlieferte Erfahrungen, Vorstellungen und Werte umfasst sowie gesellschaftliche Ordnungen und Verhaltensregeln. Es geht um die Kategorien und Regeln, mit denen die Menschen ihre Welt interpretieren und woran sie ihr Handeln ausrichten."

Kleinmann (1996) spricht davon, dass Kultur aus lokalen Welten der tagtäglichen Erfahrungen besteht. Kultur wird durch die alltäglichen Muster der Alltagshandlungen erkannt. Der Autor verwendet hier einen umfassenden Kulturbegriff, der neben kulturellen, auch ethnische, geistige und gesellschaftliche Aspekte umfasst.

Im zunehmenden Maße sind menschliche Konflikte kulturell bedingt, d. h. sie sind auf kulturell bedingte Missverständnisse und Unterschiede/Prinzipien zurückzuführen. Diese haben im Zeitalter der (kulturellen) Globalisierung auch eine sozio-politische Dimension. Auch geht es darum, Gemeinsamkeiten und Unterschiede in der Arbeit mit Menschen aus unterschiedlichen Kulturen herauszuarbeiten und diese bewusst zu machen. Gleichzeitig bedeutet transkulturelle Psychiatrie und Psychotherapie eine Vorgehensweise zu entwickeln, die kulturübergreifend bei Menschen eingesetzt werden kann und trotzdem ihrer Individualität gerecht wird (eine Art „Einheit in der Vielfalt").

> Der transkulturelle Ansatz bedeutet zum einen die Berücksichtigung der Einzigartigkeit des Patienten im Sinne einer „Migrantenpsychotherapie", zum anderen die Berücksichtigung kultureller Faktoren im Sinne einer Erweiterung des persönlichen Handlungsrepertoires und somit eine gesellschaftlich-politische Dimension unseres Denkens und Handels (Köpp 2012; H. Peseschkian 2017).

25.2 Leitprinzipien für ein transkulturelles Verständnis

Bei der Arbeit mit psychisch kranken Menschen – ob als Psychiater oder als Allgemeinarzt – ist die Beziehungsgestaltung ganz entscheidend für den Erfolg der medizinischen und/oder psychotherapeutischen Intervention. Wenn dann noch kulturelle Unterschiede hinzukommen, sind viele Kollegen damit oft überfordert. Nachfolgend werden einige Leitprinzipien dargestellt, die sich als hilfreich beim Verständnis menschlichen Verhaltens erwiesen haben. Ohne Berücksichtigung dieser Prinzipien wird eine erfolgreiche Tätigkeit im transkulturellen Kontext kaum möglich sein. Auch mag es hilfreich sein, über sein eigenes Verhalten in diesem Kontext zu reflektieren. Hierbei geht es nicht um die Kategorisierung von Menschen, sondern der Einordnung von Verhaltensweisen und Denkmustern, um diese zu verstehen. Auch kann es zu einer deutlichen emotionalen Entlastung des Arztes führen und er/sie wird Patienten mit Flucht- und Migration nicht mehr nur als anstrengend und herausfordernd erleben (Abschn. 13.2).

25.2.1 Individualismus und Kollektivismus

Individualismus/Kollektivismus ist die Hauptdimension kultureller Variation (Triandis 1995; Kumbruck und Derboven 2015). Bemerkenswert ist, dass obwohl kollektivistische Gesellschaften mit ca. 70 % der Weltbevölkerung in unserer Welt deutlich häufiger sind, individualistische Gesellschaften oft der Ansicht sind, dass sie den kollektivistischen überlegen sind. Gleichzeitig kann man weltweit eine stete Zunahme des Individualismus betrachten (Santos et al. 2017). Nun gibt es mit den ca. 7000 existierenden Sprachen wahrscheinlich ebenso viele Kulturen, die man nicht alle kennen kann. Daher stellt sich die Frage nach einem übergeordneten Verständnis. Da Migranten (fast) ausschließlich aus kollektivistischen Kulturen nach Westeuropa kommen, ist die Auseinandersetzung mit kollektivistischen Denkmustern zentral für eine kultursensible Arbeit.

> **Definition**
>
> Der **Individualismus** betont persönliche Freiheit und Leistung. Die individualistische Kultur vergibt daher gesellschaftlichen Status nach persönlichen Leistungen wie wichtige Entdeckungen, Innovationen oder große künstlerische Leistungen. Auf der anderen Seite kann Individualismus kollektives Handeln schwieriger machen, weil Individuen ihre eigenen Interessen verfolgen, ohne kollektive Interessen zu verinnerlichen. Die persönliche Freiheit, die persönliche Entfaltung, Menschenrechte oder Wettbewerb stehen hier im Vordergrund.
> Im **Kollektivismus** wird das Gruppenverständnis im Gegensatz zum Einzelnen bevorzugt. Hierbei stehen soziale Verantwortung, Kooperationen oder harmonische Beziehungen im Vordergrund. Von der Gesellschaft wird erwartet, dass die Menschen sich um ihre erweiterte Familie kümmern – nicht nur um ihre Kernfamilie. Kollektive Werte sind zum Beispiel Freundlichkeit, Ehrlichkeit, Rücksichtnahme oder eine konservative Haltung. Der Kollektivismus beschreibt Gesellschaften, in denen der Mensch von Geburt an in starke, geschlossene Wir-Gruppen integriert ist, die ihn ein Leben lang schützen und dafür bedingungslose Loyalität verlangen.

25.3 Kulturelle Missverständnisse: Wer ist der Patient und wer der Arzt?

Kasuistik
Eine 17-jährige Jugendliche hat einen ersten Termin in einer psychotherapeutischen Ambulanz erhalten. Sie stammt aus der Türkei, ist in Deutschland geboren und aufgewachsen und besucht die 11. Klasse einer Fachoberschule. Sie wohnt bei den Eltern und hat drei jüngere Geschwister. Sie leidet unter Angstzuständen und hat auf Anraten einer deutschen Schulfreundin den Termin selbst telefonisch vereinbart. Zum Erstaunen der deutschen 32-jährigen Psychotherapeutin kommen fünf weitere Personen mit: die beiden Eltern, der Onkel, der gerade aus der Türkei zu Besuch ist, die jüngere Schwester der Patientin und eine Freundin der Mutter mit einem Baby im Kinderwagen. Großes Erstaunen bei der Therapeutin: „Oh. Das ist ja ein Familientreffen. So viele Stühle habe ich gar nicht in meinem Arbeitszimmer. Wer ist nun die angemeldete Patientin? Alle anderen müssen im Wartezimmer warten."

Auf der Sachebene hat die Therapeutin korrekt gehandelt. Eine bestimmte Person hat einen Termin vereinbart und da sie bereits 17 Jahre alt ist, kann sie allein ins Sprechzimmer kommen. Auf der Beziehungsebene ist alles falsch gelaufen, was falsch laufen kann: Die Psychotherapeutin hat die Verwandten nicht begrüßt, nicht in ihr Zimmer eingeladen, die Eltern nicht erzählen lassen – sie hat das Beziehungsangebot ausgeschlagen und keine Beziehung hergestellt.

Aus „westlicher" Sicht ist es oft Zeitverschwendung, Beziehung herzustellen; aus kollektivistischer Sicht aber muss erst Vertrauen hergestellt werden („Dies ist ein guter Arzt. Zu ihm/ihr können wir unsere Tochter schicken."), bevor auf der Sachebene gearbeitet wird. Man kann es erlernen, dass man paar Minuten in Beziehung geht („Oh, wie schön, dass die ganze Familie da ist. Es betrifft ja auch Sie alle, dass die Tochter krank ist. Wer hat mich Ihnen empfohlen? Wie sind Sie hierhergekommen? Vielleicht könnten Sie (in die ganze Runde schauend) kurz berichten, worum es geht, warum Sie hier sind?"), und nachdem das Vertrauen auf der Beziehungsebene hergestellt ist, kann man sich der Sachebene zuwenden („Soll ich dann mit Ihrer Tochter mal kurz alleine sprechen und dann können Sie ja wieder kommen und wir schauen dann weiter").

Kasuistik: „Sie sind der Arzt. Sagen Sie mir, wann ich wiederkommen soll"
Ein 50-jähriger russischer Spätaussiedler kommt auf Anraten seines Hausarztes mit der Überweisungsdiagnose einer Depression in die psychiatrisch-psychotherapeutische Sprechstunde. Der Patient wohnt seit zehn Jahren in Deutschland und arbeitet als Hausmeister. Seit zwei Monaten geht es ihm nicht gut, er sei schlapp, habe keine Lust mehr bei der Arbeit, habe sich zurückgezogen und wolle am liebsten die ganze Zeit im Bett bleiben. Dies kenne er nicht von sich selbst; es sei das erste Mal, dass es ihm so schlecht ginge.
Nach der Anamneseerhebung, einer kurzen körperlichen Untersuchung und der Erhebung des psychopathologischen Befunds bespricht der Arzt mit dem Patienten die (Kombinations-)Möglichkeiten einer psychopharmakologischen und/oder einer psychotherapeutischen Behandlung. Auf die Frage, was er denn bevorzugen würde, sagt der Patient: „Sie sind doch der Arzt. Sagen Sie mir, was ich machen soll, und ich mache es." Als dann am Ende der Stunde die nächste Sitzung vereinbart werden soll und der Arzt fragt, wann er denn kommen möchte, antwortet der Patient: „Sie sind der Arzt. Sagen Sie mir, wann ich wiederkommen soll."

Während die Arzt-Patient-Beziehung in westlichen Kulturen partnerschaftlich und auf Augenhöhe stattfindet bzw. stattfinden sollte (Stichworte: Patientenrechtegesetz, Behandlungsvertrag, informed consent, second opinion, Dienstleistung, Patient als Kunde, Kunstfehlerprozesse etc.), ist sie in kollektivistischen Kulturen hierarchisch. Der Arzt entscheidet und gibt die Richtung vor. Alles andere wird als Schwäche bis Inkompetenz erlebt („Der Arzt weiß nicht, was er machen soll und deshalb fragt er mich."). Vielen deutschen Ärzten fällt dies schwer, nach dem Motto: „Aber in Deutschland ist es aber anders". Eine derartige Haltung ist wenig hilfreich.

Durch den Einfluss der Massenmedien (so lautete eine Anzeige in einer deutschen Zeitschrift: „Wenn Sie mit Ihrem Arzt nicht zufrieden sind, dann suchen Sie sich doch einen anderen"), die Kostendiskussion („Ärzte verdienen viel Geld"), den zunehmenden Einfluss von Geld und Geschäft in der Medizin, die Zunahme von Gerichtsprozessen (Kunstfehler), den Einfluss der Krankenkassen sowie der Kassenärztlichen Vereinigungen als auch die Kontrolle durch Standesorganisationen ist die auch die therapeutische Arzt-Patient-Beziehung nicht mehr unbelastet. Diese geht von gleichberechtigten Partnern aus, die einen gemeinsamen (Behandlungs-)Vertrag eingehen, unterschreiben und jeweils Verantwortung übernehmen müssen. In kollektivistischen Kulturen ist dieses Vertrauen (noch) vorhanden. Einem Therapeuten, der eine Autorität darstellt – nicht unbedingt fachlich, aber der durch sein Charisma wirkt – wird häufig, zumindest anfänglich, bedingungslos geglaubt.

Kasuistik: „Die Passung stimmt nicht. Sie müssen sich einen anderen Therapeuten suchen"
Oder: Transkulturelle Reflexionen zur therapeutischen Beziehung.
Eine 27-jährige angehende (deutsche) Psychologische Psychotherapeutin kommt nach der ersten probatorischen Sitzung zur Ambulanzleitung ihres Ausbildungsinstituts und „gibt" den ihr zugewiesenen Patienten zurück. „Der Patient ist nicht motiviert und die Passung stimmt einfach nicht. Ich habe ihm das auch bereits gesagt. Er weiß gar nicht, weshalb er eine Therapie machen will. Ich möchte einen anderen Patienten, der besser zu mir passt. Bitte suchen Sie nur motivierte Patienten als Ausbildungsfälle aus." Der Patient ist ein 55-jähriger Taxifahrer aus dem früheren Jugoslawien, der seit über 30 Jahren in Deutschland lebt. Nach der mittleren Reife hat er Gelegenheitsjobs angenommen und ist mittlerweile seit über acht Jahren bei einem Taxiunternehmen angestellt. Er spricht gut Deutsch, aber mit starkem Akzent und grammatikalischen Fehlern. Im Erstgespräch beim Facharzt der Ausbildungsambulanz kann er auf Rückfragen seine Beschwerden recht gut in einfacher Sprache erläutern. Seine Freundin hat ihn vor einigen Monaten verlassen und ihm gesagt, dass man mit ihm nicht zusammenleben könne und er sollte mal eine Therapie machen. Sein Hausarzt meint auch, dass eine Therapie ihm helfen könne und habe ihm eine Überweisung ausgestellt. Der Patient betont, dass er verstehen möchte, warum die Freundin ihn verlassen hat, aber er spreche nicht gern über Gefühle und es falle ihm schwer, über Persönliches zu reden.

25.3.1 Die westlich-individualistische Perspektive

Nicht nur der Patient, sondern auch der Therapeut soll motiviert sein, die Behandlung zu beginnen. Er soll auf seine Gefühle dem Patienten gegenüber (Empathie, Antipathie) achten, und ihm wird das Recht eingeräumt, einen Patienten abzulehnen. „Nur Masochisten behandeln alle Patienten gleich gern.", heißt es in Fachbüchern (Reimer 2007). Ein wichtiges Ziel des Erstinterviews ist neben der diagnostischen und therapeutischen Funktion die Vereinbarung von formalen und inhaltlichen Rahmenbedingungen des therapeutischen Prozesses. Im Wesentlichen geht es hier um die Wahl des Therapeuten und der Therapieform, Frequenz und Dauer der Sitzungen, Schätzung der Therapiedauer und die Vereinbarung über das Honorar.

Bei den formalen Rahmenbedingungen unterscheidet man räumliche von zeitlichen.

Unter **räumlichen** Rahmenbedingungen werden u. a. die Sitzposition von Patienten und Therapeut (Setting) diskutiert, bis hin zu dem sinnvollsten Winkelabstand zwischen beiden (beide sollen in einem Winkel von 90 Grad zueinander sitzen [Hoffmann 1986]). Bei den **zeitlichen** Rahmenbedingungen geht es um die Sitzungsfrequenz und -dauer. In der Regel geht man bei einer tiefenpsychologisch orientierten Behandlung von einer Sitzung pro Woche (jeweils 50 min) und einer Gesamtbehandlungsdauer von etwa zwei bis drei Jahren aus.

Bei der Formulierung der **inhaltlichen** Rahmenbedingungen wird der Patient als (hilfsbedürftiger) Partner angesehen, der an den Planungsaspekten der Therapie beteiligt werden muss. Man spricht von „größtmöglicher Offenheit" dem Patienten gegenüber, von „gemeinsam geplanter Arbeit und Kooperation". Hierbei handelt es sich um die Klärung des Arbeitsbündnisses, die Formulierung gemeinsamer (!) Zielvorstellungen, die Konzentrierung auf den „aktuell wirksamen neurotischen Konflikt" sowie um die Erläuterung von Abwehrmechanismen wie Regression, Übertragung und Gegenübertragung.

Die Qualität der therapeutischen Allianz am Beginn der Therapie steht in enger Korrelation zum Resultat der Behandlung (Beauford et al. 1997). Beim Erstgespräch, der psychotherapeutischen Anamneseerhebung, geht es neben der Diagnosestellung vor allem um die Beurteilung der Indikation beziehungsweise Kontraindikation einer möglichen Therapie.

> Für den „Prozess der Indikationsstellung" sind vier unterschiedliche Aspekte bedeutsam (Schneider 1990): der Patient, die Störung, die Therapieform und der Therapeut.

Der Therapeut wird ermutigt, die Motivation des Patienten sehr eingehend zu prüfen und zwar nicht nur auf einen genügenden Leidensdruck hin, sondern dahingehend, ob sich der Patient eine Psychotherapie beim Interviewer als erstrebenswert und hilfreich vorstellen kann.

25.3.2 Die östlich-kollektivistische Perspektive

Die meisten Therapeuten in kollektivistischen Kulturen können sich ihre Patienten nicht aussuchen, da diese ihnen entweder zugewiesen werden oder der Therapeut es sich aus verschiedenen Gründen nicht leisten kann, den Patienten abzulehnen. Zugewiesen heißt in diesem Zusammenhang, dass andere Kollegen einen Patienten, der anscheinend Psychotherapie benötigt, ohne jegliche vorherige Klärung von Motivation und Therapiefähigkeit des Patienten weiterleiten. Wenn sich die Störung des Patienten, z. B. eines auffälligen Schulkindes, nicht bessert, ist ausschließlich der Therapeut schuld. Der Rolle, Aufgabe und Verantwortung des Patienten im therapeutischen Prozess wird kaum Bedeutung beigemessen. Auch der familiär-soziale Druck, Verwandte oder Freunde zu behandeln, ist sehr stark, und eine Absage würde als Beleidigung, als Parameter für die Unwichtigkeit der Freundschaft o. Ä. angesehen werden.

Der Therapeut muss zunächst davon ausgehen, dass der Patient nur zu einer einzigen Sitzung kommt. Ob er sich bereit erklärt, nach dem Erstgespräch noch einige Male zu kommen, hängt im Wesentlichen davon ab, wie „erfolgreich" und überzeugend der Therapeut ist. Der Therapeut steht ständig unter Erfolgszwang und Zeitnot, denn bei einem „schlechten Auftreten" kommt der Patient einfach nicht mehr.

> Parameter für einen guten Therapeuten sind eine Besserung des Wohlbefindens nach der Sitzung („Sich-leichter-fühlen"), die Einnahme einer subjektiven Position zugunsten des Patienten und die Vermittlung einiger praktischer Techniken und Ratschläge, die sofort umgesetzt werden können.

Die Vereinbarung formaler Rahmenbedingungen ist sehr schwierig – für beide Seiten. Falls ein Patient Vertrauen gefasst hat und sich dem Therapeuten ausführlich mitteilt, kann dieser nicht einfach die Dauer einer Sitzung begrenzen oder diese für beendet erklären, nur weil die Zeit abgelaufen ist. Vertrauen, Gefühle und Empathie wollen sich keiner Reglementierung unterwerfen. Hier wird der transkulturelle Aspekt der therapeutischen Beziehung deutlich: Während im Westen das therapeutische Bündnis eher eine „geschäftliche Vereinbarung" ist, steht in kollektivistischen Kulturen die rein menschliche Beziehung im Vordergrund.

Die Frage der Bezahlung ist eine weitere schwierige Angelegenheit. In staatlichen Einrichtungen, wie Krankenhäusern und Polikliniken, wird sie insoweit gelöst, als die psychotherapeutischen Dienste dem Patienten oft unentgeltlich zur Verfügung stehen und der Therapeut verpflichtet ist, jeden Patienten aufzunehmen. Zahlreiche Therapeuten führen neben ihrer offiziellen Tätigkeit eine kleine Privatpraxis, um etwas zusätzlich zu verdienen, aber auch um „reine" Psychotherapie zu praktizieren. Der typische Patient hat kaum finanzielle Möglichkeiten, sodass in den letzten Jahren Neureiche und insbesondere ihre Ehefrauen eine sehr willkommene Klientel darstellen. Geld von einem Hilfsbedürftigen für Dienste anzunehmen wird als unethisch angesehen.

Die Beziehung zwischen Patienten und Therapeut wird auch außerhalb der Sprechstunde und nach Abschluss der Behandlung fortgesetzt. Ein vollständiges Beziehungsende, im Sinne der „therapeutischen Abstinenz" der Psychoanalyse, würde vom Patienten als Beziehungsabbruch und Abwertung gedeutet werden.

Kasuistik: „In der letzten Sitzung war noch alles in Ordnung. Aber plötzlich kommt der Patient nicht mehr"
Ein 42-jähriger deutscher Psychiater und Psychotherapeut berichtet in der Intervisionsgruppe, dass sein ausländischer Patient, um den er sich sehr gekümmert hatte, einfach plötzlich wegblieb und nicht mehr zu den vereinbarten Sitzungen kam. „Da ich so etwas geahnt hatte, habe ich den Patienten in der letzten Stunde explizit gefragt, ob er zufrieden ist, von der Therapie profitiert und auch weiterhin kommen möchte. Der Patient lächelte, bejahte dies ausdrücklich, und sagte noch, ich sei ein sehr guter Arzt. Und dann kommt er einfach nicht mehr. Er hätte dort ehrlich sagen sollen, was er denkt. Ich war doch auch offen und ehrlich, und wäre nicht gekränkt gewesen, wenn er gesagt hätte, dass er nicht mehr kommen möchte. Aber einfach so wegzubleiben, finde ich undankbar und unhöflich."

Einer der häufigsten Missverständnisse im interkulturellen Kontext – sowohl in der Medizin als auch in der Weltpolitik – wird in der Positiven Psychotherapie als „Schlüsselkonflikt" zwischen Höflichkeit und Offenheit bezeichnet (Peseschkian 1993). Schlüsselkonflikt deshalb, da der Mensch in fast jeder Situation vor der Wahl steht, wie er/sie reagieren soll.

Der **höfliche** Typ möchte anderen nicht zur Last fallen. Er schluckt seinen Ärger runter und behält seine Meinung (zunächst) für sich. „Nein!" zu sagen betrachtet er als unhöflich, da er immer beziehungserhaltend vorgeht. Andere mit seinen Problemen zu belasten, ist aus seiner Sicht ein Zeichen von Egoismus. Wichtig ist, was andere Menschen über ihn/sie denken. Gleichzeitig besteht eine große passive Erwartungshaltung anderen Menschen gegenüber. Die Beziehungsebene hat immer Vorrang vor der Sachebene, daher werden Beziehungen über alles gestellt. Die meisten Psychotherapie-Patienten gehören zu diesem Typ, aber auch (fast) alle Kollektivisten. In der Fremdwahrnehmung werden diese Menschen als aggressionsgehemmt erlebt, sie können nicht „Nein!" sagen, die Wünsche sollen erraten werden, sie sind unehrlich. Sie packen die Wahrheit in Watte, man weiß nie, woran man ist. Bestes Beispiel ist das Ablehnen von Essen, wenn es einem angeboten wird.

Drei signifikante Beispiele aus dem klinischen Alltag:

- Ein unzufriedener Patient würde dies nie dem Arzt sagen, auch wenn er explizit gefragt wird. Er bleibt lieber weg, spricht das Problem aber nicht an.
- Bei der Frage nach dem Wohlbefinden („Wie geht es Ihnen? Was führt Sie zu mir?") wird der Patient zunächst nur Positives berichten, oft dabei lächeln, Probleme oder Schmerzen verneinen und zunächst über alles andere reden. Er wird nie damit anfangen, dass es ihm schlecht geht. Üblicherweise fragt dieser Patient den Arzt, wie es ihm geht.
- Ein Arzt dieses Typus' wird Patienten zunächst auf eine schlechte Diagnose oder Nachricht langsam – manchmal über Tage – vorbereiten. Er wird Patienten nicht ablehnen, auch wenn er keine Zeit hat.

Der **offene-ehrliche** Typ spricht Themen offen an (er ist ja „ehrlich"), kommt direkt zur Sache („Danke, ich habe gerade etwas getrunken und bin ja nicht zum Essen hier."), bleibt auf der Sachebene („Ich weiß, Sie haben wenig Zeit, daher möchte ich gleich zur Sache kommen."), Regeln und Gesetze sind für ihn sehr wichtig.

Drei signifikante Beispiele aus dem klinischen Alltag:
- Vor Kurzem rief mich ein Supervisor aufgebracht an, um sich über eine Ausbildungskandidatin zu beschweren, die fünf Minuten nach Beginn der Supervisionsstunde immer noch nicht erschienen war. Der Supervisor trat von der Supervision zurück, da er die Unpünktlichkeit als Zeichen einer geringen Wertschätzung ihm und seiner Arbeit gegenüber erlebt hatte.
- „Wir haben uns doch heute schon begrüßt." (Aussage einer Gesundheits- und Krankenpflegerin, nachdem ich sie erneut am gleichen Tage begrüßt hatte). In kollektivistischen Kulturen begrüßt man einander bei jeder Begegnung, sodass die Frage „Wie geht es" bis zu zehn Mal am Tag gestellt wird. Es geht weniger um die sachliche Feststellung des Wohlbefindens, sondern um Kontaktaufnahme und Beziehungserhaltung.
- „Hier sind die Befunde. Bitte geben Sie bis übermorgen Bescheid, ob Sie operiert werden möchten oder nicht. Es ist Ihre Entscheidung." (Ein Oberarzt einem Patienten gegenüber, der nach einem sehr kurzen Aufklärungsgespräch immer noch Fragen hatte.) Von der Sachebene mal abgesehen, geht es den meisten Patienten um das Gefühl, ich bin hier gut aufgehoben. Die Fachkompetenz wird selten infrage gestellt; es geht viel mehr um das Prinzip der Hoffnung.

Kasuistik: „Was, 60 Sitzungen? Bin ich wirklich so krank? Gibt es keine Hoffnung für mich?"

Nach dem psychotherapeutischen Erstinterview teilte ich einer Mitte 40-jährigen russischen Patientin mit, dass eine Psychotherapie indiziert sei und 60 Sitzungen beantragt werden würden. Die Patientin war völlig aufgebracht und fragte verängstigt: „Sechzig Sitzungen? Bin ich wirklich so krank? Gibt es denn keinerlei Hoffnung mehr für mich?" Da ich diese Reaktion mittlerweile häufig erlebt habe, reagierte ich rasch und sagte, dass wir erst einmal mit fünf Sitzungen beginnen und dann gemeinsam weiterschauen würden. Die Patientin ging zufrieden nach Hause – und kam wieder.

Das vorhandene Wissen über das Wesen der Psychotherapie, ihrer Wirksamkeit und der ihr zugrunde liegenden Techniken ist außerhalb Westeuropas und Nordamerikas oft begrenzt. Eine „psychotherapeutische Kultur" besteht in den meisten kollektivistischen Ländern (noch) nicht. Probleme werden mit Freundinnen, Freunden und Verwandten oder bei der Arbeit besprochen: „Warum soll ich zu einem Fremden gehen, der mich gar nicht kennt, ihm meine Probleme erzählen und ihm womöglich noch Geld dafür zahlen?"

In Russland, wird eine schnelle Wunderheilung, am besten innerhalb der ersten Sitzung, erwartet. Der Patient möchte sich nach jeder Sitzung besser oder erleichtert fühlen, und dies wird auch als ein wesentliches Kriterium für die Beurteilung der Kompetenz und Fähigkeit des Therapeuten benutzt. Der Therapeut muss hier mit Heilern und all denjenigen, die eine Wunderheilung versprechen, konkurrieren. Eine Behandlungsdauer von fünf Sitzungen erscheint bereits als lang. In diesem Zusammenhang wird von russischen Patienten häufig die Frage nach einer Erfolgsgarantie bereits in der ersten Sitzung gestellt – und häufig knüpft sich die Bezahlung daran. Für einen Misserfolg der Therapie wird vorwiegend der Therapeut verantwortlich gemacht. Jeder deutsche Therapeut würde sich weigern, eine Garantie zu versprechen, allein schon aus Angst vor etwaigen juristischen Schritten gegen ihn. Im „Zweifelsfalle" ist der Patient am Scheitern der Therapie schuld, da er zu viele Widerstände entgegenbrachte.

Bei kollektivistischen Patienten müssen beim Wirkungsfaktor Hoffnung insbesondere die Familie und die Religion berücksichtigt und angesprochen werden. Gerade die Familie ist – ähnlich wie wir es aus Gruppentherapien kennen – eine enorme Ressource, auf die sich häufig zu wenig bezogen wird. Wenn Ärzte und Psychotherapeuten sich Zeit für die Patientenfamilie nehmen, das Krankheitsbild und die Behandlungsoptionen erläutern, haben sie mehrere „Verbündete" vor Ort. Die Compliance des Patienten in Bezug auf das Einnehmen von Medikamenten oder des Besuchs der regelmäßigen Therapiesitzungen hängt direkt mit der Gewinnung der Familie zusammen. Ähnlich verhält es sich mit der Religion. Als Bahá'í gehöre ich einem Glauben an, der in einigen moslemischen Ländern stark verfolgt wird. Wenn aber Patienten merken, dass der Glaube an Gott für mich wichtig ist – in dem ich mich zum Beispiel 1–2 Mal während der Anamnese darauf beziehe – wird nicht nur der Arzt als gottesfürchtig und kompetent erlebt, sondern der Wirkfaktor Hoffnung – hier: der Glaube, dass Gott einen Menschen niemals alleine lässt oder über seine Grenzen ein Leid aufbürdet – kann sich entfalten.

In Deutschland muss ein (Kassen-)Patient mehrere Monate, manchmal bis zu über einem Jahr, auf einen ambulanten Psychotherapieplatz warten (eine solche Warteliste wäre in vielen Kulturen undenkbar!). Häufig meinen Patienten von sich aus, dass bei ihnen eine mehrjährige Therapie notwendig sei und fühlen sich gekränkt und unverstanden, wenn der Therapeut ihnen eine Kurzzeittherapie vorschlägt („Halten Sie meine Probleme für so klein, dass sie so rasch gelöst werden können?").

25.4 Transkulturell kompetente Ärzte und Ärztinnen

Aus der Sicht eines (tiefenpsychologisch-psychodynamischen) Psychotherapeuten ist das persönliche Menschenbild und die Beziehungsfähigkeit des Arztes zentral für die Entwicklung einer transkulturellen Kompetenz. Ersteres kann man erwerben, letzteres ist eine Frage der Persönlichkeit. „Das Thema der Menschenbilder ist für jede Richtung der Psychotherapie und für alle, die in helfender, fördernder, beratender, pflegender Arbeit mit Menschen stehen, von zentraler Bedeutung, wirken doch die expliziten und impliziten Vorstellungen über den Menschen handlungsleitend bis hin in die konkreten behandlungs- und beratungsmethodischen Interventionen und kommen in der Beziehungsgestaltung zum Tragen" (Petzold 2015).

Das Vorhandensein eines humanistischen Menschenbildes bedeutet, dass nicht nur jeder Mensch von Natur aus gut und mit einzigartigen Fähigkeiten (von seinem Schöpfer ausgestattet worden) ist, sondern dass alle Menschen gleichwertig sind und jede Kultur die Welt bereichern kann. Nur wenn der Arzt bereit ist, seinen eigenen Standpunkt zu hinterfragen und somit seine eigene Kultur, nur wenn er genug distanziert und losgelöst von ihr und ihren gegenwärtigen Problemen ist – was sehr schwierig ist, da er Teil dieser Kultur ist und in ihr lebt – und bereit ist, die Relativität kultureller Werte zu sehen, nur dann wird er in der Lage sein, den Patienten und dessen Kultur anzunehmen und eine „hilfreiche Beziehung" aufbauen können. Bildlich gesprochen geht es darum, die Gläser unserer „Kulturbrille" (Ichheiser 1970) immer wieder auf ihre Schärfe hin zu kontrollieren und zu überprüfen, ob wir auch die richtige „Brille" tragen.

Die Entwicklung einer kulturellen Sensibilität geht einher mit der Relativität menschlichen Verhaltens und kultureller Werte und einem Bewusstsein für menschliche Vielfalt (in Einheit). Beziehungsfähigkeit in diesem Kontext bedingt Offenheit für alles Neue und Unbekannte, Humor, Flexibilität, Optimismus und eine zeitgemäße religiös-geistige Weltanschauung. Es sei angemerkt, dass die amerikanische Forschungsgruppe „DSM-IV und Kultur" gefordert hat, dass „ein ernsthaftes Interesse an der Kultur des Patienten bedeutet, ein anspruchsvolleres und sensibleres Engagement in Bezug auf religiöse Werte als es Psychiater im Allgemeinen aufzeigen." (Kleinmann 1996).

Überlegungen zum Erwerb transkultureller Kompetenz im Rahmen der Aus- oder Weiterbildung sind an anderer Stelle dargelegt worden (Peseschkian 2016). Sie beruht meiner Erfahrung nach auf drei Säulen: 1) Theorie der transkulturellen Psychotherapie, Psychiatrie und Psychosomatik, 2) verbale Interventionen mit speziellen Techniken für das transkulturelle Erstinterview und die multikulturelle Psychotherapie, und 3) transkulturelle Selbsterfahrung in der eigenen und in fremden Kultur(en).

Wir behandeln Individuen und keine Kulturen. In ihrer Arbeit über ein stationäres Behandlungskonzept für Migranten beschreibt Lilge-Hartmann (2012) die Wichtigkeit und Notwendigkeit, die „subjektive kulturelle Realität" von Migrantenpatienten zu berücksichtigen. Migrantenpatienten „fühlen" sich zu wenig in ihrer Individualität erkannt, auf ihre Eigenschaften als Kulturangehörige reduziert und reagieren darauf gekränkt. Sehr deutlich wird aber auch die Notwendigkeit eines Problembewusstseins dafür; dass stereotype Zuschreibungen und kulturalisierende Überbewertungen von Differenzen die Folge der Anwendung von überholten „Gastarbeiter"-Konzepten und statischen Vorstellungen von Kultur sein können.

Es zeigt sich, wie wichtig es ist, sich bei der Konzeptionierung von Behandlungsangeboten für Migranten die Heterogenität der Zielgruppe vor Augen zu führen und sich differenziert mit transkulturellen Dynamiken auseinanderzusetzen. In diesem Zusammenhang wird auch häufig von einer „Kulturalisierungsfalle" gesprochen, „denn Schwierigkeiten im therapeutischen Prozess entstehen eben nicht durch unterschiedliche Herkunft, sondern durch individuelle Differenzen, die sehr leicht der kulturellen Fremdheit zugeordnet werden." (Keuk und Ghaderi 2011).

Fazit

> Die psychiatrisch-psychotherapeutische Anamnese- und Befunderhebung muss standardmäßig um kulturelle Faktoren erweitert werden.

Ziel ist es, den Patienten in seiner Gesamtheit zu erfassen, um eine „kulturell kompetente Differenzialdiagnose" zu stellen und einen „kultur-kongruenten Behandlungsplan" zu erstellen: „Therefore, we must have an adequate description of the patient's cultural identity, cultural explanations of his or her illness, and stressors and supports and must understand the relationship between the clinican and the patient. Factors such as the role of family members, ethnic community, cultural identity, and religious institutions should be integrated into the formulation… The clinical narrative should reflect the patient's worldview, model of causality and illness, and expectations. The central factor in establishing a therapeutic alliance is making the patient feel understood" (Caraballo et al. 2015).

Mit zunehmender Individualität all unserer Patienten ist ein halb-strukturiertes Vorgehen am sinnvollsten: Wir stellen unsere

Standardfragen, müssen aber dem Patienten gegebenenfalls mehr Raum als bisher für Antworten geben und durch gezielte Nachfragen die Bedeutung für gerade diesen Patienten erfassen. In einem Positionspapier der Deutschen Gesellschaft für Psychiatrie und Psychotherapie, Psychosomatik und Nervenheilkunde (DGPPN) (Utsch et al. 2017) heißt es in Bezug auf die Einbeziehung von religiösen Themen: „Die Erfassung der Wertvorstellungen und religiösen Überzeugungen sowie deren Relevanz im Leben gehört zur psychiatrisch-psychotherapeutischen Anamnese… Der Behandler sollte in der Lage sein, Religiosität und Spiritualität als Ressource und/oder Belastungsfaktor für Patienten zu erkennen und in die Behandlungsstrategie einzubinden. Dies gilt auch, wenn er selbst areligiös ist oder einer anderen Weltanschauung verpflichtet ist als der Patient. Insofern müssen die Sicht des Patienten auf Religiosität und Spiritualität sowie seine diesbezüglichen Wertungen verstanden und im Behandlungsplan berücksichtigt werden. Auch bei Patienten ohne religiöse/spirituelle Anbindung ist eine Auseinandersetzung mit existenziellen Fragen oft erforderlich. Die Akzeptanz von religiösen/spirituellen Überzeugungen bei Patienten findet dort ihre Grenzen, wo Selbst- und Fremdgefährdung vorliegen."

» „Was wunderst du dich, dass deine Reisen dir nichts nützen, da du dich selbst mit herumschleppst?" (Sokrates)

Literatur

Beauford JE et al (1997) Utility of the initial therapeutic alliance in evaluating psychiatric patients' risk of violence. Am J Psychiatry 154:9

Bhugra D, Bhui K (2010) Cultural psychiatry: the past and the future. First paperback edition. In: Bhugra D, Bhui K (Hrsg) Textbook of cultural psychiatry. Cambridge University Press, New York

Caraballo A et al (2015) Applying the DSM-5 outline for cultural formulation and the cultural formulation interview. In: Lim RF (Hrsg) Clinical manual of cultural psychiatry, 2. Aufl. American Psychiatric Publishing, Washington DC, S 72–74

Devereux G (1961) Mohave ethnopsychiatry and suicide. The psychiatric knowledge and the psychiatric disturbances of an Indian Tribe, Bd 175. Smithsonian Institution Bureau of American Ethnology Bulletin. U.S. Government Printing office, Washington DC

Good BJ (1993) Culture, diagnosis and comorbidity. Cult Med Psychiatry 16:427–446

Hoffmann SO (1986) Vorlesung an der Universität Mainz. Persönliche Beobachtung von HP

Huntington SP (1996) Kampf der Kulturen. Die Neugestaltung der Weltpolitik im 21. Jahrhundert. Europa, München

Ichheiser G (1970) Appearances and realities. Jossey-Bass, San Francisco

Jackson ML (1995) Multicultural counseling – historical perspectives. In: Ponterotto JG, Casas JM, Suzuki LA, Alexander CM (Hrsg) Handbook of multicultural counseling. Sage, Thousand Oaks

Kleinman A (1996) How is culture important for DSM-IV? In: Mezzich JE et al (Hrsg) Culture and psychiatric diagnosis. A DSM-IV perspective. American Psychiatric Press, Washington DC

Köpp W (2012) Politische und soziale Verantwortung von Psychotherapeuten. Psychotherapeut 57:113–120

Kraepelin E (1904) Vergleichende Psychiatrie. Cbl Nervenheilk Psychiat 27:433–437

Kronsteiner R (2009) Kultur und Migration in der psychotherapie, 2. Aufl. Brandes & Apsel, Frankfurt a. M.

Kumbruck C, Derboven W (2015) Interkulturelles Training. Trainingsmanual zur Förderung interkultureller Kompetenzen in der Arbeit, 3. Aufl. Springer, Heidelberg

Lewis-Fernandez et al (Hrsg) (2016) DSM-5 handbook on the cultural formulation Interview. American Psychiatric Publishing, Washington DC

Lilge-Hartmann A (2012) Transkulturalität und interkulturelle Psychotherapie in der Klinik. Ethnopsychoanalytische Untersuchung eines stationären Behandlungskonzepts für Migranten. Psychosozial, Gießen, S 299–308

Lim RF (Hrsg) (2015) Clinical manual of cultural psychiatry, 2. Aufl. American Psychiatric Publishing, Washington DC

Lin EH (1984) Intra-ethic characteristics and patient-physician interaction: cultural blind spot syndrome. J Fam Pract 16(1):91–98

Machleidt W, Heinz A (Hrsg) (2011) Praxis der interkulturellen Psychiatrie und Psychotherapie. Migration und psychische Gesundheit. Urban und Fischer & Elsevier, München

Mezzich JE et al (Hrsg) (1996) Culture and psychiatric diagnosis. A DSM-IV perspective. American Psychiatric Press, Washington DC

Möhring P, Apsel R (Hrsg) (1995) Interkulturelle psychoanalytische Therapie. Brandes & Apsel, Frankfurt a. M.

Parron DL (1982) An overview of minority group mental needs and issues as presented to the President's Commission on Mental Health. In: The President's Commission on Mental Health (Hrsg) Perspectives in minority group mental health. University Press of America, Washington DC

Peseschkian H (2002) Die russische Seele im Spiegel der Psychotherapie. Ein Beitrag zur Entwicklung einer transkulturellen Psychotherapie. VWB, Berlin

Peseschkian H (2012) Warum Psychotherapie transkulturell sein muss – das Ende der Ära monokultureller Psychotherapien. In: Heise T et al (Hrsg) Integration, Identität, Gesundheit. VWB, Berlin

Peseschkian H (2015) Herausforderungen der psychotherapeutischen Ausbildung und Ausbildungsselbsterfahrung unter Berücksichtigung des transkulturellen Kontextes. In: Heise T et al (Hrsg) Identitätsbegriff im Wandel. Zu Vielfalt und Diversität in Klinik, Praxis und Gesellschaft. VWB, Berlin

Peseschkian H (2016) Kultursensible Psychotherapie und transkulturelle Kompetenz. In: Boessmann U, Remmers A (Hrsg) Praktischer Leitfaden der tiefenpsychologisch fundierten Richtlinientherapie. Deutscher Psychologen Verlag, Berlin, S 143–150

Peseschkian H (2017) Transkulturelle Globalisierung – Über die gesellschaftliche Verantwortung von Psychiatern und Psychotherapeuten als Pioniere, Aufklärer und Brückenbauer im heutigen multikulturellen Europa. Nervenheilkunde 8:608–615

Peseschkian N (1977) Positive psychotherapie. Theorie und Praxis einer neuen Methode. Fischer, Frankfurt a. M.

Peseschkian N (1993) Psychosomatik und Positive Psychotherapie, 7. Aufl. Fischer Taschenbuchverlag, Frankfurt a. M.

Petzold HG (2015) Einführung – „Unterwegs" zu handlungsleitenden Menschenbildern. In: Petzold HG (Hrsg) Die Menschenbilder in der Psychotherapie. Interdisziplinäre Perspektiven und die Modelle der Therapieschulen, Bd 2. Aisthesis, Bielefeld, S 15

Pfeiffer WM (1994) Transkulturelle psychiatrie, 2. Aufl. Thieme, Stuttgart

Polozhy BS (1997) Kulturelle Psychiatrie: eine Betrachtung des Problems. Russ J Psychiatry 3:5–10

Ponterotto JG et al (Hrsg) (1995) Handbook of multicultural counseling. Sage, Thousand Oaks

Price-Williams B (1980) Toward the idea of a cultural psychology. A superordinate theme for study. J Cross Cult Psychol 11:75–88

Reimer C (2007) Der therapeutische Prozess. In: Reimer C et al (Hrsg) Psychotherapie – Ein Lehrbuch für Ärzte und Psychologen, 3. Aufl. Springer, Heidelberg

Santos HC et al (2017) Global increases in individualism. Psychol Sci 28(9):1228–1239

Saß et al (1998) Diagnostisches und Statistisches Manual Psychischer Störungen DSM-IV. Hogrefe, Göttingen.

Schneider W (Hrsg) (1990) Indikationen zur Psychotherapie. Beltz, Weinheim Basel

Triandis HC (1995) Individualism and collectivism. Westview Press, Boulder

Triandis HC, Lambert WW (1980) Handbook of cross-cultural psychology. Allyn & Bacon, Boston

Utsch M et al (2017) Empfehlungen zum Umgang mit Religiosität und Spiritualität in Psychiatrie und Psychotherapie. Positionspapier der Deutschen Gesellschaft für Psychiatrie und Psychotherapie, Psychosomatik und Nervenheilkunde (DGPPN). Spiritual Care 6(1):141–146

van Keuk E, Ghaderi C (2011) Diversity-Kompetenz in der transkulturellen Psychotherapie. In: Ghaderi C et al (Hrsg) Diversity: Transkulturelle Kompetenz in klinischen und sozialen Arbeitsfeldern. Kohlhammer, Stuttgart

van Quekelberghe R (1991) Klinische Ethnopsychologie. Asanger, Heidelberg

Wittkower ED, Rin H (1965) Recent development in transcultural psychiatry. In: de Reuck AVS, Porter R (Hrsg) Transcultural psychiatry. Ciba Foundation Symposium, Churchill

Wulff E (1978) Ethnopsychiatrie. Akademische Verlagsgesellschaft, Wiesbaden

Psychiatrie: Notfälle und Suizidalität

Meryam Schouler-Ocak und Andreas Heinz

26.1 Status – 276

26.2 Daten zur Suizidalität – 276

26.3 Suizidalität, Suizidversuche und Suizide in der Notfallmedizin – 278

26.4 Kultur und interkulturelle Kompetenz – 278

26.5 Religion und Suizid – 279

26.6 Suizid im Islam – 281

26.7 Suizid im Judentum – 281

26.8 Suizid im Hinduismus – 282

26.9 Suizid im Buddhismus – 283

26.10 Handlungsempfehlungen – 284

Literatur – 284

© Springer-Verlag GmbH Deutschland, ein Teil von Springer Nature 2020
A. Gillessen, S. Golsabahi-Broclawski, A. Biakowski, A. Broclawski (Hrsg.), *Interkulturelle Kommunikation in der Medizin*, https://doi.org/10.1007/978-3-662-59012-6_26

26.1 Status

Psychiatrische Notfälle können in Notfallmedizin und Rettungsdienst auftreten und mit einer akuten Eigen- und Fremdgefährdung einhergehen. Darüber hinaus können den Syndromebenen zugeordnet werden:
- Suizidalität,
- Erregungszustände (z. B. Manie, Angst, Intoxikation, Belastungsreaktionen),
- Verwirrtheitszustände (z. B. Delir, organisches Psychosyndrom) und
- stuporöse Zustände (z. B. Depression, Katatonie)

Unter Suizidalität bzw. als ein suizidales Syndrom wird die Summe aller Denk- und Verhaltensweisen eines Menschen oder auch von Gruppen von Menschen verstanden, die in Gedanken, durch aktives Handeln, Handeln lassen oder passives Unterlassen den eigenen Tod anstreben bzw. in Kauf nehmen (Berzewski und Pajonk 2012; Wolfersdorf 2008). Der Suizid – „Suicidium" (*caedes* „Tötung" und *sui* „seiner selbst") – ist dabei die suizidale Handlung mit letalem Ausgang.

Nach der WHO (2015) wird unter einem Suizidversuch jede Handlung mit nichttödlichem Ausgang subsumiert, bei der das Individuum entweder gezielt ein nicht habituelles Verhalten zeigt, das ohne Intervention von dritter Seite eine Selbstschädigung bewirken würde, oder absichtlich eine Substanz in einer Dosis einnimmt, welche über die verschriebene oder im Allgemeinen als therapeutisch angesehene Dosis hinausgeht und die zum Ziel hat, durch die aktuellen oder erwarteten Konsequenzen Veränderungen zu bewirken (Bronisch 1998).

Der Begriff Suizidalität erfasst sowohl aktive als auch passive („vermeidende") Verhaltensweisen, wobei die Abgrenzung von nicht suizidal motiviertem Verhalten oft schwierig sein kann. Von einem erweiterten Suizid wird dann gesprochen, wenn der Suizident weitere Personen (in der Regel nahe Angehörige) mit in den Tod nimmt.

Ein erhöhtes Risiko für Suizidalität besteht in folgenden Gruppen:

- Personen mit mindestens einem Suizidversuch in der Vorgeschichte
- Menschen mit psychischen Erkrankungen
- Menschen mit chronischen Schmerzen
- Menschen mit langanhaltenden Schlafstörungen
- Alte Menschen
- Vereinsamte und isolierte Menschen, Fehlen mitmenschlicher Kontakte (z. B. bei Scheidung, Verwitwung, Entwurzelung)
- Kinder und Jugendliche aus sogenannten Broken-home-Verhältnissen
- Menschen in Medizinal- und Helferberufen
- Personen mit Migrations- und Fluchthintergrund (Bronisch und Hegerl 2011; Wolfersdorf und Kaschka 1995; Aichberger et al. 2015)

26.2 Daten zur Suizidalität

Jedes Jahr versterben mehr als 800.000 Menschen an einem Suizid (WHO 2015). In dem Bericht wird darauf hingewiesen, dass über alle Altersgruppen hinweg eine weltweite Suizidrate von über 15,0/100.000 der Bevölkerung für Männer und 8,0/100.000 der Bevölkerung für Frauen festgestellt wurden (WHO 2015). Dabei kommen auf jeden einzelnen Suizid eines Erwachsenen (18 Jahre und älter) 20 oder mehr Suizidversuche (WHO 2015). Besonderes Augenmerk sollte dabei darauf gelegt werden, dass der Suizid in der Altersgruppe der jungen Menschen von 15–29 Jahren die zweithäufigste Todesursache darstellt; über alle anderen Altersgruppen hinweg wird der Suizid zu den 10 häufigsten Todesursachen gerechnet (WHO 2015).

Bezogen auf Deutschland liegen die Suizidraten in den letzten Jahren jährlich bei mehr als 10.000 (Statistisches Bundesamt 2016). Darin ist auffällig, dass Suizide unter Männern mit etwa einer Suizidrate von 18,1/100.000 im Vergleich zu der Rate von Frauen mit einer Suizidrate von 6,3/100.000 um fast das Dreifache erhöht ist. Offenbar suizidieren sich in Deutschland Männer um Faktor drei Mal häufiger als Frauen.

Zahlreiche Bestrebungen wie Kampagnen zur Reduktion und Prävention von suizidalem Verhalten wurden inzwischen durchgeführt. Zudem wurde vor mehr als 10 Jahren von Prof. Schmidtke das Nationale Suizidpräventionsprogramm für Deutschland (NaSPro) gegründet, das mit dem *European Network on Suicide Research and Prevention* und der Weltgesundheitsorganisation (WHO) unter Beteiligung des Bundesministeriums für Gesundheit und in Kooperation mit der Deutschen Akademie für Suizidprävention eng zusammenarbeitet (NaSPro 2016).

Bezüglich Migranten konnten in verschiedenen nationalen und internationalen Studien erhöhte Raten an Suizidversuchen und Suiziden in verschiedenen Migrantengruppen bzw. Minderheiten gefunden werden (Aichberger et al. 2015; Bursztein Lipsicas et al. 2012a; Razum und Zeeb 2004; van Bergen et al. 2010; Yilmaz und Riecher-Rossler 2008). So konnten z. B. in Großbritanien bei Migranten aus Südostasien, Pakistan und Indien (Bhugra et al. 1999; Bhui et al. 2007; Cooper et al. 2006), in den Niederlanden bei Migranten aus Marokko, Surinam und der Türkei (Burger et al. 2009; van Bergen et al. 2010) und in Deutschland bei Migranten aus der Türkei wie auch in der Schweiz (Aichberger et al. 2015; Yilmaz und Riecher-Rossler 2008) erhöhte Raten an Suizidversuchen dokumentiert werden.

Als eine besonders vulnerable Gruppe erwies sich die Gruppe von jungen Frauen mit Migrationshintergrund im Alter von 25 Jahren oder weniger. Denn gerade bei ihnen wurde in zahlreichen Untersuchungen ein erhöhtes Risiko für Suizidversuche gefunden (Aichberger et al. 2015; Bhugra 2002; Bhui et al. 2007; Bursztein Lipsicas et al. 2012b). In diesem Zusammenhang wurde hervorgehoben, dass offenbar Frauen mit Migrationshintergrund um mehr als zweimal so hohe Suizidversuchsraten aufweisen wie Männer mit Migrationshintergrund, wie sich bei der WHO/EURO Multicenter Studie herauskristallisierte (Löhr et al. 2006). Betont wurde dabei, dass für beide Gruppen, Frauen und Männer mit Migrationshintergrund, die Raten höher sind als die der Mehrheitsbevölkerung (Bursztein Lipsicas et al. 2012b).

Bezüglich der Suizidalität unter Geflüchteten konnte in einer Untersuchung aus den Niederlanden festgehalten werden, dass im Vergleich zu einheimischen Männern (15,7/100.000/Jahr) bei männlichen Geflüchteten hohe Suizidraten (25,6/100.000/Jahr) gefunden wurden, während bei Frauen kein relevanter Unterschied (7 bzw. 4/100.000/Jahr) dokumentiert wurde (Goosen et al. 2011).

All diese Studien zeigen auf, dass Personen mit Migrationshintergrund und aus ethnischen Minderheiten ein erhöhtes Risiko für Suizidalität aufweisen, ohne dass die zugrunde liegenden Mechanismen ausreichend erfasst sind. Ob und welche Rolle dabei Diskriminierungserfahrungen von legalen Minderheiten bezüglich des Aufenthaltsstatus oder religiösen Überzeugungen spielen, konnte dabei nicht geklärt werden. Nach dem Mikrozensus von 2017 hatten in Deutschland 19.258 Millionen Person einen Migrationshintergrund, zu denen auch geflüchtete Personen gerechnet werden. Das Statistische Bundesamt (2017) definiert dabei, dass eine Person einen Migrationshintergrund aufweist, „wenn sie selbst oder mindestens ein Elternteil nicht mit deutscher Staatsangehörigkeit geboren wurde". In diesem Zusammenhang sollte hervorgehoben werden, dass es sich bei Personen mit Migrations- und Fluchthintergrund um eine sehr heterogene Gruppe von Menschen mit sehr unterschiedlichen kulturellen Überzeugungen, Haltungen, Ritualen und Gebräuchen sowie stark differierenden religiösen Kontexten (Prägungen) handelt.

26.3 Suizidalität, Suizidversuche und Suizide in der Notfallmedizin

Untersuchungen für die präklinische Notfallversorgung in Deutschland zeigen, dass suizidale Patienten mit 25–30 % unter den psychiatrischen Notfällen im Notarztdienst eine große Rolle spielen (Pajonk et al. 2001, 2002, 2008). Pajonk et al. (2002) berichten, dass Notärzte überwiegend zu Suizidversuchen von jungen Männern gerufen werden. Die häufigsten Methoden bei Suizidversuchen, die vom Notarztdienst versorgt werden, sind Intoxikationen mit Medikamenten und illegalen Drogen (Pajonk et al. 2002).

Oftmals werden allerdings Häufigkeit und Relevanz eines Suizidversuchs vom Personal der Notaufnahmen unterschätzt. Zudem verbleibt Suizidalität oft unentdeckt und unbehandelt (Suokas und Lönnqvist 1989). Claassen und Larkin (2005) konnten in einer Studie feststellen, dass über 11,6 % der Patienten mit Suizidgedanken und über 2 % mit konkreten Suizidplänen sich in Rettungsstellen vorstellen. Die Autoren konnten festhalten, dass etwa 80 % der Patienten mit konkreten Suizidplänen in der Notaufnahme nicht als akut suizidal erkannt und behandelt werden.

In einer Publikation aus 2007 wurde mitgeteilt, dass 12,2 % der psychiatrischen Patienten, die sich in der Notaufnahme der Medizinischen Hochschule Hannover vorgestellt hatten, suizidal waren (Kropp et al. 2007). Puffer et al. (2012) fanden in einer Befragung von Notaufnahmen in Deutschland heraus, dass sich dort etwa 2 % aller Notaufnahmepatienten nach einem Suizidversuch vorgestellt haben. Während in einer Untersuchung in Finnland herausgefunden wurde, dass etwa die Hälfte aller Patienten nach Suizidversuch aus einer Notaufnahme ohne eine weitere Behandlung entlassen wurden (Suominen et al. 2004a, b), liegen entsprechende Zahlen aus Deutschland nicht vor.

Da Cruz et al. (2011) fanden in einer Studie 2010 heraus, dass sich 124 von 286 Suizidtoten im Jahr zuvor in einer Notaufnahme vorgestellt hatten, 35 sogar mindestens dreimal. Hickey et al. (2001) berichten, dass sich bei suizidalen Patienten das Risiko für einen erneuten Suizidversuch allein durch eine psychiatrische Intervention in der Notaufnahme bereits um etwa die Hälfte reduzieren lässt.

> Diese Daten unterstreichen, dass bei jedem psychisch Kranken im Notfall eine Anamnese, nach Möglichkeit mit Fremdanamnese, ein möglichst umfassender psychopathologischer Befund und eine vollständige körperliche und neurologische Untersuchung mit Bestimmung der Vitalparameter (Puls, Blutdruck, Sauerstoffsättigung) zum frühestmöglichen Zeitpunkt durchgeführt werden sollte.

Konkrete Zahlen zur Inanspruchnahme von suizidalen Personen mit Migrationshintergrund liegen nicht vor. Wie bereits in der Einleitung berichtet, haben Personen mit Migrations- und Fluchthintergrund ein erhöhtes Risiko für Suizidalität. Die interkulturelle Kompetenz kann dabei helfen, sie besser zu verstehen und zu erfassen (Schouler-Ocak et al. 2015).

26.4 Kultur und interkulturelle Kompetenz

Kultur wird von Pfeiffer umschrieben als ein „Komplex, der überlieferte Erfahrungen, Vorstellungen und Werte umfasst sowie gesellschaftliche Ordnung und Verhaltensregeln" (1994, S. 10). Dabei sind Bestandteile der Kultur Religion, Ess- und Wohnkultur, Haltungen, Einstellungen, Traditionen, Überlieferungen, Rituale, Lebensgewohnheiten etc.

Bezüglich der Religion ist der Religionsstatistik 2018 in Deutschland zu entnehmen, dass schätzungsweise knapp 4,7 Mio. Menschen der muslimischen Religionsgemeinschaft zugehörig sind (Religionsstatistik,

2018), knapp 270.000 der buddhistischen, etwa 200.000 der jüdischen und ca 100.000 der hinduistischen Religionsgemeinschaft zugerechnet werden (Religionen in Deutschland, 2017). Die Betrachtung des Suizides in den genannten Religionen wird im Verlauf des Kapitels „Religion und Suizid" separate erfolgen. In diesem Zusammenhang ist zu unterstreichen, dass die Religionen einen wesentlichen Teil des kulturellen Hintergrundes bestimmen können. Darin sind oftmals klare Überzeugungen, Haltungen und Einstellungen zur Suizidalität und erlaubte Umgangsformen bei suizidalem Verhalten enthalten.

Bei der hohen Zahl an Personen mit Migrationshintergrund und ethnischen Minderheiten ist davon auszugehen, dass interkulturelle Behandlungskonstellationen zum Regelfall werden. Daher erscheint es erforderlich, sich mit dieser Thematik auseinanderzusetzen. In diesem Zusammenhang ist es unverzichtbar, den soziokulturellen Hintergrund, zu der auch die Religiosität gehört, der einzelnen Patienten zu eruieren. Es kann damit gerechnet werden, dass die Religiosität einen Einfluss auf die Suizidalität hat (Lawrence et al. 2016). Dabei erweist sich die interkulturelle Kompetenz als ein sehr hilfreiches Werkzeug (Penka et al. 2012; Schouler-Ocak et al. 2015). Denn sie kann die Befähigung der Therapeuten soweit ausbauen, dass sie auch mit Patienten mit Migrations- und Fluchthintergrund adäquat arbeiten können.

> Zu den Skills der interkulturellen Kompetenz zählen die Fähigkeiten, mit einem qualifizierten Sprach- und Kulturvermittler zu arbeiten, mit einem Patienten aus einem anderen kulturellen Kontext eine therapeutische Beziehung aufzubauen und an die jeweiligen kulturellen Kontexte der Patienten adaptiert Diagnosen zu stellen sowie mit ihnen zu arbeiten (Qureshi et al. 2008; Schouler-Ocak et al. 2015).

Somit bilden Sensibilität und Empathie sowie kulturelles Wissen, worunter kognitive interkulturelle Kompetenz verstanden wird, die Bestandteile der interkulturellen Kompetenz. Unter kognitiver interkultureller Kompetenz wird z. B. das Wissen um unterschiedliche kulturelle Werte, Krankheitsmodelle oder Behandlungserwartungen sowie religiöse Vorstellungen, Haltungen und Einstellungen, auch zur Suizidalität subsumiert (Penka et al. 2008; Schouler-Ocak et al. 2015).

Zur Arbeit mit professionell qualifizierten Sprach- und Kulturvermittlern ist zu ergänzen, dass ihr Einsatz dann routinemäßig erfolgen sollte, wenn sprach- und/oder kulturgebundene Verständigungsprobleme eine Therapie nicht möglich machen oder behindern. In diesem Zusammenhang ist zu betonen, dass sowohl der Therapeut als auch der Dolmetscher darin ein Training durchlaufen haben sollten. Die Finanzierung dafür ist in Deutschland unzureichend oder fehlt ganz.

An dieser Stelle soll darauf hingewiesen werden, dass sich jede Religion in eher progressivere oder orthodoxere Überzeugungen aufteilt, die sich dahingehend unterscheiden, welchen Grad man an Verbindlichkeit gewissen religiösen Quellen zumisst. Nachfolgend soll das Thema „Religion und Suizid" näher beleuchtet und anschließend eine kurze Zusammenfassung zum Suizid in den Weltreligionen gegeben werden.

26.5 Religion und Suizid

In verschiedenen Publikationen wird darauf hingewiesen, dass nur wenige islamische Länder Suizidraten erheben bzw. berichten. Möglicherweise könnten die Gründe in den Ausführungen zum Islam und Suizid zu finden sein (Khan und Hyder 2006; Pritchard und Amanullah 2007). Sarfraz und Castle (2002) vermuten, dass die niedrig berichteten Suizidraten in muslimischen

Ländern nicht zutreffen und einen Mythos darstellen. Mögliche Ursachen dafür sehen die Autoren auf der Ebene der sozialen Stigmatisierung, der nach einem Suizid die Familien ausgesetzt sind (Sarfraz und Castle 2002).

Wu et al. (2015) konnten in einer Meta-Analyse nachweisen, dass der Religion ein protektiver Einfluss auf die Vermeidung von vollendeten Suiziden zugeschrieben wird. Daher empfehlen die Autoren, bei Aufklärungskampagnen bzw. Informationsveranstaltung den protektiven Einfluss der Religion zu berücksichtigen (Wu et al. 2015). In diesem Zusammenhang konnten Studien aufzeigen, dass Religiosität jeweils mit einem reduzierten Risiko für Suizidalität einhergeht (Dervic et al. 2004; Lizardi et al. 2008). Offenbar scheint dabei die Intensität der Religiosität eine Rolle zu spielen, denn es konnte nachgewiesen werden, dass gerade die Intensität der Religiosität das suizidale Verhalten beeinflusst (Nelson 1977) und der protektive Einfluss religionsübergreifend vorhanden zu sein scheint (Dervic et al. 2004; Lizardi et al. 2008).

Entsprechend konnten Cook et al. (2002) feststellen, dass geringe Religiosität mit Suizidideen und suizidalem Verhalten assoziiert war. Darüber hinaus fanden Koenig et al. (2001) heraus, dass Religiosität assoziiert zu sein scheint mit einer geringeren Ausprägung von Aggressivität und Feindseligkeit, die mit suizidalem Verhalten in Verbindung gebracht werden. Des Weiteren wurde von Hilton et al. (2002) berichtet, dass in vielen Religionen der Gebrauch von abhängig machenden Substanzen und das Rauchen, die ebenfalls mit Suizidalität in Verbindung zu sein scheinen, verboten sind (Martin et al. 2003).

Gearing und Alonzo (2018) behaupten, dass in den großen Religionen (Christentum, Judentum und Islam) der Akt der Selbsttötung Missbilligung findet. Daher habe jede Religion für sich zahlreiche effektive Coping-Strategien, wie z. B. Gebete, religiöse Rituale, soziale Netzwerke entwickelt, um Menschen in Konfliktsituationen wie bei Suizidalität zu unterstützen. Dabei werde die „protektive Wirkung" der Religion genutzt.

Nach Wu et al. (2015) zähle zu den protektiven Wirkungen auch der Rückgang von Aggressivität und Feindseligkeit, der religionsübergreifend bei allen größeren Religionen zu finden sei. Die Autoren leiten daraus ab, dass der Grad der Religiosität einen Indikator für das Suizidrisiko bildet. Demgegenüber wird aber darauf hingewiesen, dass auch die Religion selbst ein erhöhtes Risiko für Suizidalität Anlass geben könnte (Gearing und Alonzo 2018). Denn Zhang und Xu (2007) konnten eruieren, dass die Schwere des Suizidversuches mit der Religiosität zunahm, wofür sie keine klaren Begründungen finden konnten. Offenbar wirkten hier z. B. die moralischen Hürden der religiösen Überzeugung nicht mehr als Schutz vor suizidalem Verhalten.

Jongkind et al. (2018) berichten über Hinweise, dass Religion gegen Suizidideen, Suizidversuche und vollendete Suizide schütze, zugleich gebe es auch Evidenz zur gegenteiligen Annahme, dass Religion nicht gegen Suizidalität schütze. Um den Zusammenhang zwischen suizidalen Parametern und den Dimensionen der Religion besser zu erfassen, untersuchten sie an Major Depression erkrankte Menschen. Erfasst wurden Nutzung von religiösen Angeboten, Frequenz der Gebetsaufsuche, Typen von Gottesrepräsentanzen und moralische Bedenken gegen Selbsttötung. Hierbei fanden die Autoren heraus, dass eine positive Gottesrepräsentanz mit Suizidideen negativ korrelierte. Zudem korrelierten hohe moralische Bedenken gegen Selbsttötung und eine positive Gottesrepräsentanz bei christlichen Patienten mit einer Major Depression negativ mit Suizidideen. Daraus folgerten Jongkind et al. (2018), dass bei der Beurteilung der Suizidalität und bei der Entwicklung von therapeutischen Strategien diese beiden Parameter möglicherweise eine wichtige Rolle spielen könnten.

Zusammenfassend kann festgestellt werden, dass die Datenlage widersprüchlich ist. Um die Zusammenhänge zwischen Religion

Psychiatrie: Notfälle und Suizidalität

und Suizidalität besser zu verstehen, sind weitere Untersuchungen erforderlich.

26.6 Suizid im Islam

Im heiligen Buch des Islam, dem Koran, wird das menschliche Leben als heilig betrachtet und darf ohne eine Rechtfertigung nicht genommen werden. Der Koran spricht dabei nicht eindeutig von der Selbsttötung: Die Überlieferung verurteilt ihn jedoch unmissverständlich als eine Form des Unglaubens und bedroht den Selbstmörder mit der Höllenstrafe (Yusuf al-Qaradawi 1989). Der Einzelne hat die Pflicht, das Leben, ein Geschenk des Schöpfers, zu pflegen.

Darüber hinaus ist im Islam der Suizid bzw. die Selbsttötung strengstens untersagt. Der Koran enthält Sanktionen gegen die Selbsttötung. So steht darin geschrieben „Und tötet euch nicht (gegenseitig)! Allah verfährt barmherzig mit euch" (Quran 4:29; Stacey 2016) und „stürzt euch nicht mit eigenen Händen ins Verderben…" (Quran 2:195; Stacey 2016). Wie Pritchard und Amanullah (2007) und Gearing und Lizardi (2009) berichten, ist auch eine Selbsttötung infolge Verzweiflung wegen weltlicher Probleme streng verboten. Denn die islamische Theologie besagt, dass Gott das Leben geschenkt hat, und der Mensch es selbst nicht beenden darf.

In Sure 4 des Korans wird hierzu Bezug genommen: „Und tötet euch nicht selbst (…) Doch wer das tut, aus Feindseligkeit und Frevel, den werden wir im Höllenfeuer brennen lassen" (Quran 4:29; Stacey 2016). Auch in den „Hadithen", den Überlieferungen zu den Taten, Bräuchen und Aussagen des Propheten Mohammed, wird der Suizid bzw. die Selbsttötung untersagt. An einer anderen Stelle in den „Hadithen" wird berichtet, dass Gott gesagt habe: „Mein Knecht nahm sich das Leben und ist Mir damit zuvorgekommen. Ich verwehre ihm das Paradies" (Stacey 2016; Suizid im Islam – Eine Sünde für die Hölle, 2016).

Darüber hinaus geht die islamische Theologie davon aus, dass Gott, der Barmherzigste, Mitfühlendste und Segenreichste, die Gläubigen angehalten habe, sich mit Respekt und Fairness zu begegnen, fü einander da zu sein und niemanden mit seinen Problemen und Sorgen alleine zu lassen. Darin besteht auch die Überzeugung, dass Unterstützung helfen könne, die Sünde, sich das Leben zu nehmen, zu verhindern. Zugleich untersage der barmherzige Gott den Muslimen, sich über einen anderen lustig zu machen, ihn zu verachten, zu beleidigen und zu missbrauchen sowie zu schaden (Quran, 49:11) (Pritchard and Amanullah 2007; Gearing und Lizardi 2009).

In diesem Zusammenhang sollte noch einmal unterstrichen werden, dass nach islamischer Auffassung die Allmacht und unumschränkte Herrschaft Allahs, des Unerschaffenen, sowie seine grundsätzliche Verschiedenheit vom Menschen, seinem Geschöpf, es dem Menschen verbieten, Gottes Handeln vorherzusagen und damit seine Allmacht einzuschränken, denn „menschliche Rede kann nur menschlich, also inadäquat, weil standortorientiert, von Ihm sprechen" (Gräf 1976).

26.7 Suizid im Judentum

Aufgrund des Gebotes zur Wahrung des Lebens lehnt das Judentum den Suizid ab und wird als Frevel gegen Gott angesehen. Die Verpflichtung zum Selbsterhalt kann aus Dtn 4,14: „Nehmt euch um eures Lebens willen gut in acht!" oder dem Dekalog (Zehn Gebote) „Du sollst nicht morden" abgeleitet werden[1]. Im Judentum fällt unter das Tötungsverbot auch das Verbot der Selbsttötung (Moses ben Maimon). Dabei ist der Suizid selbst dann verboten, wenn dadurch einem anderen Menschen das Leben gerettet werden kann. Darüber hinaus wird das Leben als „Leihgabe" betrachtet, sodass das absolute Anrecht auf den Körper nicht beim Menschen liegt, da Gott jedem Menschen einen Körper und eine Seele für

---

1 Siehe: Ex 20,13; Dtn 5,17 sowie Gen 9,5.

eine bestimmte Zeit zur Verfügung gestellt habe, und jeder Mensch dafür verantwortlich sei, für diese „Leihgabe" Sorge zu tragen (Schostak 1995). Denn aus jüdischer Sicht besitzt das menschliche Leben unabhängig von der Lebensdauer einen unantastbaren, unendlichen Wert (Nordmann 2001).

Das jüdische Religionsgesetz (Halacha) basiert auf folgendem Prinzip: „Das Leben ist nicht das Eigentum des Menschen, sondern es bleibt das Eigentum des Schöpfers. Leben ist geliehen, verbunden mit der Aufgabe, es zum Besten zu nutzen. Daraus resultiert zum einen die Verpflichtung, für seinen Körper und für seine Seele – beides ist uns geliehen – gut zu sorgen, zum anderen aber auch das Verbot, den Körper oder die Seele zu verletzen. Wer Leben nimmt – das eigene oder das eines anderen – raubt Gottes Eigentum. Es ist Chillul Haschem, „Entweihung Gottes"." In diesem Beitrag wird weiter ausgeführt, dass zugleich das Ziel der jüdischen Religion die Liebe zum Leben sei. Das Leben gelte als etwas so Heiliges im Judentum, dass zu seiner Erhaltung (Pikuach Nefesch) alle Gebote der jüdischen Tradition gebrochen werden dürften bzw. sogar müssten.

Dabei seien nur drei Ausnahmen erlaubt: Man dürfe sich selber töten, 1) um Götzendienst zu vermeiden, 2) um Inzest zu vermeiden und 3) um die Ermordung eines anderen zu vermeiden (Sanhedrin 74a) (Pritchard und Amanullah 2007; Gearing und Lizardi 2009). Dies sei Kiddusch Haschem, „Heiligung Gottes".

Zudem wird beschrieben, dass nach einer freiverantwortlichen Selbsttötung (laDaat) je nach Ausrichtung keine Rede über den Verstorbenen gehalten werden dürfte. Denn der Talmudlehre, dass man nicht trauern solle – denn Gott habe ja hier kein Leben genommen, sondern jemand habe Gott das Leben geraubt (Jüdische Allgemeine 2014). Darüber hinaus werde nach einem Suizid kein Kaddisch für den Verstorbenen aufgesagt. In diesem Zusammenhang gelten die Hinterbliebenen nicht als „Awelim", als Trauernde, sodass sie nicht verpflichtet seien, die Gebote für Trauernde zu beachten (Jüdische Allgemeine 2014). Bis ins 20. Jahrhundert seien allen Suizidenten die üblichen Trauergebete versagt worden (Gearing und Lizardi 2009).

26.8 Suizid im Hinduismus

Vijayakumar und John (2018) beschreiben, dass der Hinduismus eine der ältesten Religionen der Welt sei und eher als Lebensweise oder Philosophie wahrgenommen werde und weder eine monotheistische Religion sei noch ein einheitliches Konzept habe. Zudem habe der Hinduismus keinen menschlichen Gründer oder eine universelle Lehre. Der Glaube, die Moral und die Philosophie eines Hindu basierten auf den Veden, Upanishaden und Epen wie Ramayana und Mahabharata. So werde in den Schriften von Dharmashastra (das hinduistische Buch über Kodex, Verhalten und Ethik, 900–700 v. Chr.) beschrieben, dass Selbstmord und Selbstmordversuch als große Sünden zu verurteilen seien.

Weiter heißt es, im Laufe der Jahrhunderte habe der Hinduismus widersprüchliche Haltungen über Selbstmord eingenommen. Einerseits würden allgemeine Selbstmorde verurteilt, andererseits jedoch religiöse Selbstmorde geduldet. Diese Mehrdeutigkeit spiegle sich im heutigen Indien wider. So wirke die hinduistische Religion in bestimmten Situationen als Schutzfaktor, während sie zu anderen Zeiten das Selbstmordrisiko erhöhen könne. Im Hinduismus sei es letztlich die Entscheidung des Einzelnen, wie er oder sie lebe und sterbe (Vijayakumar und John 2018).

Im Hinduismus zählen zu den bedeutendsten Texten der Hindus gehörende Puranas, die wichtigsten heiligen Schriften des Hinduismus (Ineichen 1998). Darin werde betont, dass die Selbsttötung Lohn der Asketen sei, um deren Frömmigkeit zu besiegeln, jedoch kein Ausweg für Menschen, die nicht an die Götter glauben. Die Philosophie des Hinduismus über Reinkarnation und Karma besage, dass für Hindus das Leben nicht mit dem Tod ende, weil dem Tod die

Wiedergeburt folge (Hassan 1983; Ineichen 1998). Daher sei der Hinduismus wesentlich toleranter gegenüber Selbsttötungen (Hassan 1983; Ineichen 1998; Kamal und Loewenthal 2002).

Vijayakumar und John (2018) berichten, dass Hindus glauben, dass alle Lebensformen eine Seele oder einen atman haben. Jeder atman ist ewig; er wird nie erschaffen, nie untergehen und als unveränderliche Wahrheit, Bewusstsein und Glückseligkeit bezeichnet. Der Atman durchläuft unendliche Zyklen von Geburten und Todesfällen, basierend auf sein Karma, bis er das Ultimative erkennt und Moksha oder Brahman (die ultimative Realität) erreicht. Wer tugendhaft mit Dharma lebt, d. h. der gerechten Lebensweise und dem Mitgefühl, kann das negative Karma der Vergangenheit mildern und positives Karma für die Zukunft schaffen.

Die Autoren berichten darüber hinaus, dass, wenn ein Mensch sterbe, seine Seele zusammen mit einem Restbewusstsein den Körper verlasse und auf eine andere astrale Ebene gehe. Die Bhagavad Gita, ein 700-seitiger Text innerhalb des indischen Epos Mahabharata, besage, dass das Leben wie ein roter Faden sei, unterbrochen von Perlen von Geburten und Todesfällen, die wie Tag und Nacht aufeinander folgen. Ein guter Tod solle geschehen, wenn alle Handlungen selbstlos seien, ohne an seine Früchte zu denken und nur durch die Liebe Gottes motiviert sei (Vijayakumar und John 2018).

26.9 Suizid im Buddhismus

Nach der Lehre des Buddhas verfüge jeder Mensch frei über sein Leben, sodass daher ein Suizid nicht verboten sei und auch keine Schande darstelle (Delhey 2006). Allerdings werden Suizide in den buddhistischen Schriften differenziert betrachtet (Delhey 2006; Lizardi und Gearing 2010). Dabei schwanke der Buddhismus selbst zwischen klarer Ablehnung und bedingter Zustimmung zur Selbsttötung. So werde die Selbsttötung mit dem Ziel, die eigene Erleuchtung vor einem Rückfall (z. B. bei schwerer Krankheit) zu schützen oder um nach der Wiedergeburt zu einer höheren Daseinsform aufzusteigen, in den Schriften da und dort positiv gewertet (Lizardi und Gearing 2010). Dabei sei die Voraussetzung für eine positive Wertung der Selbsttötung ein klarer, konzentrierter und ruhiger Gemütszustand und das Vertrauen in einen Buddha, sodass hier die Selbsttötung als nicht verwerflich oder karmisch schädlich betrachtet werde (Delhey 2006; Lizardi und Gearing 2010).

Im Buddhismus sei Leben und Tod ein großer Zyklus, der erst im Nirvana ende, dem Zustand, der durch die Einstellung von Begehren und Leiden gekennzeichnet sei und Glückseligkeit und Frieden verkörpere. Wenn das Nirvana nicht erreicht werde, gelte der Tod nur als Beginn eines weiteren Zyklus von Schmerz und Leid (Disayavanish und Disayavanish 2007). Die buddhistische Lehre lehre die Vier Edlen Wahrheiten, die die Botschaft umfassen, dass das Leben voller Unzufriedenheiten sei (Disayavanish und Disayavanish 2007). Alle Lebensphasen, Geburt, Altern, Krankheit und Tod seien von Mangel und Verlangen erfüllt, die als die Bedingungen des Leidens gelten. Buddha habe gelehrt, dass das Ende eines unbefriedigenden Lebens nur durch den Edlen Achtfachen Pfad möglich sei.

Im Buddhismus stehe allem Leben höchste Achtung zu. Generell gelte im Buddhismus die Haltung, dass sich bei jemandem, der sein Leben vernichte, sein Karma verschlechterte und er sich dadurch Steine in den Weg zur Erleuchtung lege. Gläubige Buddhisten können ihr Karma verbessern, wenn sie tief verzweifelten Menschen helfen und sie von ihrem Vorhaben, sich selbst zu töten, abbringen können (Delhey 2006; Lizardi und Gearing 2010). Je nach Ausrichtung des Buddhismus gelte ein Suizid auch als Schande für die gesamte Familie, nur wenn durch einen Suizid z. B. das Leben von anderen Menschen gerettet werden, könne er auch positiv bewertet werden (Dhammadapa 2001).

26.10 Handlungsempfehlungen

Die vorliegenden Untersuchungen lassen darauf schließen, dass die Zugehörigkeit zu einer Glaubensgemeinschaft und die Intensität der Religiosität bei jedem Patienten bei der diagnostischen Abklärung im Rahmen der Anamnese erfasst werden sollte, da sie bei der Suizidalität und dem Umgang damit eine wichtige Rolle spielen kann.

Das Cultural Formulation Interview (CFI) kann dabei helfen, diesbezüglich Informationen systematisch zu erheben. Denn das CFI erlaubt, Personen mit Migrationshintergrund und ethnische Minderheiten besser zu verstehen und zu behandeln (Schouler-Ocak und Aichberger 2015). Es stellt ein Instrument dar, das insbesondere bei Schwierigkeiten in der diagnostischen Einschätzung bei Personen mit Migrationshintergrund oder aus ethnischen Minderheiten zu einer besseren kulturgebundenen Verständigung beitragen kann (Falkai und Wittchen 2015). Daher sollte sie bei jedem psychisch Kranken mit Migrationshintergrund auch im Notfall bei der Anamnese integriert werden.

Zugleich sollten den Empfehlungen von Wu et al. (2015) für die klinische Arbeit befolgt werden, zu denen die folgenden Einschätzungen zählen:
- Bedeutung der Religion, die Exposition der Religion und die Identität des Patienten
- Rolle der Religiosität bei Stress und Konfliktsituationen
- Konzeptualisierung des Suizids und subjektiv wahrgenommene Religiosität des Patienten
- Wert der Unterstützung, den der Patient durch Teilnahme am religiösen Leben erfährt

Mithilfe dieser Empfehlungen sollen die Bedeutung und die Wertigkeit des Verständnisses von Religiosität der Patienten und ihre Rolle im Rahmen der Suizidalität besser verstanden und ggf. in der Behandlung berücksichtigt werden. Künftige Studien sollten den Zusammenhang zwischen Religion und Suizidalität, insbesondere die Beziehung zwischen Religiosität, Alter, Gender, kultureller Kontext und Ethnizität mehr in den Fokus rücken (Wu et al. 2015).

Literatur

Aichberger MC et al (2015) Suicide attempt rates and intervention effects in women of Turkish origin in Berlin. Eur Psychiatry 30(4):480–485
al-Qaradawi Y (1989) Erlaubtes und Verbotenes im Islam. SKD Bavaria, München, S 277
Berzewski H, Pajonk FG (2012) Suizid – Suizidversuch – Suizidalität. Notfall + Rettungsmedizin 15(7):586–592
Bhugra D (2002) Suicidal behavior in South Asians in the UK. Crisis 23(3):108–113
Bhugra D et al (1999) Attempted suicide in west London. II Inter-group comparisons. Psychol Med 29(5):1131–1139
Bhui K et al (2007) Rates, risk factors & methods of self harm among minority ethnic groups in the UK: a systematic review. BMC Public Health 19(7):336
Bronisch T (1998) Suizidalität. In: Hewer W, Rossler W (Hrsg) Das Notfallpsychiatrie-Buch, 4. Aufl. Urban & Schwarzenberg, München, S 159–170
Bronisch T, Hegerl U (2011) Suizidalität (Kap. 80). In: Moller HJ, Laux G, Kapfhammer HP (Hrsg) Psychiatrie, Psychosomatik und Psychotherapie, Bd 2, 4. Aufl. Springer, Berlin, S 1469–1501
Burger I et al (2009) Suicidal behavior in four ethnic groups in the Hague, 2002–2004. Crisis 30(2):63–67
Bursztein Lipsicas C et al (2012a) Attempted suicide among immigrants in European countries: an international perspective. Soc Psychiatry Psychiatr Epidemiol 47(2):241–251
Bursztein Lipsicas C et al (2012b) Gender distribution of suicide attempts among immigrant groups in European countries – an international perspective. Eur J Public Health 23(2):279–284
Claassen CA, Larkin GL (2005) Occult suicidality in an emergency department population. Br J Psychiatry: J Ment Sci 186:352–353
Cook JM et al (2002) Suicidality in older African Americans. Am J Geriatric Psychiatry 10:437–466
Cooper J et al (2006) Self-harm in the UK: differences between South Asians and Whites in rates, characteristics, provision of service and repetition. Soc Psychiatry Psychiatr Epidemiol 41(10):782–788
Da Cruz D et al (2011) Emergency department contact prior to suicide in mental health patients. EMJ 28(6):467–471
Delhey M (2006) Views on suicide in Buddhism – some remarks. In: Buddhism and violence. Hrsg.

by Michael Zimmermann with the assistance of Chiew Hui Ho and Philip Pierce. LIRI Seminar Proceedings Series Bd. 2. Lumbini: Lumbini International Research Institute, S 25–63

Dervic K et al (2004) Religious affiliation and suicide attempt. Am J Psychiatry 161(12):2303–8

Dhammadapa (2001) The way of truth (Sangharakshita, Trans.). Windhorse Publications, Birmingham

Disayavanish C, Disayavanish P (2007) A Buddhist approach to suicide prevention. J Med Assoc Thai 90(8):1680–1688

Falkai P, Wittchen HU (2015) American Psychiatric Association. Diagnostisches und Statistisches Manual Psychischer Störungen DSM-5. Deutsche Ausgabe. Hogrefe, Göttingen

Gearing RE, Alonzo D (2018) Religion and suicide: new findings. J Relig Health 57(6):2478–2499

Gearing RE, Lizardi D (2009) Religion and suicide. J Relig Health 48(3):332–341

Goosen S et al (2011) Suicide death and hospital-treated suicidal behaviour in asylum seekers in the Netherlands: a national registry-based study. BMC Public Health 11:484

Gräf E (1976) Auffassungen vom Tod im Rahmen islamischer Anthropologie. In: Schwartländer J (Hrsg) Der Mensch und sein Tod, Bd 2. Vandenhoeck & Ruprecht, Göttingen, S 126–145

Hassan R (1983) A way of dying: suicide in Singapore. Oxford University Press, Kuala Lumpur

Hickey L et al (2001) Deliberate self-harm patients who leave the accident and emergency department without a psychiatric assessment: a neglected population at risk of suicide. J Psychosom Res 50(2):87–93

Hilton SC et al (2002) Suicide rates and religious commitment in young adult males in Utah. Am J Epidemiol 155(5):413–9.

Ineichen B (1998) The influence of religion on the suicide rate: Islam and Hinduism compared. Ment Health Relig Cult 1:31–36

Jongkind M (2018) Dimensions of religion associated with suicide attempt and suicide ideation in depressed, religiously affiliated patients. Suicide Life Threat Behav. ▶ https://doi.org/10.1111/sltb.12456

Jüdische Allgemeine (2014) ▶ https://www.juedische-allgemeine.de/article/view/id/18148

Kamal Z, Loewenthal KM (2002) Suicide beliefs and behaviour among young Muslims and Hindus in the UK. Ment Health Relig Cult 5(2):111–118

Khan MM, Hyder AA (2006) Suicides in the developing world: case study from Pakistan. Suicide Life Threat Behav 36(1):76–81

Koenig AL et al (2002) Negative caregiver strategies and psychopathology in urban, African-American young adults. Child Abuse Negl 26(12):1211–33.

Kropp S et al (2007) Charakteristik psychiatrischer Patienten in der Notaufnahme. Psychiatr Prax 34(2):72–75 (Characteristics of psychiatric patients in the accident and emergency department (ED))

Lawrence RE et al (2016) Religion and Suicide Risk: A Systematic Review. Arch Suicide Res 20(1):1–21

Lizardi D, Gearing RE (2010) Religion and suicide: Buddhism, Native American and African religions, Atheism, and Agnosticism. J Relig Health 49(3):377–384

Lizardi D et al (2008) The role of moral objections to suicide in the assessment of suicidal patients. J Psychiatr Res. 42(10):815–21

Löhr C et al (2006) Epidemiologie suizidalen Verhaltens von Migranten in Deutschland. Suizidprophylaxe 4:171–176

Martin et al (2003) Annual summary of vital statistics. Pediatrics 2005 115(3):619–34

NaSPro (2016) ▶ http://www.suizidpraevention-deutschland.de/

Nelson FL (1977) Religiosity and self-destructive crises in the institutionalized elderly. Suicide Life Threat Behav 7(2):67–74

Nordmann Y (2001) Jüdische Medizinethik: Leben als „Leihgabe". Dtsch Arztebl 98(3): A-92 / B-78 / C-78

Pajonk FG et al (2001) Psychiatrische Notfalle im Notarztdienst einer deutschen Grosstadt. Fortschr Neurol Psychiatr 69(4):170–174

Pajonk FG et al (2002) Suicides and suicide attempts in emergency medicine. J Crisis Int Suicide Prev 23(2):68–73

Pajonk FG et al (2008) Psychiatric emergencies in prehospital emergency medical systems: a prospective comparison 288 of two urban settings. Gen Hosp Psychiatry 30(4):360–366

Penka S et al (2008) Explanatory models of addictive behaviour among native German, Russian-German, and Turkish youth. Eur Psychiatry 23(1):36–42

Penka S et al (2012) The concept of "intercultural opening": the development of an assessment tool for the appraisal of its current implementation in the mental health care system. Eur Psychiatry 27(2):63–69

Pfeiffer WM (1994) Transkulturelle Psychiatrie. Ergebnisse und Probleme. Thieme, Stuttgart, S 10

Pritchard C, Amanullah S (2007) An analysis of suicide and undetermined deaths in 17 predominantly Islamic countries contrasted with the UK. Psychol Med 37:421–430

Puffer E et al (2012) Psychiatrische Versorgung in der Notaufnahme. Anaesthesist 61(3):215–223

Qureshi A et al (2008) Cultural competency training in psychiatry. Eur Psychiatry 3(1):49–58

Razum O, Zeeb H (2004) Suizidsterblichkeit unter Türkinnen und Türken in Deutschland. Nervenarzt 75(1):1092–1098

Sarfraz A, Castle DJ (2002) A Muslim suicide. Australasian Psychiatry 10(1):48–50

Schostak Z (1995) Is there patient autonomy in halacha?, in ASSIA, Assia Jew Med Ethics 2(2):22–27

Schouler-Ocak M, Aichberger MC (2015) Versorgung von Migranten. PSYCH up2date 9(3):177–188

Schouler-Ocak M et al (2015) EPA guidance on cultural competence training. Eur Psychiatry 30(3):431–440

Stacey A (2016) The religion of Islam ▶ https://www.islamreligion.com/de/articles/10370/verzweiflung-und-selbstmord-im-in-islam/#_ftnref29878

Statistisches Bundesamt (2016) Todesursachenstatistik. Gesundheitsberichterstattung des Bundes. Statistisches Bundesamt, Bonn, S 2016

Statistisches Bundesamt (2017) ▶ https://www.destatis.de/DE/PresseService/Presse/Pressemitteilungen/2018/08/PD18_282_12511.html

Suokas J, Lonnqvist J (1989) Evaluation of attempted suicides: a comparative study of staff in a general hospital and consulting staff in a psychiatric hospital. Crisis 10(2):123–131

Suominen KH et al (2004a) Patients' evaluation of their psychiatric consultation after attempted suicide. Nord J Psychiatry 58(1):55–59

Suominen KH et al (2004b) Attempted suicide and psychiatric consultation. Eur Psychiatry: J Assoc Eur Psychiatrists 19(3):140–145

van Bergen DD et al (2010) Suicidal behavior and ethnicity of young females in Rotterdam, The Netherlands: rates and risk factors. Ethn Health 15(5):515–530

Vijayakumar L, John S (2018) Is Hinduism ambivalent about suicide? Int J Soc Psychiatry 64(5):443–449

Welt.de (2016) Suizid im Islam Eine Sünde für die Hölle. ▶ https://www.welt.de/newsticker/dpa_nt/afxline/topthemen/hintergruende/article158733843/Eine-Suende-fuer-die-Hoelle.html

WHO (2015) ▶ http://www.who.int/mental_health/prevention/suicide/suicideprevent/en/

Wolfersdorf M (2008) Suizidalität. Nervenarzt 79(11):1319–1336

Wolfersdorf M, Kaschka WP (1995) Tropon Symposion 10 Suizidalität – Die biologische Dimension. Springer, Berlin

Wu A et al (2015) Religion and completed suicide: a meta-analysis. PLoS One 10(6):e0131715

Yilmaz T, Riecher-Rossler A (2008) Suicide attempts among first and second generation immigrants. Neuropsychiatr 22(4):261–267

Zhang J, Xu H (2007) The effects of religion, superstition, and perceived gender inequality on the degree of suicideintent: a study of serious attempters in China. Omega (Westport) 55(3):185–197

Psychiatrie: Wahnhafte Störungen und kultursensible Therapieformen

Mimoun Azizi und Solmaz Golsabahi-Broclawski

27.1 Psychiatrie im muslimischen Verständnis – 288

27.2 Aromatherapie – 289

27.3 Musik- und Bewegungstherapie – 289
27.3.1 Die Makam (Musiktherapie) – 290
27.3.2 Slam – Wohlsein an Leib, Seele und Geist – 292
27.3.3 Bewegungstherapie im Sufismus – 293

27.4 Religiöser Wahn – 293

27.5 Kultursensibilität – 297

27.6 Die Rolle der Jinns im Arzt-Patienten-Verhältnis – 298

27.7 Einsatz von Neuroleptika und Antidepressiva – 300

27.8 Zusammenfassung – 301

Literatur – 301

© Springer-Verlag GmbH Deutschland, ein Teil von Springer Nature 2020
A. Gillessen, S. Golsabahi-Broclawski, A. Biakowski, A. Broclawski (Hrsg.), *Interkulturelle Kommunikation in der Medizin*, https://doi.org/10.1007/978-3-662-59012-6_27

> „Mag die Religion auch noch so wenig um seelische Gesundung oder Krankheitsverhütung bemüht sein, so ist es doch so, dass sie per effectum – und nicht per intentionem! – psychohygienisch, ja psychotherapeutisch wirksam wird." (V. E. Frankl, „Ärztliche Seelsorge")

27.1 Psychiatrie im muslimischen Verständnis

Die Studie „Psychiatry and Islam", von Saxby Pridmore und Mohamed Iqbal Pasha (Pridmore und Iqbal Pasha 2004) veröffentlicht, untersucht den Zusammenhang zwischen psychischer Gesundheit und den Regeln innerhalb der islamischen Gesellschaften (Pridmore und Iqbal Pasha 2004). Die Studie zeigt u. a., dass in Saudi-Arabien und in Pakistan die überwiegende Meinung vorherrscht, dass psychische Erkrankungen eine Strafe Gottes seien und dass diese Menschen von bösen Geistern besessen seien; dementsprechend ist auch die Behandlung, die aus Bestrafung und Exorzismus besteht (Lim et al. 2014).

Psychisch erkrankte Patienten in Ägypten, im Libanon, im Iran, in Malaysia und in anderen islamischgeprägten Staaten hingegen werden in der Psychiatrie ambulant oder zum Teil stationär behandelt. Dabei erfahren die Verfahren wie Meditation, Rezitation sowie die Anwendung von ätherischen Ölen im Rahmen von Aromatherapien als auch das nonverbale, visuelle Ausdrücken in kunsttherapeutischen Settings im Vergleich zu Deutschland eine wesentlich forciertere Anwendung.

Die Studie „The attribution of psychotic symptoms to Jinn in Islamic patients" von Anastasia Lim, Hans Hoek und Jan Dirk Blom setzt sich mit optischen und akustischen Halluzinationen bei muslimischen Patienten auseinander. Dabei kommen sie zu zwei Ergebnissen: Zum einen, dass zu diesen Themen kaum Studien existieren, und zum anderen, dass solche Symptome, wie optische oder akustische Halluzinationen, den bösen Geistern, den sogenannten bösen Jinns, zugeschrieben werden. Danach orientieren sich auch die Therapieformen, die aus Meditation, Rezitation, Musiktherapie und in der Behandlung durch ätherische Öle bestehen, aber auch zunehmend mit den bereits genannten Therapieformen in Kombination mit der Einnahme von Psychopharmaka kombiniert werden.

Der Begriff Krankheit (marad) kommt im Koran mehrmals mit einem metaphorischen Sinngehalt vor. Der koranische Ausdruck „Krankheit in den Herzen", in dem auch das menschliche Organ Herz mit metaphorischer Bedeutung erscheint, deutet auf Heuchelei, Unglaube und Zweifel an Gottes Existenz hin. Diese Übertragung des Begriffsinhalts basiert auf einem vorhandenen Verständnis von Gesundheit und Krankheit, nämlich, dass Gesundheit ein vorzüglicher und wünschenswerter Zustand und Krankheit ein von diesem Befinden abweichender und somit zu vermeidender Zustand ist (Ilkilic 2005).

„Er weiß, dass es unter euch Kranke geben würde." [Sure d. h. Korankapitel 73/20] Die Kranken sollen keine Gewissensnöte haben, wenn sie ihren, von Gott auferlegten religiösen und sozialen Pflichten nicht nachkommen können. „… Gott will für euch Erleichterung, Er will für euch nicht Erschwernis" [Sure 2/185]. Bei Buchari heißt es: „Gott hat keine Krankheit auf die Erde herabgesandt, ohne zugleich auch für das entsprechende Heilmittel zu sorgen." (Al-Buchari 1991). Einem anderen Hadith von Buchari entnehmen wir Folgendes: „Nimm von deiner Gesundheit für deine Krankheit und von deinem Leben für deinen Tod".

Die Heilwirkung von Antimon, Datteln, Henna, Honig, Knoblauch, Kürbis, Milch, Olivenöl für bestimmte Krankheiten sind Gegenstand weitere Prophetenaussprüche (Al-Ǧauzīya 1994). Dem Koran zufolge wurde der Mensch in idealer Gestalt erschaffen und mit vielen Gottesgaben versehen (Sure 95/4, Sure 32/9, Sure 67/23 und Sure 82/7–8). Die Gesundheit zählt dabei zu den wichtigsten Gottesgaben und wird als ein hohes Gut verstanden. Das Verständnis von Gesundheit als

Gottesgabe und anvertrautes Gut bietet sich gleichzeitig als ein Ausgangspunkt für die Begründung einer gesundheitlichen Selbstverantwortung. Mit Selbstverantwortung ist der Umgang mit der eigenen Seele und mit dem eigenen Körper gemeint.

In Bezug auf soziale Stigmatisierung haben Studien darauf hingewiesen, dass stigmatisierende Einstellungen gegenüber Menschen mit psychischen Problemen weit verbreitet sind. Menschen mit psychischen Erkrankungen werden häufig als Wahnsinnige dargestellt. Esso Leete, ein US-amerikanischer Patient, schreibt:

> „Although physical abuse and neglect of mental patients is no longer rampant, we continue to be faced with a less visible but no less brutalizing psychic cruelty: stigma. It has been my experience that there is nothing more devastating, discredeting, and disabling to an individual recovering from mental illness than stigma. … This brand is a mark of disgrace, of shame. It signifies that an individual is different, someone to be avoided. Such a tainted person is seen as unbelievable and therefore untrustworthy. And persons who cannot be trusted must be feared".

Psychische Störungen werden häufig Familienkrankheiten genannt, da die negativen Auswirkungen für alle Familienmitglieder spürbar sind, wenn nur ein Mitglied eine Störung erleidet. Die gemeinsamen Konsequenzen einer Geisteskrankheit greifen auf die Familie über. In der islamischen Welt werden solche Familien gemieden und die erkrankten jungen Männer und Frauen bleiben ledig, weil niemand, sofern er von der Erkrankung erfährt, eine Beziehung mit diesen eingehen würde. Familienstigmatisierung kann zu sozialen Einschränkungen, Verzögerung bei der Behandlung und Verschlechterung der Lebensqualität führen (Goffman 1963). Für die Familie bedeutet es sehr häufig, dass sie ihre psychisch Erkrankten verstecken müssen, um einer Ächtung und Stigmatisierung durch die Gesellschaft zu entgehen. Psychisch Erkrankte im muslimischen Kreis in Deutschland leben oft im Verborgenen. Junge Frauen und Männer im heiratsfähigen Alter finden in der hiesigen muslimischen Gemeinschaft keinen Partner oder Partnerin. Gezielt werden diese von der Familie mit Partnern aus der alten Heimat verheiratet, die über ihre Erkrankung nicht im Bilde sind.

27.2 Aromatherapie

Die Aromatherapie spielt in der gesamten orientalischen Welt in der Behandlung psychischer Erkrankungen eine signifikante Rolle. Dabei werden z. B. Moschus, Rose, Sandelholz, Oud und Weihrauch eingesetzt, wie im Kanon der Medizin des Ibn Sina zu lesen ist. Der Geruch von Weihrauch vertreibe die bösen Jinns. Daher wird Weihrauch in der ganzen Wohnung bzw. dem Haus des Betroffenen in Form von Weihrauchstäbchen und/oder Steinen angezündet. Mit ätherischen Ölen werden die Betroffenen massiert. Ein ehemaliger Patient mit rezidivierenden Magenbeschwerden im Rahmen einer Somatisierungsstörung berichtete in einer therapeutischen Sitzung, dass der Weihrauch ihn auf zwei Arten heile: Zum einen können böse Jinns seine Wohnung nicht betreten, damit könne er besser schlafen, und zum anderen beruhige ihn der Weihrauchduft. Er fühle sich insgesamt ruhiger und wohler.

27.3 Musik- und Bewegungstherapie

Musik ist eine selbstverständliche Kommunikationsform innerhalb der islamischen Welt. Dieser Umstand ist kein Zufall, sondern durch die Religion selbst bedingt. Eine große Rolle in der Behandlung psychisch erkrankter Menschen in der orientalischen Welt spielt daher die Musiktherapie (Makam). Nachweislich wurde diese bereits im 8. Jh. in der Behandlung von psychischen Erkrankungen wie Depressionen, von Schlaflosigkeit, Stress, Schizophrenie, Demenz oder kindlichen Störungen wie Autismus angewendet.

Die altorientalische Musiktherapie war bis ins 18. Jahrhundert hinein integrierte Behandlungsmethode an zahlreichen medizinischen Zentren der islamischen Welt, die mit der Idee einer empathischen standesunabhängigen Sozialfürsorge ab dem 8. Jahrhundert ein niedrigschwelliges, gut strukturiertes öffentliches Gesundheitswesen etablierte. Sie ist das wissenschaftliche Erbe arabischer Ärzte und Musiktheoretiker, wie Ibn Sina, Al Kindi und Al Farabi. Viele Krankenhäuser beschäftigten bereits vor 1000 Jahren eigene Orchester, die die ärztliche Verordnung von Musiktherapie ausführten, um die Patienten mit nach humoraldiagnostischen Prinzipien ausgewählten Musikrezepten zu behandeln.

Historische Texte weisen auf die Verknüpfung von ärztlicher Diagnostik und Musiktherapie hin: „Es wird berichtet, dass im arabischen Spanien (al Andalus) Ärzte, die musikalisch gebildet sind (arifun bi-l-musiqa), den Puls des Kranken fühlen und in einem Modus (maqam), der ihm entspricht, für den Kranken singen. Dadurch nehmen sie ihm den größten Teil seiner Schmerzen." (Neubauer 1990). Das Hören wird in direkten Zusammenhang mit dem Sein gebracht.[1]

Die Meditation und das Rezitieren des Koran gehörten und gehören ebenfalls zu den Therapiemethoden in der Behandlung psychischer Erkrankungen. Die Meditation, im Islam „Thikr" genannt, praktizieren insbesondere die Sufis, um auch die Seele vor Unheil zu schützen und sich von Stress zu befreien. Thikr ist die Medizin der Seele. Die Patienten rezitieren selbst dabei den Koran und versetzen sich in einer Art Trance, oder sie hören einem Imam bei der Rezitation zu und „öffnen" sich. Sie weinen dabei und empfinden eine Erleichterung. Andere verbinden das Rezitieren von Koranversen mit bestimmten Tanzritualen, wie zum Beispiel der Mevlana-Orden von Jellalu Din Rumi.

27.3.1 Die Makam (Musiktherapie)

Die Sufis sind der Überzeugung, dass der Mensch selbst ein „tönender Mensch" sei. Das Rezitieren der Suren ist seit Anbeginn dieser Religion mit bestimmten Melodien verbunden. Es gibt verschiedene Formen der Rezitation. Der Zuhörer wählt die Melodie der Rezitation nach seinem Geschmack. Mit Musik, Rezitation und typischen Bewegungselementen sollen die eigenen Körperkräfte aktiviert werden.

Dabei unterscheidet man zwischen aktiver und passiver Makam-Musiktherapie. Bei der aktiven Therapieform spielt der Betroffene selbst ein Instrument und/oder singt oder tanzt zur gespielten Musik. Bei der passiven Makam-Musiktherapie ruht der Betroffene und lässt sich von der für ihn bestimmten Makam-Musik leiten. Nebst Musikinstrumenten kommt auch die „Stimme des Wassers", hervorgerufen durch Plätschern in einem Wasserschüssel, zum Klingen. Stellt die aktive Musiktherapie eine körperintegrierende Handlung dar, so dient die passive Musiktherapie der Entspannung der Seele hin zu einem inneren Frieden. Die Makam-Musiktherapie aktiviert somit eine Wechselwirkung zwischen körperlicher und seelischer Dimension (◘ Abb. 27.1).

Kasuistik

Herr Aslan ist 45 Jahre alt. Als Arzt ist er beruflich sehr angespannt. Er fühlte sich in den letzten Monaten sehr unruhig und bemerkte bei sich eine gewisse Müdigkeit, Konzentrationsstörung und Gereiztheit. Sein Arzt verschrieb ihm ein Antidepressivum. Gleichzeitig begann Herr Aslan, sich sportlich zu tätigen. Auch erlernte er ein Entspannungsverfahren. Zwar besserte

---

[1] Das Al-Mansouri-Krankenhaus in Kairo, welches von Malik-al-Mansour im Jahr 1284 gegründet wurde, verfügte über eine psychosomatische Abteilung, in der die Musiktherapie zu den Standardtherapien gehörte.

Psychiatrie: Wahnhafte Störungen und kultursensible Therapieformen

Makam	Region	Symptome
Entgleisung beim Sanguiniker	Kopf, Hals, Nacken	Fieberdelirium, Raserei, Kopfleiden, Phrenitis, entzündliche Geschwulst am Kopf, starkes Herzklopfen
	Bauch, Gedärme, Zwerchfell, unterer Rücken	Kneifen im Unterleib, Koliken, innere Unruhe, Herzklopfen
	Knie, Lenden, Oberschenkel	Ischias, Lendenschmerz
Entgleisung beim Choleriker	Kopf, Schulter Arme, Hände	Konzentrations- und Aufmerksamkeitsstörungen
	Füße	Schlaflosigkeit
Entgleisung beim Phlegmatiker	Kopf, Gesicht, Augen, Ohren	Schlaganfälle mit „kalter", halbseitiger Lähmung, Herzklopfen
	Geschlechtsteile, Blase, Hüfte	Hüftschmerz, Dysurie, Impotenz, Frigidität
	Lenden, Oberschenkel, Hüften, After	Hüft- und Lendenschmerzen, kalte Koliken
Entgleisung beim Melancholiker	Kopf, Brust, Lunge, Herz, Magen, Milz, Rücken	Kopfschmerzen, Hemiparese
	Bauch (unterhalb des Nabels), Kreuz, Lenden, Nieren	„Liebesleiden", Delirium, Herzleiden
	Unterschenkel	3-Tage-Wechselfieber, Magenbrennen, Kältekrankheit

Abb. 27.1 Indikationen verschiedener Makama (Zustände)

sich nach einem Jahr sein Zustand einigermaßen, aber die innere Leere blieb. Auf Anraten eines Freundes suchte er ein Sufi-Zentrum in Schwarzwald auf. Herr Aslan war skeptisch und ging dorthin seinem Bekannten zuliebe. Dort angekommen wurde er herzlichst empfangen und in einen Raum gesetzt, der nach Weihrauch roch. Er empfand den Geruch als sehr angenehm und beruhigend. Nach ca. 10 Minuten betrat ein in ganz weiß gekleideter Mann den Raum mit einer Flöte. Er setzte sich in einer Ecke des Zimmers und begann zu spielen. Herr Aslan hörte zu und begann zu weinen. Zunächst sehr leise, weil er sich schämte, dann konnte er die Tränen nicht mehr zurückhalten. Er weinte sehr laut. Er kann sich nicht erinnern, wie lange der Mann auf dieser Flöte gespielt hat, denn in dieser Sitzung schlief Herr Aslan nach einiger Zeit ein. Als er aufwachte war er zugedeckt. Er stand auf und fühlte sich sehr leicht. Er stand auf und verließ den Raum, um den Flötenspieler zu suchen. Dieser saß vor dem Eingang und hatte auf ihn gewartet. Er nahm ihn mit. Herr Aslan aß mit den Gastgebern zusammen und nach dem Essen begann die ganze Gruppe, sich rhythmisch zu bewegen, dabei wurde das Wort „Allah" rhythmisch wiederholt. Herr Aslan schloss sich an und begann mit zu singen. Es dauerte nicht lange, dann flossen Tränen seine Wangen entlang. Er fühlte sich leicht, sehr leicht. Danach ging er schlafen. Er hat wunderbar geschlafen. In den nächsten Tagen wiederholten sich diese Übungen und Herr Aslan wurde zunehmend ruhiger. Im Gespräch erzählte er dem Sufi-Therapeuten (bei den einheimischen Scheich genannt) von seinem Leben und seinen Problemen. Dieser hörte geduldig zu und empfahl ihm, ihn doch regelmäßig zu besuchen. Herr Aslan besucht alle drei Monate für einige Tage das Zentrum. Die Antidepressiva hat er bereits abgesetzt und die Symptome sind komplett rückläufig.

27.3.2 Slam – Wohlsein an Leib, Seele und Geist

In der evidenzbasierten Medizin der westlichen Welt wollen sich die Menschen darauf verlassen können, dass das, was man Therapie nennt, nachweislich wirkt. Dazu werden eine differenzierte Diagnostik und Versuchspläne gefordert, die es ermöglichen, die spezifischen Wirkungen therapeutischer Interventionen im Vergleich zu unbehandelten Kontrollgruppen herauszufinden. Erst, wenn sich die Therapien als wissenschaftlich effizient erweisen, werden sie in komplizierten und langwierigen Verfahren zugelassen. Nur wenn in Studien ein signifikanter Effekt nachgewiesen wird, wird das Medikament verordnet. Es herrscht eine sogenannte medizinische „Verordnungskultur". Alles andere wird als „Heilungsversuch" bezeichnet oder als „Off-Label Use".

Hingegen wird in anderen Kulturen die Musiktherapie als natürliche Therapieform angesehen, akzeptiert und angenommen. Man bezieht sich auf die Erfahrungen der „Alten" und der eigenen Erfahrung. Der Heidelberger Medizinhistoriker Heinrich Schipperges unterstreicht in seinem Buch „Gesundheit und Gesellschaft" den philologischen Zusammenhang zwischen den Begriffen Gesundheit und Islam: „Wir haben zu berücksichtigen, dass der Islam die einzige Hochreligion ist, die das Wort „Gesundheit" bereits in ihrem Titel trägt und damit diesen Zentralbegriff zum Fundament der Weltanschauung und Lebenshaltung gemacht hat. ‚s l m' = ‚salam' bedeutet: ein rundum Wohlsein an Leib, Seele und Geist, das Heile eben. Die Reflexivform von salam ist islam, die Ganzhingabe an das Heile. Wer sich zu diesem Heil bekennt, ist ein ‚muslim'" (Schipperges 2003).

Friedrich Schiller hat in seiner Abhandlung „Über die ästhetische Erziehung des Menschen" zwischen einem sinnlichen Trieb, mit dem der Mensch in der Wirklichkeit verankert ist, und einem Formtrieb unterschieden, der den Menschen mit den Prinzipien der Ordnung verbindet. Beide Triebe können durch das „Spielen" miteinander verbunden werden, zum Beispiel in Form von Musik und Tanz.

„Nada Brahma" bedeutet „Die Welt ist Klang". Es handelt sich um eine uralte, aus dem Sanskrit stammende Formulierung. In Genesis heißt es: „Gott sprach" (Gen. 1,3). „Hört, dann werdet ihr leben" (Jes 55,3b.), sagt die alttestamentliche Bibel und der Buddhismus empfiehlt: „Lausche, lausche!" (Thich Nhat Hanh 1992).

> Die Musik durchzieht die islamische Religion entweder in Form von Koranrezitationen oder in Form von mystischer Musik mit anmutenden Bewegungen. Die Musiktherapie ist Teil dieser Religion und Kultur und bedarf keiner Verordnung durch den Arzt.

Auch eine gesetzliche Betreuung existiert im Islam. Gemäß dem islamischen Recht hat der Staat die Befugnis und sogar die Pflicht, die finanziellen Angelegenheiten einer Person, die an „Schwachsinn" erkrankt ist, zu kontrollieren (Al-Hajjer). Das gleiche Recht verleiht der Islam dem Staate im Falle von Menschen, die unter Spielsucht (Safahah) leiden.

Die Mehrheit der Muslime sehen ihre Religion bzw. deren Gelehrte und Vertreter als erste Anlaufstelle bei (psychischen) Problemen an. Die Anwendung von religiösen Ressourcen auf weltliche Probleme ist etabliert. Der Vorbeter oder Imam wird oftmals auch in der Rolle des Heilers oder Heilpraktikers konsultiert. „Magische Heiler, *Hocas* genannt, sind als wichtige Autoritäten anerkannt und werden zur Behandlung von Erkrankungen, wie z. B. Depressionen oder Epilepsie, chronischen Beschwerden oder auch bei familiären Schwierigkeiten, bis hin zu ökonomischen oder beruflichen Konflikten, aufgesucht"[2] (Assion et al. 2004). Hocas und Imame im erwähnten Sinne schöpfen zwar theoretisch und methodisch aus ihrer Religion, nehmen dabei aber Aufgaben wahr, wie sie in Deutschland teils von Heilpraktikern erfüllt werden (Demling et al. 2002).

27.3.3 Bewegungstherapie im Sufismus

Im Sufismus findet die Begegnung mit sich, den anderen und Gott non-verbal statt. Der Rhythmus des Lebens ist die Musik, die Melodie, die universelle, göttliche Melodie, die in jedem von uns zueigen ist. Das Hören (Sama) in sich hinein und das Hören des Klangs des Universums geschieht durch die Stille oder mittels der Musik. Durch die Musik und durch den Tanz sucht der Sufi die Verbindung zum Göttlichen, dem unendlichen Ozean. „Die aktive Rezitation des Koran hat bestimmte Bedeutungen:
- Das Klopfen an der Tür zur Göttlichkeit
- Die Zufluchtssuche bei der Kraft und dem Reichtum Gottes

---

2 Im wörtlichen Sinne bedeutet Hoca „islamischer Religionsvertreter", im weiteren Sinne „Lehrer", „Magier" und „nicht-ärztlicher Heilkundiger". Neben den von einer islamischen Gemeinde als Koranlehrer bestellten Hocas gibt es mehr oder weniger mit dem Koran vertraute Hocas, die vornehmlich magische Praktiken ausüben.

- Das Eingeständnis der eigenen Hilflosigkeit und Abhängigkeit (Azizi 2014)

Sama bedeutet, das Göttliche durch Tanz und Musik zu hören oder durch anmutige, in sich ruhende Bewegungen, wie die kreisenden Bewegungen des Mevlana-Ordens. Sama hat damit begonnen, dass einige Laute oder Wörter einige Sufis in Ekstase versetzten. Das süße Rauschen des Wassers ist heilsam, wie Ibn Sina vortrefflich bemerkte. Der Sufismus betrachtet Erkrankungen, insbesondere psychische Erkrankungen als Gleichgewichtsstörung des Göttlichen im Menschen unabhängig von Religion, Geschlecht und Hautfarbe." (Azizi 2014).

27.4 Religiöser Wahn

Religiöser Wahn ist eine Art von Wahn, bei dem es sich um eine falsche, unerschütterliche Idee oder Überzeugung bzw. Glaubensvorstellung religiöser Art handelt, die nicht zum Bildungsstand oder kulturellen und sozialen Hintergrund des Patienten passt und mit außergewöhnlicher Überzeugung und subjektiver Gewissheit (Hark 1988) und auch trotz der Unvereinbarkeit mit der Realität und auch bei Vorliegen von gegenteiligen Beweisen vertreten wird (Henning und van Belzen 2007).

Religiöser Wahn tritt in etwa 20 bis 30 % der Fälle des schizophrenen Wahns auf. Die häufigsten Inhalte des religiösen Wahns sind die Überzeugung, mit Gott in direkter Kommunikation zu stehen oder ein neuer Messias zu sein, der die Welt erlöst (religiöser Wahn mit Heilsauftrag). Religiöser Wahn geht häufig mit schweren körperlichen Selbstverletzungen einher (Tölle 2007). Diese Art des Wahns kann bei allen seelischen Störungen vorkommen, die mit einer wahnhaften Symptomatik auftreten können, z. B. Schizophrenie, schweren Depressionen, hirnorganischen Störungen, Abhängigkeitsstörungen, Persönlichkeitsstörungen (Demling et al. 2001). Nach Pfeifer hat der religiöse Wahn eine bestimmte Funktion: die Interpretation von Erlebnissen. Bedrohliche Störungen des Ichbewusstseins werden interpretiert und begreiflich gemacht. Dabei kann es zu Externalisierung ich-dystoner Regungen kommen. Negative/schuldhafte Regungen werden „desegoifiziert".

Nicht jeder Flüchtling, der berichtet, dass er nachts von Jinns geträumt oder gar mit denen gesprochen habe, leidet unter einer Psychose. Es gilt, zwischen dem normalen, gesunden Glauben, der auch die Existenz von Geistern einschließt, und dem religiösen Wahn zu unterscheiden, der sich darin bemerkbar macht, dass der Betroffene glaubt, im Auftrage Gottes zu handeln und den Auftrag erhalten habe, andere Menschen zu bekehren.

> Es gilt, zwischen gesunder Spiritualität und religiösem Wahn zu unterscheiden. Je gläubiger ein Mensch ist, desto größer ist die Wahrscheinlichkeit, dass im Falle einer schweren Krise Zuflucht in der Religion/Spiritualität als Bewältigungsmechanismus und irrationale Systemkonstruktion gesucht wird (◘ Abb. 27.2).

Wie unterscheidet sich „gesunde Spiritualität" („gesunde Religiösität") von religiösem Wahn?

Kriterium	Gesunde Spiritualität	Wahn (bes. schizophrener)
Glaube	erschütterbar	unerschütterlich („pathologische Gewissheit)
Vertrauen	„Urvertrauen"	Vertrauensverlust, paranoide Geisteshaltung
Freiheit des Ichs	lebendige, flexible Persönlichkeit	Erstarrung, Freiheitsverlust
Konsistenz von Inhalt und Verhaltensweisen	(Glaubens-)Inhalte und Verhaltensweisen entsprechen einander	Oft „Gespaltenheit" zwischen (Denk-)Inhalten und Verhaltensweisen
Soziale Einbettung	abhängig von stützender/verunsichernder Funktion der Gruppe	umweltsstabil
Kommunikation	kommunikationsfördernd -> Gruppenbildung	kommunikationsstörend, hemmend -> Isolation
Auswirkung allgemein	I.d.R. positiv (individuell und sozial)	längerfristig meist pathogen (Disstress, Dysfunktionalität)
Tradition	traditionsgebunden (Religion)	Wird nicht tradiert

◘ Abb. 27.2 Gegenüberstellung der Aspekte gesunder Spiritualität und religiösem Wahn

Psychiatrie: Wahnhafte Störungen und kultursensible Therapieformen

Kasuistik

Ali ist 25 Jahre alt und studierte im 4. Semester Informatik an der Universität in Bagdad. Als ihm aufgrund seines Glaubens sowie seiner kritischen politischen Haltung gegenüber der schiitisch dominierten irakischen Regierung eine Haftstrafe drohte, musste Ali, der der Minderheit der Suniten im Irak angehört, 2015 den Irak fluchtartig verlassen. Sein Bruder wurde damals bereits verhaftet und gefoltert. Seine Eltern starben bei einem Angriff der Amerikaner vor seinen Augen. Seine Schwester wurde von Milizen verschleppt. Ali war im Irak auf sich gestellt. Er floh über Syrien in die Türkei. Dort hielte er sich mit schlecht bezahlten Gelegenheitsjobs über Wasser. Häufig musste er auf der Straße schlafen, weil die Unterkünfte für Flüchtlinge überlaufen waren und er sich ein Zimmer nicht leisten konnte. Nach vier Monaten in der Türkei wurde er von einer Schleuserbande angesprochen, ob er nach Europa wolle. Da er finanziell eine solche Fahrt über das Meer nach Griechenland nicht finanzieren konnte, verpflichtete er sich, nach Ankunft in Europa, die Schulden zurückzuzahlen, allerdings zu anderen Konditionen. Ali war davon überzeugt, dass er in Europa aufgrund seines fast abgeschlossenen Informatikstudiums und seiner ausgezeichneten Englisch-Kenntnisse innerhalb kürzester Zeit eine Arbeit finden werden würde. Nach einer gefährlichen Überfahrt über die Ägäis, die sogenannte Mittelmeer-Route, strandete das Schlauchboot, in welchem auch Ali saß mit über 50 Flüchtlingen auf der griechischen Insel Lesbos. Dort wurde er von der griechischen Polizei aufgegriffen und in das Flüchtlingslager Moria gebracht. Nach 14 Tagen durfte er das Lager verlassen und wurde auf das griechische Festland gebracht. Mit Tausenden von Flüchtlingen begab er sich über die Balkanroute auf den Weg nach Deutschland. Auf seiner Fluchtroute erlebte er, wie viele Flüchtlinge schwer erkrankten und unterwegs starben, darunter viele Kinder und Frauen. Die Schikanen der Polizisten waren für ihn unerträglich. Er berichtete, dass er geschlagen, geschubst und häufig von Polizisten angespuckt wurde. Zudem habe man ihm stets versucht, das wenige Geld, das er bei sich hatte, zu entwenden. Als sehr schlimm empfand er den Umgang der Polizisten mit Frauen, die massiv sexuell belästigt wurden und das zum Teil vor den Augen der Kinder und Ehemänner. Die Demütigungen der Frauen und der Männer seitens einiger Polizisten in Serbien und Ungarn empfand er als zutiefst verletzend und die Respektlosigkeit gegenüber seinem Glauben sowie seiner Kultur als eine Schmach. Die Bilder prägten fortan seine Gedanken. Es fiel ihm schwer, abzuschalten und diese Szenen in seinem Kopf für einige Minuten auszublenden. Er schlief nur wenig und hatte Albträume, in denen er verfolgt wurde. Um diese Albträume los zu werden, begann Ali täglich auf seinem Weg den Koran zu rezitieren und seine Gebete zeitig zu verrichten. Er suchte eine intensive Nähe zu Gott. Er nannte seinen Monolog „Gespräche mit Gott". Diese Gespräche verliehen ihm Ruhe und Zuversicht. Nach ca. zwei Monaten Fußmarsch erreichte er die deutsche Grenze. Von dort wurde er mit dem Zug nach Frankfurt gebracht. Dort im Juli 2015 angekommen wurden Ali und andere Flüchtlinge mit Applaus und *Welcome-Parolen* empfangen. Ali fühlte sich bestätigt in seiner Überzeugung, dass er in Deutschland sein Glück finden würde. Nach seiner Ankunft in Frankfurt wurde Ali mit anderen in einem Erstaufnahme-Lager untergebracht. Dort teilte er ein Zimmer mit vier weiteren Flüchtlingen aus dem Iran und Afghanistan. Ali fühlte sich zunehmend unwohler. Er verstand nicht, was die Betreuer in dieser Einrichtung von ihm wollten und die Auseinandersetzungen unter den Mitbewohnern nahmen kontinuierlich zu. Er fühlte sich bedroht und schlief vor Angst kaum noch. Seinen Trost fand er im Lesen von religiösen Büchern und im Anschauen von religiösen Predigten bei Youtube über sein Handy. Der Glaube gab ihm Halt und Kraft, um nicht den Verstand zu verlieren. Zunehmend isolierte er sich von seinen Mitmenschen und empfand seine Umgebung als Bedrohung. Ali betete fünfmal am Tag und weigerte sich, das Essen in der Flüchtlingseinkunft zu sich zu nehmen, weil es nicht nach den religiösen Vorschriften hergestellt und gekocht wurde, weil es nicht halāl (حلال) war. Seine Mitbewohner betrachtete er als Verräter am eigenen Glauben und als Ungläubige, weil sie Schweinefleisch aßen und Alkohol tranken. Er mied sie und es kam zu verbalen Auseinandersetzungen. Ali war zunehmend davon überzeugt, dass Gott ihn beauftragt habe, die Ungläubigen zu bekehren oder sie zu vernichten. Im Gespräch mit den Betreuern einschließlich einer ehrenamtlichen Psychologin, wobei das Gespräch auf Englisch erfolgte und keiner der Betreuer diese Sprache hinreichend beherrschte, war Ali von seiner Ideologie nicht abzubringen. Er beharrte darauf, dass einzig und alleine sein Glaube der wahre Glaube sei. Auch betonte er immer wieder, dass Gott ihm das gesagt hätte. Die Betreuer schrieben in ihrem Bericht nach diesem Gespräch:

> „Ali ist ein sehr religiös geprägter Mensch. Er ist engstirnig, rechthaberisch und verbal aggressiv. Ali ist trotz seines apodiktischen, religiösen Verständnisses friedlich und gut führbar."

Zwei Tage nach diesem Gespräch verletzte er seinen iranischen Mitbewohner mit einem Messer schwer, weil er, wie er sagte, den Auftrag von Gott erhalten habe, den Verräter zu töten, weil sich der Iraner zusammen mit den Betreuern gegen den wahren Glauben verschworen habe. Nach der Tat wurde Ali von der Polizei überwältigt und per PsychKG in einer geschlossenen Abteilung untergebracht. Ali war initial aggressiv und versuchte die Ärzte und Pfleger zu attackieren, weil Gott ihm das befohlen habe. Auch diese seien Ungläubige, welche sich gegen den wahren Glauben verschworen habe, so Ali. Es erfolgte eine Zwangsbehandlung mit Neuroleptika und Antidepressiva. Nach einer Woche zeigte sich Ali weniger angespannt und aggressiv. Im Verlauf konnte er sich von seinen Ideen und den Stimmen, die er hörte distanzieren. Nach vier Wochen erfolgte ein ausführliches Gespräch mit Ali. Er berichtete in diesem Gespräch, dass er sich auf der Flucht zunehmend komisch fühlte. Er fühlte sich bedroht und sei sehr misstrauisch geworden. Auch habe er gelegentlich auf der Flucht Stimmen gehört. Manchmal habe Gott zu ihm gesprochen und manchmal seine Eltern. Die Eltern ermahnten ihn, seine Religion zu achten und den Ungläubigen nicht zu trauen. Zuletzt habe nur noch Gott mit ihm gesprochen. Er habe den Auftrag erhalten, die Feinde des wahren Glaubens mit allen Mitteln zu bekämpfen. Aber jetzt betonte Ali im Gespräch, wisse er, dass es nicht normal gewesen sei. Er war krank und es tue ihm unendlich leid, dass er Menschen angegriffen und verletzt habe. Ali konnte nach fünf Wochen entlassen werden. Er suchte den verletzten Iraner auf und entschuldigte sich. Seine Medikamente konnten im Verlauf reduziert werden. Nach vier Jahren ist Ali nun psychisch stabil und bedarf keiner medikamentösen Therapie mehr. Er kommt in regelmäßigen Abständen in die transkulturelle Ambulanz. Inzwischen hat er sein Studium der Informatik in Deutschland wieder aufgenommen. Er könne sich gut auf den Lehrstoff konzentrieren. Leider muss er das Studium komplett wiederholen, weil seine irakischen Zertifikate und Abschlüsse in Deutschland nicht anerkannt werden. Ali lebt seit einem Jahr mit seiner deutschen Freundin in einer gemeinsamen Wohnung. Beide erwarten Nachwuchs.

- **Hintergründe zum Fallbeispiel**

Europa erlebt seit dem Ausbruch der Bürgerkriege im Irak und Syrien 2011 einen riesigen Zustrom von Flüchtlingen, die meisten von ihnen sind muslimischen Glaubens. Die Menschen leben nicht „außerhalb" der Religion, sondern mit der Religion. Beten und Fasten sind feste Rituale, Konstanten ihres Glaubens. Die Mehrheit der muslimischen Flüchtlinge sind praktizierende Muslime, d. h. dass sie täglich fünfmal am Tag beten, den Ramadan praktizieren und sich bestimmten religiös-ethischen Ritualen unterwerfen. Dazu gehört ein anderes Verhältnis zum Altern, aber auch ein anderes Verständnis von Gesundheit und Krankheit. Im Krankheitsverständnis existiert keine Dichotomie, demnach keine Trennung von Körper und Geist. Jede psychische

Erkrankung ist gleichzeitig auch eine somatische Erkrankung und umgekehrt. Daher herrscht die feste Überzeugung, dass jede Erkrankung besiegt werden kann und überwunden werden kann, wenn Gott es will. Das Altern wird in der islamischen Welt gleichzeitig mit einer Zunahme an Weisheit verstanden. Der alte Mensch gewinnt innerhalb dieser Gesellschaft an Ansehen und an Würde. Wer nicht barmherzig ist zu den Jüngeren und den Älteren keinen Respekt erweist, der ist nicht von uns.[3] „Wenn ein jüngerer Mensch einem älteren Menschen aufgrund seines Alters Respekt erweist, dem wird auch Allah Menschen erschaffen, die ihm zu Diensten sein werden."[4]

Ältere Geschwister haben mehr Pflichten, aber auch mehr Rechte. Was Mädchen und Jungen machen dürfen, das bestimmt die Familie. Gegen die Anordnungen der Eltern zu verstoßen, führt zu Sanktionen bis hin zum Ausschluss aus der Familie. Auch herrscht in primär muslimisch geprägt Herkunftsländern eine andere Moral und Ethik. So dürfen sich in wenigen Fällen die Mädchen selber einen Ehemann suchen. Meistens einigen sich die Familienoberhäupter auf eine Heirat der eigenen Kinder. Sexuelle Erfahrungen vor der Heirat gelten als tabu und werden auch gesetzlich verfolgt und bestraft. Die Ehre der Familie ist ein unbeschriebenes Gesetz, das, wenn es verletzt wird, zu katastrophalen Folgen führen kann.

27.5 Kultursensibilität

> Kultursensibilität beschreibt einen empathischen und professionellen Umgang mit anderen Menschen unter Würdigung und Berücksichtigung ihres kulturellen und spirituellen Hintergrundes wie auch ihrer Sozialisation (Azizi 2017).

---

3 Tirmizi, Birr, 66.
4 Tirmizi, Birr 15; Abu Dawud, Adab, 66.

Welche Rolle hat der Glaube, wie der von Ali, bei psychischen Erkrankungen? Hat dieser Auswirkungen auf die Prävalenz psychischer Erkrankungen, insbesondere bei wahnhaften Störungen? Inwiefern spielen dabei soziokulturelle Faktoren von Ali eine Rolle? Inwieweit beeinflusst der Glaube die Ausprägung psychischer Erkrankungen und welche Rolle spielt bzw. sollte und könnte der Glaube in der psychotherapeutischen Behandlung von Menschen spielen?

Ausgehend von dem einleitenden Fallbeispiel gilt es zu eruieren, ob die Herkunft dieser Menschen, wenn sie erkranken, einen signifikanten Einfluss auf die Darstellung der Symptome habe. Ferner, ob diese Menschen abhängig von ihrem Glauben andere Faktoren als Ursache für ihre Erkrankungen ansehen. Dabei kann weder von einer Allgemeingültigkeit noch von einer stringenten Bedingtheit ausgegangen werden. Erfahrungen in der Behandlung von psychisch erkrankten Migranten zeigen, dass der Glaube einen enormen Einfluss auf die Entwicklung bestimmter psychischer Erkrankungen wie wahnhafte Depressionen, Angststörungen und Zwänge sowie die Wahrnehmung dieser hat.

Darüber hinaus gibt es Widersprüche zwischen der Wahrnehmung und Bewertung psychischer Erkrankungen in anderen Kulturen und Religionen und den Klassifikationen dieser Erkrankungen in DSM-5 und ICD-10. Die unterschiedlichen Kriterien in der DSM-5 und ICD-10-Klassifikation können nicht ohne Weiteres auf die psychisch erkrankten Menschen aus anderen Kulturen und Glaubensgemeinschaften übertragen werden, weil DSM-5 und ICD-10 die unterschiedlichen Kulturen nicht berücksichtigen. DSM-5 und ICD-10 ist eine Klassifikation, die durch westliche Wissenschaftler kreiert wurde – ausgehend von den Erfahrungen und Untersuchungen in der westlichen Hemisphäre. Eine undifferenzierte Übertragung auf andere Kulturen kann zu Missverständnissen und Fehldiagnosen führen. Man bedenke, dass in vielen Kulturen Emotionalität stärker ausgelebt wird als in der westlichen Welt. Dies kann dazu verleiten, starke emotionale Aktivität als pathologisch anzusehen. Umso wichtiger ist es, dass wir auch unter Anwendung von DSM-5 und ICD-10 die Kulturspezifität nie aus den Augen lassen.

DSM-5 enthält zwar das „Cultural Formulation Interview" (CFI), ein halbstrukturiertes Interview mit einer Selbst- und Fremdbeurteilung, und ermöglicht damit eine Anamneseerhebung bei Erkrankten aus anderen Kulturkreisen als der westlichen, aber angesichts der großen Herausforderungen und der Bedeutung einer kultursensiblen Diagnostik und Therapie ist das nicht ausreichend. ICD-10 verfügt nicht über spezielle transkulturelle Anamnesebögen. Damit haben Ärzte, die mit ICD-10 arbeiten, keine Möglichkeiten, psychopathologische Befunde im Speziellen, d. h. bei Migranten, exakter zu erfassen. Damit sind Diagnostiken und Therapien bei diesen Patienten erheblich erschwert bis unmöglich. Dass dies für den Patienten von Nachteil ist, darin besteht kein Zweifel. Denn Verhaltensweisen können für die eine Kultur adäquat und typisch sein, aber für eine andere völlig inakzeptabel oder anders aufgefasst werden. So wurde das Verhalten von Ali nicht als eine psychische Erkrankung erkannt und verstanden, sondern als ein Charaktermerkmal.

Es herrschen auch Unterschiede in der Bereitschaft, Diagnostiken und Therapien durchführen zu lassen. Über psychische Erkrankungen zu sprechen, ist kulturspezifisch und auch religionsspezifisch. Einige Kulturen und Religionen sehen intrinsische Faktoren, zum Beispiel Stress am Arbeitsplatz, Trennungen oder ganz nüchtern Transmitterfunktionsstörungen, als Ursache an, weil sie hinsichtlich des Gesundheitsverständnisses eine gewisse Dichotomie präferieren, d. h. eine strikte Trennung zwischen Körper und Geist. Andere Kulturen sehen dagegen beide als eine Einheit an und konsekutiv kommt es zu anderen Erklärungen und Ursachen für psychische Erkrankungen. Diese kulturellen Unterschiede, die für die Behandlung von fundamentaler Bedeutung sind, finden sich weder im ICD-10 noch in DSM-5.

> **Flüchtlinge muslimischen Glaubens sehen sehr häufig die Ursachen für ihre Erkrankungen nicht bei sich selbst, sondern im Umfeld und durch ihre Sozialisation bedingt. So machen viele Muslime böse Jinns oder böse Geister für ihre Erkrankungen verantwortlich.**

Wie bereits dargestellt, spielt der Glaube in den meisten muslimischen Familien insbesondere aus dem arabischen Raum eine signifikante Rolle. Das bringt es mit sich, dass Menschen muslimischen Glaubens, die in Deutschland leben, eine zweifache Art der Sozialisation durchlaufen. Eine interne Sozialisation, die auf den Regeln der Familie, der Tradition und des Glaubens basiert, und eine externe Sozialisation, die durch die hiesigen gesellschaftlichen Normen bestimmt wird. In diesem Feld von zwei konkurrierenden Arten der Sozialisation wachsen und leben Menschen muslimischen Glaubens in Deutschland.

Es ist für Betroffene schwer, sich hier entscheiden zu müssen. Sie leben zwischen zwei Loyalitäten. Loyalität der Familie und somit der Tradition gegenüber und dem Lande, in dem man lebt. Die Anforderungen können sich widersprechen und die Betroffenen in eine Situation versetzen, sich entscheiden zu müssen. Hier wird nicht selten versucht, einen Kompromiss zu finden, der oft als sehr unbefriedigend und damit psychisch sehr belastend empfunden wird. Nicht wenige entwickeln gegenüber ihren Eltern/Familie Schuldgefühle, weil sie das Gefühl haben, diese verraten zu haben. In diesem Dilemma befinden sich viele, die einer solchen Dichotomie der Sozialisation unterliegen.

27.6 Die Rolle der Jinns im Arzt-Patienten-Verhältnis

Der Islam bejaht die Existenz von Geistern, den sogenannten Jinns. Der Koran unterscheidet zwischen guten und bösen Jinns. Ihnen ist eine eigene Sure gewidmet (Sure 72). Wie die Menschen haben auch die Jinns

Gott zu dienen (Sure 51:56). Darüber hinaus unterscheidet der Koran die Jinns in Gläubige und Ungläubige. Wobei die ungläubigen Jinns in die Hölle kommen sollen (Sure 6:128; Sure 11:119; Sure 32:13; Sure 41:25). Ungläubige[5] und damit böse Jinns (auch Satane/Šayāṭīn genannt) sind nach der Lehre des Korans Diener des Teufels, mit deren Hilfe dieser versucht, die Menschen und auch andere Jinns irrezuleiten, indem sie die Menschen psychisch verwirren.

In vielen islamischen Ländern werden Heilige aufgesucht, um mit ihnen über die Verstorbenen zu sprechen. Das Erscheinen von verstorbenen Verwandten und Angehörigen in Träumen oder gar in Tagesträumen wird als etwas Natürliches verstanden. Betroffene berichten, dass ihnen in ihren Träumen dieser oder jener Angehörige erschienen sei, der ihnen davon abrät, bestimmte anstehende Handlungen entweder durchzuführen oder zu unterlassen. Nicht selten kommt es vor, dass deswegen Hochzeiten abgesagt werden oder gar finanzielle Transaktionen unterlassen werden. Niemand in der islamischen Gemeinde würde auf die Idee kommen, zu behaupten, dass es sich hier um eine psychische Erkrankung im Sinne einer wahnhaften Störung handle. Hingegen können Nicht-Kenner dieser Konstellationen durchaus eine psychische Erkrankung hinter diesen Handlungen vermuten und ggf. sogar eine Therapie einleiten.

Aber sind wirklich alle Menschen muslimischen Glaubens, die Jinns sehen und mit ihnen kommunizieren, als gesund einzustufen, weil es ein Teil der religiösen Sozialisation ist? Diese Frage ist äußerst schwierig zu beantworten und bedarf einer Expertise. Wahnhafte Störungen sind dadurch gekennzeichnet, dass eine Distanzierung, in diesem Falle von den Jinns, nicht gegeben ist. Hingegen können sich nichtwahnhafte Menschen von solchen Vorstellungen distanzieren. Allerdings ist der Begriff der Distanzierung in diesem Kontext anders zu verstehen. Die Distanzierung bezieht sich nicht darauf, dass es aus der Sicht dieser Menschen keine Jinns gibt. Denn diese existieren für Muslime und werden im Koran explizit erwähnt und mit einer bestimmten Rolle versehen. Die Distanzierung erfolgt in dem Sinne, dass zwischen den eigenen Handlungen und den Jinns kein Zusammenhang hergestellt wird. Eine Distanzierung ist so zu verstehen, dass die Jinns zwar existieren, aber den eigenen Willen nicht beeinflussen. In diesem Falle kann folglich nicht von einer wahnhaften Störung gesprochen werden. Hingegen ist eine unumstößliche Überzeugung, dass die eigenen Handlungen von den Jinns bestimmt werden, als pathologisch zu bewerten und bedarf einer therapeutischen Behandlung. Die Erfahrungen in der Behandlung von Deutschen muslimischen Glaubens wie auch von Flüchtlingen muslimischen Glaubens zeigen, dass bei diesen Gruppen hinsichtlich wahnhafter Störungen der religiöse Wahn dominiert.

Viele Flüchtlinge, die im Zuge der Vertreibung und Flucht nach Deutschland flohen, erkranken erst im Laufe ihres Aufenthaltes in den Erstaufnahmestellen, weil sie zur Ruhe kommen und anfangen, über ihre Zukunft nachzudenken. Sie sehen plötzlich keine Perspektive für sich. Dabei können Betroffene auch aufgrund der Erlebnisse auf der Flucht und den Zuständen in den Aufnahmelagern einen religiösen Wahn entwickeln. So fühlen sich diese Betroffenen von der Aufnahmegesellschaft in ihrer Identität bedroht und glauben, dass diese Gesellschaft heimlich plant, die Muslime zum Übertritt zum Christentum zu zwingen. Die wahnhafte Verarbeitung kann so weit gehen, dass Pläne zur „Vernichtung" dieser Strukturen entwickelt werden, die dem betreuenden Arzt, wenn er als gläubiger muslimischer Arzt identifiziert wird, konspirativ mitgeteilt werden. Daher wäre ein Screening bei ankommenden Flüchtlingen, die aufgrund der Flucht traumatisiert sind, auf psychische Erkrankungen zu empfehlen.

---

5 Der Glaube als solches schützt einen Muslim nicht davor, ein Ungläubiger zu sein. Wenn jemand amoralisch handelt (z. B. Mord), sich aber an die Gote (z. B. Fasten) hält, ist er nicht zwangsläufig ein Gläubiger.

27.7 Einsatz von Neuroleptika und Antidepressiva

Die medikamentösen Therapien mit Neuroleptika und Antidepressiva, wie im Fall Ali, unter Berücksichtigung des kulturellen Hintergrundes führen in den meisten Fällen zur kompletten Rückläufigkeit der wahnhaften Symptomatik. Dabei ist auf die Nebenwirkung dieser Medikamente zu achten. Müdigkeit und eine mögliche temporär leicht eingeschränkte Bewegung im Sinne einer extrapyramidalen Bewegungsstörungen werden von diesen Patienten besser toleriert als Erektionsstörungen bzw. erektile Dysfunktionsstörungen. Jedoch sind die anschließende medizinisch indizierte therapeutische Begleitung und Betreuung im Sinne einer Psychoedukation, psychotherapeutische Behandlung bzw. psychosozialer Dienst nicht ausreichend gegeben. Zudem mangelt es an Erfahrungen in der Behandlung von Menschen mit einer stärkeren Bindung an die Religion und mit einem völlig anderen kulturellen Hintergrund.

Dass der Glaube bei Flüchtlingen nicht nur Nachteile im Sinne einer wahnhaften Verarbeitung hat, sondern auch therapeutisch verwendet werden kann, zeigen einige wenige Studien. Hierzu wurde 2013 eine Studie vom indischen Journal der Psychiatrie mit dem Titel die „Rolle des Islam in der Behandlung psychiatrischer Erkrankungen" veröffentlicht (Sabry und Vohra 2013). Laut dieser Studie scheint ein starker Glaube, hier insbesondere bei Muslimen, die Motivation, sich einer psychotherapeutischen Behandlung zu unterziehen, zu fördern. Die Studie konnte aber auch zeigen, dass es erhebliche Widersprüche zwischen den westlich geprägten psychoanalytischen Ansätzen und den muslimischen Prinzipien gibt. Die Autoren führen diese Problematik auf die Bedeutung der Gemeinschaft im Islam, im Gegensatz zu dem in den westlichen Ländern propagierten Individualismus zurück. Daraus schlussfolgern die Autoren Sabry, Vohra, Pridmore sowie Iqbal Pasha, dass eine Gruppentherapie, wie sie in den meisten westlichen Psychiatrien üblich ist, für muslimische Patientinnen problematisch ist.

- **Therapiesetting**

Muslimische Patienten sind nicht bereit, in einer Gruppe über ihre Probleme zu sprechen, da sie sich zum einen schämen, zum anderen ihre Probleme anderen nicht mitteilen wollen. Viele muslimische Patienten lehnen Gruppentherapien aber auch aufgrund der Teilnahme beider Geschlechter ab. Über intime Probleme, wie z. B. Menstruation, Missbrauch oder Impotenz im Beisein von anderen und insbesondere im Beisein des anderen Geschlechts in einer Gruppe zu sprechen, gilt als zutiefst unislamisch. Aus dieser Erkenntnis heraus sollten geschlechterspezifische Therapiesettings etabliert werden. Gleichwohl wird in der Studie von Sabry und Kollegen betont, dass Einzeltherapien unabhängig davon, ob es sich um Verhaltenstherapie oder tiefenfundierte Psychotherapie oder aber Psychoanalyse handelt, problemlos angenommen werden, wobei auch hier entscheidend ist, ob es sich um einen Therapeuten oder eine Therapeutin handelt. Muslimische Frauen bevorzugen Therapeutinnen und muslimische Männer eher Therapeuten.

In der Behandlung der Depressionen griffen muslimische Ärzte wie Al-Razi auf die Religion zurück, um Patienten in ihrer Hoffnung zu bestärken und damit zur aktiven Beteiligung an der Therapie zu motivieren. Dabei wurden ganz bestimmte Verse aus dem Koran rezitiert und in der therapeutischen Sitzung mit dem Patienten diskutiert.[6] Nicht selten führen psychische Erkrankungen zur

---

6 In verschiedenen Suren werden die Aspekte Barmherzigkeit oder Hoffnung thematisiert (siehe Sure 94, Vers 5–6: „So, wahrlich, mit jeder Schwierigkeit gibt es Erleichterung" oder Sure 12, Vers 87: „Und gebe niemals die Hoffnung auf Allahs beruhigende Barmherzigkeit auf" sowie Sure 65, Vers 2–3: „Und für die, die Allah fürchten, bereitet er immer einen Ausweg vor, und Er versorgt ihn aus Quellen, die er sich nie vorstellen konnte …").

Entstehung von Suizidgedanken, die jederzeit in Suizidhandlungen übergehen können. Der Selbstmord ist im Islam verboten und wird auf zweierlei Weise bekämpft, indem die Ursachen des Selbstmordes, wie Substanzmissbrauch, direkt verboten sind[7] und indem Leiden, Leben, Tod, Freude und Glück als Gottes Wille angesehen werden[8]. Zwangsstörungen und das Grübeln bezeichnet der Islam als Obsessionen bzw. „Wasawes". Sie sind das Werk des Teufels, des „Shaytan".

27.8 Zusammenfassung

Bei deutschen Bürgern wie auch bei Flüchtlingen muslimischen Glauben spielt die Religion eine signifikante Rolle. Unter den psychischen Erkrankungen, die in dieser Gruppe auftreten, sind wahnhafte Störungen – hier insbesondere der religiöse Wahn – am häufigsten zu beobachten. Dabei gilt es zu unterscheiden zwischen einem echten religiösen Wahn und dem durch den Koran legitimierten Glauben an Geister, sogenannte Jinns. Es erfordert Erfahrung, um Unterschiede zwischen echten wahnhaften Störungen und religiös-kulturell bedingten Vorstellungen zu erkennen. Davon hängt das weitere Vorgehen der Therapie ab. Muslimische Patienten stehen einer Gruppentherapie eher ablehnend gegenüber, hingegen wird eine Familientherapie gern angenommen. In der Behandlung von psychisch erkrankten Menschen werden in erster Linie Geistliche aufgesucht, die die Meditation und das Rezitieren von Suren als Mittel der Wahl ansehen. Doch zunehmend kommt eine Kombinationstherapie, bestehend aus religiösen Handlungen, medikamentöser Therapie und Psychotherapie, westlicher Prägung zum Einsatz.

Die starke Einbindung der Religion in den Alltag und die Bindung daran bringt es bei deutschen Bürgern und Flüchtlingen muslimischen Glaubens mit sich, dass bei wahnhaften Störungen der religiöse Wahn dominiert. Dabei ist die Differenzierung vom „normalen" Glauben an Geister – Jinns – erforderlich, um keine falschen Diagnosen zu attestieren mit konsekutiv fatalen therapeutischen und sozialen Folgen für die Betroffenen und ihre Angehörigen.

Bei der Behandlung von muslimischen Patienten in Deutschland spielen religiöse Therapieformen keine Rolle. Zudem konnte festgestellt werden, dass die DSM-5- und ICD-10-Klassifikationen nicht ohne Weiteres auf muslimische Patienten übertragen werden können. Damit werden womöglich bereits in der Diagnostik dieser Erkrankungen Fehler gemacht. Womöglich mit fatalen Folgen in der therapeutischen Konsequenz. Offensichtlich ist ein Umdenken in der Behandlung dieser Patienten, bis hin zur Modifikation der Psychotherapie, erforderlich. Hierzu sind allerdings weitere Studien erforderlich. Die Spiritualität dieser Menschen als weitere Therapieoption in der psychotherapeutischen Behandlung dieser Menschen scheint sinnvoll zu sein. Daher ist die Etablierung einer transkulturellen Psychiatrie dringend erforderlich.

Literatur

Al-Buchari S (1991) Sammlung der Hadite. Reklam, Ditzingen
Al-Ġauzīya IQ (1994) Der Frage nach dem Vergehen des Höllenfeuers, Bd 32. EB-Verlag, Berlin
Assion H-J et al (2004) Migration und psychische Krankheit. Springer, Berlin, S 133–144
Azizi M (2014) Sufissmus: Die Begegnung mit dem Ich. Re Di Roma, Remscheid
Azizi M (2017) Repetitorium Psychosomatik. Re Di Roma, Remscheid
Demling JH et al (2001) Psychotherapie und Religion. Psychother Psychosom Med Psychol 51:76–82
Demling JH et al (2002) A survey on psychiatric patients' use of non-medical alternative practitioners: incidence, methods, estimation, and satisfaction. Complement Ther Med 10:193–201
Goffman E (1963) Stigma. Notes on the management of spoiled identity. Prentice-Hall, Englewood Cliffs

---

7 „Tötet und zerstört euch nicht, denn Gott ist barmherzig" (Sure 4, Vers 29).
8 „Gott wird ihm sein Leid und seine Trauer wegnehmen und ihm stattdessen Freude machen (…), denn wer Gott liebt und vertraut, den wird Gott nicht verlassen" (Sure 3, Vers 159).

Hark H (1988) Religiöse Neurosen. Ursachen und Heilung. Kreuz, Stuttgart

Henning C, van Belzen J (Hrsg) (2007) Verrückt nach Gott. Zum Umgang mit außergewöhnlichen religiösen Phänomenen in Psychologie, Psychotherapie und Theologie. Schöningh, Paderborn

Ilkılıç İ (2005) Gesundheitsverständnis und Gesundheitsmündigkeit in der islamischen Tradition, 3. Aufl. Zentrum für Medizinische Ethik, Bochum, S 4

Lim A et al (2014) The attribution of psychotic symptoms to Jinn in Islamic patients. Transcult Psychiatry 52(1):18–32

Neubauer E (1990) Arabische Anleitungen zur Musiktherapie. Institut für Geschichte der Arabisch-Islamischen Wissenschaften, Frankfurt a. M.

Nhat Hanh T (1992) Ich pflanze ein Lächeln: Wege der Achtsamkeit. Arkana, München

Pridmore S, Iqbal Pasha M (2004) Psychiatry and Islam. Australasian Psychiatry 12(4):380–385

Sabry WM, Vohra A (2013) Role of Islam in the management of psychiatric disorders. Indian J Psychiatry 55(2):205–214

Schipperges H (Hrsg) (2003) Gesundheit und Gesellschaft. VS Verlag, Wiesbaden

Tölle R (2007) Wahn Krankheit, Geschichte, Literatur. Klett-Cotta, Stuttgart (Auszüge bei googlebooks)

Weiterführende Literatur

Daumer GF (1848) Mahomed und sein Werk: eine Sammlung orientalischer Gedichte. Hoffmann & Campe, Hamburg, S 119

Domenig D (2001) Migration, Drogen, transkulturelle Kompetenz. Huber, Bern

Frohne-Hagemann I (2004) Die Bedeutung von Musik, Traum und Imagination für die ästhetische Aneignung von Wirklichkeit

Gerson-Kiwi E (1963) The Persian Conception of the Maqam. In: Gerson-Kiwi E (Hrsg) The Persian Doctrine of Dastga-Composition. A phenomenological study in the musical modes. Tel-Aviv, Israel Music Institute, S 8–16

Rüschoff SI (1992) Zur Bedeutung des islamischen Religionsverständnisses für die Psychiatrische Praxis. Psychiatrische Praxis 19:39–42

Abhängigkeits- und Suchterkrankungen im interkulturellen Fokus

Inhaltsverzeichnis

Kapitel 28 Psychologie: Psychische Folgen von Entwurzelung – 305
Thomas W. Heinz

Kapitel 29 Soziologie: Gewalt als Inszenierungs- und Konstruktionsmotiv bei Jugendlichen – 313
Ahmet Toprak und André Biakowski

Kapitel 30 Psychosomatik: Abhängigkeitserkrankungen – 321
Martin Reker, Thomas W. Heinz und André Biakowski

Kapitel 31 Psychosomatik: Abhängigkeitserkrankungen – Legale Drogen – 331
Martin Reker

Kapitel 32 Psychosomatik: Abhängigkeitserkrankungen – Illegale Drogen – 337
Thomas W. Heinz

v

Psychologie: Psychische Folgen von Entwurzelung

Thomas W. Heinz

28.1 Migration zu Trauma – 307

28.2 Migrationsstadien mit signifikantem Potenzial für traumatisierende Erfahrungen – 307

28.3 Traumatherapie: Migration ist keine Krankheit – 309

28.4 Institutionalisierte Unsicherheit – 310

Literatur – 311

» „Migration stellt eine Veränderung von solchem Ausmaß dar, dass die Identität dabei (…) auch gefährdet wird. Der massive Verlust erfasst die bedeutsamsten und wertvollsten Objekte: Menschen, Sprache, Dinge, Orte, Kultur, Gebräuche, Klima, Beruf, gesellschaftliche bzw. ökonomische Stellung. (…) An jedem dieser Objekte haften Erinnerungen und intensive Gefühle. Mit dem Verlust dieser Objekte sind die Beziehungen zu ihnen und manche Anteile des Selbst ebenfalls vom Verlust bedroht. Migration bedeutet für das Individuum den Untergang einer ganzen Welt – der Welt, die der Migrant im Laufe seiner bisherigen Entwicklung gestaltet hat. Mit der Migration gibt er sie auf und findet sich vor die Aufgabe gestellt, seine Welt in großen Teilen vollständig neu zu konstituieren, eine neue Realität zu schaffen…"

Nach Angaben des UNHCR waren in 2017 weltweit 68,5 Mio. Menschen als Vertriebene zu beklagen, so viele wie noch nie da – davon 25,4 Mio. Flüchtlinge (nach Grenzübertritt). Migration ist in der Regel kein Sprint sondern ein Marathonlauf: Kulturelles Akklimatisieren verläuft je nach Gründen und Begleitfaktoren des Ortswechsels in mehr oder minder langen Phasen. Machleidt hat diese exemplarisch dargelegt (◘ Abb. 28.1).

Eine erweiterte Form des Zugangs zu Akkulturationsphänomenen bietet das Modell von DuBois und Oberg. Auf der linken Seite der nachfolgenden Abbildung finden sich für den Aufenthalt in einer fremden Kultur die Phasen 1) „Honeymoon", 2) Krise, 3) Erholung, 4) Anpassung. Woesler hat dies um eine Rückkehr-Situation in heimatliche Strukturen ergänzt. Exemplarisch bei Migranten aus den ehemaligen GUS-Staaten oder der Türkei, die Besuche bei den zurückgebliebenen Verwandten absolvieren, kann dieses Phänomen auftreten (◘ Abb. 28.2).

Im „Eigenkulturschock" zeigt sich, dass sich das in der Zeit des Fremdkultur-Aufenthaltes idealisierte, projizierte Bild von der real erlebten Wirklichkeit der Ursprungskultur („Eigenkultur") erheblich abweicht. „Diese punktuelle Erfahrung kann sich zu einer länger andauernden Krise ausweiten, vor allem, wenn sie nicht durch eine Analyse (…) verarbeitet wird. Der Eigenkulturschock kann so zu Depressionen, Orientierungslosigkeit, Angst, aber auch zu Einsamkeit und Fernweh führen. Es kommt vor, dass er erst

Migrationsphasen nach Machleidt

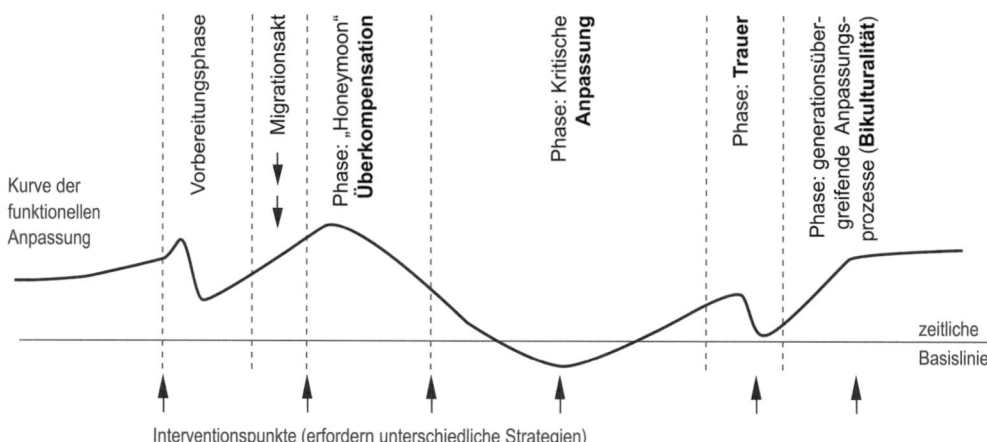

◘ Abb. 28.1 Migrationsphasen (schematisch)

Psychologie: Psychische Folgen von Entwurzelung

Modell von DuBois

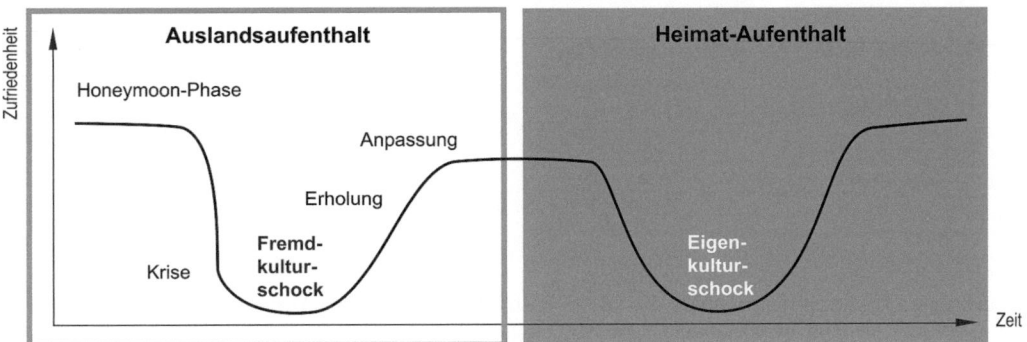

◘ Abb. 28.2 Gefühlsverlauf von Menschen mit Flucht- und Migrationshintergrund in der Gegenüberstellung Heimat und Aufnahmegesellschaft

im Laufe der Zeit als eine Krise erkannt wird, wenn er sich z. B. in Symptomen wie Rechtfertigungssucht (…) und Antriebslosigkeit äußert." (Woesler 2009)

Nicht jeder Ortswechsel, nicht jede Migration führt automatisch zu somatischer oder psychischer Erkrankung oder direkt in eine Traumafolgestörung. Viele Beispiele gelungener Integration sind beschrieben. Nicht wegzudiskutieren ist aber, dass die konkreten Begleitumstände einer Migration zu besonderen psychischen Belastungen führen können. Je nach Erhebung haben 15 bis 20 % der Patienten in deutschen medizinischen Einrichtungen einen Migrationshintergrund; sie leiden an Problemen, die mittelbar oder unmittelbar mit der erlebten/erlittenen Migration zusammenhängen. Durch die psychischen Folgen traumatischer Erlebnisse, durch Sprachbarrieren und besondere soziale und wirtschaftliche Probleme sind diese Menschen eine Herausforderung für die klinische und ambulante Versorgung.

28.1 Migration zu Trauma

Migranten (Flüchtlinge/Asylsuchende) werden häufig kriminalisiert und abgelehnt und dadurch leichte Ziele für Ausbeutung und Gewalt. Auf der Flucht werden Menschenrechte zum Teil gravierend verletzt, grundlegende Bedürfnisse (Nahrung, Unterkunft, Zugang zu Gesundheits- und Bildungsangeboten) nicht erfüllt. Es finden sich erhöhte Prävalenzen z. B. für PTSD, Angst, Depression, Abhängigkeit.

Prävalenz psychischer Störungen bei Asylbewerbern in Deutschland (Knaevelsrud et al. 2012):
- 40 % posttraumatische Belastungsstörung
- 21,1 % depressive Erkrankungen

Prävalenz bei Opfern von Folter und Vertreibung (Knaevelsrud et al. 2012):
- 31 % Depression
- 76 % chronische Schmerzen (◘ Abb. 28.3)

28.2 Migrationsstadien mit signifikantem Potenzial für traumatisierende Erfahrungen

Phase 1

(Prämigration) bezieht sich v. a. auf die Aspekte für die Entscheidung, sich tatsächlich auf den Weg zu machen: Hunger, Gewalt, extreme Armut, Verletzungen der Menschenrechte, geopolitische und

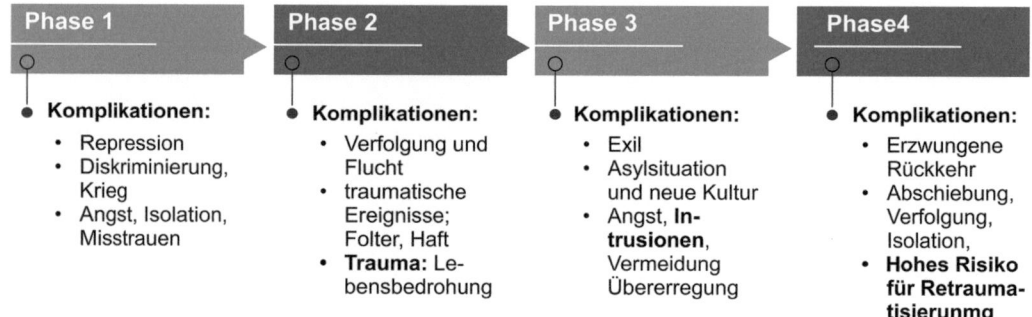

◘ Abb. 28.3 Die Migrationsphasen 1–4 fokussieren auf mögliche psychische Komplikationen. (Zitiert nach: Knaevelsrud, C. „Psychische Erkrankungen bei Flüchtlingen – Prävalenz, Symptome, Verlauf und Behandlung", Vortrag bei der Bundespsychotherapeutenkammer, 2015)

Umweltkrisen am Ausgangsort. Erhofft wird Sicherheit, Gesundheit, Beschäftigung.

Phase 2

(Migration) beschreibt die Aspekte **während** Flucht und Vertreibung; es stellen sich erhebliche körperliche, emotionale, finanzielle Stressoren ein. Die Umgebungsfaktoren sind oftmals sehr belastend: z. B. Tage, Wochen, Monate ohne regelmäßige Nahrung, Wasser. Besonders vulnerable Zielgruppen sind unbegleitete Jugendlichen und Frauen. Hinzu kommen die quälende Unsicherheit, ob das ursprüngliche Ziel überhaupt zu erreichen ist sowie *Potentially Traumatic Events (PTE)*: Erpressung, Arbeitssklaverei, überfüllte Transportmittel/Lager, Überfälle, Amputationen, sexuelle und körperliche Gewalt, Ausgeliefertsein und ggfs. Missbrauch durch örtliche Polizei/Behörden. Außerdem gehören in diese Phase unversorgte körperliche und mentale Störungen, Verlust unterstützender Netzwerke, fehlende Möglichkeiten, um über das Zurückgelassene zu trauern.

Phase 3

umfasst den eigentlichen Komplex von Umsiedlung und Anpassung, ein Prozess gekennzeichnet durch Verluste und sehr individuelle Implikationen:
— Veränderungen von sozialem Rang, Zuordnung, Privilegien
— Isolation (neue unterstützende Netzwerke müssen erst aufgebaut werden)
— Rückgang des sozio-ökonomischen Status (Diskrepanz-Erleben zum Erhofften)

Phase 4

bildet die erschwerenden Lebensbedingungen der Postmigration ab:
— Unzureichende Sprachkompetenz im Zielland
— Arbeitslosigkeit
— Fehlende verlässliche juristische Unterstützung im Asylverfahren
— Defizitäre kulturelle Fähigkeiten und Schwierigkeiten mit behördlichen Abläufen
— Ungeklärter Aufenthaltsstatus und drohende Abschiebung
— Vermeidungsverhalten bezüglich erlittener Traumatisierung

Hecker, Maerker et al. untersuchten bei Flüchtlingen in der Schweiz Trauma- und komplexe Trauma-Symptome und deren traumatische Erfahrungen (Hecker et al. 2018). Die neueste Version der *International Classification of Diseases (ICD-11)* führt zwei eng verwandte Störungen ein: die posttraumatische Belastungsstörung (PTSD) und die komplexe PTSD (CPTSD)[1]. Bislang ist bei Flüchtlingen noch

---

1 Komplexe PTSD: Diese Diagnose wird alle Hauptsymptome der klassischen PTSD sowie zusätzlich Affektregulationsstörungen, negative Selbstwahrnehmung und Beziehungsstörungen umfassen.

zu wenig bekannt von den Risiken und protektiven Faktoren – vorrangig bei CPTSD.[2] Die Studienergebnisse betonen den großen Wert, die Wechselwirkungen von Traumafolgen sowie von Risiko- und protektiven Faktoren näher zu überprüfen, damit ein besseres Verständnis für die traumaassoziierten Probleme von Flüchtlingen gewonnen werden kann.

28.3 Traumatherapie: Migration ist keine Krankheit

> Du kannst dich zurückhalten von dem Leiden der Welt, das ist dir freigestellt. Aber vielleicht ist gerade dies Zurückhalten das einzige Leiden, das du vermeiden könntest. (Franz Kafka; Der Verschollene)

Die Therapie traumatisierter Migranten braucht bei nicht-muttersprachlichen Behandlern unbedingt sowohl kultursensible Kenntnisse der kulturell-tradierten Krankheitskonzepte als auch grundsätzlich fundierten Respekt gegenüber fremden Kulturen. Der aufenthaltsrechtliche Status beeinflusst außerdem den Therapieverlauf in erheblichem Maße. Knapp jeder fünfte Mensch in Deutschland weist einen Migrationshintergrund auf; das heißt, dass mindestens einer der Elternteile außerhalb von Deutschland geboren wurde.

Migranten werden in der epidemiologischen Forschung häufig als „gesundheitliche Problemfälle" angesehen. Doch diese Sichtweise ist nicht vereinbar mit der von Glaesmer veröffentlichen Studie. In der bevölkerungsrepräsentativen Studie wurden anhand von Telefoninterviews 2510 zufällig ausgewählte Personen nach ihrem psychischen Befinden befragt. Mehrere Fragebögen zu Angst- und Belastungsstörungen sowie zu depressiven Verstimmungen wurden verwendet (Glaesmer 2009). Glaesmer konnte nachweisen, dass Menschen mit Migrationshintergrund nicht anfälliger für psychische Krankheiten sind als die einheimische Bevölkerung. Die These, wonach Migration eine psychische Krise auslöst und sich über Generationen hinweg negativ auswirkt, kann vor dem Hintergrund dieses Befundes nicht länger aufrechterhalten werden. Zwar sind die Krankheitshäufigkeiten für Depressionen und Angststörungen bei Menschen mit Migrationshintergrund etwas höher als bei der deutschen Bevölkerung, doch sind diese Unterschiede statistisch nicht signifikant. Über illegal in Deutschland lebende Migranten und Asylsuchende konnte Glaesmer keine Aussagen machen, eigene Erfahrungen legen jedoch nahe, dass insbesondere diese Migranten psychisch stark belastet sind. Auch zwischen gut integrierten Migranten und Einheimischen zeigten sich Differenzen: Migranten kamen signifikant häufiger mit kriegsbezogenen traumatischen Ereignissen in Kontakt. In Glaesmers Studie wirkten sich diese Negativ-Erfahrungen allerdings nicht in erhöhten Krankheitsraten bei Posttraumatische Belastungsstörungen (PTBS) nieder.

Migranten sind vor, während und nach dem Ortswechsel vielen Stressoren ausgesetzt, durch den Verlust der Bezugspersonen im Heimatland oder durch enttäuschte Erwartungen nach der Ankunft im „gelobten Land". Von großem Verständnis- und therapeutischem Wert ist eine ausführliche biografische Anamnese, um die Vielzahl der relevanten Faktoren zu erfahren. Wesentliche Basis für eine gelingende Psychotherapie ist es, das kulturell verwurzelte Krankheitskonzept der Patienten und deren Familienangehörigen zu kennen.

---

2 In der hier zitierten Studie wurden die Wechselbeziehungen von PTSD und CPTSD untersucht, die traumatischen Erfahrungen sowie Schwierigkeiten in der Postmigration von Flüchtlingen, die sich in der Schweiz niedergelassen haben. Es wurden 94 Personen in die Studie aufgenommen (85,1 % männlich; mittleres Alter von 31,5 Jahre). Im Sample fanden sich 32,9 % mit PTSD- und 21,3 % mit CPTSD-Diagnose.

Ärzte, Pfleger und Psychotherapeuten werden mit Krankheitsvorstellungen aus fremden Kulturkreisen konfrontiert, die von den westeuropäisch-rationalen häufig gravierend abweichen. Europäisch sozialisierte Experten müssen sprachliche und kulturelle Missverständnisse erkennen und sind gleichzeitig gefordert, sich mit Traumafolgen von Opfern politischer Verfolgung, Folter und/oder Vergewaltigung auseinanderzusetzen.

In einigen außereuropäischen Kulturen geht man davon aus, dass psychische Krankheiten nicht intrapsychisch entstehen, sondern zum Beispiel durch böse Geister in die Betroffenen eindringen. Der auffällige Geisteszustand wird nicht situativ zugeordnet, sondern als strafende Gerechtigkeit empfunden. Hier ist der Psychiater ohne kultursensible Erfahrung schnell auf falschen Gleisen unterwegs – zumal wenn die sprachlichen Hürden nicht adäquat genommen werden. Ein nur sprachlich kompetenter Dolmetscher ist hier nicht hinreichend. Grundsätzlich muss transkulturelle Medizin beziehungsweise Psychologie verstärkt in Aus-, Weiter- und Fortbildung eingebunden werden. Hierdurch gilt es, Respekt gegenüber kulturellen Besonderheiten zu entwickeln, auch wenn sie prima vista befremdlich erscheinen.

28.4 Institutionalisierte Unsicherheit

Für die Therapie von Traumafolgestörungen ist Stabilisierung die entscheidende Conditio sine qua non. Ein ungeklärter Aufenthaltsstatus schließt eine Traumabearbeitung in der Regel aus, da diese Unsicherheit der Rahmenbedingungen die psychische Gesundheit von Migranten zusätzlich erheblich belastet. Die qualitativen Anforderungen an die psychologische und medizinische Begutachtung traumatisierter Flüchtlinge sind in den letzten Jahren erheblich gestiegen.

Vor allem bei manifest traumatisierten Migranten, die aufgrund von Gewalt, Folter, Krieg das Herkunftsland verlassen haben, droht bei Abschiebung nicht nur Retraumatisierung: Die aus existenzieller Not Geflohenen werden wieder dem inhumanen System ausgeliefert, aus dem sie geflohen sind. Berücksichtigt werden sollte, dass traumatische Erfahrungen auch noch Jahre nach einer erfolgreichen (d. h. in diesem Kontext Sicherheit vermittelnden) Migration zu erheblichen psychischen Störungen führen können.

Kasuistik

Mit 18 Jahren floh Lalesh aus dem Nord-Irak nach Deutschland. In ihrer Heimat gehört Laleshs Familie der religiösen Minderheit der Jesiden an. Mehrere männliche Verwandte von ihr wurden vom IS erschossen. Sie selbst wurde entführt und mehrfach (auch vor den Augen der Mutter) vergewaltigt. In Deutschland versucht Lalesh, mit gesichertem Aufenthaltsstatus ein selbstbestimmtes Leben zu führen. Um eine drohende Stigmatisierung der religiösen Familie zu verdecken und die Ehre der Familie zu wahren, soll Lalesh mit einem deutlich älteren entfernten Verwandten verheiraten werden. Sie ist zu diesem Zeitpunkt 19 Jahre alt. Als Lalesh davon erfährt, will sie sich das Leben nehmen. Der Versuch scheitert und sie wird in ein Akut-Krankenhaus stationär eingeliefert. Dort stabilisiert sich Lalesh und eine weitere ambulante Therapie wird angeraten. In Begleitung ihrer Geschwister, zu welchen sie ein enges Verhältnis hat, wird sie auf Anraten und Zuspruch einer Integrationshelferin in der örtlichen Traumaambulanz vorstellig. Die Kommunikation gestaltet sich schwierig. Die Gründe dafür liegen neben den nur rudimentären Deutschkenntnissen Laleshs in der Tatsache, dass das therapeutische Gegenüber ein Mann ist. Daher bindet der Therapeut die Familienmitglieder – auch die Mutter – mit in die ersten Gespräche ein. Im Rahmen dieser

Symptombezogene Hindernisse bei der Exploration	Kulturspezifische Aspekte im therapeutischen Setting
u.a.: • Misstrauen • Rückzugs- und Isolationstendenzen • Mangelnde Kommunizierbarkeit von traumatischen Erfahrungen • Scham- und Schuldgefühle • Vermeidung der Thematisierung traumatischer Erfahrungen aus Furcht vor affektivem Kontrollverlust • Assoziative Verknüpfung der (gutachterlichen) Exploration mit vergangenen Verhör- und Foltererfahrungen • Dissoziativ bedingte Gedächtnisstörungen & Einschränkungen des Affekterlebens (Affektisolierung/ -abspaltung/-abstumpfung) / Konzentrationsstörungen (Knaevelsrud 2012)	u.a.: • Unterschiedliche Definition des Selbst in kollektivistischen und individualistischen Kulturen • Präferierte Kommunikationsformen (nonverbal/ verbal) • Verhaltensweisen gegenüber Fremden/ Autoritäten • Soziale Folgen für Gewaltopfer auf Grund vorherrschender Tabus • Vorstellung von Hilfe und Unterstützung (Heilserwartungen) • Bedeutung von Symbolen und Träumen • Rolle der Krankheit (sek. Krankheitsgewinn)

◘ Abb. 28.4 Gegenüberstellung der symptombezogenen Hindernisse bei der Exploration und den kulturspezifischen Aspekten im therapeutischen Setting

vertrauensfördernden Gespräche kristallisiert sich die Mutter als treibende Kraft für eine Traumatherapie heraus (Frau-zu-Frau-Solidarität). Aufgrund der traumatischen Erlebnisse war Lalesh zu Beginn der Therapie massiv von Albträumen, Flashbacks, Hyperarousal, Rückzugstendenzen gequält. Die Mutter stellte – emanzipatorisch – die Hochzeit und damit für die Familie verbundene Ehre zurück.[3] Besonders komplexe Inhalte werden auf Englisch thematisiert. Der Sprachwechsel schafft eine konstruktive Distanz. Bei besonders heiklen Phasen der Therapie wird immer wieder die Mutter als Vertrauensperson mit eingebunden, welche aber weder Deutsch noch Englisch, sondern nur Kurmandschi spricht.

■ **Beleuchtung des Falles**

Von einem kulturellen Kontext in einen anderen zu wechseln, erscheint zunächst halbwegs einfach, aber sich in der neuen Umgebung zurechtzufinden, bereitet vielen erhebliche Probleme, zumal wenn sexualisierte Gewalt stattgefunden hat. Darüber hinaus führen Einsamkeit, Heimweh und auch der Statusverlust nicht selten zu Depressionen oder sogar Selbsttötungsabsichten. Die Warnzeichen bleiben meist unerkannt. Laut Lalesh lag das mangelnde Anvertrauen vor allem an ihrer Angst vor Stigmatisierung: „Ich hatte so große Angst vor dem Gerede in unserer Gemeinde". In der näheren Umgebung gebe es eine große jesidische Gemeinschaft, in der sich viele untereinander kennen; die Angst vor Entdeckung und sozialer Ächtung sei groß gewesen. Auch die Angst vor der Reaktion der Familie habe sie gehindert, frühzeitig psychotherapeutische Hilfe in Anspruch zu nehmen. Erst der Selbsttötungsversuch habe die Familie motiviert, den Besuch der Traumaambulanz zu unterstützen. Die traumaspezifische Diagnostik erbrachte klare Hinweise auf eine ausgeprägte Traumafolgestörung. Die Heiratspläne der Familie von Lalesh sind bis auf Weiteres zurückgestellt (◘ Abb. 28.4).

---

3 Mit diesem Schritt löst die Mutter einen befürchteten Tochter-Eltern-Konflikt und wendet psychischen Druck von Lalesh ab. U. a. daraus schöpft die Tochter Vertrauen in die Behandlung.

Literatur

Glaesmer H et al (2009) Sind Migranten häufiger von psychischen Störungen betroffen? Psychiatr Prax 36(01):16–22

Hecker M et al (2018) Differential associations among PTSD and complex PTSD symptoms and traumatic experiences and postmigration difficulties in a culturally diverse refugee sample. ▶ https://doi.org/10.1002/jts.22342

Knaevelsrud et al (2012) Psychotherapeut 57(5):451–465

Woesler M (2009) A new model of cross-cultural communication, 2. Aufl. Berlin

Soziologie: Gewalt als Inszenierungs- und Konstruktionsmotiv bei Jugendlichen

Ahmet Toprak und André Biakowski

29.1 Soziale Rahmenbedingungen – 314
29.1.1 Sozialisationsbedingungen – 314
29.1.2 Kommunikationsverhalten am Beispiel des Augenkontaktes – 316

29.2 Gewalterfahrung im sozialen Umfeld – 316

29.3 Männlichkeitskonzepte und Religion – 317
29.3.1 Männlichkeit: Stärke, Homosexualität, Dominanz – 318

29.4 Konsequenzen – die Suche nach Orientierung – 319

Literatur – 320

© Springer-Verlag GmbH Deutschland, ein Teil von Springer Nature 2020
A. Gillessen, S. Golsabahi-Broclawski, A. Biakowski, A. Broclawski (Hrsg.), *Interkulturelle Kommunikation in der Medizin*, https://doi.org/10.1007/978-3-662-59012-6_29

29.1 Soziale Rahmenbedingungen

Die Untersuchungsergebnisse der Bundesregierung zeigen, dass die großen Ballungszentren in den alten Bundesländern einen mehr als doppelt so hohen Migrantenanteil aufweisen als die ländlichen Räume. Die spezifischen Gebiete haben einen niedrigen Sozialstatus und sind für die deutsche Bevölkerungsgruppe häufig unattraktiv (Beauftragte der Bundesregierung für Migration, Flüchtlinge und Integration 2016). Die zunehmende städtische Segregation hat dazu geführt, dass sich in bestimmten Stadtteilen junge Männer mit Zuwanderungsgeschichte konzentrieren, die keine Vorbilder mehr kennen, die zeigen könnten, dass man Achtung und Respekt auch ohne Gewaltanwendung erfahren kann. Im Gegenteil: Sie finden eine Art Ersatzfamilie bzw. eine zweite Familie, bestehend aus wenigen Freunden, die füreinander alles tun, unter Umständen sogar bis zur Gefährdung des eigenen Lebens.

In sehr vielen muslimischen Familien haben die Kinder und Jugendlichen aufgrund der beengten Wohnräume kein eigenes Zimmer. Die spezielle Wohnsituation führt dazu, dass ihnen die Intimsphäre fehlt und sie wenig Eigenständigkeit üben können. Ein anderes wichtiges Merkmal für die sozialen Rahmenbedingungen, die die Jugendlichen positiv bzw. negativ beeinflussen können, ist die Art der Erwerbstätigkeit bzw. Arbeitslosigkeit und damit verbunden die Armut der Eltern. Alle aktuellen Untersuchungen belegen, dass die muslimischen, vor allem aber die türkischen Migranten am stärksten von der Arbeitslosigkeit betroffen sind (Beauftragte der Bundesregierung für Migration, Flüchtlinge und Integration 2016). Dementsprechend leiden auch insbesondere die Kinder der türkischen Migranten überproportional unter der Einkommensarmut ihrer Eltern (BMFSFJ 2005).

29.1.1 Sozialisationsbedingungen

Murat, ein heute 21-jähriger Berufsschüler, der in seiner frühen Jugendphase häufig auffällig geworden war, erzählt rückblickend über seine Orientierungsprobleme:

> Meine Familie lebte in ihrer eigenen Welt. Wenn man zu Hause nicht gemacht hat, was mein Vater gesagt hat, gab's richtig Ärger. Wir lebten wie in der Türkei. […] Da wurde viel gebrüllt, da gab's immer Action. Aber da war ich eigentlich immer nur zum Essen und Schlafen. Sonst war ich in der Schule oder mit meinen Jungs unterwegs. […] Mein Vater hat immer gefragt, ob alles in der Schule gut läuft, ich habe gesagt: Klar, läuft alles. Das war's. Meine Eltern fanden Schule wichtig, aber die hatten überhaupt keine Ahnung, was in der Schule los war. […] In der Schule war das immer so komisch, ich wusste gar nicht, was die von mir wollten. […] Wir haben eigentlich nie das gemacht, was wir sollten. Die Lehrer wussten auch nicht, was die mit uns machen sollten. Das war so, wir sind da einfach so hingegangen, zu den Deutschen, und nach der Schule waren wir in unserer Straße und haben nur Scheiße gemacht. […] Und später, so mit 15 oder 16, waren wir 'ne richtige Gang. Wenn einer Probleme hatte, haben alle mitgemacht. Da hat man sich richtig stark gefühlt, keiner konnte einem was. Das war für uns das echte Leben, das hatte 'ne Bedeutung für uns. […] Aber wir hatten zu oft Stress mit den Polizei […].

Alle Kinder und Jugendlichen wachsen im Wesentlichen in den vier Lebenswelten Familie, Schule, Peergroup und Medienlandschaft auf. Diese vier Bezugspunkte stellen Jugendliche mit Migrationshintergrund – insbesondere türkischer und arabischer Herkunft – vor besonders widersprüchliche Erwartungen und Handlungsoptionen. Das deutsche *Schulsystem* ist kaum in der Lage, soziale Unterschiede auszugleichen. Die Nachkommen der ehemaligen Arbeitsmigranten sind dadurch nachweislich benachteiligt. Sie machen seltener als ihre Altersgenossen hochwertige Schulabschlüsse und verlassen das Schulsystem deutlich häufiger ohne Abschluss. Das liegt neben der Schulstruktur und wenig lernförderlichen Unterrichtsformen auch daran, dass in der Schule Werte wie Selbstständigkeit, Selbstdisziplin und Selbstreflexion innerhalb vorgegebener Regeln notwendigerweise eine besondere Rolle spielen. Denn viele dieser Jugendlichen wachsen in autoritären *Familienstrukturen* auf, in denen Gehorsam, Unterordnung und vielfach auch Gewalt den Alltag begleiten. Ihnen fehlt oft die Intimsphäre, die Heranwachsende in Deutschland benötigen, um ein selbstbestimmtes Leben zu üben (wie bspw. ein eigenes Zimmer). Zusätzlich führen inkonsistente Erziehungsstile, die sie häufig in ihren Familien, aber auch in der Schule (unterschiedliche Lehrertypen) erleben, zu Irritationen und Orientierungslosigkeit.

Diese Widersprüchlichkeiten im Verhältnis von Schule und Familie, denen sich diese Jugendlichen gegenüber sehen, werden dadurch verschärft, dass ihre Eltern sowohl Loyalität gegenüber den traditionellen Werten als auch Erfolg in der Schule und später im Arbeitsleben erwarten (King 2009) – eine typische Erwartungshaltung von Migranten der ersten Generation gegenüber ihren Kindern. Dabei können die Eltern den Kindern kaum Hilfestellungen geben, auch weil sie traditionsbedingt die Erziehungs- und Bildungsverantwortung vollständig an die Schule abgeben. Insbesondere für junge Männer ergeben sich daraus strukturelle Konflikte in den Passungsverhältnissen von schulischer und familialer Lebenswelt. Eine Gruppe von Bildungsforschern formulierte es folgendermaßen: „Für Kinder aus „bildungsfernen" Milieus stellt sich damit beim Eintritt in die Schule die mehr oder minder ausgeprägte Alternative, sich entweder auf den Versuch des Bildungsaufstiegs einzulassen und dabei das eigene Selbst schutzlos den schulischen Zuweisungen von Erfolg und Misserfolg preiszugeben, oder sich den Anforderungen zu verweigern und ihnen die in den Peers und im eigenen Herkunftsmilieu ausgebildeten Bildungsstrategien und Annerkennungsmodi entgegen zu halten, die das eigene Selbst zu stützen und anzuerkennen vermögen." (Grundmann et al. 2008, S. 58).

Dieses Problem verschärft sich für Jugendliche mit Migrationsgeschichte zusätzlich, denn sie leben sowohl mit sozialen Unterschieden aufgrund ihrer Schichtzugehörigkeit als auch mit kulturellen Unterschieden aufgrund der Migrationssituation. Für sie bestehen keine „vorgeprägten Laufbahnen", an denen sie sich in Schule und Arbeitsmarkt orientieren könnten. Sie fühlen sich nicht als Deutsche und nicht als Türken. Sie distanzieren sich in gewisser Hinsicht sowohl von der Mehrheitsgesellschaft als auch von der Familie und der traditionellen türkischen Community. Sie suchen nach Orientierungspunkten, die Sicherheit bieten und Identität ermöglichen. Genau dieser Effekt wird durch das Kollektiv von *Peers* mit gleichartiger sozialer und kultureller Herkunft ermöglicht. Die Ausbildung der Hauptschule als Restschule – eine Entwicklung, die nicht zuletzt PISA unbeabsichtigt zugespitzt hat – und die messbare Benachteiligung von Schülern mit Migrationshintergrund bei der Überweisung auf eine Förderschule haben dazu geführt, dass sich dort junge Männer mit Zuwanderungsgeschichte konzentrieren, die keine Vorbilder mehr kennen, die zeigen könnten, dass man Achtung und Respekt auch ohne Gewaltanwendung erfahren kann. Im Gegenteil: Sie finden eine Art Ersatzfamilie bzw. eine zweite Familie, bestehend aus wenigen – in der Regel nur eine Hand voll – Freunden, die füreinander beinahe alles tun, unter Umständen bis zur Inkaufnahme, das eigene Leben zu gefährden. So werden Gewalt und Machterfahrung zu einem „effektiven Mittel der Selbststabilisierung" (Heitmeyer 2004, S. 647). Diese vermeintlichen „Tugenden" werden durch die *Medien* unterstützt – zumindest bei Betrachtung der für diese Jugendlichen bevorzugten Bereiche der Medienlandschaft.

29.1.2 Kommunikationsverhalten am Beispiel des Augenkontaktes

Traditionelle Erziehungsziele, wie Respekt vor Autoritäten und Ehrenhaftigkeit, spielen spätestens während der **Adoleszenz** eine besondere Rolle, insbesondere zwischen den Kindern und dem Vater. Offene Zornesäußerungen werden weder gegenüber Vätern noch gegenüber anderen **Autoritätspersonen**, wie z. B. Lehrern, toleriert. Die Tochter darf sich beispielsweise nicht leicht bekleidet in der Wohnung bewegen, wenn sich der Vater oder andere (vor allem die männlichen) Familienmitglieder in der Wohnung befinden. In der Adoleszenz besteht fast immer eine merkliche Distanz zum Vater; diese Distanz schlägt sich in der gegenseitigen Kommunikation nieder. Die Körpersprache ist hier unter anderem von entscheidender Bedeutung. Während die deutschen Jugendlichen in der Erziehung ermuntert werden, selbstbewusst und selbstständig zu sein, wird bei den muslimischen Jugendlichen Loyalität und Gehorsam gegenüber den Erziehungsberechtigten gefördert und gefordert. Gehorsamkeit gegenüber den Erziehungsberechtigten impliziert, dass das Kind/der Jugendliche das tut und ausführt, was der Erziehungsberechtigte von ihm verlangt, und zwar ohne Widerrede. Es/er muss sich fügen, seine Blicke nach unten richten und den Erziehungsberechtigten nicht direkt in die Augen schauen.

> Ein direkter Augenkontakt bedeutet „gleiche Augenhöhe" und wird von den Eltern als Aufsässigkeit und Herausforderung interpretiert.

Wird der Jugendliche in dieser Form von gleichaltrigen Jugendlichen angeschaut, interpretiert er es als *Anmache* und Herausforderung. Er muss auf diese Blicke reagieren, weil es ihm sonst als Schwäche ausgelegt wird. Es lässt sich feststellen, dass im deutschen Erziehungsalltag der Augenkontakt gefördert wird, während bei den muslimischen Jugendlichen genau das Gegenteil der Fall ist.

> Wenn ein Kind mit muslimischem Hintergrund beispielsweise während eines Gespräches mit der deutschen Pädagogin oder dem deutschen Pädagogen die Augen nach unten richtet, ist das keine Demonstration des Desinteresses, sondern das Zusammenprallen zweier unterschiedlicher Erziehungskonzepte: Der Jugendliche demonstriert mit „auf dem Boden gerichteten Blick" den Respekt und die Akzeptanz der Autorität der Pädagogin bzw. des Pädagogen.

29.2 Gewalterfahrung im sozialen Umfeld

Einschlägige Untersuchungen belegen, dass Jugendliche, die Gewalt anwenden, häufig selbst Opfer von Gewalt geworden sind (Kriminologische Forschungsinstitut Niedersachsen 2017). Gewalterfahrung im sozialen Umfeld ist in zwei wichtige Bereiche zu unterteilen: 1) Gewalterfahrung in der Familie und 2) Gewalterfahrung in der Peergruppe.

Peergruppen spielen in der Entwicklung innerhalb des Jugendalters oft eine große Rolle (Oerter und Dreher 2002, S. 310 ff.). Problematisch wird es, wenn ein großes Machtgefälle innerhalb der Gruppe herrscht, indem die Jugendlichen in die Rolle als Opfer oder Täter von Gewalt kommen. Wer sich in solchen Konstellationen nicht konsequent zur Wehr setzt, wird immer wieder von demjenigen geschlagen, der seine Stärke und Macht demonstrieren will. Jeder muss sich in einer neuen Gruppe bewähren, und Gewaltausübung ist die Demonstration der Stärke und Dominanz. Wer sich in der Gruppe nicht wehren und behaupten kann und Schwäche zeigt, hat einen schweren Stand und wird immer wieder provoziert. Das wichtigste Prinzip in der Gruppe spiegelt sich im Begriff der „Anmache":

> „Jemanden „anmachen" oder selbst „angemacht" zu werden, gehört zu den Grundmustern, mit denen die Jugendlichen die Entstehung gewaltförmiger Konfliktsituation beschreiben. (…) Zu den Formen der „Anmache" gehört etwa „der Blick", wenn jemand „schief" oder „dumm" angeguckt wird. Ein „falscher Blick", d. h. ein Blick, der fixiert oder durchbohrt, und sich so des Gegenübers „bemächtigt" zählt bereits als Anmache." (Tertilt 1996, S. 206 ff.).

Jedes neue Mitglied in der Gruppe wird zunächst in der von Tertilt (1996) beschriebenen Form „angemacht", um herauszufinden und zu testen, ob er in der Lage und Position ist, sich gegen die „Anmache" zu wehren. In diesem Kontext bedeutet dies die körperliche Auseinandersetzung mit Kontrahenten. Nicht mit Worten, sondern mit den Fäusten zu kämpfen, ist die bevorzugte Verhaltensmaxime, um sich zu behaupten und in die Gruppe aufgenommen zu werden. Sich in körperliche Auseinandersetzungen zu begeben, bedeutet nicht nur Gewaltanwendung, sondern vor allem Gewalterfahrung.

▶ Wer sich entschieden und selbstbewusst verteidigt und auch Gewalt anwendet, wird in der Gruppe hoch angesehen und seine Stellung in der Gruppe steigt.[1]

Insgesamt lässt sich festhalten, dass Peergruppen im Jugendalter eine wichtige Bedeutung spielen, aber in diesem Zusammenhang gleichzeitig die Gefahr von delinquentem und gewaltbereitem Verhalten zunimmt.

- **Recht auf Gewaltschutz**

Seit November 2000 ist das „Recht auf gewaltfreie Erziehung" in Kraft. Kinder haben das Recht, ohne körperliche, seelische oder sonstige Gewalt aufzuwachsen (§ 1631 II BGB). Das am 01.01.2002 inkraftgetretene Gewaltschutzgesetz (genauer: das Gesetz zur Verbesserung des zivilgerichtlichen Schutzes bei Gewalttaten und Nachstellungen sowie zur Erleichterung der Überlassung der Ehewohnung bei Trennung – GewSchG) schafft eine klare Rechtsgrundlage: „Wer schlägt, muss gehen". Misshandelte Frauen und ihre Kinder können in der – ehemals – gemeinsam genutzten Wohnung bleiben und der Gewalttäter ist derjenige, der diese zu verlassen hat.[2] Diese beiden Gesetze schützen sowohl die Frauen als auch die Kinder, sind allerdings bei Migranten weitgehend unbekannt.

29.3 Männlichkeitskonzepte und Religion

Erst seit ca. 2004 kann im deutschsprachigen Kontext von einem wissenschaftlichen Diskurs zur Männlichkeit in Verbindung mit Migration gesprochen werden (Huxel 2014). Dieser Diskurs teilt sich in zwei Aspekte: Alter und die Perspektive der Betrachtung von Männern mit Migrationshintergrund. In unterschiedlichen Schwerpunkten wird das Verhältnis von Migration und Männlichkeit beleuchtet; so z.B. Familie (Spohn 2002), Vaterschaft (Tunç 2008), Religiosität (Tietze 2001), Sexualität (Thielen 2009), Gewalt und Kriminalität (Yazici 2011; Spies 2010; Spindler 2006) oder Bildung (King et al. 2011; Koller et al. 2010; Nohl 2005).

Viele Jugendliche definieren sich beispielsweise nicht mehr über eine erfolgreiche Schul- und Berufsausbildung, sondern legen Wert auf ein ausgeprägtes Männerbild, das stark von religiösen Vorstellungen geprägt ist. Nach der Untersuchung von Baier et al. (2010) schätzen islamische Jugendliche die

---

1 Diese Strukturen kommen nach Moffitt (1993) besonders dadurch zum Tragen, dass die Jugendlichen zu spät zu verantwortungsvollen Aufgaben in unserer Gesellschaft herangezogen werden und sich deshalb innerhalb der Peergruppe profilieren müssen.

2 Außerdem können für Opfer von Gewalt Schutzanordnungen – wie beispielsweise Annäherungs- und Kontaktverbote – ausgesprochen werden.

Bedeutung der Religion für ihren Alltag als hoch ein (59,2 %), weshalb der Einfluss der Imame als religiöse Vorbilder sehr wichtig ist. In Untersuchungen der letzten Jahren hat sich gezeigt, dass gut ausgebildete junge Männer, die auch in der Gesellschaft einen hoch angesehenen Status haben, keinen Wert auf Jungfräulichkeit der zukünftigen Ehefrau legen (Toprak 2002). Die gewalttätigen Jugendlichen hingegen, die keine Schul- und Berufsausbildung haben, als Hilfsarbeiter tätig sind und in der Community keinen hohen Stellenwert haben, betonen ihre ausgeprägte Männlichkeit und wollen unbedingt eine Frau heiraten, die ihre Jungfräulichkeit bis zur Ehe bewahrt hat (Toprak 2016). Ausgeprägte Männlichkeit, bezogen auf Solidarität und Loyalität innerhalb des Freundeskreises, und bedingungslose Verteidigung der weiblichen Familienmitglieder werden rigide gehandhabt und spielen vor allem im Lebenskonzept der gewaltbereiten Jugendlichen eine zentrale Rolle.

29.3.1 Männlichkeit: Stärke, Homosexualität, Dominanz

Um ihre Denkweise besser verständlich zu machen, sollen im Folgenden die zentralen Begriffe „Stärke", „Homosexualität" sowie der Aspekt „Dominanz und selbstbewusstes Auftreten" kurz erläutert werden. Ein (ehrenhafter) Mann steht zu seinem Wort. Er muss dies klar und offen tun und darf niemals mit „vielleicht" oder „kann sein" ausweichen, weil diese Antworten nur von einer Frau zu erwarten sind. Darüber hinaus muss ein ehrenhafter Mann in der Lage und willens sein, zu kämpfen, wenn er dazu herausgefordert wird. Die Eigenschaften eines ehrenhaften Mannes sind Virilität, Stärke und Härte. Er muss in der Lage sein, auf jede Herausforderung und Beleidigung, die seine Ehre betrifft, zu reagieren und darf sich nicht versöhnlich zeigen. Der andere wichtige Begriff ist „Männlichkeit". Traditionell werden muslimische Jungen zu körperlicher und geistiger Stärke, Dominanz und selbstbewusstem Auftreten – im Hinblick auf die Übernahme von männlichen Rollenmustern – erzogen. Wenn ein Jugendlicher diese Eigenschaften nicht zeigt, wird er als Frau und Schwächling bezeichnet. Auch Homosexualität ist mit der traditionellen Männerrolle nicht vereinbar, insbesondere dann nicht, wenn dabei die Rolle des Passiven übernommen wird. Diese ist mit der Frauenrolle und damit mit Schwäche assoziiert. Hierbei ist wichtig zu wissen, dass, wie weiter unten ausgeführt wird, es zwei unterschiedliche Bewertungen von Homosexualität bei muslimischen Männern gibt.

29.3.1.1 Stärke

Das wichtigste Indiz für eine ausgeprägte Männlichkeit ist die geistige und körperliche Stärke eines Mannes. Bereits im Kindesalter werden die Jungen zum Ringen, Boxen und anderen Kampfsportarten ermutigt und darin gefördert, während bei den Mädchen dies kategorisch abgelehnt wird. Wenn sich die Jungen beim Spielen verletzen und dabei weinend zur Mutter gehen, werden sie unter Umständen bestraft, da das Weinen die weibliche Rolle und damit Schwäche impliziert. Darüber hinaus wird oft von Jugendlichen zum Ausdruck gebracht, dass Schläge zum Erziehungsauftrag der Eltern gehören, damit aus dem Jungen ein richtiger Mann wird.

29.3.1.2 Homosexualität

Viele Muslime lehnen Homosexualität nicht nur aus religiösen Gründen ab, sondern auch aus dem Konzept der Männlichkeit heraus. Homosexualität widerspricht dem traditionell-patriarchalischen Männlichkeitsbild. Die Bezeichnung „schwul" ist deshalb sowohl im orientalischen Raum als auch im Deutschen in bestimmten Kontexten negativ besetzt. Aber bei traditionellen muslimischen Männern gibt es zwei unterschiedliche Bewertungen von Homosexualität. Die aktive Rolle beim Geschlechtsverkehr wird mit den Begriffen Stärke, Dominanz, Potenz und Männlichkeit in Verbindung gebracht. Die passive Rolle wird dagegen mit den Begriffen „Schwuchtel", „Frau" und „Schwächling" abgewertet und ist verpönt. Bei den Jugendlichen wird man nur dann als „schwul" bezeichnet, wenn man die Rolle des Schwächeren übernimmt, weil diese in der Regel die Frauenrolle impliziert und nicht in das beschriebene Männerbild passt. In einigen männlichen Milieus werden nach dem Ethnologen Hermann Tertilt nur die Männer als schwul bezeichnet, die diese Rolle des „Schwächeren", also den passiven Part übernehmen, weil diese die Frauenrolle beinhaltet und nicht in das beschriebene Männerbild passt. Anders formuliert: Nicht Penetrieren wird als homosexueller Akt definiert, sondern sich penetrieren lassen.

> Schwulenfeindliche Männer nehmen gar Kontakt zu schwulen Männern auf, haben mit ihnen auch Geschlechtsverkehr, bezeichnen sich aber nicht als homosexuell, weil sie ausschließlich in der aktiven Rolle waren.

29.3.1.3 Dominanz und Inszenierung

Muslimische Jungen treten im Gegensatz zu Mädchen sehr dominant und selbstbewusst auf. Sie werden zu diesem Verhalten erzogen und ermuntert. Ein Junge muss in der Lage sein, zu entscheiden, was für die später zu gründende Familie das „Richtige" und „Vorteilhafte" ist. Dies kann er u. a. dadurch unter Beweis stellen, dass er seine Position selbstbewusst verteidigt und auf Meinungen, die von außen an ihn herangetragen werden, keine Rücksicht nimmt. Dies könnte ihm sonst als Schwäche ausgelegt werden, was eher von Frauen zu erwarten ist. Dominanz und selbstbewusstes Auftreten werden jedoch nur in bestimmten Grenzen gefördert. Wenn die jungen Männer mit 18 Jahren oder später den Wunsch äußern, das Elternhaus zu verlassen, ohne dass sie geheiratet haben, wird dies von den Eltern in der Regel missbilligt.

Die Ausführungen machen deutlich, dass der Zusammenhalt, hier Loyalität, in der Gruppe bzw. unter Freunden eine große und ganz zentrale Rolle spielt und dem Begriff der Freundschaft eine entscheidende Bedeutung zugesprochen wird. Freunde tun alles für einander: Es wird geteilt, was man hat, z. B. Geld, Essen und Kleidung. Massenschlägereien können deshalb zustande kommen, weil der Freund nicht allein gelassen werden darf. Der Wert der Freundschaft spielt auch in der Gruppendynamik eine zentrale Rolle.

29.4 Konsequenzen – die Suche nach Orientierung

Im Jugendalter müssen verschiedene Herausforderungen bewältigt werden: ein Schulabschluss, Berufs- und Partnerwahl und der Abnabelungsprozess vom Elternhaus. Viele benachteiligte Jugendliche fühlen sich dabei überfordert und suchen nach Sicherheit und Orientierung. Insbesondere in der Sozialisation muslimischer Jugendlicher haben gruppen- und sozialorientierte Werte (Gruppenharmonie und Anpassung an Gruppenziele) einen besonderen Stellenwert. Bereits die Erziehung der Kinder in der Familie ist in der Regel auf kollektive Orientierungen ausgerichtet: Übernahme von Geschlechts- und Familienrollen, soziale Normen sowie Vermittlung von Autoritätsbeziehungen. Daher suchen die Kinder und Jugendlichen Kollektive und weisen eine ausgeprägte Neigung zur Gruppenbildung auf. Wenn sowohl im familiären Kontext als auch in der Peergroup die Erfahrung gemacht wird, dass Konflikte mit Gewalt gelöst werden, kann sich sehr schnell ein Zustand etablieren, bei dem alternative Konfliktlösungsstrategien, die auf Konsens oder Meinungsaustausch basieren, kategorisch abgelehnt werden, weil diese dann als Ausdruck von Schwäche wahrgenommen werden.

Dann hilft es häufig auch nicht, in der pädagogischen Arbeit mit Appellen und Argumenten gegen Gewalt zu intervenieren. Solche Belehrungen prallen an der Oberfläche ab und werden die tief verankerten Verhaltensnormen nicht tangieren. Der allgemein bekannte (pädagogische) Leitsatz in der Arbeit mit Menschen, nämlich sie dort abholen wo sie stehen, wurde und wird in der pädagogischen Arbeit mit interkulturellen Klienten extrem vernachlässigt. Gerade benachteiligte Jugendliche aus muslimischen Familien erwarten Konfrontation und Entschiedenheit. Der pädagogische Mainstream setzt die erzieherische „Vorleistung" einer deutschen Mittelschichtfamilie voraus, in der Autorität, Kollektivität und Unterordnung weitgehend durch Verständigung, Individualität und Selbstbestimmtheit ersetzt wurden. Wer diese freiheitlichen Werte weitergeben möchte, muss bedenken, welche komplexen Anforderungen für Kind und Fachkraft damit einhergehen, und darf nicht zu viele Basics voraussetzen. Um nicht falsch verstanden zu werden: Diese Werte sind wichtig, um sich in einer offenen Gesellschaft platzieren zu können. Aber: Diese Werte müssen gelehrt, vorgelebt und selbst erfahren werden. Sie sind das Ziel und nicht der Weg. Der Weg fängt mit dem Abholen an. Es geht also nicht um ein Nachahmen der elterlichen Erziehung, sondern um ein anschlussfähiges Vorgehen, aus dem die Jugendlichen gestärkt hervorgehen. Denn auch Pädagogen lassen sich durch das selbstbewusste und manchmal auch sympathische Auftreten der Jugendlichen blenden und übersehen dabei, welche Ängste, Orientierungsprobleme und Unsicherheiten dahinter verborgen werden.

Wer gewalttätige Jugendliche migrationssensibel, also unter Berücksichtigung ihrer spezifischen Lebensumstände und besonderen Ressourcen, fördern will, damit sie ihr Leben und ihre Zukunft im Sinne des Gesetzes und einer liberalen Gesellschaft gestalten können, kommt nicht umhin, eine Brücke zu schlagen zwischen den migrationsspezifischen Rahmenbedingungen und den Zielen der Institutionen. Die Konfrontation und Autorität sollten also als Sprungbrett für Verständigung gesehen werden.

Literatur

Beauftragte der Bundesregierung für Migration, Flüchtlinge und Integration (2016) 11. Bericht der Beauftragten der Bundesregierung für Migration, Flüchtlinge und Integration über die Lage der Ausländerinnen und Ausländer in Deutschland, Berlin

Grundmann M et al (2008) Bildung als Privileg und Fluch – Zum Zusammenhang zwischen lebensweltlichen und institutionalisierten Bildungsprozessen. In: Becker R, Lauterbach W (Hrsg) Bildung als Privileg. Springer Fachmedien, Wiesbaden, S 47–74

Heitmeyer W (2004) Gesellschaftliche Integration, Anomie und ethnische Konflikte. In: Heitmeyer W (Hrsg) Was treibt die Gesellschaft auseinander? Suhrkamp, Frankfurt a. M., S 629–653

Huxel K (2014) Männlichkeit, Ethnizität und Jugend. ▶ https://doi.org/10.1007/978-3-658-06096-1_2, © Springer Fachmedien Wiesbaden 2014

King V (2009) Aufstieg aus der bildungsfernen Familie? Anforderungen in Bildungskarrieren am Beispiel junger Männer mit Migrationshintergrund. In: Henschel A, Krüger R, Schmitt C, Stange W (Hrsg) Jugendhilfe und Schule – Handbuch für eine gelingende Kooperation. VS Verlag, Wiesbaden, S 333–346

Kriminologisches Forschungsinstitut Niedersachsen (2017) Jugendliche in Niedersachsen. Ergebnisse des Niedersachsensurveys 2013 und 2015. Forschungsbericht 131

Oerter R, Dreher E (2002) Jugendalter. In: Oerter R, Montada L (Hrsg) Entwicklungspsychologie. Beltz, Weinheim, S 258–318

Tertilt H (1996) Turkish Power Boys Ethnographie einer Jugendbande. Suhrkamp, Frankfurt a. M.

Toprak A (2000) Sozialisation und Sprachprobleme. Eine qualitative Untersuchung über das Sprachverhalten türkischer Migranten der zweiten Generation. IKO, Frankfurt a. M.

Toprak A (2002) „Auf Gottes Befehl und mit dem Worte des Propheten ..." Auswirkungen des Erziehungsstils auf die Partnerwahl und die Eheschließung türkischer Migranten der zweiten Generation in Deutschland. Centaurus, Herbolzheim

Toprak A (2004) Wer sein Kind nicht schlägt, hat später das Nachsehen. Elterliche Gewaltanwendung in türkischen Migrantenfamilien und Konsequenzen für die Elternarbeit. Centaurus, Herbolzheim

Toprak A (2010) Integrationsunwillige Muslime? Ein Milieubericht. Lambertus, Freiburg i. B.

Toprak A (2016) Jungen und Gewalt. Die Anwendung der Konfrontativen Pädagogik mit türkeistämmigen Jungen, 3. Aufl. Springer VS, Wiesbaden

Toprak A et al (2011) In: Deegener G, Körner W (Hrsg) Handbuch Aggression im Kinder- und Jugendalter. Beltz, Weinheim

Psychosomatik: Abhängigkeitserkrankungen

Martin Reker, Thomas W. Heinz und André Biakowski

30.1 Einführung und Überblick – 322

30.2 Flüchtlinge – 322

30.3 Kinder/Jugendliche (UMA) – 323

30.4 Spät-)Aussiedler: Hybride Identitäten – 325

30.5 Kasuistik: Drogenkonsum (Vater-Sohn-Konflikt) – 326

Literatur – 328

© Springer-Verlag GmbH Deutschland, ein Teil von Springer Nature 2020
A. Gillessen, S. Golsabahi-Broclawski, A. Biakowski, A. Broclawski (Hrsg.), *Interkulturelle Kommunikation in der Medizin*, https://doi.org/10.1007/978-3-662-59012-6_30

> „Alle bekannten Kulturen und Gesellschaften benutzen irgendeine Form von Anxiolytica: bewusstseinserweiternde Mittel und Mittel zur Verminderung von Spannungen, Angst und Unruhe."
> (Dirck van Bekkum 1998)

30.1 Einführung und Überblick

Will man das Thema Abhängigkeitserkrankungen bei Menschen mit Flucht- und Migrationshintergrund beleuchten, bedarf es an erster Stelle einer Unterscheidung zwischen Geflüchteten und Migranten. Das Völkerrecht definiert diese beiden Gruppen eindeutig: Flüchtlinge werden durch religiöse, politische Verfolgung oder anderen existenziellen Faktoren zum Verlassen der Heimat gezwungen. Im Vergleich dazu verlassen/verließen Migranten (z. B. Spät-Aussiedler oder Wirtschaft- und Arbeitsmigranten) diese auf der Suche nach einer Lebensperspektive freiwillig (Bundesministerium für wirtschaftliche Entwicklung und Zusammenarbeit 2019). Darüber hinaus ist es hinsichtlich der Betrachtung des Themas wichtig, bei der Gesamtgruppe der Migranten zwischen der sogenannten 1., 2. und 3. Generation zu unterscheiden. Es ist bekannt, dass Migranten der 1. und 2. Generation[1] (in der Gemeinsamkeit zu Flüchtlingen) einem überdurchschnittlichem Risiko für psychiatrische Erkrankungen (Cantor-Craae, Selten 2005) sowie Suchterkrankungen im Allgemeinen unterliegen (Czycholl 1999). Ein weiterer Grund für eine differenzierte Betrachtung der Gruppe Migranten ist das unterschiedliche Partizipieren am gesellschaftlichen Leben in Deutschland. Deutlich wird dies zum Beispiel an den unterschiedlichen Sprachkenntnissen[2] (Eloquenz) u. a. im Klinik- und Praxisalltag.

Für beide Personengruppen (Geflüchtete und Migranten) können die verschiedenen Faktoren zur Entstehung von Abhängigkeitserkrankungen auf die folgenden drei (Möller et al. 2001) verdichtet werden:
1. Droge: - Angebot, Verfügbarkeit, Dosis, Suchtpotenz, Drogenwirkung
2. Individuum: - Disposition, Frustrationstoleranz (Ich-Stärke), neurotische Entwicklung
3. Umwelt: - Gesellschaft, „Broken home", elterliches Vorbild, Gruppenzwänge, Konsumgesellschaft Freizeitvakuum, Konfliktsituation, Ideologie (Gaenslen 2006)

30.2 Flüchtlinge

Aufgrund unterschiedlicher kultureller Herkunft, der Beweggründe zur Flucht, den Fluchtwegen und -routen sowie der Fluchtdauer als auch den gemachten Erfahrungen im Aufnahmeland Deutschland ist die Gruppe der Flüchtlinge von einer Heterogenität gekennzeichnet (Zurhold und Kuhn 2018). Nicht selten müssen Flüchtlinge nach ihrer Ankunft in der neuen Umgebung gleich drei einschneidende Situationen – oft ohne Betreuung – bewältigen: den erlebten Krieg und Terror, die eigene Flucht (Aufgabe der Heimat als identitätsstiftendes Konstrukt) sowie die neue Situation im Zufluchtsland (Bleibeperspektive) inklusive der Sprachproblematik. Zu einer Mehrfachtraumatisierung sowie einer sozioökonomischen Benachteiligung kommen für viele Flüchtlinge noch erschwerende Faktoren wie Heimweh, Einsamkeit, Ungewissheit über den eigenen Aufenthaltsstatus (Perspektive), Rassismuserfahrungen (BAMF 2017) sowie Dissonanzen zwischen den Normen und Werten der Herkunftsgesellschaft sowie der

---

1 Als Migranten der 1. Generation werden hier die Personen benannt, welche tatsächlich in Deutschland emigriert sind. Die 2. Generation bezeichnet deren Kinder und die 3. deren Enkel. Die 2. und 3. Generation wurde bereits in Deutschland geboren.

2 Diese können u. a. auf die Schulbildung sowie die Milieubildung (Communities) im sozialen Umfeld zurückgeführt werden.

Aufnahmegesellschaft hinzu (Schouler-Ocak 2015). „In allen Stadien besteht traumatisierender Stress und demzufolge das Risiko, dass durch Einnahme von Alkohol, Tabak, Benzodiazepinen, Amphetaminen, Cannabis und auch Opioide eine Selbstmedikation erfolgt.", betont Professor Felix Tretter (Kötter 2016). Das von Kielholz und Ladewig aufgestellt Trias-Modell geht davon aus, dass der Drogenmissbrauch ein Zusammenspiel der Faktoren „Mensch", „Umwelt" und der Droge selbst ist (Kielholz und Ladewig 1973). Der Mensch versucht durch Konsumieren, seine innere und äußere Realiatlität mit all ihren Einflüssen und Herausforderungen an ihn als Subjekt in ein (erträgliches) Gleichgewicht zu bringen.

In mehreren wissenschaftlichen Studien wurde eindeutig belegt, dass die Wahrscheinlichkeit einer psychischen Erkrankung (so auch Substanzabhängigkeit) mit der Häufigkeit erlebter traumatischer Lebensereignisse steigt. Dieser Dosis-Effekt muss daher auch bei Betrachtung von Abhängigkeitserkrankungen Anwendung finden. Suchtmittel werden oft von Betroffenen im Rahmen der Selbstmedikation zur Linderung von Symptomatiken, wie z. B. Schlafstörungen, Albträumen oder zum Vergessen von Problemen, eingesetzt. Daher wird der Konsum eher als Problemlöser angesehen. Aus positiven Erfahrungen des gelegentlichen Konsums kann sich eine Inzidenz von Abhängigkeitserkrankungen ergeben.

Aus einem illegalen Suchtmittelkonsum, aufgrund einer Abhängigkeitserkrankung, ergeben sich für Asylsuchende gemäß § 29 Abs. 1 Nr. 1 des Betäubungsmittelgesetzes ausländerrechtliche Konsequenzen. Umso wichtiger sind daher neben einem Screening und Monitoring psychischer Symptomatiken Präventionsprogramme in Kombination mit einer psychotherapeutischen Betreuung für ankommende Flüchtlinge in Deutschland. Weiter muss ihnen ein niederschwelliger und schnellerer Zugang zu evidenzbasierten Behandlungsmöglichkeiten ermöglicht werden (Ertl 2015). Dies schließt eine kultursensible Aufklärung über rechtliche Ansprüche auf Leistungen des Suchthilfesystems in Deutschland mit ein, da diese vielen Flüchtlingen nicht bekannt sind und ihre Abhängigkeitserkrankungen aus Angst vor Stigmatisierungen und Abschiebungen verheimlichen. Nicht selten versuchen sie im Stillen, „selbst" ihre Probleme aus Angst vor Stigmatisierungen zu lösen. Es ist grundlegend, zu verstehen, dass sich die Konsummuster bei einem nicht (kultursensiblen) Behandeln der Erkrankungen zwischen Menschen mit Flucht- und Migrationshintergrund an die der „Einheimischen" mit der Zeit angleichen (z. B. Alkohol, Cannabis und Kokain).

Und letztlich muss in der gesamten Betrachtung der Abhängigkeitserkrankungen mit thematischem Fokus auf die Gruppe der Flüchtlinge zwischen drei großen Hauptgruppen unterschieden werden: Kinder und Jugendliche (UMA), Männer sowie Frauen. Diese drei Personengruppen (wie auch die Gruppe Migranten) können im Kontext dieses Artikels nicht vollständig in ihrer Komplexität und Diversität dargestellt werden, sollen aber dennoch grob mit dem Fokus auf das Vorhandensein oder der Entstehung von Abhängigkeitserkrankungen beleuchtet werden.

30.3 Kinder/Jugendliche (UMA)

Unbegleitet minderjährige Ausländer (UMA)[3] gehören aufgrund ihrer Vulnerabilität zu der schutzbedürftigsten Gruppe unter den Flüchtlingen. Nach Ankunft in Deutschland ist für deren Schutz gemäß § 42 des Sozialgesetzbuchs VIII (SGB VIII) das örtliche Jugendamt verantwortlich. Generell haben UMAs ein Recht auf einen Dolmetscher[4] . Jedoch reichen im Hinblick auf mögliche Abhängigkeitserkrankungen sprachliche 1:1 Übersetzungen nicht aus. Die interkulturelle Kommunikation durch einen

---

3   Nach internationaler Definition unter 18 Jahre alt (Bundesamt für Migration und Flüchtlinge 2009).
4   Die Kosten werden vom Jugendamt übernommen.

Sprachkulturmittler oder Psychologen ist vonnöten, um Normvorstellung der UMAs in Bezug auf den Konsum richtig einordnen zu können.

Im Clearingverfahren des Jugendamtes wird neben der Identitäts- und Altersfeststellung die gesundheitliche Lage, der Erziehungsbedarf (Bestellung eines Vormundes) sowie die Unterbringung in eine adäquate Wohnform ermittelt. Die Verteilung der UMAs auf die Bundesländer erfolgt nach dem Königsteiner Schlüssel. Etwa die Hälfte der UMAs weisen psychische Auffälligkeiten auf. Körperliche Angriffe auf Familienmitglieder oder das aktive Miterleben von Kriegsverbrechen in den Heimatländern sind mit 38–41 % die verbreitetsten traumatischen Erlebnisse bei UMAs. Welchen konkreten Einfluss traumatische Erlebnisse auf den jeweiligen Substanzkonsum haben, ist bisher wissenschaftlich noch nicht valide dargelegt. Gerade in der liminellen Periode sind UMAs in der neuen Umgebung besonders gefährdet, da das Hineinwachsen in das Erwachsenenalter mit der Klärung eigener Identitätsfragen verbunden ist. UMAs sind zu 90 % männlich und zwischen 16–17 Jahre alt und lassen sich in drei Gruppen differenzieren (Zurhold 2017):

- UMA aus alkoholfernen Kulturen wie **Eritrea, Somalia, Irak und Iran,** können oft nicht zwischen niedrig- und hochprozentigem Alkohol (z. B. Bier und Schnaps) unterscheiden. Daraus resultiert ein Betrinken bis zur Alkoholvergiftung.
- UMA aus **Marokko, Algerien, Tunesien,** die in ihrer Heimat im kriminellen Straßenmilieu gelebt haben und für die Jugendhilfe schwer zugänglich sind. Sie konsumieren verfügbare Substanzen wie Cannabis, Alkohol, Amphetamine, Kokain und dealen häufig auch mit illegalen Drogen.
- UMA aus **Afghanistan,** die aus ärmlichen Verhältnissen stammen und Heroin und Crack konsumieren (Zurhold 2017).

Gerade bei den beiden letztgenannten Gruppen zeigt sich teils ein hochproblematisches Konsumverhalten aufgrund von Substanzkontakten (Opiate oder Heroin) bereits in den Heimatländern wie Afghanistan oder Iran.

Wie bereits bekannt, wird der Konsum nicht als Problem, sondern als Lösung verstanden. Dies bezieht sich auch auf den Konsum von Alkohol. „*Ich halte das nicht aus. Das ist wie ein Feuer im Kopf und wenn ich trinke, ist es gelöscht*", so ein UMA in einem Münchener Wohnprojekt (Zurhold 2017).

- **Zugang zu Hilfsangeboten für Geflüchtete (UMA)[5]**

Für UMAs ist der Zugang zu Suchthilfeangeboten mit gravierenden Hindernissen verbunden; nicht zuletzt bedingt durch Sprachbarrieren, aber auch teils wegen der ungeklärten Kostenübernahme für eine Entzugs- und Substitutionsbehandlung. Gerade weil UMAs oft ein anderes Krankheits- bzw. Suchtverständnis haben und das Hilfesystem in Deutschland nicht kennen, müssen sich Einrichtungen ihnen gegenüber – niederschwellig – öffnen und über die zentralen Aspekte wie Schweigepflicht und Datenschutz in Deutschland verstärkt aufklären.

Ziel muss es sein, Hemmschwellen der UMAs abzubauen und eine vernetzte Versorgungsstruktur zwischen Ärzten, Psychiatern, Psycho- und Traumatherapeuten bereitzustellen. Nicht zuletzt, um einer Delinquenz prophylaktisch vorzubeugen oder deren Verfestigung bei UMAs zu stoppen. Auf der einen Seite können angeordnete Drogen- oder Alkoholtests von UMAs als Misstrauensvotum aufgefasst werde, welches ihr gegebenes Wort infrage stellt. Auf der anderen Seite sind diese aber durchaus angebracht, da gerade der Konsum von Alkohol und Cannabis von UMAs geleugnet wird aus Angst vor Konsequenzen im

---

[5] Die folgend geschilderten Zugangshindernisse sind nicht UMA-spezifisch, sondern lassen sich auf die folgend dargestellten Teilgruppen „Frauen" und „Männer" sowie auf Migranten der 2. und 3. Generation übertragen.

Integrationsprozess (Aufenthaltserlaubnis). Sucht man nach Gründen für ein Abstreiten des Konsums von Alkohol oder den Konsum illegaler Drogen, so sind diese in kulturellen, religiösen und familiären Normen zu finden.

30.4 (Spät-)Aussiedler: Hybride Identitäten

Die Zeit der Perestrojka (Frühpostperestrojka) kann als Zenit der Auswanderungswelle aus den ehemaligen UdSSR-Gebieten betrachtet werden, nicht zuletzt aufgrund der Auflösung der ökonomischen, politischen und sozialen Strukturen des sowjetischen Systems und der damit verbundenen Konstituierung der neuen Nationalstaaten. Begleitet wurde die Zeit von einer Entidealisierung gesellschaftlicher Wertvorstellungen sowie einer tiefen Orientierungskrise in der postsozialistischen Gesellschaft (Zakhalev 2008). Spätaussiedler sind deutsche Volkszugehörige aus den Nachfolgestaaten der ehemaligen Sowjetunion (UdSSR) und anderen osteuropäischen Staaten (z. B. Ukraine, Polen, Russland), die im Wege eines speziellen Aufnahmeverfahrens ihren Aufenthalt in Deutschland begründet haben (BAMF 2019). Signifikant für die Migranten-Kohorte „Aussiedler" ist die Migration im Familienverbund. Die Familie wird dabei als Heimat verstanden und Familiennetzwerke auf große Distanzen aufrechterhalten (Zusammenhalt). Ein weiteres Spezifikum ist die Tatsache, dass über 90 % die Staatsangehörigkeit besitzen, d. h., der Aufenthaltsstatus ist damit rechtlich geregelt. Nach Zakhalev betrachten über 80 % der Aussiedler sich als Russlanddeutsche oder Russen und nur knapp 6 % als Deutsche. Signifikant ist darüber hinaus die Tatsache, dass überproportional viele männliche Konsumenten von Suchterkrankungen (Opiatabhängigkeiten) betroffen sind.

- **Sozioökonomische Lage**

Vor allem männlichen Aussiedlern fällt es schwer, sich den neuen Situationen und Strukturen in Deutschland anzupassen. Nicht selten fühlen sie sich verantwortlich, die Familie zu ernähren (Wißmer 2013). Weiter kann eine Häufigkeit von Arbeitslosigkeit/Langzeitarbeitslosigkeit der Kohorte zugeschrieben werden. Für Betroffene stellt dies eine psychische Belastung dar (Schmitt-Rodermund und Silbereisen 1999). Die Gefährdung der Arbeitsstelle wird nicht selten mit einer Hinterfragung des Selbstwertgefühles in Verbindung gebracht und diese Problematik im familiären Umfeld des „Versorgers" verharmlost oder negiert. Betrachtet man jugendliche Russlanddeutsche im Rahmen des Themas näher, so fällt zunächst ihr subkulturelles Identitätsmuster – hybride Identität (Bhaba 1994) – auf. Weiter ist ein Streben nach Statussymbolen zu beobachten. Aus diesem resultiert ein schnellstmögliches Beenden der Schulzeit und ein möglichst früher Eintritt ins Berufsleben. Aufgrund von Sprachkenntnissen und niedrigeren Bildungsabschlüssen erleben viele Jugendlich trotz einer Motivation nach Selbstbestimmtheit eine Disparität gegenüber „deutschen" Jugendlichen – gerade auf dem Arbeitsmarkt. Viele Jugendliche schotten sich so in „ihre Kreise" ab. Nicht zuletzt auch deshalb, da sie Probleme als Privatangelegenheit betrachten.

Begründen lässt sich eine Abschottung auch aus der Tatsache heraus, dass institutionelle Hilfe in der Heimat mit staatlicher Kontrolle verbunden wurde. Daher werden therapeutische Angebote meist erst sehr spät angenommen und die Lösung innerhalb der eigenen Familie gesucht. Auch wenn die Migrationswelle von (Spät-)Aussiedlern nach Deutschland als gegenstandslos betrachtet werden kann, so ist die gesellschaftliche Integration – auch in den Versorgungswesen – noch längst nicht abgeschlossen und stellt weiterhin eine interkulturelle als auch kommunikative Herausforderung in der Medizin dar.

30.5 Kasuistik: Drogenkonsum (Vater-Sohn-Konflikt)

Neben den vorbenannten allgemeinen Ursachen für Drogenmissbrauch kommen bei Migranten noch weitere Faktoren hinzu, die für eine Abhängigkeitsentwicklung förderlich sein können: das Leben zwischen zwei Kulturen, die ständige Ungewissheit bezüglich des Aufenthaltsstatus oder einer Rückkehr in die Heimat (Abschiebung!) sowie fehlende Integration und potenzielle oder reale Diskriminierung. Auch eine stärkere Bindung an die Familie sowie emotionale oder wirtschaftliche Abhängigkeit von den Eltern können Drogenprobleme begünstigen. Den Spagat zwischen den Eltern und dem Zuhause mit seinen Traditionen einerseits und der konsumorientierten und individualisierten Welt der hiesigen Aufnahmegesellschaft andererseits schaffen nur wenige Heranwachsende mühelos (Domenig 2001).

Durch die tagtäglich geforderte Bikulturalität entstehen Schwierigkeiten und Konflikte, ganz zu schweigen von den normalen Problemen, mit denen Jugendliche sich auseinandersetzen müssen. Diese gesellschafts- und integrationspolitischen Konfliktfelder können vermehrt dazu führen, dass insbesondere heranwachsende Migranten (2. und 3. Generation) suchtgefährdeter sind. Je früher die Immigration geschah, desto wahrscheinlicher ist eine gelingende Integration. Eine mögliche Drogensucht ist außerdem davon abhängig, ob und in welchem Ausmaß der gefährdete Migrant bereits seine personale Integration durch die Ausbildung einer eigenen Identität voranbringen konnte (Domenig 2001). Heranwachsende mit Migrationshintergrund berichten häufig von fehlender Akzeptanz der Aufnahmegesellschaft und der erschwerten Integration: „(…) Sie werden von deutschen Jugendlichen nicht wirklich angenommen. Die erste Generation neigt zudem dazu, sich kulturell abzuschließen, sodass der Integrationsprozess zu deutschen Gleichaltrigen nicht hinreichend gefördert wird (…)" (Baudis et al. 1997).[6]

Neben den beschriebenen Spannungsfeldern Bikulturalität und Integration führt vor allem die Unsicherheit über die eigene Zukunft zu Konflikten, denen sich vor allem die Jugendlichen immer wieder stellen müssen. Da sie von der Wohnortwahl ihrer Eltern komplett abhängig sind, haben sie im Vorfeld der tatsächlichen Migration kaum Einflussmöglichkeiten gehabt, beklagen je nach Lebensalter oftmals, dass sie eigentlich lieber in den gewohnten sozialen Bezügen geblieben wären. Sie leben oft im Ungewissen darüber, ob und wann sie in ihr Geburtsland zurückkehren werden. Während die Eltern zumindest optional davon träumen können, irgendwann in die Heimat zurückzukehren, haben die Jugendlichen kaum einen Bezug zu ihrem Herkunftsland (kulturellen Wurzeln). Eine klare Entscheidung ist vielen nicht möglich (Baudis et al. 1997).[7]

Förderlich für die Entwicklung einer Abhängigkeit ist zudem die oft fehlende Einsicht ausländischer Eltern in die Notwendigkeit einer guten Schul- und Berufsausbildung. Kinder von Arbeitsmigranten (Gastarbeiterkinder) haben signifikant niedrigere Schulabschlüsse und/oder oft keine Berufsausbildung. Sie unterliegen einer höheren Arbeitslosigkeit (Baudis 1997)[8] . Niedrigere Bildung und erhöhtes Arbeitslosigkeitsrisiko sind wie bei anderen gesellschaftlichen Randgruppen wichtige Faktoren, die den Weg in eine Drogen-Abhängigkeit ebnen können.

---

6 (Baudis 1997, S. 57 f.).
7 (Baudis 1997, S. 57).
8 (Baudis 1997, S. 58).

> Migration kann vor allem dann zur Entwicklung einer Suchtmittelabhängigkeit führen, wenn Bewältigungsmechanismen fehlen, um diese (Integrations-)Krise des Individuums und seiner sozialen Bezüge im gesunden Sinne bewältigen zu können.

Kasuistik: Vater-Sohn-Konflikt

Herr Sasha D. ist 28 Jahre alt. Er lebt seit sechs Jahren in Deutschland. Gemeinsam mit seinen Eltern und drei Geschwistern ist er aus Kasachstan nach Deutschland emigriert. Herr D. ist verheiratet und hat einen 5-jährigen Sohn und hat sich mit einem kleinen metallverarbeitenden Unternehmen (Poliererei) selbstständig gemacht. Zur stationären Aufnahme kommt er freiwillig. Er hat in der suchtmedizinischen Abteilung entgiftet und sich dort für eine nahtlose 26-wöchige Entwöhnung entschieden. Letzte Suchtmittel waren Heroin (ausschließlich geraucht), Cannabis und Alkohol. Herr D. macht einen gepflegten Eindruck und ist sehr auf korrekte Umgangsformen bedacht sowie um modische Outfits bemüht. In der Anamnese fällt auf, dass Herr D. vor der Übersiedlung außer gelegentlich Cannabis keine Suchtmittel konsumierte. Die Diagnostik gemäß ICD-10 ergibt eine kombinierte Alkohol- und Heroinabhängigkeit. Die Testverfahren zur Persönlichkeitsdiagnostik ergeben keine relevante Störung.

Herr D. wird schnell als „Macher" von den Mitpatienten akzeptiert und übernimmt bereits nach einer kurzen Eingewöhnungszeit Vorbildfunktion sowie als Patientensprecher Verantwortung. Darüber hinaus zeigt sich der Patient introspektionsfähig und therapiemotiviert. Die Ehefrau bringt sich regelmäßig und hoch motiviert in den therapeutischen Prozess mit ein. Mit zunehmendem Therapieverlauf kristallisiert sich immer deutlicher ein Vater-Sohn-Konflikt heraus: Der Vater von Herrn D. hat es nach der Übersiedlung in Deutschland nicht geschafft, eine eigene berufliche Existenz aufzubauen. In der alten Heimat als Handwerker hoch angesehen, ist es ihm nicht gelungen, in Deutschland Fuß zu fassen. U. a. aus diesem Grund trinkt der Vater von Herrn D. vor allen an den Wochenenden erhebliche Mengen an Wodka. Im alkoholisierten Zustand lässt er seine Frustration vorzugsweise an seinem ältesten Sohn – Sasha D. – aus. Dieser wird verbal und teilweise auch körperlich aggressiv attackiert.

In den Wochenendurlauben während der Entwöhnung von Herrn D. kommt es mehrfach zu angespannten Situationen zwischen seinem Vater und ihm, in deren Verlauf der Patient immer wieder starken Suchtdruck verspürt. Sasha D. beendet die 26-wöchige stationäre Entwöhnung erfolgreich, er hält auch nach der Therapie Kontakt zur Fachklinik. Außerdem hält er den Kontakt zur örtlichen Suchtberatungsstelle aufrecht. Hier wird eine ambulante Nachsorge durchgeführt.

Drei Monate nach der regulären Entlassung erscheint die Ehefrau von Herrn D. zu einem Gespräch in der Fachklinik. Sie berichtet, dass sich Herr D. am letzten Wochenende suizidiert hat. Als ursächlich beschreibt sie einen massiven Konflikt zwischen ihrem Mann und dessen Vater. Stark alkoholisiert habe der Vater seinen Sohn zum Mittrinken animiert und ihn massiv als Schwächling tituliert. Irgendwann habe der Patient die Feier emotional stark aufgewühlt verlassen. Zwei Stunden später habe man Sasha D. mit einem Messer in der Brust vorgefunden. Nach Aussagen der Polizei habe er sich selbst tödliche Stichverletzungen zugefügt. Außerdem habe man Heroin bei ihm gefunden, jedoch keine Utensilien zum Rauchen. Laborchemische Untersuchungen zeigten, dass Herr D. kein Heroin konsumiert hatte.

- **Analyse des Falles**

Sasha D. war ein wirtschaftlich und gesellschaftlich gut integrierter Migrant der 2. Generation, dem die nicht gelungene Integration der väterlichen Respektsperson zum Verhängnis wurde. Mit vielen Hoffnungen und Erwartungen mit der ganzen Familie zugewandert, blieb der Vater des Patienten

Risikofaktoren bei drogenabhängigen Migranten	Spezielle Ressourcen bei drogenabhängigen Migranten
• Sozialisationshintergrund (Großfamilie) • Geringe Autorität der Eltern • Cliquenbildung („Russen-Mafia") • Wenig Wissen über Drogen u. Konsumfolgen (HIV) • Delegation von Verantwortung auf andere • Eingeschränkte Sprachkompetenz, Bildung, Beruf • Mit westlichen Vorgaben kollidierendes Rollenverständnis (tradierte Rolle „Mann" vs. „Frau")	• Beziehungskonstanz (wenn …, dann …) • Familienbindung (sozialer Halt) • Arbeitsbereitschaft (auch bei „Hilfsarbeiten") • „Härte gegen sich selbst" (gleichzeitig Risiko und Ressource) • Starker Wunsch nach Veränderung • Geringes Lebensalter

Abb. 30.1 Gegenüberstellung der Risikofaktoren und speziellen Ressourcen bei drogenabhängigen Menschen mit Flucht- oder Migrationshintergrund

im tradierten patriarchalischen Rollenverständnis verhaftet. Ein früher noch kulturell eingebundener Konsum von Alkohol wurde zunehmend als Kompensation für Enttäuschungs- und Kränkungserfahrungen benutzt. Ein eventuell schon vor der Auswanderung riskanter Konsum entwickelte sich zu einer manifesten Alkoholabhängigkeit – der Konsum wiederum wurde in den Status eines kulturellen Handelns gehoben, mit einer Verbindung zu tradierten Männerrollen und Ritualen. Sasha D. versuchte sich dem zu entziehen, griff zunächst zu dem in Kasachstan als quasi Hausmittel im Garten wachsenden Cannabis, das im Folgeschritt um das Rauchen von Heroin ergänzt wurde. Das Eingeständnis einer behandlungsbedürftigen Abhängigkeit wurde vom Vater als ehrenrührig und unmännlich angesehen.

Drogenabhängige Migranten sind häufig jünger (ca. 18–25 Jahre), haben gute Deutschkenntnisse, sind selbstständiger. Der alterstypische Loslösungsprozess vom Familiensystem hat hier zumeist begonnen. Alkohol- und medikamentenabhängige Migranten sind demgegenüber häufig älter (ca. 35–50 Jahre), zeigen oft gravierendere Deutschdefizite, haben eine starke familiäre Bindung. Sie behalten die traditionelle Lebensweise bei oder zeigen sich an die neue Umgebung überangepasst. Bei beiden Teilgruppen ist die Integration in die deutsche Gesellschaft oft nicht/oder nur unvollständig vollzogen.

- **Spezifische Aspekte bei der Therapie von Migranten**

Über viele Jahre wurden Alkohol-, Drogen- und Medikamentenabhängige zum Beispiel aus den ehemaligen Ostblockstaaten (Polen/GUS) zusammen mit deutschen Suchtkranken behandelt – oftmals mit nur unbefriedigendem Erfolg. Seit Jahren gibt es bilinguale Angebote mit guten Ergebnissen (Abb. 30.1).

Literatur

BAMF (2019) ▶ http://www.bamf.de/DE/Migration/Spaetaussiedler/spaetaussiedler-node.html. Zugegriffen: 26. Jan. 2019

Baudis R et al (1997) Nach Gesundheit in der Krankheit suchen, Neue Wege in der Sucht- und Drogentherapie. Verlag für Psychologie, Sozialarbeit und Sucht, Rudersberg

Bhaba HK (1994) The location of culture. Routledge, London

Bundesministerium für wirtschaftliche Entwicklung und Zusammenarbeit. ▶ https://www.bmz.de/de/themen/Sonderinitiative-Fluchtursachen-bekaempfen-Fluechtlinge-reintegrieren/hintergrund/definition_fluechtling/index.jsp. Zugegriffen: 24. Jan. 2019

Domeni D (2001) Migration, Drogen, transkulturelle Kompetenz. Huber, Bern

Gaenslen OM (2006) Migration und Sucht: Retrospektive Analyse von Behandlungsverläufen Opiatabhängiger an der psychiatrischen Universitätsklinik Tübingen, Dissertation, Tübingen, S 7

Kielholz P, Ladewig D (1973) Die Abhängigkeit von Drogen. Lehmann, München

Kötter J (2016) Drogensucht bei Flüchtlingen – Problem bislang verkannt. Ärzte Zeitung 13(6):2016

Schmitt-Rodermund E, Silbereisen RK (1999) Resilienz unter arbeitslosen Aussiedlern. In: Silbereisen RK, Lantermann E-D, Schmitt-Rodermund E (Hrsg) Aussiedler in Deutschland. Akkulturation von Persönlichkeit und Verhalten. Leske + Budrich, Opladen, S 277–299

Schouler-Ocak M et al (2015) EPA guidance on cultural competence training. Eur Psychiatry 30(3):431–440

van Bekkum D (1998) Transitonelle Anfälligkeit als Risikofaktor für Suchtverhalten. In: Salman R (Hrsg) Handbuch Interkulturelle Suchthilfe, Suchtverhalten bei Migranten. EMZ Hannover, Hannover

Wibmer A (2013) Transkulturelle Kompetenz in der Betreuung von drogenabhängigen Jugendlichen mit Migrationshintergrund, Medizinische Universität Graz, S 4

Zakhalev R (2008) Drogenabhängige Migranten aus der ehemaligen Sowjetunion: Eine retrospektive Vergleichsstudie. Dissertation, Hannover, S 5 f.

Zurhold H (2017) Ausmaß des problematischen Substanzkonsums von unbegleiteten minderjährigen Ausländern (UMA), Zentrum für Interdisziplinäre Suchtforschung (ZIS) der Universität Hamburg, Abschlussbericht, Hamburg, 28. September 2017

Psychosomatik: Abhängigkeitserkrankungen – Legale Drogen

Martin Reker

31.1 Kasuistik: Polnischer Patient – 332
31.1.1 Erläuterung der medizinischen Fragestellung – 332
31.1.2 Erläuterung der transkulturellen Herausforderung – 333
31.1.3 Analyse – 333
31.1.4 Handlungsvorschläge – 333

31.2 Kasusitik: Britischer Patient – 334
31.2.1 Erläuterung der medizinischen Fragestellung – 334
31.2.2 Erläuterung der transkulturellen Herausforderung – 334
31.2.3 Analyse – 334
31.2.4 Handlungsvorschläge – 335

31.3 Kasuistik: Tamilischer Patient – 335
31.3.1 Erläuterung der medizinischen Fragestellung – 335
31.3.2 Erläuterung der transkulturellen Herausforderung – 336
31.3.3 Analyse – 336
31.3.4 Handlungsvorschläge – 336

© Springer-Verlag GmbH Deutschland, ein Teil von Springer Nature 2020
A. Gillessen, S. Golsabahi-Broclawski, A. Biakowski, A. Broclawski (Hrsg.), *Interkulturelle Kommunikation in der Medizin*, https://doi.org/10.1007/978-3-662-59012-6_31

- **Einleitung**

Die Behandlung von Abhängigkeitserkrankungen ist nicht nur in Deutschland sehr sprachgebunden. Patienten, die wenig Deutsch sprechen, werden deswegen von den bestehenden Hilfeangeboten zumindest in der Heimatregion oft schlecht erreicht. Fachkliniken, die durch Mitarbeiter mit spezifischem Migrationshintergrund für einzelne Sprachgruppen überregional Entwöhnungsangebote machen können, können gelegentlich eine Alternative sein. Oft leben die Migranten auch in weitgehend geschlossenen Communities mit eigenen Regeln auch im Hinblick auf den Umgang mit Alkohol. Schließlich sind auch die sehr einsichtsorientierten deutschen Therapiestrategien für andere Kulturräume ungeeignet. In diesem Kapitel sollen drei Fallbeispiele vorgestellt werden, wie unter Berücksichtigung dieser Hürden erfolgversprechende therapeutische Interventionen angewendet werden können.

31.1 Kasuistik: Polnischer Patient

Ein 40-jähriger Mann aus Polen, der vor 2 Jahren einen Job als Fahrer bei einer deutschen Spedition angenommen hat, kommt zum Alkoholentzug in die Klinik. Sein Arbeitgeber hat erklärt, er brauche seinen Mitarbeiter unbedingt gesund, stabil und arbeitsfähig zurück, egal, wie lange es dauert. Am besten sei vermutlich eine Langzeittherapie. Er sei ein fleißiger und zuverlässiger Mitarbeiter, sei jetzt aber schon zweimal mit einer Alkoholfahne zum Fahrtantritt gekommen. So könne er seinen Job natürlich nicht machen.

Die Behandlung in der Klinik gestaltet sich schwierig, weil der polnische Lkw-Fahrer quasi kein Deutsch spricht. Im Aufnahmegespräch mit einem Dolmetscher berichtet der Patient, er habe schon in Polen gerade an Wochenenden und auf Feiern sehr viel Wodka getrunken. Seine Frau habe dort aber immer noch dafür gesorgt, dass ihm die Kontrolle nicht vollständig entglitten sei. In der Woche habe sie dafür gesorgt, dass er weitgehend abstinent gelebt hat. Nachdem er der Arbeit wegen nach Deutschland gegangen sei, fehle ihm seine Frau als Korrektiv. Er habe hier einen sehr wertschätzenden Chef, der sich aber bisher für sein Freizeitverhalten nicht interessiert habe. Der Chef lege Wert darauf, dass er seine Arbeit ordentlich mache. Er habe regelmäßig Touren von 16 Uhr nachmittags bis 3 Uhr nachts. Den Rest der Zeit verbringe er in einem kleinen Zimmer auf dem Gelände der Spedition, bei der er angestellt sei. Seine Frau sei noch in Polen, ebenso seine beiden adoleszenten Kinder. Alle 3 bis 4 Wochen fahre er für ein verlängertes Wochenende dorthin. Wenn er in Deutschland sei, fühle er sich sehr einsam. Die Polen, die er in Deutschland kennengelernt habe, würden zumeist auch viel Wodka trinken. Da habe er eben mitgetrunken. Er wisse mit sich sonst auch nichts anzufangen.

31.1.1 Erläuterung der medizinischen Fragestellung

Der Patient wird in der Klinik entgiftet. In der Zeit kommt es darauf an, eine Lösung zu finden, wie er nach Entlassung seinen Job behalten kann und dafür abstinent leben kann. Er ist grundsätzlich für alle Möglichkeiten offen, versteht aber aktuell noch keinerlei Deutsch. Therapien, die an die deutsche Sprache gebunden sind, können daher nicht zum Einsatz kommen. Körperlich ist der Patient nicht beeinträchtigt.

31.1.2 Erläuterung der transkulturellen Herausforderung

Im Vordergrund steht zunächst das Sprachproblem. Zudem fühlt er sich nach erst kurzem Aufenthalt in Deutschland ohne Kontaktmöglichkeit zu Einheimischen einsam und entwurzelt. In seiner polnischen Community wird ebenfalls viel getrunken. Der

Konsum von Wodka ist in der männlichen polnischen Bevölkerung sehr weit verbreitet und stellt, ähnlich wie in Russland, dort auch ein großes volkswirtschaftliches Problem dar.

31.1.3 Analyse

Eine Verhaltensanalyse des Konsumverhaltens des polnischen Patienten zeigt, dass als internale Trigger Einsamkeit, Langeweile und Leeregefühle im Vordergrund stehen. Damit korrelieren als Auslöser von außen die trostlose Wohnsituation auf dem Speditionsgelände in seinem schmucklosen Zimmer und die polnischen Kollegen, die für ihn die einzigen Ansprechpartner in seiner Heimatsprache sind. Während viele Kollegen den Konsum halbwegs steuern können, erleidet unser Patient mit seiner Suchtvorgeschichte schneller einen Kontrollverlust, der zu größeren Konsummengen und Restalkohol beim Arbeitsantritt am folgenden Tage führt.

In der Konsequenz hat er durch den Alkohol mehr Kontakt zu den anderen Fahrern, insbesondere auch zu den polnischen Kollegen, er fühlt sich weniger einsam und isoliert und Gefühle von Traurigkeit und Einsamkeit treten zurück. Perspektivisch gefährdet er damit seinen Arbeitsplatz und seinen Führerschein sowie finanzielle Gewinne, die er sich durch den neuen Job in Deutschland verspricht. Zudem haben seine Frau und die beiden Söhne in Polen hohe Erwartungen in ihn gesteckt, die er bitter enttäuschen würde.

Umgekehrt hat unser Patient erhebliche Ressourcen: Er hat einen Lkw-Führerschein und einen guten Job bei einer deutschen Spedition. Sein Chef ist als Leiter eines Familienunternehmens selbst polnischer Abstammung und hat große Sympathien für ihn. Auch zur Familie in Polen hat die Firma Kontakt. Zudem gibt es auf dem deutschen Arbeitsmarkt einen großen Mangel an Lkw-Fahrern. Der Arbeitgeber hat aus allen diesen Gründen den ein hohes Interesse an der Stabilisierung unseres Patienten. Die Partnerschaft unseres Patienten ist offenbar gut intakt. Die Ehefrau lässt erkennen, dass sie unseren Patienten mit allen Mitteln stützen will.

31.1.4 Handlungsvorschläge

Die Gesamtsituation macht deutlich, dass die Auslöser für das Trinken sehr stark durch die Umgebungsfaktoren geprägt sind. Insofern stellt sich die Frage, ob die vom Firmenchef eigentlich geforderte Langzeittherapie wirklich die richtige Intervention ist. Besser wäre es eigentlich, den Patienten in seinem Abstinenzwillen im Alltagsleben zu stabilisieren, ihn bald wieder zur Arbeit zu schicken und die Wohnsituation grundsätzlich zu verändern. Dabei ist der Chef ein wichtiger Verbündeter. Er hat eigene Interessen und ist motiviert, sich selbst stark einzubringen. Zwischen ihm und dem Patienten herrscht ein stabiles Vertrauensverhältnis, das Suchtproblem ist ihm ohnehin bekannt. Es wäre gut, wenn die Ehefrau auch nach Deutschland kommen könnte. Dafür bräuchte sie aber auch in Deutschland einen Job. Zudem müssten die Kinder mitkommen oder in Polen gut versorgt sein.

Letztlich wird in Abstimmung mit dem Patienten, der Ehefrau und dem Vorgesetzten die folgende Verabredung getroffen: Der Patient wird noch in der Klinik auf Disulfiram (Antabus) eingestellt. Die Einnahme erfolgt mit Unterstützung eines Kollegen täglich auf dem Speditionsgelände. Am Wochenende und an Feiertagen kommt der Patient zur Vergabe in die Klinik auf die ihm vertraute Station. Der Vorgesetzte bemüht sich gleichzeitig darum, für die Ehefrau einen Job im Reinigungsdienst zu organisieren. Zudem will er für das Paar eine Wohnung außerhalb des Speditionsgeländes finden. Die Ehefrau will diese Lösung unterstützen. Für Krisen und Rückfälle hat der Patient mit der Station in der psychiatrischen Versorgungsklinik, wo er zuletzt stationär entgiftet hat, eine Absprache getroffen, dass er sofort kommen kann, wenn seine Situation ins Wanken gerät.

31.2 Kasusitik: Britischer Patient

Ein 33-jähriger Mann ist bei den British Forces Germany als Infanterist beschäftigt. Sein Vater und sein Großvater waren auch schon bei den britischen Streitkräften. Eigentlich hat auch unser Patient einen weiteren beruflichen Aufstieg im Blick, der aktuell aber infrage gestellt ist, weil er seit einem Einsatz im Irakkrieg 2007 zunehmend unter Schlaflosigkeit und Albträumen leidet, die er abends mit Alkohol bekämpft hat. In den letzten zwei Jahren hatte sich das Alkoholproblem verselbstständigt. Jetzt war er abends außerhalb des Dienstes in der Innenstadt alkoholisiert mit einem Kameraden aneinander geraten, dass letztlich die Polizei hinzugerufen werden musste. Da er in dieser Situation auch suizidale Gedanken geäußert hatte, wurde er direkt von der Straße zur Krisenintervention und Entzugsbehandlung in die psychiatrische Klinik eingewiesen.

31.2.1 Erläuterung der medizinischen Fragestellung

Die kurze Fallbeschreibung verdeutlicht, dass bei dem britischen Soldaten neben der Alkoholproblematik auch eine starke seelische Belastung durch Erlebnisse bei einem Kriegseinsatz im Irak besteht. Die Entzugsbehandlung selbst stellt keine große Herausforderung dar. Wichtiger erscheint, über Analysen des Konsumverhaltens den Zusammenhang zwischen der Alkoholproblematik und der seelischen Problematik herauszuarbeiten.

31.2.2 Erläuterung der transkulturellen Herausforderung

Der Patient spricht kein Deutsch, sondern nur Englisch. Als Soldat der BFG unterliegt er einem besonderen Reglement. Die Weiterbehandlung wird innerhalb des Gesundheitsdienstes der BFG erfolgen. Zudem muss berücksichtigt werden, welche Rückwirkungen die gestellten Diagnosen und die erforderliche Behandlung für den weiteren Berufsweg des jungen Mannes hat.

31.2.3 Analyse

Die Analyse seines Trinkverhaltens zeigt, dass er schon seit den Jugendjahren häufiger in seiner Peergroup übermäßig getrunken hat. In der Armee war das zunächst besser geworden. Nach seinem Kriegseinsatz waren Symptome einer posttraumatischen Belastungsstörung aufgetreten, die ihn vor allem abends am Einschlafen hinderten und nachts zu Albträumen führten. Tagsüber war er dünnhäutiger und reizbarer geworden und neigte alkoholisiert mehr als früher zu aggressiven Impulsdurchbrüchen. In jüngerer Vergangenheit hatte er vermehrt versucht, die auch tagsüber erhöhte Anspannung i. S. eines Hyperarrousals mit Alkohol zu dämpfen. Zu seinem General Practitioner (GP) hatte er bereit Kontakt aufgenommen. Der hatte ihn an eine Mitarbeiterin des Community Mental Health Teams überwiesen, die erst einmal mit ihm gesprochen hatte.

31.2.4 Handlungsvorschläge

Nachdem der körperliche Entzug in der Klinik abgeschlossen war, erfolgte ein gemeinsames Abstimmungsgespräch mit dem Patienten und der Mitarbeiterin aus dem Mental Health Team, die ihrerseits auch mit dem Vorgesetzten des britischen Patienten im engen Kontakt stand. Aus Sicht der deutschen Behandler stellte sich die Frage, ob es für den Patienten nicht besser wäre, den Militärdienst zu quittieren und sich einer beruflichen Tätigkeit im Zivilleben zu widmen. Das wollte der Patient aber auf keinen Fall. Er sah sich in der Tradition seiner Herkunftsfamilie und wollte bei der Armee unbedingt noch weiter Karriere machen. Auch die Vertreter der britischen Streitkräfte wollten eher versuchen, ihn wieder in die Streitkräfte zu integrieren. Ein „medical discharge", also eine krankheitsbedingte Entlassung aus der Armee, hat erhebliche Versorgungsansprüche durch die Armee zur Folge und ist für die Armee erst indiziert, wenn alle Behandlungsmöglichkeiten ausgeschöpft sind. Zudem war der Patient eigentlich bei seinen Kollegen und Vorgesetzten gut angesehen. Alle trauten ihm zu, sich wieder ausreichend stabilisieren zu können, um seinen Dienst weiterzuführen. Die deutsche Station, die im Dienste der British Forces Germany (BFG) die psychiatrische Versorgung britischer Soldaten in Deutschland übernimmt, konnte dem Patienten ein stationäres Behandlungsangebot mit Stabilisierungs- und Expositionstherapie anbieten, das von den Mitarbeitern des CMH-Teams ambulant weitergeführt wurde. Über eine Medikation mit Doxazosin gelang es, die Albträume so weit abzumildern, dass sie den Schlaf nicht mehr beeinträchtigten. Ob perspektivisch eine Rückfallprophylaxe mit Disulfiram noch eine Hilfe sein könnte, wollte der Patient sich noch offen halten. Er war der Überzeugung, dass er den Alkohol nicht mehr benötigen würde, wenn es ihm seelisch besser ginge.

31.3 Kasuistik: Tamilischer Patient

Ein 42-jähriger Tamile kommt drei- bis viermal im Jahr in die Klinik zur stationären Entgiftung. Er ist verheiratet und hat zwei minderjährige Töchter, die die 9. Klasse einer Realschule besuchen. Er arbeitet in einem Restaurant als Küchenhilfe. Wenn er in die Klinik kommt, will er meist innerhalb sehr weniger Tage wieder nach Hause entlassen werden, weil er bei seiner Arbeit gebraucht werde.

31.3.1 Erläuterung der medizinischen Fragestellung

Der tamilische Patient ist körperlich gesund. Er spricht nur schlecht Deutsch. Es besteht der Verdacht, dass es im Bürgerkrieg in Sri Lanka zu schweren Übergriffen gekommen ist. Eine intensivere Beschäftigung mit der Biografie zeigt aber, dass die Übergriffe fast 20 Jahre zurückliegen und für die aktuellen psychosozialen Probleme wenig Bedeutung haben. Hinweise auf eine Traumafolgestörung ergeben sich hier nicht. Obgleich viele Tamilen Alkohol wegen des spezifischen Enzymmusters nicht gut vertragen, hat unser Patient doch eine erhebliche Toleranz gegenüber Alkohol entwickelt. Bei Aufnahmen hat er meist zwischen 2.0 und 2.5 o/oo. Im Entzug kommt es aber regelmäßig zu prädeliranten Symptomen mit halluzinatorischem Erleben. Trotzdem will er oft schon am 2. oder 3. Tag des Entzuges wieder entlassen werden. Gelegenheiten, die weitere Perspektive zu planen, sind daher knapp.

31.3.2 Erläuterung der transkulturellen Herausforderung

Der tamilische Patient kann sprachlich zu den Mitpatienten und zu den Mitarbeitern kaum Kontakt aufnehmen. Die tamilische Volksgruppe lebt in der Stadt von allen anderen sehr isoliert und abgeschottet. Auf Nachfragen erklärt der Patient, dass sein hinduistischer Glaube für sein Alltagsleben wenig Bedeutung habe. Gleichzeitig arbeiten viele Tamilen sehr hart, so auch unser Patient, der als Küchenhilfe in einer Pizzeria tätig ist. Die Teilnahme an Gesprächsgruppen ist ihm fremd. Zu seinem Therapeuten, den er schon seit mehreren Aufenthalten kennt, hat er einen guten Kontakt. In seiner Familie, in der er als Familienoberhaupt

Respekt genießen sollte, hat er an Ansehen eingebüßt. Ohne Erwerbsarbeit kann er seinen Tag kaum strukturieren. Frau und Kinder sind tagsüber außer Haus. Hausarbeit will er nicht machen. Die Wiederaufnahme einer Beschäftigung ist ihm aber sehr wichtig.

31.3.3 Analyse

Die Analyse zeigt, dass sich der Patient tagsüber häufig mit anderen Tamilen trifft, mit denen er dann gemeinsam Alkohol trinkt. Eigentlich ist Alkohol unter den Tamilen eher verpönt. So ist unser Patient doppelt isoliert, einerseits als Tamile in Deutschland, dann aber auch in seiner eigenen Gemeinschaft. Auch die Familie missbilligt seinen Alkoholkonsum sehr, hält aber zu ihm. Die Erhebung einer ausführlichen Anamnese über ein dolmetschergestütztes Gespräch verdeutlicht noch einmal die Kriegs- und Fluchtgeschichte der Familie und stärkt das Verständnis für den tamilischen Patienten. Eine Rückkehr nach Sri Lanka schließt die Familie für sich völlig aus. Im klinischen Alltag zeigt sich, dass die traditionellen deutschen Behandlungsansätze, die auf Psychoedukation und Einsicht in die Notwendigkeit einer Verhaltensänderung setzen, hier wenig weiterhelfen. Hilfreich sind der verlässliche Kontakt zur Familie, die respektvolle Beziehung zum Behandler und die gute Arbeitsmoral.

31.3.4 Handlungsvorschläge

Im vorliegenden Fall bietet sich am ehesten ein ressourcenorientierter Zugang an, der das Thema Arbeit und Beschäftigung in den Vordergrund stellt. Da der tamilische Patient berufliche Vorerfahrungen im Küchenbereich hat, ist es mit Unterstützung des Jobcenters möglich, ihn erneut dorthin zu vermitteln. Um seine Verlässlichkeit am Arbeitsplatz zu stützen, wird ihm eine Einstellung auf Disulfiram angeboten. Er kennt das schon von einem Mitpatienten, der das für sich als sehr hilfreich erlebt hatte. So stimmt er der Einstellung auf Antabus nach ausführlicher Aufklärung schnell zu. Die Familie unterstützt ihn dabei, an die Einnahme zu denken. Als sich zeigt, dass er so tatsächlich länger trocken bleibt, unterstützen sie ihn mit Ermutigung. Durch das Geld, das er nun wieder beiträgt, wird die ganze Familie entlastet.

Die besondere Bedeutung von Disulfiram im transkulturellen Kontext: Disulfiram (Antabus) ist ein Medikament, das durch Blockade des Enzyms Acetaldehyddehydrogenase zu einer Blockade des Alkoholabbaus führt. Über eine Anreicherung des Stoffwechselproduktes Acetaldehyd tritt eine aversive Reaktion mit Flush, Übelkeit, Erbrechen, Schwitzen, Durchfall und Blutdruckabfall auf. Eine regelmäßige Einnahme soll dazu führen, dass der Betroffene sich aus Angst vor dieser Disulfiram-Alkohol-Reaktion (DAR) in Risikosituationen zurückhält und keinen Alkohol konsumiert. Die Einnahme soll durch die unterstützende Anwesenheit Dritter gesichert werden, um eine verbindliche Einnahme zu gewährleisten. In manchen Ländern insbesondere in Osteuropa wird das Präparat auch unter die Haut implantiert, oft verbunden mit eindrücklichen Drohungen und Vorhersagen, dass der Konsum von Alkohol ab sofort den sicheren Tod bedeuten würde. Solche Suggestionen, denen dann oft ein definiertes Verfallsdatum und eine hohe Rechnung beigefügt wird, verstärken den Substanzeffekt erheblich. Die im deutschsprachigen Raum praktizierte kontrollierte orale Vergabe erfordert nach der sorgsamen Aufklärung des Patienten in seiner Heimatsprache im weiteren Verlauf wenig sprachliche Kompetenz und ist damit eine der wenigen sprachungebundenen Interventionen in der modernen Suchttherapie. Sie lebt auch sehr stark von dem Respekt vor dem verordnenden Arzt und dessen Autorität, der im osteuropäischen Raum oft mehr herzustellen ist als mit vielen deutschen Patienten. Das Wirkungsprinzip selbst ist ubiquitär verständlich und somit auch bei Polen, Russen, Italienern oder Tamilen anwendbar oder sogar ausdrücklich empfehlenswert (▶ www.cra-bielefeld.de).

Psychosomatik: Abhängigkeitserkrankungen – Illegale Drogen

Thomas W. Heinz

32.1 Drogenkonsum im Allgemeinen – 338

32.2 Ursachen von Drogenabhängigkeit – 338

32.3 Kasuistik: Häusliche Gewalt und Drogenkonsum – 339

32.4 Auswirkungen sexueller Übergriffe auf die psychische Entwicklung im Erwachsenenalter – 340

32.5 Therapie von Drogenabhängigen – 342

Literatur – 342

© Springer-Verlag GmbH Deutschland, ein Teil von Springer Nature 2020
A. Gillessen, S. Golsabahi-Broclawski, A. Biakowski, A. Broclawski (Hrsg.), *Interkulturelle Kommunikation in der Medizin,* https://doi.org/10.1007/978-3-662-59012-6_32

32.1 Drogenkonsum im Allgemeinen

Gemäß des Weltdrogenberichtes der Vereinten Nationen (United Nations Office on Drugs und Crime 2016) konsumierten 2017 weltweit 250 Mio. Menschen illegale Drogen. Diese Zahl entspricht in etwa der Bevölkerung von Frankreich, Deutschland, Italien und Großbritannien zusammen. In Nordamerika ist insbesondere die Zahl der Heroinsüchtigen im vergangenen Jahr gestiegen. Rund 29,5 Mio. Menschen haben laut UN drogenbedingte Störungen, jährlich sterben mindestens 190.000 Menschen vorzeitig an ihrer Drogenabhängigkeit. Diese Zahlen beziehen sich ausschließlich auf die Gesundheitsfolgen der als illegal eingestuften Drogen wie Kokain, Ecstasy, LSD, Crystal Meth, Heroin und zu Teilen auch Cannabis (Haschisch/Marihuana). Die Gesundheitsfolgen der in sehr vielen Staaten weltweit legal erhältlichen Suchtmittel Alkohol und Tabak werden von dem UNODC-Bericht nicht berücksichtigt. Dabei sterben allein in Deutschland jedes Jahr circa 195.000 Menschen an den Folgen dieser erlaubten Rauschmittel (European Monitoring Centre for Drugs and Drug Addiction 2017). In der jährlichen Gesundheitsstatistik spielen diese somit eine signifikante Rolle.

Der Philosoph Peter Sloterdijk hat darauf hingewiesen, dass der ritualisierte gemeinschaftliche Rausch in der Geschichte vor allem dazu diente, „letzte Wahrheiten" zu erfahren. Und er bemerkt, dass die Entstehung süchtigen Verhaltens sich erst aus dem Wechsel vom gemeinschaftlichen, ritualisierten Konsum hin zum privaten Gebrauch ergeben hat. Illegale Drogen, mit denen heutzutage fast weltweit nicht mehr legal als Genuss- und Rauschmittel umgegangen werden darf, spielten in einem kulturell integrierten Kontext überall auf der Welt eine dem Alkohol in Europa vergleichbare Rolle. Insbesondere der Haschischkonsum in Asien und der Koka-Gebrauch in Südamerika sind hier zu nennen. Im ausgehenden 19. Jahrhundert nahmen mit der chemischen Weiterentwicklung von Opiaten, erst zu Morphin und dann zu Diacetylmorphin, das ab 1900 als heroinhaltiger Hustensaft und als Schmerzmittel schnell weltweit bekannt wurde, und den Blättern der Kokapflanze zu Kokain die Probleme mit diesen Drogen erheblich zu. Auch die Umwidmung von rein rituell eingesetzten psychoaktiven Pilzen vor allem in Mittelamerika in einen rein hedonistischen Kontext führte zu erheblichen gesundheitlichen Problemen. Staaten und Staatengemeinschaften versuchten mit entsprechenden Gesetzen dann, diese Probleme einzudämmen. Weitere Drogen wie Cannabis und auch synthetische Produkte wie Amphetamine wurden ebenfalls diesen Gesetzen unterstellt und sind somit illegal.

32.2 Ursachen von Drogenabhängigkeit

Die Ätiologie einer Drogenabhängigkeit ist in der Regel – bei Einheimischen wie auch bei Migranten – multifaktoriell. Zur besseren Anschaulichkeit sollen die nachfolgenden vier Ansätze zunächst helfen, die Motivation zum Drogenmissbrauch zu erläutern. Für die **biologischen und genetischen Erklärungsansätze** fanden sich in wissenschaftlichen Studien positive Befunde (Comer et al. 2008). Primär biologisch ausgerichtete Forscher konstatieren, dass Drogentoleranz und Entzugssymptome mit einer bekannten Folge biologischer Ereignisse zusammenhängen. „Der chronische Konsum einer Droge führt dazu, dass das Gehirn die Produktion eines bestimmten Neurotransmitters, der meist schmerzlindernd wirkt oder zur Vigilanzsteigerung führt, reduziert"[1]. Bei regelmäßiger Einnahme dieser Drogen wird im Körper nachfolgend eine immer kleinere Menge des Neurotransmitters produziert, was eine Erhöhung der Drogendosis zur Folge hat (Parla 2005).

---

1   Parla 2005, S. 23.

Ein zweites Erklärungsmodell von Drogenkonsum ist der **psychologische Ansatz**. Menschen mit stark ausgeprägten Affekten oder der Neigung zu depressiven Symptomen konsumieren in höherem Maße Drogen als Menschen ohne die genannten Symptome. Parla konnte anhand seiner Studie belegen, dass mehr als 25 % der getesteten PatientInnen mit Depressionen während ihrer Störungsepisoden Drogen konsumierten.

Der **soziokulturelle Ansatz** für die Entwicklung von Drogenabhängigkeit fokussiert soziokulturelle und gesellschaftliche Einflüsse. Durch die Nichterreichung gesellschaftskonformer Ziele, die Einbindung in ungünstige Lebenszusammenhänge oder durch die Stigmatisierung von Abhängigkeitskranken ergeben sich soziale Bedingungen, die ihrerseits eine Suchtentwicklung fördern. Insbesondere Normen und negative soziale Lebensumstände haben erheblichen Einfluss auf den Verlauf einer Drogenkarriere. Wie im folgenden Fallbeispiel beschrieben können sich ungünstige familiäre Verhältnisse, in denen bereits problematischer Alkoholkonsum vorliegt und/oder haltgebende Strukturen versagen, Vorbilder kaum Unterstützung und Hilfeleistungen geben, negativ auf Heranwachsende auswirken.

Auch die **Lerntheorien** können als Erklärungsansätze dienen. Hierbei wird eine Abhängigkeitsstörung als Folge von erlerntem Verhalten gesehen, das sich im Kontext von lerntheoretischen Gesetzmäßigkeiten wie klassischer und instrumenteller Konditionierung und sozialem Lernen einstellt. Die zum Teil sehr schnell anflutende Wirkung von Drogen bewirkt beim Abhängigen initial positive Effekte, er kann sich von als unangenehm erlebten psychischen Symptomen (Ängste, Anspannung, Hemmungen) distanzieren, wodurch der Drogenwirkung eine wichtige intrapsychische Funktion zugewiesen bekommt und instrumentalisiert wird. Drogenkonsum kann passager durchaus positive Empfindungen wie Stärke und Macht generieren; mit dem Abklingen der primären Wirkung der Droge verblasst jedoch dieser „Zauber" und Entzugssymptome und Nebenwirkungen setzen ein. Modelllernen setzt sich aus zwei Phasen zusammen: In der initialen Aneignungsphase wird primär durch Beobachtung gelernt. Das Verhalten der Modellperson wird im Gedächtnis als Vorstellung gespeichert, damit es später abgerufen werden kann (Parla 2005). Es folgt die Ausführungsphase, in der darüber entschieden wird, ob das beobachtete Verhalten auch tatsächlich in das eigene Repertoire eingefügt wird.

Alle vorbenannten theoretischen Ansätze sind kritisierbar und erklären nicht voll umfänglich alle auftretenden Ursachen und Phänomene von Drogenkonsum und abhängigem Verhalten. Sie bieten aber einen ersten Blick auf die Anreize, die potenziellen Konsumenten gegeben werden.

32.3 Kasuistik: Häusliche Gewalt und Drogenkonsum

Fallbeispiel
Die 24-jährige Frau B. kommt freiwillig zur stationären Aufnahme. Sie hat in den letzten Jahren zunehmende Mengen an Cannabis und Amphetaminen konsumiert. Die Beratungsstelle hat mehrere Anläufe unternommen, um Frau B. in ein genderspezifisches Setting (Sucht und Trauma) zu vermitteln. Zuletzt sei Frau B. mehrfach in intoxikiert-hilflosem Zustand vorgefunden worden. Diagnosen bei Aufnahme:
- Amphetamin- und Cannabisabhängigkeit
- Borderline-Persönlichkeitsstörung
- Verdacht auf PTBS

Die Familie ist vor 12 Jahren aus Marokko nach Deutschland geflüchtet. Frau B. hat die deutsche Sprache schnell gelernt und nach dem Besuch der Hauptschule eine Ausbildung erfolgreich absolviert. Sehr rigides, patriarchalisches Familiensystem. Dominant und phasenweise gewalttätiger Vater, schwache Mutter. Die drei Kinder (aktuell 10, 24, 28) seien sehr streng und in muslimischer

Tradition erzogen. Der Bruder habe viele Freiräume, Frau B. und ihre Schwester wurden „wie Leibeigene" behandelt. Nach sehr langer Orientierungsphase kann sich Frau B. zunehmend öffnen. Sie berichtet von mehrfachen sexuellen Übergriffen durch den Vater. Dies habe mit der Übersiedlung nach Deutschland begonnen. Vor drei Jahren sei sie gegen ihren Willen mit einem „Freund der Familie" verheiratet worden. Dieser sei nicht gewalttätig, sie liebe ihn aber nicht und könne sich ihm nur unter Suchtmitteleinfluss nähern. Die Ursache für die Eskalation des Suchtmittelkonsums in der Zeit vor der Aufnahme sei aber die Sorge, dass ihre kleine Schwester nun den gleichen Weg gehen müsse wie sie. Frau B. macht sich immer wieder Vorwürfe, dass sie ihre Schwester schutzlos deren Schicksal ausgeliefert zurückgelassen habe, sie fühle sich verantwortlich dafür, die Schwester zu schützen. Im Verlauf der Therapie kann das traumatische Erleben bearbeitet werden. Eine Stabilisierung gelingt, EMDR-Sitzungen sind für eine spätere stationäre Wiederaufnahme geplant, die ambulante traumaspezifische Nachsorge wurde eingeleitet. Die Funktionalität des Suchtmittelkonsums wurde ihr so deutlich. Die Diagnose einer Borderline-Persönlichkeitsstörung wird bei Entlassung fallen gelassen, ein psychotraumatisches Belastungssyndrom kann durch umfängliche Diagnostik verifiziert werden. Frau B. hält (heimlich) per Handy Kontakt zur Schwester. Sowohl der Ehemann als auch der Bruder können schrittweise in die Therapie mit eingebunden werden. Mit dem Ehemann von Frau B. können Schritte der Annäherung erfolgen. Die Eheleute planen einen Neuanfang in einem anderen Bundesland. Der Bruder wird als „Schutz" für die jüngste Schwester gewonnen.

In diesem Fall stehen die Folgen von sexuellen Übergriffen eines Vaters im Vordergrund. Das über Jahrzehnte geschlossene Familiensystem verdeckte die Übergriffe. Frau B. konnte die Situation nur mit Hilfe von Suchtmitteln, quasi als Selbstmedikation, ertragen. Sie sah über viele Jahre ein Ausbrechen aus der betont patriarchalisch geprägten Familie als aussichtslos an. Hilfestellungen von außen wurden als Einmischung in die kulturelle Selbstbestimmung bewertet, religiöse Ressentiments insbesondere vom als Vorwand benutzt. Frau B. konnte erst in dem Moment aktiv werden, als sie befürchtete, dass die jüngere Schwester als eine Art von Nachfolgerin in den Fokus des Vaters zu rücken drohte. Sehr erfreulich gestaltete sich die Entwicklung, nachdem Frau B. sowohl ihren Ehemann als auch den Bruder über die eigene Leidensgeschichte informieren konnte. Beide reagierten bestürzt und insgesamt adäquat.

32.4 Auswirkungen sexueller Übergriffe auf die psychische Entwicklung im Erwachsenenalter

Eine repräsentative Studie der deutschen Allgemeinbevölkerung, die über 2500 Personen jenseits des 14. Lebensjahr zum Vorliegen von schweren sexuellen Misshandlungen befragte, kam auf 1,9 % Betroffene (Häuser et al. 2011). Eine weitere deutsche Studie zur Prävalenz von sexueller Gewalt erhob bei über 2500 Menschen eine repräsentative Stichprobe ebenfalls jenseits des 14. Lebensjahres. Dabei zeigte sich, dass 0,6 % der männlichen Befragten und 1,2 % der weiblichen Befragten berichteten, innerhalb der letzten zwölf Monate Opfer von sexueller Gewalt geworden zu sein (Allrogen et al. 2016). Solch gravierende Ereignisse im Kindes- und Jugendalter haben erhebliche Auswirkungen für die psychische und physische Gesundheit im Erwachsenenalter. Insbesondere neurobiologische Forschungsergebnisse können dies verifizieren (Nemeroff 2016).

Für die Hypothese, dass es Sinnzusammenhänge von spezifischen Gewaltformen und spezifischen vulnerablen

Phasen in der Entwicklung gibt, finden sich zunehmende Belege (Schalinski et al. 2016). Dabei handelt es sich bei vielen der beschriebenen Missbrauchs- oder Misshandlungserlebnissen im Kindesalter um Wiederholungstaten. Betrachtet man dies vor dem Hintergrund der späteren auch klinisch sichtbaren Folgen, so scheint sich die schon seit längerer Zeit verwendete Typeneinteilung in Typ I- und Typ II-Traumata sehr gut mit den klinischen Erfahrungen zu decken. Unter Typ-I-Traumata werden Erlebnisse beschrieben, die einmalig und plötzlich auftreten, Traumata vom Typ II beschreiben **wiederholte** Erlebnisse. Die unterschiedlichen Traumatypen haben Auswirkungen auf die späteren Traumaerinnerungen (Terr 1991).

Insbesondere komplexe, sich wiederholende Typ-II-Traumatisierungen zeichnen sich in der weiteren Entwicklung häufig durch Kombinationen verschiedener Störungsbilder aus, auch abseits der für Traumatisierungen klassischen posttraumatischen Belastungsstörung. Die im klinischen Alltag zum Teil irritierende Ausprägung von komplexen Traumafolgestörungen findet hier ihren Widerhall, umso mehr wenn Abhängigkeitsstörungen und deren typische Aspekte mit hinzukommen.

Traumatische Ereignisse gelten primär als Stressoren, somit sind deren Auswirkungen im Rahmen der körpereigenen Stressachse (Hypothalamus, Hypophyse, Nebennierenrinde) evident. Das Sympathikussystem wird bei einer traumabedingten Stressantwort aktiviert, was unter anderem zu einer deutlichen somatischen Sympathikusaktivierung führt. Bezogen auf ein kindliches Trauma zeigt sich, dass vor allem Hirnstrukturen mit vielen Glukokortikoidrezeptoren vulnerabel sind für frühkindliche Traumata und die damit verbundenen Veränderungen. Dazu zählen vorrangig präfrontaler Kortex und Hippocampus, also die Regionen, die wichtige Zentren für Emotionsregulation und Gedächtnisspeicherung sind (Teichert et al. 2003). Hinsichtlich vulnerabler Phasen konnte gezeigt werden, dass sexueller Missbrauch in der frühen Kindheit ein starker Prädiktor für spätere Suizidgedanken ist (Khan et al. 2015).

Auch für die spätere Empfindlichkeit gegenüber erneuter Traumatisierung dürften frühere Traumen ein starker Prädiktor sein, so konnte eine Korrelation aufgezeigt werden, dass das Erleben traumatischer Ereignisse in der Kindheit ein starker Prädiktor für die Entwicklung einer PTBS im weiteren Lebensverlauf sein kann (van Zuiden et al. 2012). Auf weitere traumaspezifische Folgen sei hier nur kurz hingewiesen, wie zum Beispiel Befunde von reduzierter Telomerlänge bei Erwachsenen, die Kindesmissbrauch erlebt haben (Shalev et al. 2013), oder bezüglich der Auswirkungen auf Bereiche der Psychoimmunologie.

Abgesehen von der Entwicklung eines klassischen psychotraumatischen Belastungssyndroms gibt es viele weitere psychische Erkrankungen, für die sich Korrelationen mit einem lebensgeschichtlich frühen Kindesmissbrauch postulieren lassen. Eine der umfangreichsten systematischen Reviews und eine Meta-Analyse zu der Thematik Spätfolgen von unter anderem Kindesmissbrauch wurden 2012 vorgelegt (Norman et al. 2012). In der Meta-Analyse von 124 Studien berichteten Norman et al. von einem deutlichen Zusammenhang zwischen dem Auftreten einer depressiven Erkrankung und körperlicher Misshandlung, psychischer Misshandlung oder Vernachlässigung. Ebenso wird hier eine signifikante Korrelation zwischen Drogenkonsum im Erwachsenenalter und körperlicher Misshandlung, psychischer Misshandlung und/oder Vernachlässigung beschrieben.

Die Bedeutung von Abhängigkeitsentwicklungen nach schweren sexuellen Traumatisierungen ist evident. Es muss aber aus langjähriger klinischer Erfahrung deutlich darauf hingewiesen werden, dass solche Bindungstraumatisierungen auch jenseits des Migrationsthemas leider häufig zu finden sind.

32.5 Therapie von Drogenabhängigen

Als gesichertes Wissen gilt, dass der Weg in eine Abhängigkeitsstörung nie linear verläuft und daher für den Ausstieg Hilfeangebote vorzuhalten sind, die dem volatilen und prozesshaften Charakter eines Ausstiegs angepasst sind. Der sehr heterogene Charakter der Krankheit „Drogenabhängigkeit" mit ihren multifaktoriell ausgeprägten somatischen, psychischen und sozialen Folgen verlangt nach einer differenzierten Hilfestruktur und einer fachkompetenten, spezifisch kultursensiblen Vorgehensweisen, bei denen die Mitwirkungsbereitschaft, aber auch die Mitwirkungspflicht der Klienten und die Stärkung der Selbstheilungskräfte (Ressourcen) von zentraler Bedeutung sind. Die gesellschaftliche Diskriminierung und die strafrechtliche Sanktionierung der Konsumenten von illegalen Drogen erschweren die Suchttherapie auf Augenhöhe. Die daraus abgeleiteten Hilfeansätze müssen die drohende gesellschaftliche Ausgrenzung und die damit verbundene Stigmatisierung berücksichtigen. Es muss hier auf adäquate Therapieangebote geachtet werden. Zumindest fakultative muttersprachliche Angebote sollten vorgehalten werden. Trotz vordergründig guter Deutschkenntnisse sind manche Therapieinhalte besser zu vermitteln, wenn kultursensible Zugangswege zur Verfügung stehen.

- **Zentrale WHO-Kriterien der Drogenhilfe (Frietsch** 2011**)**

Hilfeangebote für Abhängige orientieren sich an einer Hierarchie von Interventionszielen. Grundannahme ist, dass die meisten Abhängigen zunächst noch nicht zu einer Aufgabe ihres Konsumverhaltens und des damit verbundenen Lebensstils bereit sind:

— Im Zentrum der Aufmerksamkeit steht die Sicherung des Überlebens in kritischen Phasen des akuten Drogenkonsums, z. B. im Rahmen von Krisenzentren und Notdiensten.
— An zweiter Stelle folgt die Verhinderung von Folgeschäden; hier durch präventive Ansätze und die Vermittlung von Techniken für einen risikoarmen Drogenkonsum und die HIV/HCV-Prophylaxe (z. B. Harm Reduction, Spritzenhygiene, Spritzentausch, Substitution).
— Die Sicherung der basalen sozialen Umgebung hat einen hohen Stellenwert. Hierzu gehören Maßnahmen zum Erhalt der Wohnung, der Arbeit oder der Unterstützung der Familienstrukturen.
— Damit verbunden sind Bemühungen zur Vermeidung bzw. Veränderung sozialer Desintegration, um die soziale Isolation eines drogenbezogenen Lebensstils möglichst zu verhindern bzw. zu reduzieren.
— Erste pragmatische Schritte zur Stabilisierung sind längere Abstinenzphasen, beispielsweise durch niedrigschwellige Entgiftung oder „Therapie-Sofort-Konzepte".
— In diesen suchtmittelfreien Zeitfenstern soll die Krankheitseinsicht in die Grunderkrankung gefördert und die Motivation zu einer grundlegenden Veränderung durch die Betroffenen selbst erarbeitet werden.
— Die Akzeptanz des Abstinenzziels mit entsprechenden therapeutischen Maßnahmen schließt sich an.
— Als weiteres Ziel folgt die Vermeidung bzw. Bearbeitung von Rückfällen.
— Die therapeutische Aufarbeitung der Abhängigkeitsproblematik sowie die berufliche und soziale Integration stehen verknüpft mit der Stärkung von Selbsthilfepotenzialen am Schluss dieser Abfolge.

Literatur

Allroggen M et al (2016) The cardiovascular effect of musical genres. Dtsch Ärztebl 213:107–113
Comer J et al (2008) The role of human drug self-administration procedures in the development of medication, Epub
European Monitoring Centre for Drugs and Drug Addiction (2017) European drug report 2017. ▶ http://www.emcdda.europa.eu/edr2017
Frietsch R (2011) Drogenabhängigkeit, Suchtmedizinische Reihe, Bd 4. Deutsche Hauptstelle für Suchtfragen e. V., Berlin, S 39

Häuser W et al (2011) Maltreatment in childhood and adolescence. Dtsch Ärztebl 108(17):287–294

Khan A et al (2015) Antidepressiva verhindern nicht Suizidversuche. Nervenarzt 86:1168–1170

Nemeroff CB (2016) Paradise lost: the neurobiological and clinical consequences of child abuse and neglect. Neuron 89:892–909

Norman RE et al (2012) The long-term health consequences of child physical abuse, emotional abuse, and neglect: a systematic review and meta-analysis. PLoS Med 9:e1001349

Schalinski I et al (2016) Type and timing of adverse childhood experiences differentially affect severity of PTSD, dissociative and depressive symptoms in adult inpatients. BMC Psychiatry 16:295

Shalev I et al (2013) Exposure to violence during childhood is associated with telomere erosion from 5 to 10 years of age: a longitudinal study. Mol psychiatry 18:576–581

Teichert MH et al (2003) Neuroscience Behav Rev 27: 33-44

Terr TC (1991) Childhood traumas: an outline and overview. Am J Psychiatry 148:10–20

United Nations Office on Drugs and Crim (2016) World Drug Report. ▶ https://www.unodc.org/doc/wdr2016/WORLD_DRUG_REPORT_2016_web.pdf

van Zuiden M et al (2012) Glucocorticoid receptor pathway components predict posttraumatic stress disorder symptom development: a prospective study. Biol Psychiatry 71:309–316

Serviceteil

Stichwortverzeichnis – 347

© Springer-Verlag GmbH Deutschland, ein Teil von Springer Nature 2020
A. Gillessen, S. Golsabahi-Broclawski, A. Biakowski, A. Broclawski (Hrsg.), *Interkulturelle Kommunikation in der Medizin*, https://doi.org/10.1007/978-3-662-59012-6

Stichwortverzeichnis

A

Abhängigkeitserkrankung 322
Abnabelungsprozess 319
Abwehr, interpersonelle 32
Abwehrvorgang, intrapsychischer 32
Adoleszenz 316
Aleppo Beule 241
Alkohol 324
Anamnese-Erhebung 143
Anerkennungsverfahren 78
Anfall, epileptischer 120
Angstzustand 112
Anopheles-Mücke 184
Approbation 78
Approbationstourismus 78
Arbeitserlaubnis 78
Aromatherapie 289
Arzt 75
Arzt-Patienten-Beziehung 50, 136
Arzt-Patienten-Gespräch 66
Arzt-Patienten-Kommunikation 50
Arztbilder 49
Aspekt, migrationsspezifischer 188
Asylbewerberleistungsgesetz 88
Asylverfahrensrichtlinie 101
Aufklärung 244

B

BAMF 88
Behandlungsanspruch 88
Behandlungsmöglichkeit 323
Behandlungsverständnis 189
Benachteiligung, sozioökonomische 322
Beschneidung, weibliche 181
Beschwerden, gastrointestinale 173
Beschwerdesymptomatik 192
Beseelung 249
Beziehungsebene 64
Beziehungsmanagement 52
Bikulturalität 326
Binnenvertriebene 110
Broken-home-Verhältnis 276
Brucellose 217
BTBS 216
Buddhismus 283

C

COPD 124
Cultural Formulation Interview 284

D

Damaskus 74
Demenz 290
Deportation 7
Depression 290
Dequalifizierung 8
Deutschland 75, 271
Diabetes-Distress-Prävalenz 162
Diabetes–Dolmetscher 163
Diabetes mellitus 122
Diabetesberatungsstelle, mobile 163
Diabeteserkrankung 160
Diabetesrisiko 161
Diskrepanz-Erleben 28
Diskriminierung, gesellschaftliche 342
Diskriminierungserfahrungen 277
Distanzierung 299
Disulfiram 336
– (Antabus) 333
Diversität 20
Dolmetscher 51, 65
Dolmetschregel 66
Drogenmissbrauch 323
DSM-5-Handbuch 106
Dynamik, transkulturelle 272
Dyspareunie 210

E

Echinokokkose 186, 197
Eigen-Kulturschock 306
Eigenkultur 306
Embryologie 250
Empathie 267
Endemiegebiet 171
Endometriose 210
Endometriumkarzinom 212
Enttäuschungs- und Kränkungserfahrung 328
Epilepsie 229
Eritrea 182
Erkrankung, dissoziative 120
Erkrankung, psychische 288
Erstaufnahmeeinrichtung 75
Erstaufnahmeuntersuchung 150
Erstrangmedikament 183
Erstuntersuchung 84
Erwartungshaltung 128
Ethnie 8, 30
Exsikkose 221

F

Faktor, kultureller 272
Faktor
– intrinsischer 298
Fallbeispiel 190, 202
Familie 211
Fastfood 162
Fertilität 211
Flashbacks 112
Flucht 13
Fluchtbewegung 92
Flüchtling 136
Flüchtlingskonvention 100
Fluchtweg 168
Follow-up-Strategien 185
Förderprogramm 81
Fortpflanzungsgebot 247
Frauenheilkunde 202
Fremde, das 52
Fremdenangst 35
Fremdenhass 35
Früherkennungsuntersuchung 189

G

Gametenspender/in 251
Gastarbeiterkinder 326
Geburtshilfe 202
Gemeinschaft, ethno-religiöse 114
Genfer Flüchtlingskonvention 84
Gesundheitsamt 85
Gesundheitsberufe 78
Gesundheitssystem 99
Gesundheitsversorgung 99
Gesundheitsverständnis 298
Gesundheitswesen 84
Gewaltmigration 12
Globalisierung 53
Gottesrepräsentanz 280
Gottverlassenheit 43

H

HbA1c-Werte 162
Heimat 52
Heimatkultur 53
Heimatland 74
Hepatitis 149
– B 156
– B und C 188
Herkunftsgesellschaft 6, 9
Heterozygotenscreening 249
Hinduismus 282
HIV 188
HNO-Erkrankung 238
Homosexualität 318
Homozygotie 171
HPV-Virus 205
– Typ 11 205
– Typ 6 205
Hypertonie 148
Hypervigilanz 112

I

Identität, soziale 41
Identitätserleben 31
Identitätskonzept 40
Identitätsrekonstruktion 54
Identitäts- und Loyalitätskonflikt 180
Ideologie 137
Impfstatus 185
In-vitro-Fertilisation 248
Individualismus 22, 265
Infektion 168
– gastrointestinale 169
Infektionsfall 250
Infektionskrankheit, parasitäre 170
Infektionskrankheit 148
Infertilität 246
Influenza 150
INH 183
Inneres Team 36
Intoxikation 278
IQuaMed 81
Iran 18
Iran-Irak-Krieg 18
Istanbul-Protokoll 105
IVF/ICSI 251

J

Japan 140
Jesiden 110
Judentum 40, 281

K

kardiovaskuläre Erkrankung 148
Karzinomerkrankung 210
Kaukraut 238
Kinderlosigkeit 246
Kinderwunschbehandlung 247
Kinderwunschberatung 246
Klinikalltag 51
Kohlenhydrat, resorbierbares 161
Kokain 324
Kollektivismus 22, 265
Kommunalität 34
Kommunikation 36
– interpersonelle 36
– intrapsychische 36
Kommunikationsbasis 62
Kommunikationsform 62
Kompetenz, interkulturelle 278
Koran 281, 298
Körperfunktion 41
Krankenversicherungsschutz 85
Krankheit 75
Krankheitskonzept, kulturell-tradiertes 309
Krankheitsphänomen 44
Krankheitsverständnis 50, 180
Krebsvorsorgeuntersuchung 213
Krieg 74
Kulturbarriere 19
Kulturbegriff 264
Kultursensibilität 142, 297
Kulturvermittler 65, 279
Kurdistan 110

L

Laiendolmetscher 68
Larva migrans 218
Läuserückfallfieber 217
Lebensbedingung, sozialhygienische 164
Lebenswille 43
Leberfibrose 156
Leberzirrhose 156
Leibsphäre 40
Leishmaniose, kutane 241
Leistungsstörung, kognitive 235
Lepra 219
Lösungsansatz, praxisorientierter 190
Lungentuberkulose 150

M

Major Depression 280
Malaria 150, 184

Malaria-Endemiegebiet 184
Männerbild 319
Männlichkeit 318
marad 288
Meningitis, virale 221
Mensch, embryonaler 253
Menschenrechtsstandard 98
Menschenrechtsverbrechen 103
Menschenwürde 253
Metabolismus 138
mibeg-Institut Medizin 81
Micrococcus sedentarius 184
Migrantenpatient 272
Migrantenpsychotherapie 263
Migration 307
Migrations-Narrativ 40
Migrations-Phasen 21
Migrationsbewegung 8, 53
Migrationsbiografie 136
Migrationsforschung 4
Migrationshintergrund 277
Miktion 181
Milieu 29, 315
Minderheit, ethnische 284
Missverständnis 63
Mittelmeerfieber 189
Montenegro 140
Moral Panics 32
Morbus
– Adamantiades-Behçet 216
– Bosporus 216
MRGN-Stamm, negativer 181
MRSA-Screening 181
Musiktherapie 289
Muttersprache 62
Myelitis 221

N

Nation 29
Neschama 247
Neu-Angst 30
Neu-Gier 30
Neuroborreliose 220
Neurolues 220
Neuropsychologie 230
Neurorehabilitation 229
Neurosyphilis 243
Neurotuberkulose 218
Neurozystizerkose 218
Nil-Virus 221
Nomadismus 11
Nordirak 111
Norm, soziale 319
Notarztkurs 127
Notfalleinsatz 120

Stichwortverzeichnis

Notfallmedizin 120
Notfallmedizin, präklinische 128
Notfallversorgung 278
NTDs (Neglected tropical diseases) 170

O

Öffentlicher Gesundheitsdienst (ÖGD) 84
Orientierungshilfe 254
Ovarialkarzinom 212
Oxyuriasis 197

P

Palavern 19
Parasitose 197
Patientenautonomie 48
Peergruppe 317
Perspektivwechsel 142
Pioniermigranten 10
Polyserositis 171
Postmigration 308
Präimplantationsdiagnostik 249
Pramigration 307
Prävention 277
Psalm 41
Psalmenrezitation 45
Psychiatrie 262
PsychKG 142
Psychoedukation 116, 300, 336
Psychoedukationsgruppe 115
Psychologie, transkulturelle 230
Psychotherapie 262
PTBS (Posttraumatische Belastungsstörung) 309
Puranas 282

Q

QM-Richtlinie 90

R

Rang- und Machtkonflikt 114
Rassismus 33
Reflexion, transkulturelle 267
Regelversorgungssystem 85
Rehabilitationsmaßnahme 230
Reinkarnation 282
Religion 29
Religionszugehörigkeit 163
Religiosität 273

Reproduktionsmedizin 247
Ressource 51
Rettungsmedizin 126
Rettungssanitäter 122
RMP 183
Röntgenuntersuchung 76
Rotavirusinfektion 150
Rückwanderung 5
Russland 270

S

SABRE-Studie 161
Satellitenläsion, multiple 241
Scham 24
Schamgefühl 241
Schistosoma haematobium 170
Schistosomiasis/Bilharziose 168
Schistosomiasis 185, 218
Schizophrenie 293
Schlüsselkonflikt 269
Schmerz, abdomineller 192
Schuleingangsuntersuchung 86
Schulsystem 314
Selbstmedikation 323
Selbstmordrate 141
Sichelzellanämie 168
Sonografie, vaginale 203
Sozialisation 298
Sozialpsychiatrie 263
Sozidalität 122
Spätaussiedler 136, 325
Spiritualität 273
Sprach- und Kulturverschiedenheit 65
Spracherwerb 117
Sprachlevel 79
Stigmatisierung 140, 339
STIKO 153
Strafe Gottes 288
Substanzabhängigkeit 323
Sufismus 293
Suizidalität 276
Suizididee 280
Suizidversuch 276
Syphilis 242

T

Teilamnesie 117
Terrormiliz 111
Thalassämie 168
Thikr 290
Todesursache 276
Transkulturalität 230

Transnationalismus-Forschung 10
Trauer 57
Traumafolgestörung 310
Traumatisierung 117
Tuberkulose 76, 149
Tuberkulosestämme (MRD und XRD) 150
Typhus 217
Typ-2-Diabetes 160
Typ-I-Traumata 341
Typ-II-Traumatisierung 341

U

UMA 185, 323
UN-Konvention 105
Unterschied
– ethnokultureller 192
– sozialer 315

V

Varizella-Zoster-Virusinfektion 217
Verbrechensopfer 101
Verhaltensmaxime 317
Versklavung 115
Versorgung 84
– kultursensible 124
Verständigungsproblem 279
Verständnisschwierigkeit 66
Vertrauensverhältnis 49
Vitamin-D-Screening 174
Voraussetzung 79
Vulnerabilität 53

W

Wahn, Religiöser 293
Wahrnehmung, kulturelle 128
Wanderungsbewegung 6
Wanderungsverhältnis 4
Weiterbildung 127
Weiterbildungscurriculum 90
Weltstrafrechtsprinzip 104
Wertequadrat 36
Willkommenskultur 55
Wohlstandsmigration 11
Würde 50

Z

Zwangsmigration 4

MIX
Papier aus verantwortungsvollen Quellen
Paper from responsible sources
FSC® C105338

If you have any concerns about our products,
you can contact us on
ProductSafety@springernature.com

In case Publisher is established outside the EU,
the EU authorized representative is:
**Springer Nature Customer Service Center GmbH
Europaplatz 3, 69115 Heidelberg, Germany**

Printed by Libri Plureos GmbH
in Hamburg, Germany